Arterielle Hypertonie

Nichtinvasive kardiovaskuläre Funktionsdiagnostik

Arterielle Hypertonie

Nichtinvasive kardiovaskuläre Funktionsdiagnostik

Methodik, Ergebnisse, Schlußfolgerungen für die Praxis

Herausgegeben von
Günter Linß unter Mitarbeit von B. M. Eisenberg
L. Pohl · W. D. Purfürst · J. Scholze · D. Wallrabe
H. J. Winterfeld · H. Siewert

THEORIA CUM PRAXI

Akademie-Verlag Berlin 1985

Erschienen im Akademie-Verlag · Berlin, DDR-1086 Berlin, Leipziger Str. 3—4

Lizenznummer: 202 · 100/473/85
Printed in the German Democratic Republic
Gesamtherstellung: VEB Druckerei „Thomas Müntzer", 5820 Bad Langensalza
Lektor: Christiane Grunow
Einbandgestaltung: Eckhard Steiner
LSV 2025
Bestellnummer: 763 431 8 (6870)

03800

Vorwort

Die Bekämpfung der chronischen arteriellen Hypertonie stellt eine gesundheitspolitische Aufgabe dar, die nahezu für jeden Arzt relevant ist. Diagnostik, Differentialdiagnostik und Therapie dieser Regulationskrankheit erfolgen nach differenziert anzuwendenden Stufenprogrammen. Die Mehrzahl der Hochdruckpatienten wird vom Facharzt für Allgemeinmedizin bzw. vom Facharzt für Innere Medizin betreut. Diagnostik- und Therapieprogramme müssen praktikabel gestaltet sein und stets eine richtige Aufwand-Nutzen-Relation beinhalten.

Die kardiovaskuläre Funktionsdiagnostik ist heute mit einem umfangreichen invasiven und nichtinvasiven Repertoire durchführbar, wobei die Angaben im Schrifttum über Indikation, Methodik, Aussagen und Grenzen der einzelnen Verfahren weit gestreut sind.

Bei arterieller Hypertonie sind zur Untersuchung der Herzfunktion und Hämodynamik invasive (= Herzkatheter-)Methoden nicht indiziert. Diese kommen lediglich als spezialisierte diagnostische Maßnahmen bei einigen sekundären Hochdruckformen in Betracht.

Mittels nichtinvasiver Verfahren gelingt es, pathophysiologische Veränderungen im Herz-Kreislaufsystem bei arterieller Hypertonie reproduzierbar zu erfassen und sie unter therapeutischen Maßnahmen zu kontrollieren.

Gleichzeitig werden mit solchen Modelluntersuchungen das kardiovaskuläre Profil und die Arbeitsweise des Herzens einzelner Hochdruckformen und Stadien ermittelt, so daß daraus praxiswirksame Empfehlungen für eine hämodynamisch ausgerichtete Differentialtherapie resultieren.

Das Hauptanliegen dieses Buches besteht darin, die wichtigsten nichtinvasiven Methoden zur kardiovaskulären Funktionsdiagnostik bei Hypertonie darzustellen und ihre Stellung im diagnostischen Stufenplan der Erkrankung zu präzisieren. Ausgehend von Grundkenntnissen über Hämodynamik und Herzfunktion werden Indikationen, Untersuchungsergebnisse, methodische Vor- und Nachteile der Nuklearkardiologie, Echokardiographie, Mechanokardiographie, Impedanzkardiographie und der semiinvasiven Einschwemmkathetertechnik beschrieben.

Die Autoren sehen es als ein besonderes Anliegen an, eigene Ergebnisse, die in den letzten 10 Jahren an unterschiedlichen Hypertonikergruppen in Ruhe und unter Belastung, unter akuter Pharmakaapplikation sowie unter definierter antihypertensiver Langzeittherapie gewonnen wurden, darzustellen, anhand der einschlägigen Literatur kritisch zu bewerten und Schlußfolgerungen für die Praxis zu ziehen. Des weiteren werden für die angewandten nichtinvasiven Verfahren eine vergleichende Einschätzung ihrer Vor- und Nachteile sowie ihrer differenzierten Indikation vorgenommen und Entwicklungstendenzen in der nichtinvasiven kardiologischen Funktionsdiagnostik aufgezeigt.

Nicht zuletzt sind für die Einschätzung der Pathogenese, des Schweregrades und der Prognose der Bluthochdruckkrankheit — aber auch für die Behandlung — die Beziehungen zwischen Hämodynamik und Morphologie sowie zwischen Hämodynamik und humoralen pressorischen und depressorischen Systemen von aktueller Bedeutung. Dazu soll im vorliegenden Buch in Form von Literaturanalysen und eigenen Untersuchungsergebnissen Stellung genommen werden. Ziel der vorliegenden Untersuchungen und Literaturauswertungen ist es, Diagnostik, nichtmedikamentöse und medikamentöse antihypertensive und ergänzende kardiale Therapie optimaler zu gestalten. Diesem Anliegen soll das Buch durch ein gesondertes Kapitel über ausgewählte Probleme der hämodynamischen Differentialtherapie und durch einen ausführlichen Tabellenanhang gleichermaßen als Leitfaden für diagnostische und therapeutische Maßnahmen gerecht werden.

Das Buch ist so konzipiert, daß einzelne Teilgebiete der kardiovaskulären Funktionsdiagnostik aus der Sicht ihrer Anwendung bei Hypertonie abgehandelt werden. Für besonders Interessierte oder für spezielle Fragen sei auf bereits vorhandene ausführliche Monographien zu einigen funktionsdiagnostischen Verfahren sowie über Probleme der Hypertonie hingewiesen. Das Literaturverzeichnis kann ebenfalls zur weiteren Vertiefung in spezielle Probleme dienen.

Unser Dank gilt Kollegen der Universitätsklinik für Innere Medizin „Theodor Brugsch" der Charité Berlin, des Regierungskrankenhauses der DDR und des Zentralinstituts für Herz- und Kreislaufforschung der Akademie der Wissenschaften, mit denen wir gemeinsam eine Reihe von Problemen der arteriellen Hypertonie bearbeiteten. Ganz besonders herzlicher Dank gilt Frau ELVIRA THIELE und Frau ERIKA GRAHNER für ihre fleißige und gewissenhafte Mitarbeit bei der Anfertigung des Manuskriptes.

Berlin, im April 1984 GÜNTER LINSS

Inhaltsverzeichnis

1. Stellung der kardiovaskulären Funktionsprüfungen im diagnostischen Stufenplan der arteriellen Hypertonie

G. LINSS

Die arterielle Hypertonie ist eine Regulationskrankheit, die durch mehrfache, richtig durchgeführte Blutdruckmessungen (Anhang — Tab. 1) auch auf Bevölkerungsebene leicht diagnostiziert und unter Zugrundelegung gesicherter Erkenntnisse effektiv behandelt werden kann. Für die Festlegungen von Normwerten bzw. für die Definition der Hypertonie im Erwachsenenalter sind die WHO-Empfehlungen aus dem Jahre 1959 heute allgemein akzeptiert (Ausnahme: Hypertoniedefinition in der Schwangerschaft) — (Tab. 1).

In der WHO-Definition bleiben Alter und Geschlecht unberücksichtigt. Solche Grenzwerte stellen zwar für die epidemiologische Forschung und für die Klinik eine brauchbare Grundlage dar, sie sind jedoch willkürlich festgelegt und nicht wissenschaftlich begründet.

Bezüglich der Abschätzung des kardiovaskulären Risikos in Beziehung zur Blutdruckhöhe kann zum Beispiel kein definitiver Wert angegeben werden, der als Grenze zwischen normal und pathologisch anzusehen ist. Das Risiko einer kardiovaskulären (Hypertonie-) Komplikation steigt kontinuierlich mit zunehmender systolischer und diastolischer Blutdruckhöhe an (KANNEL und SORLIE, 1975; STAMLER, 1979).

Der *diagnostische Stufenplan* bei arterieller Hypertonie (Tab. 2) dient dem Ziel der Schweregradbeurteilung, der ätiologischen Differenzierung sowie der Erfassung von Risikofaktoren und von Begleiterkrankungen.

Neben der für alle diagnostischen Fragestellungen bedeutsamen und unentbehrlichen Anamneseerhebung und klinischen Untersuchung gehören von den kardiologischen Methoden im engeren Sinne das Elektrokardiogramm und die Röntgen-Thorax-Untersuchung zum Basisprogramm.

Das *Elektrokardiogramm* ist obligater Bestandteil der Hochdruckdiagnostik. Registriert werden 12 Ableitungen: Ableitung I, II, III, aVR, aVL, aVF (periphere Ableitungen), Ableitung V1, V2, V3, V4, V5, V6 (Brustwandableitungen). Die Bewertung der EKG-Kurven beinhaltet: QRS-Winkel, Rhythmus, Frequenz, P-Wellenveränderungen Amplitudenhöhen, Blockbilder, Extrasystolen. Erregungsrückbildungsstörungen.

Tabelle 1. Blutdruckbereiche nach Empfehlungen der WHO (1959)

Blutdruckbereich	**Blutdruckwerte**		
	systolisch		**diastolisch**
Normbereich	bis 18,5 kPa bis 139 mm Hg	und	bis 11,9 kPa bis 89 mm Hg
Grenzbereich (Borderline-Hypertonie)	18,7 — 21,2 kPa 140 — 159 mm Hg	und/oder	12,0 — 12,5 kPa 90 — 94 mm Hg
Hypertonie	21,3 kPa und höher 160 mm Hg und höher	und/oder	12,7 kPa und höher 95 mm Hg und höher

Tabelle 2. Diagnostischer Stufenplan bei arterieller Hypertonie

Basisprogramm

- Anamnese
- Ärztliche Untersuchung unter besonderer Berücksichtigung des Herz-Kreislauf- und Gefäßstatus
- Blutdruckmessungen
- Elektrokardiogramm
- Röntgen-Thorax
- Kreatinin im Serum
- Harnscreeningtests auf: Eiweiß, Bakterien, Glukose

Erweitertes Grundprogramm

- Blutsenkungsgeschwindigkeit
- Hämatokrit- oder Hämoglobingehalt des Blutes
- Leukozyten
- Blutzucker, wenn möglich oraler Glukosetoleranztest
- Kalium im Serum
- Cholesterol und Harnsäure im Serum
- Harnuntersuchungen quantitativ (zweifach): Zellnachweis, Kulturen, Eiweiß im 24-Stunden-Harn
- Vanillinmandelsäuresiebtest
- Augenhintergrunduntersuchung

Differentialdiagnostisches Programm

1. unspezifische Stufe

- Ultraschalluntersuchung der Nieren
- Isotopennephrogramm
- Ausscheidungsurogramm

Die Erkennung einer Linksherzhypertrophie im EKG (Anhang — Tab. 2) wird hauptsächlich für die Stadieneinteilungen (Anhang — Tab. 4, 5, 6) herangezogen.

Differentialdiagnostisch ist zu beachten, daß von den kardiovaskulären Hypertonieformen die Aortenisthmusstenose und ein Teil der Fälle von hyperkinetischem Herzsyndrom mit einer Linksherzhypertrophie einhergehen.

Trotz Einbeziehung mehrerer Kriterien ist der elektrokardiographische Nachweis einer Linksherzhypertrophie mit etwa 30% falsch negativen und 30% falsch positiven (Simpson, 1960) Ergebnissen behaftet (siehe Kap. 5.3.).

Analysen des EKG bezüglich *Erregungsleitungs- und Rhythmusstörungen* sind vor allem für die Erkennung kardialer Komplikationen bzw. koinzidierender Herzerkrankungen von Bedeutung. Sie sind unbedingt bei der medikamentösen antihypertensiven Differentialtherapie sowie der Führung einer Glykosidtherapie zu beachten.

Die *Röntgen-Thorax-Untersuchung* dient der Beurteilung der Herzgröße und -konfiguration, der Aorta, des Truncus pulmonalis, der Lungengefäßzeichnung sowie möglicher anderer Lungenveränderungen. Es genügt meist die Aufnahme in einer Ebene (Röntgenschirmbild — Anhang — Tab. 2). Die Befunde des Elektrokardiogramms und der Röntgen-Thorax-Untersuchung ergeben ergänzende Informationen für die Präzisierung kardialer Veränderungen bei arterieller Hypertonie und damit für die Schweregradeinteilung.

Bei chronischer Niereninsuffizienz im dekompensierten Stadium gibt die Herzgröße Hinweise auf Überwässerung (Anstieg des Blutvolumens) und auf eine mögliche Herzinsuffizienz.

Kardiovaskuläre angiographische Untersuchungen sind Bestandteil von Spezialprogrammen (Anhang — Tab. 9) zur differentialdiagnostischen Klärung sekundärer Hochdruckformen.

Die *komplexe kardiovaskuläre Funktionsdiagnostik* wird in der praktischen klinischen Medizin nur für spezielle Fragestellungen angewandt. Sie ist jedoch wie auch oft damit verbundene Belastungsuntersuchungen kein Bestandteil des Grundprogrammes und der differentialdiagnostischen Spezialprogramme (mit Ausnahme der kardiovaskulären Hypertonieformen) — (Anhang — Tab. 15).

Belastungsuntersuchungen (Kontraindikationen, Tab. 3) unter gleichzeitiger Bestimmung kardiodynamischer Kriterien besitzen zum Beispiel für die Erkennung des hyperkinetischen Herzsyndroms Bedeutung (Gorlin, 1962; Linss et al., 1984). Die Hauptindikation für Belastungsuntersuchungen mit oder ohne hämodynamische Messungen liegt in der Beurteilung der Leistungsfähigkeit des behandelten und unbehandelten Hypertonikers. Die Bestimmung des Ausmaßes und der Ursache der Leistungsminderung dient der prognostischen Einschätzung des Hypertonieverlaufes, der Effektivitätsbeurteilung antihypertensiver Maßnahmen und in einer Reihe von Fällen der Arbeitsfähigkeit und ergänzenden Begutachtung des Patienten.

Eine weitere sehr wichtige Indikation für Belastungsuntersuchungen im Rahmen der klinischen Praxis ist auch die Feststellung einer koinzidierenden chronisch-ischämischen Herzerkrankung, da diese eine ernstzunehmende Ursache für die Verminderung der Herzfunktion und der Leistungsfähigkeit bei Hypertonie darstellt.

Zusammengefaßt ergeben sich folgende Indikationen für Belastungsuntersuchungen bei Hypertonie:

— Ermittlung der Leistungsfähigkeit vor und unter antihypertensiver Therapie
— Feststellung einer chronisch-ischämischen Herzkrankheit
— Klärung von klinischen und gutachterlichen Fragen,
  — wenn mit der Anamnese, dem Ruheblutdruckniveau und den Maßnahmen des Grundprogramms keine eindeutige Schweregradbeurteilung (Leistungseinschätzung) möglich ist
  — wenn offensichtliche Widersprüche zwischen anamnestischen Angaben und den objektiven Befunden an Herz und Gefäßen bestehen
  — wenn primär die Leistungsminderung auf Medikamentennebenwirkungen zurückgeführt wird und trotz der Veränderungen und Optimierung der Therapie diese Leistungsminderung bestehen bleibt
— Feststellung des hämodynamischen Regulationsniveaus und der Herzfunktion (in Verbindung mit noninvasiver Funktionsdiagnostik
— Feststellung des hormonellen Regulationsniveaus (in Verbindung mit der Bestimmung depressorischer und pressorischer Substanzen)

Die beiden letztgenannten Indikationen gelten primär für Modelluntersuchungen zur Bewertung pathophysiologischer Mechanismen der kardiovaskulären Regulation bei Hypertonie (und ischämischer Herzkrankheit) und für die Testung von Medikamenten oder Pharmakakombinationen. Ziel solcher Untersuchungen wie auch der kardiologischen Funktionsdiagnostik bei Hypertonie im engeren Sinne soll es sein, verallgemeinerungsfähige Empfehlungen für die Praxis zu erarbeiten, die der Qualifizierung diagnostischer Maßnahmen, prognostischer Einschätzungen und vor allem der Qualifizierung der antihypertensiven Kombinationstherapie dienen (Tab. 3).

Tabelle 3. Kontraindikationen für Belastungsuntersuchungen

Systolisch ≧ 24,0 kPa (180 mm Hg) und/oder
diastolisch ≧ 16,0 kPa (120 mm Hg)

Schwere Komplikationen am Herz-Kreislaufsystem wie:
— Zustand nach Apoplexiesyndrom
— Zustand nach schwerem Myokardinfarkt
(Hier sind bei genügender therapeutischer Beeinflußbarkeit der Blutdruckwerte vorsichtige Belastungsuntersuchungen insbesondere zur Beurteilung der physischen Konditionierbarkeit etwa nach 12 Wochen möglich.)
— Schwere Sehstörungen mit Netzhautparenchymveränderungen
— Terminale Niereninsuffizienz

Generelle Kontraindikationen für Belastungsuntersuchungen wie:
— Klinisch manifeste Ruhe-Herzinsuffizienz
— Akute entzündliche Erkrankungen
— Schwere Herzrhythmusstörungen
— Schwere Allgemeinerkrankungen wie maligne Tumoren usw.

Ausgehend von der Tatsache, daß kardiale Komplikationen bei Hypertonie einen vorderen Platz einnehmen und daß die myokardiale Leistung eine wichtige Determinante der körperlichen Gesamtleistungsfähigkeit darstellt, ist die kardiologische Funktionsdiagnostik auch bei dieser Regulationskrankheit für Wissenschaft und Praxis von aktueller Bedeutung. Es soll unterstrichen werden, daß Herzinsuffizienz und ischämische Herzkrankheit die häufigsten Komplikationen der arteriellen Hypertonie darstellen.

Die Entwicklung der modernen *nichtinvasiven* kardiologischen Funktionsdiagnostik bildet zugleich die Grundlage für ihre breite Anwendung bei der Regulationskrankheit arterielle Hypertonie. *Invasive* Verfahren, d. h. die komplexe Herzkatheterdiagnostik, sind bei Hypertonie lediglich zur Differentialdiagnose spezieller kardiovaskulärer Hochdruckformen indiziert, nicht aber zur Ermittlung von Hämodynamik und Herzfunktion.

Bis auf die Druckmessung sind alle anderen kardiologischen Messungen wie Durchfluß-, Volumen-, Myokardmechanikmessung auf nichtinvasivem Wege möglich. Die *Einschwemmkathetertechnik* als semiinvasives Verfahren (s. Kap. 6) ermöglicht die Messung der rechtsventrikulären Drücke und über die Ermittlung der diastolischen Pulmonalarteriendrücke indirekte Hinweise auf den Füllungsdruck im linken Ventrikel.

Zur Bestimmung von Fluß- und Volumengrößen sowie Kriterien der Myokardmechanik sind *Isotopen-*, *Ultraschall-*, *Impedanz-* und *Mechanokardiographieverfahren* geeignet. Ihr Einsatz hängt von den jeweiligen Möglichkeiten und Fragestellungen ab. Zum *Basisprogramm* jeder kardiologischen Diagnostik, das sei noch einmal hervorgehoben, gehören Anamnese, klinische Untersuchung, Elektrokardiogramm und Röntgen-Thorax-Untersuchung, die bereits meistens eine rechtzeitige und wissenschaftlich begründete Therapie ermöglichen. Die oben genannten und im vorliegenden Buch genauer darzustellenden Untersuchungsverfahren besitzen jedoch zusätzliche Bedeutung für eine umfassende Bewertung der arteriellen Hypertonie. Sie liefern exakte Ergebnisse über die Rolle des Herzens und der Gefäßregulation und führen zur Vertiefung der pathophysiologischen Kenntnisse und der Einschätzung des Krankheitsverlaufs. Sie werden also hier nicht im Sinne einer präoperativen Diagnostik, wie sonst häufig in der Kardiologie, angewandt, sondern vor allem zur kritischen Wertung der nichtmedikamentösen und medikamentösen Therapie, besonders da diese in der Regel auf Lebenszeit angewandt werden muß.

Folgende Aussagen der kardiovaskulären funktionsdiagnostischen Verfahren sollen ihre Stellung im Untersuchungsspektrum (Modelluntersuchungen) auch der arteriellen Hypertonie belegen:

- Ermittlung der zentralen, peripheren und zerebralen Hämodynamik
- Bestimmung der myokardialen Funktion und Perfusion
- Erfassung der Morphologie und Kinetik der Ventrikelwände sowie der Myokardmasse.

Damit ist die Möglichkeit gegeben, eine *Früherkennung* gestörter Regulationsmechanismen vorzunehmen und die *Effektivität therapeutischer Maßnahmen* zu überprüfen. Dies ist auch durch folgende Vorzüge der nichtinvasiven Verfahren möglich:

- Geringer Belästigungsgrad des Patienten, risikolos oder risikoarm
- Beliebige Wiederholbarkeit und damit Anwendung zur Therapieverlaufskontrolle
- Durchführung in Ruhe und unter verschiedenen Belastungsformen.

Voraussetzung sind natürlich der Nachweis gut reproduzierbarer Ergebnisse und ein ausgewogenes Aufwand-Nutzen-Verhältnis.

Literatur

Gorlin, R.: The hyperkinetic heart syndrome. J. Amer. med. Assoc. **182** (1962), 823—829

Kannel, W. B., and P. Sorlie: Hypertension in Framingham. In: Paul, O. (ed.): Epidemiology and control of hypertension. Miami, Fla. Symposia Specialists, 1975, pp. 553—592

Linss, G. und P. K. H. Schmidt: Arterielle Hypertonie — Diagnostik und Therapie. Schriftenreihe der Akademie für Ärztliche Fortbildung, Bd. 55, VEB Verlag Volk und Gesundheit, Berlin 1980

Linss, G.: Das hyperkinetische Herzsyndrom. Zentrale Therapieempfehlungen der DDR, 1985

Nitschkoff, St. und R. Baumann: Die klinischen Schweregrade des arteriellen Hypertoniesyndroms (I. Teil). Dt. Gesundh.-Wesen **23** (1968), 4—11

Nitschkoff, St. und R. Baumann: Die klinischen Schweregrade des arteriellen Hypertoniesyndroms (II. Teil). Dt. Gesundh.-Wesen **23** (1968), 49—55

Richter, K., G. Böck, H. Cobet, W. Köhler, W. D. Waas und I. Wolff: Die Erfassung kardiovaskulärer Erkrankungen bei der Volksröntgenreihenuntersuchung. Dt. Gesundh.-Wesen **24** (1969), 1793 bis 1799

Simpson, F. O.: Electrocardiographic signs of left ventricular hypertrophy and strain in hypertensive patients. Brit. Heart J. **22** (1960), 227—235

Stamler, J.: Hypertension: Aspects of risk. In: Hypertension update, Volume I: Cardiovascular risk factors and consequences of hypertension. Health learning Systems Inc., Bloomfield, N.Y., 1979, pp. 22—37

World Health Organization: Arterial hypertension and ischemic heart disease. Preventive aspects. WHO techn. Rep. Ser. **231** (1962)

World Health Organization: Arterial hypertension. WHO techn. Rep. Ser. **628** (1978)

2. Kriterien von Hämodynamik und Herzfunktion

G. LINSS

Die Untersuchung von Hämodynamik und Herzfunktion besitzt nicht nur Bedeutung für das Verständnis pathophysiologischer Vorgänge, sondern auch für Therapie und Prognose der arteriellen Hypertonie. **Hämodynamik** ist die Lehre von den physiologischen Grundlagen der Blutströmung und der sie bewirkenden Faktoren. Für die Praxis ist es günstig, zwischen Kriterien der *zentralen* und *peripheren* Hämodynamik zu unterscheiden. Die **Herzfunktion** kann durch die *äußere Herzarbeit* oder *Pumpfunktion* und durch die *innere Herzarbeit* oder *Myokardmechanik* sowie die *Synergie der Kontraktion* beschrieben werden (Abb. 1).

2.1. Zentrale Hämodynamik

Als wichtigste Kriterien der zentralen Hämodynamik gelten das *Herzminutenvolumen* und das *Schlagvolumen*. Sie besitzen unmittelbare Beziehung zur Pumpfunktion. Das Herzminutenvolumen stellt zugleich einen integrierten Bestandteil der *Herzleistung* (Pumpleistung) dar. Da die normale Funktion des Herzens in einer den wechselnden Bedürfnissen angepaßten Blutversorgung der Körperperipherie besteht, kann zum Beispiel die Herzinsuffizienz dahingehend definiert werden, daß das Herz trotz ausreichenden Blutangebotes und Fül-

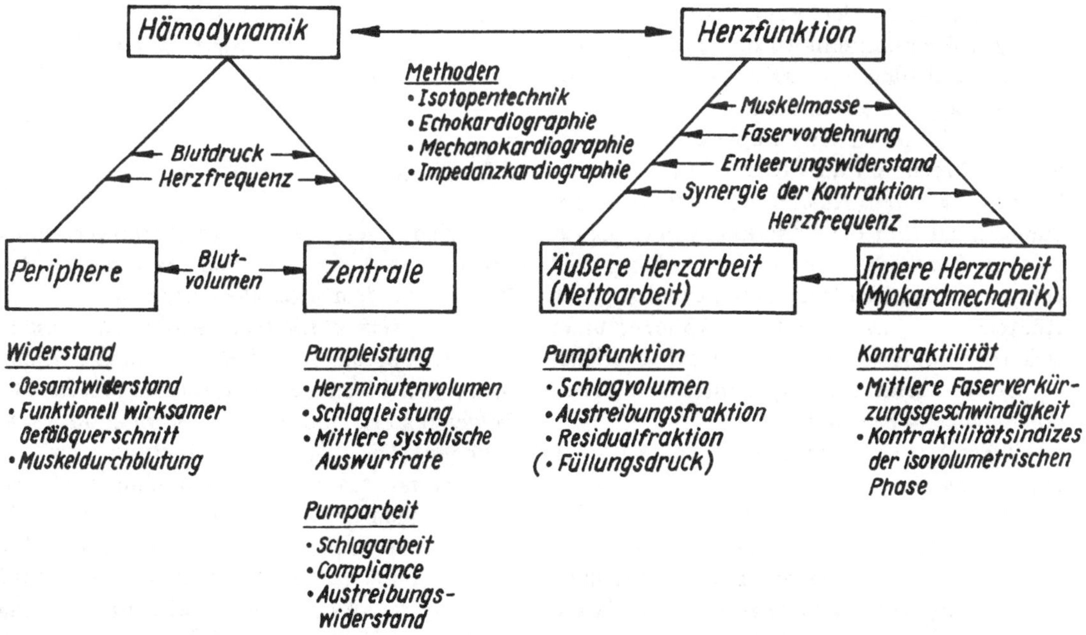

Abb. 1. Kriterien von Hämodynamik und Herzfunktion

Tabelle 4. Berechnungsformeln und Normalwerte für die Kriterien der Herzfunktion, der zentralen und peripheren Hämodynamik

	Methodik	Berechnung und Normalwerte ($\bar{x} \pm s$)	
Austreibungsfraktion		SV/EDV	0,60 ± 0,03
Zentral:	Radiokardiographie (VOLLMAR et al., 1980)		
Herzminutenvolumen		$SV \cdot Hf$	7,7 ± 1,8 (l/min)
Schlagvolumen		SV	105 ± 27 (ml)
Linksventrikuläre Schlagarbeit		$LSVA = \frac{SV \cdot SBD \cdot 13{,}6}{1000}$	185 ± 51 (p · m) 18,1 ± 5 (kPa · ml)
Compliance		$C = \frac{SV}{SBD}$	0,81 ± 0,21 (ml/mm Hg) 6,1 → 1,6 (ml/kPa)
Austreibungswiderstand		$AW = \frac{SBD}{SV}$	1,31 ± 0,35 (mm Hg/ml) 0,17 ± 0,05 (kPa/ml)
Peripher:			
Peripherer Widerstand		$W = \frac{MD \cdot 60 \cdot 1332}{HMV \cdot 1000}$	1167 ± 294 (mp · s · cm^{-5}) 1,91 ± 0,48 (kPa/l/min)
Xenon-133-Halbwertszeit	Xe-133-Auswasch-clearance (MOHNIKE, 1980)	HWZ	2,5 ± 0,7 (min)
Blutfüllequotient Stehen/Liegen	Indium-113 m (SCHMIDT, 1980)	BFQ 1. Min. Stehen/Liegen	1,53 ± 0,20
		BFQ 3. Min. Stehen/Liegen	1,93 ± 0,33
		Steady state der Blutfülle	77 ± 34 s

lungsdruckes nicht in der Lage ist, ein adäquates Herzminutenvolumen zu fördern. Als weitere Kriterien der Pumpleistung, die die Fluß-Zeit-Relation zum Ausdruck bringen, sind die Schlagleistung und die mittlere systolische Auswurfrate zu nennen (Tab. 4).

In allen Kriterien der Pumpleistung wird das Schlagvolumen mit der Herzfrequenz oder der linksventrikulären Austreibungszeit in Beziehung gesetzt. Für diese Merkmale gilt, wie für die der Pumparbeit, daß eine Abhängigkeit vom arteriellen Blutdruck besteht und zugleich Rückschlüsse gezogen werden können, unter welchen Bedingungen das Herz bei arterieller Hypertonie seine hämodynamischen „Transportaufgaben“ bewältigt.

Augenscheinlich wird dies bei den Kriterien der *Pumparbeit* wie linksventrikuläre Schlagarbeit, Compliance und Austreibungswiderstand, in deren Berechnung der systolische Blutdruck direkt eingeht. Die unmittelbare Verknüpfung der zentralen Hämodynamik mit der Herzfunktion geht unter anderem aus den Determinanten für die Regulierung des Herzminutenvolumens hervor. Diese sind: die Herzfrequenz, die Kontraktilität, das enddiastolische Ventrikelvolumen (Frank-Starling-Mechanismus, die systolische Wandspannung (ventrikuläre Nachlast).

2.2. Periphere Hämodynamik

Kriterien der peripheren Hämodynamik (Tab. 4) sind der aus dem Herzminutenvolumen und dem arteriellen Blutdruck berechnete *periphere Widerstand* sowie die *Muskeldurchblutung im Bereich der terminalen Strombahn.* Bei diesen beiden Kriterien werden die Widerstandsgefäße in die Betrachtung einbezogen. Die Muskeldurchblutung wird als Halbwertszeit der Xenon-133-Auswaschclearance ausgedrückt (MOHNIKE, 1980). Der funktionelle Gefäßquerschnitt A wird unter Anwendung derselben Methode errechnet (SIEWERT et al., 1977). Durch Messung des zusätzlichen Bluteinstroms in die Unterschenkelgefäße im Stehen kann zum kapazitiven Gefäßsystem bei arterieller Hypertonie Stellung genommen werden (SCHMIDT, 1980). Von Bedeutung sind der Blutfüllequotient in der ersten und dritten Minute Stehen/Liegen und das steady state der Blutfülle (Tab. 4).

Das kapazitive Gefäßsystem besitzt vor allem für die Physiologie und Pathophysiologie der Orthostasereaktion Bedeutung und damit unmittelbaren Bezug zur medikamentösen antihypertensiven Therapie.

Für das Verständnis der Hämodynamik ist die Tatsache von Bedeutung, daß der Kreislauf ein Transportsystem ist, das der Versorgung der Gewebe dient. Der Gesamtkreislauf, wie auch der Gesamtwiderstand, setzen sich aus Teilkreisläufen und Teilwiderständen zusammen. So wird zum Beispiel die Muskeldurchblutung sehr stark vom Ausmaß der physischen Belastung bestimmt. Die Mehrdurchblutung bei Muskelarbeit geschieht durch eine sinnvolle Steigerung des Herzminutenvolumens und durch eine regionale Vasodilatation, während gleichzeitig in anderen Kreislaufabschnitten eine regulatorische Vasokonstriktion eintritt. Die Organdurchblutung hängt von den hämodynamischen Faktoren Herzminutenvolumen, Blutdruck und regionalem Gefäßwiderstand ab. Besondere Bedeutung besitzen auch das *Blutvolumen* sowie die hämorheologischen Faktoren *Blutviskosität* und *Hämatokrit*. Mit Hilfe der bisher genannten Mechanismen ist der Organismus bestrebt, eine bedarfsgerechte Durchblutung aufrecht zu erhalten, wobei außerdem nervale und chemisch-metabolische Faktoren eine Rolle spielen. Dieser sogenannte innere Wirkungsmechanismus besitzt besonders für die Regulation der zerebralen Durchblutung Bedeutung (LECHNER und OTT, 1979):

- Autoregulation: Perfusionsdruck
- Chemisch-metabolisch: pCO_2, pO_2, pH, K^+, Ca^{++}
- Neurogen: Sympathikus, Parasympathikus.

2.3. Hämodynamische Regulationstypen

Die Verknüpfung der zentralen und peripheren Hämodynamik wird durch die Tatsache besonders augenscheinlich, daß der arterielle Blutdruck das Produkt von Herzminutenvolumen und peripherem Widerstand darstellt

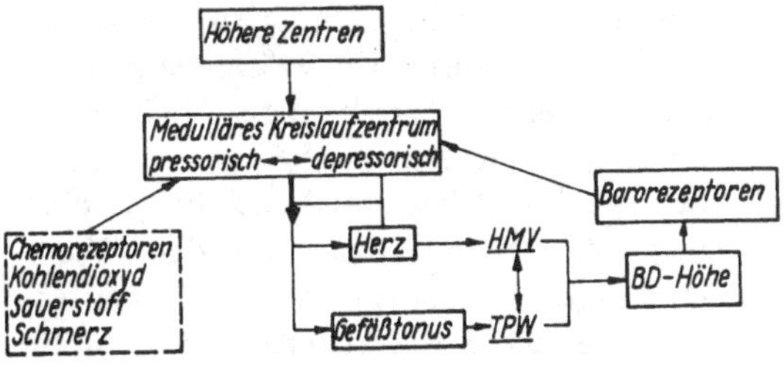

Abb. 2. Vereinfachtes Schema der Blutdruckregulation HMV = Herzminutenvolumen; TPW = totaler peripherer Widerstand; BD = Blutdruck

(Abb. 2). Die Regelgröße ist der arterielle Blutdruck, die Fühler sind die Rezeptoren, die Regler die Kreislaufzentren, die Stellglieder sind Herz und periphere Gefäße, und die Regelstrecke ist das arterielle System. Ausgehend von der vermaschten Regelung des arteriellen Blutdrucks ist es ersichtlich, daß durch eine Reihe von Kompensationsmechanismen — trotz erheblicher Veränderungen entweder des Herzminutenvolumens oder des peripheren Widerstandes — größere Blutdruckschwankungen vermieden werden können. Aufgrund der Dynamik dieses Systems sowie der kurzfristigen, mittelfristigen und langfristigen Blutdruckregulationsmechanismen (TIEDT und ZWIENER, 1982) finden jedoch zugleich auch die Blutdruckschwankungen ihre Erklärung, die bei Hypertonikern im Laufe eines Tages bis zu 60 mm Hg systolisch (8,0 kPa) und bis zu 40 mm Hg diastolisch (5,3 kPa) betragen können.

Die kurzfristigen Blutdruckschwankungen sind für den Verlauf der chronischen Hypertonie von nicht so großer Bedeutung, solange keine kritischen Werte überschritten werden.

GUYTON et al. (1975) messen den Mechanismen der Langzeitregulation (Niere) eine größere Bedeutung bei als den durch Kurzzeitmechanismen bedingten Blutdruckauslenkungen.

Für die Charakterisierung *hämodynamischer Regulationstypen* in Beziehung zum Hypertonieverlauf ist die Frage von Bedeutung, wie aus hämodynamischer Sicht die arterielle Hypertonie entsteht, d. h. wie aus dem primär erhöhten Herzminutenvolumen ein erhöhter Gefäßwiderstand resultiert. Dazu gibt es folgende Vorstellungen:

1. Der systemische Blutfluß (HMV) ist größer, als dies dem metabolischen Bedarf der

Gewebe entspricht. Um den regionalen Blutfluß zu vermindern, erfolgt eine Vasokonstriktion mit Zunahme des Gefäßwiderstandes (GUYTON et al., 1976).

2. Der erhöhte Widerstand ist Folge einer morphologischen Anpassung der Widerstandsgefäße — Ansteigen der Wand-Lumen-Relation durch strukturelle Veränderungen (FOLKOW, 1976).
3. Die persistierende adrenerg vermittelte Vasokonstriktion führt zu einer Verminderung des intravasalen Volumens mit geringerer Rückverteilung des Blutes von der peripheren zur kardiopulmonalen Zirkulation (FROHLICH, 1974).

Unter Beachtung der Tatsache, daß der periphere Blutfluß primär den metabolischen Bedarf der Gewebe übersteigt und durch eine Zunahme des Gefäßwiderstandes der regionale Zufluß wieder normalisiert wird, ist auch eine Beteiligung des Venensystems in der Hypertoniepathogenese möglich (Abb. 3).

Für die Bewertung hämodynamischer Veränderungen bei Hypertonie — wie auch bei anderen Herz-Kreislaufkrankheiten — und für eine hämodynamisch ausgerichtete Differentialtherapie ist die Charakterisierung der einzelnen Regulationsformen von großem Wert, da Hämodynamik und klinischer Schweregrad der arteriellen Hypertonie keine regelhaften Beziehungen aufzuweisen brauchen.

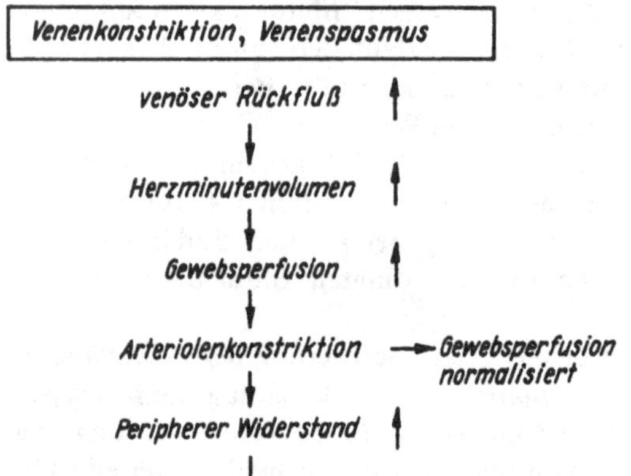

Abb. 3. Primäre Beteiligung des Venensystems an der Hypertoniepathogenese (in Anlehnung an GREENBERG et al., 1978, 5. Scientific Meeting on Hypertension, Paris 1978)

Es können *drei Zirkulationstypen* unterschieden werden:

— Hyperkinetisch, eukinetisch und hypokinetisch.

Diese sind zwar am besten durch hämodynamische Messungen zu differenzieren, jedoch sind auch klinische Kriterien wie Herzfrequenz und Blutdruckamplitude von Wert (Abb. 4).

Aus dieser Betrachtungsweise, die primär für Ruheuntersuchungen gilt, lassen sich einzelne Hypertonieformen auch bezüglich des adrenergen Systems und des Renin-Angiotensin-Systems einordnen, da diese Systeme einerseits Determinanten hämodynamischer Veränderungen darstellen, zum anderen definierte Interaktionen aufweisen (s. Kap. 9.).

Zirkulationstyp	Klinik			Hämodynamik				Herzfunktion		
	HF	ΔP	Pd	HMV	W	Xe-HWZ	A	SV	AF	K
Hyperkinetisch	↑	↑	→↑ (↑)	↑	↓(→)	↑	↑	↑	→↑	↑
Eukinetisch	→	→	→↑	→	→↑	→↓	→↓	→	→	→↑
Hypokinetisch	↓→	↓	↑	↓	↑	↓	↓	→↓	↓→	→↓

Abb. 4. Hämodynamische Charakterisierung der einzelnen Regulationsformen bei Hypertonie
HF = Herzfrequenz; ΔP = Blutdruckamplitude; Pd = diastolischer Blutdruck; HMV = Herzminutenvolumen; W = Widerstand; Xe^{133}-HWZ = Xenon-133-Halbwertszeit; A = funktionell wirksamer Gefäßquerschnitt; SV = Schlagvolumen; AF = Austreibungsfraktion; K = Kontraktilität; ↑ = erhöht bzw. vergrößert bzw. verkürzt (Xe^{133}-HWZ); → = normal; ↓ = erniedrigt bzw. vermindert bzw. verlängert

2.4. Herzfunktion

Zur Untersuchung der Herzfunktion bei arterieller Hypertonie werden ausschließlich nichtinvasive Methoden angewandt. Indikationen für Herzkatheteruntersuchungen sehen wir nur dann, wenn spezielle kardiovaskuläre Hochdruckformen oder eine ischämische Herzkrankheit abgeklärt werden müssen.

Aus diesem Grunde müssen wir auf die Bestimmung wichtiger Größen der Regulation der Herzfunktion wie enddiastolische Wandspannung, diastolische Compliance, systolische Wandspannung und maximale Verkürzungsgeschwindigkeit verzichten.

Ausgehend von klinischen Gesichtspunkten unterscheiden wir zwei Hauptfunktionsqualitäten des Herzmuskels, die *Pumpfunktion* (äußere Herzarbeit oder Nettoarbeit) und die *Kontraktilität* (Inotropie, innere Herzarbeit). Unter Myokardmechanik werden die kontraktile Herzfunktion, die Synergie der Kontraktion und die Faservordehnung sowie der Entleerungswiderstand als Regulationsmechanismus der Pumpfunktion zusammengefaßt.

2.4.1. *Pumpfunktion*

Die Pumpfunktion wird nach der Länge-Spannungs-Relation, dem Frank-Starling-Mechanismus reguliert. Mit zunehmender Ausgangslänge des Herzmuskels in der Diastole (Vorlastreserve), erfaßbar durch die enddiastolische Wandspannung, den enddiastolischen Druck und das enddiastolische Volumen — preload —, nimmt die entwickelte Spannung in der Systole und damit das Schlagvolumen zu. Die Kriterien der Nachlast des Herzens — afterload — (Aortendruck, systolische Wandspannung) besitzen unter normalen Bedingungen einen geringen depressiven Einfluß auf das Schlagvolumen. Die für die arterielle Hypertonie kennzeichnende erhöhte systolische Wandspannung führt jedoch zu veränderten Bedingungen der Ventrikelkontraktion, so daß die Reduktion der Nachlast von entscheidender Bedeutung für die Aufrechterhaltung oder sogar Verbesserung der Pumpfunktion bei dieser Regulationskrankheit ist. Das wichtigste Kriterium der Pumpfunktion ist die *Austreibungsfraktion* als Ausdruck der Fluß-Volumen-Relation (Abb. 5). Schlagvolumen und Herzminutenvolumen sind ebenfalls geeignet, die Pumpfunktion zu beschreiben, wobei sie bei arterieller Hypertonie mehr zentrale hämodynamische Vorgänge zum Ausdruck bringen. Eine Beziehung zur Pumpfunktion zeigt auch das röntgenologisch gemessene Herzvolumen (Abb. 6).

2.4.2. *Kontraktilität*

Als Kontraktilität wird die maximale Verkürzungsgeschwindigkeit der kontraktilen Elemente bei der Last 0 bezeichnet. Sie ist un-

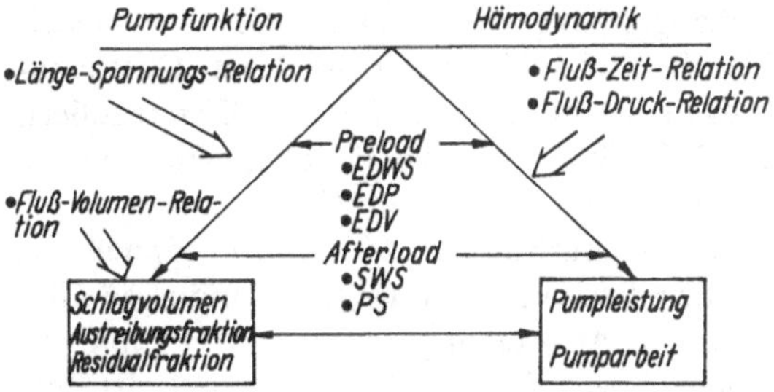

Abb. 5. Pumpfunktion und Hämodynamik
EDWS = enddiastolische Wandspannung; EDP = enddiastolischer Druck; EDV = enddiastolisches Volumen; SWS = systolische Wandspannung; Ps = systolischer Blutdruck

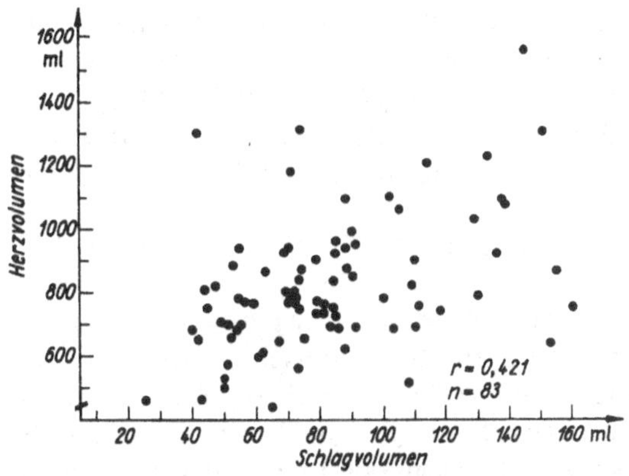

Abb. 6. Schlagvolumen (Radiokardiographie) in Beziehung zum Herzvolumen (Röntgen) bei Hypertonikern WHO I und II

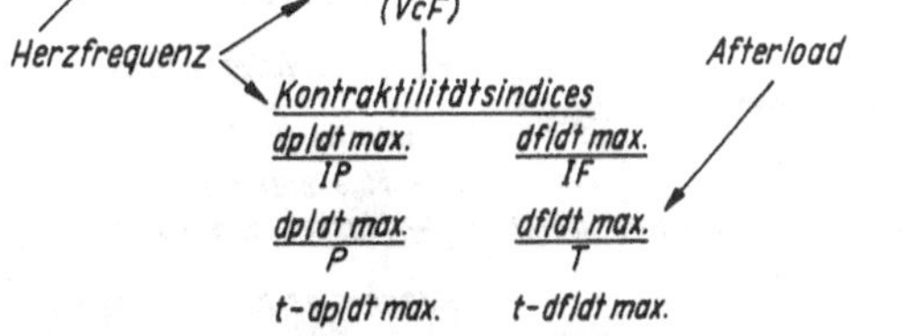

Abb. 7. Kriterien der Kontraktilität
dp/dt_{max} = maximale Druckanstiegsgeschwindigkeit; IP = Druck zum Zeitpunkt von dp/dt_{max}; p = Druck; t-dp/dt_{max} = Zeitintervall vom Beginn der isometrischen Kontraktion bis dp/dt_{max}; df/dt_{max} = maximale Geschwindigkeit der Kraftentwicklung; IF = Kraft zum Zeitpunkt von df/dt_{max}; T = Gesamtamplitude des Apexkardiogrammes

abhängig von der Vorlast. Die kontraktile Herzfunktion wird nach der Kraft-Geschwindigkeits-Relation nach HILL (1938) reguliert. Einflußgrößen sind die Herzfrequenz und die Nachlast (Abb. 7, s. auch Kap. 7.).

Mit nichtinvasiven Methoden können die mittlere Faserverkürzungsgeschwindigkeit während der Austreibungsphase (mVCF) und die sogenannten Kontraktilitätskriterien der isovolumetrischen Phase gemessen werden. Es handelt sich um die apexkardiographischen Kriterien maximale Geschwindigkeit der Kraftentwicklung in Beziehung zur momentanen Kraft bzw. zur Gesamthöhe des AKG (df/dt_{max}/IF, df/dt_{max}/T) und um das Zeitintervall vom Beginn der isometrischen Kontraktion bis df/dt_{max}. Eine Vergrößerung des Quotienten df/dt_{max}/IF bei gleichzeitiger Verkürzung des Zeitintervalls t-dt/dt_{max} bedeutet Steigerung der Kontraktilität (Literatur s. LINSS, 1975).

Während die Merkmale der isometrischen Kontraktionsphase die „produktive Herzarbeit“ zum Ausdruck bringen, geben jene der isometrischen Relaxationsphase Hinweise auf die konsumptive Herzarbeit. Die mechanokardiographisch gut meßbaren Zeitintervalle der isometrischen Kontraktion und Relaxation wie auch die Austreibungszeit werden jedoch von mehreren Determinanten der Herzfunktion und Hämodynamik beeinflußt (Abb. 8), die bei der Interpretation der entsprechenden Ergebnisse berücksichtigt werden müssen.

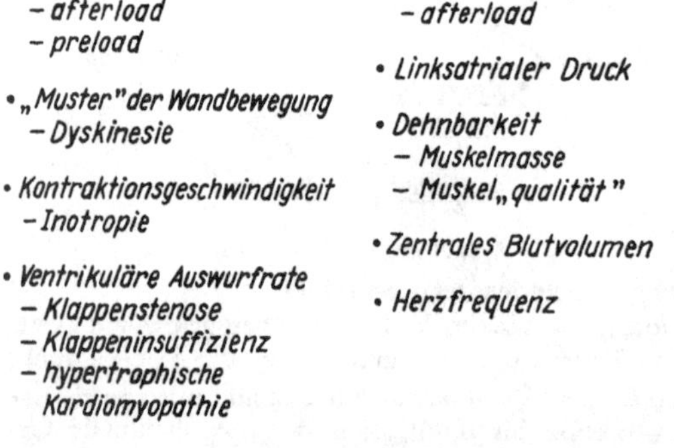

Abb. 8. Einflußfaktoren auf die Merkmale der isometrischen Kontraktions- (IVKP) und Relaxationsperiode (IVRP)

2.4.3. Wandkinetik — Synergie der Kontraktion

Mit Einführung der zweidimensionalen Echokardiographie wurde es möglich, noninvasiv den Kontraktionsablauf der Wand des linken Ventrikels zu dokumentieren und damit die *Synergie der Kontraktion* oder aber *Asynergien* nachzuweisen. Während bei unkomplizierter Hypertonie auch bei erheblicher Massenzunahme ein synergistischer Kontraktionsablauf mit normaler Gesamtherzfunktion und regionaler Funktion bestehen kann, kommt es bei Hinzutreten einer ischämischen Herzerkrankung oder bindegeweblicher Durchsetzung der Muskulatur aus anderen Ursachen zur gestörten Wandkinetik. Es finden sich hypokinetische Bezirke, die an anderen Stellen durch hyperkinetische Wandbewegungen wieder ausgeglichen werden. Desweiteren können Akinesien und Dyskinesien nachgewiesen werden. Daraus resultieren regional sehr unterschiedliche Funktionsqualitäten (s. Kap. 5.3.).

2.5. Synopsis der Hämodynamik und Herzfunktion

Die Beschreibung der einzelnen Kriterien von Hämodynamik und Herzfunktion offenbaren bereits deutlich ihre unmittelbare Verknüpfung, so daß die getrennte Besprechung mehr aus didaktischen Gründen erfolgte. Darüber hinaus werden durch die komplex angewandten nichtinvasiven Verfahren sowohl hämodynamische als auch Herzfunktionsdaten erfaßt (vgl. Abb. 1).

Ausgehend von den Regulationsmechanismen des Herzens und des Kreislaufs, der Rückwirkungen des erhöhten Blutdrucks auf Herzfunktion und -morphologie sowie auf die Hämodynamik sind folgende Komplexe in die Betrachtung einzubeziehen:

1. Die linksventrikuläre Muskelmassenzunahme bei Hypertonie.
2. Der myokardiale Sauerstoffverbrauch.

3. Die Entwicklung der Herzinsuffizienz bei arterieller Hypertonie.
4. Die gesteigerte Herzfunktion bei frühen hypersympathikotonen Hypertonien.
5. Die mögliche Beteiligung des Herzens an der Hypertoniepathogenese.

2.5.1. *Linksherzhypertrophie*

Die *Muskelmassenzunahme* stellt einen Adaptationsmechanismus zur Aufrechterhaltung der Linksherzfunktion dar. Sie wirkt der pathophysiologischen Konstellation erhöhte Wandspannung bei erhöhter Nachlast entgegen. So fand STRAUER (1978) bei Herzkatheteruntersuchungen, daß die kompensierte arterielle Hypertonie ohne koronare Herzkrankheit auch bei schwerer Linksherzhypertrophie in Ruhe und unter körperlicher Belastung durch eine normale oder gesteigerte Ventrikelfunktion gekennzeichnet ist. KARLINER et al. (1977) wiesen mittels Echokardiographie nach, daß die Herzhypertrophie infolge eines chronischen Blutdruckanstiegs per se nicht zu einer Herabsetzung der basalen Inotropie des linken Ventrikels führt. Unsere Untersuchungen mittels Radiokardiographie und Apexkardiographie führten zu den gleichen Ergebnissen und zeigten zugleich, daß neben der Herzhypertrophie auch das basale Kontraktilitätsniveau, zumindest der isometrischen Phase, die Herzfunktion aufrechterhalten kann.

Als **Ursache für die Massenzunahme** des linken Ventrikels kommen *hämodynamische*, *biochemische*, *hormonelle* und andere Faktoren in Betracht (FROHLICH et al., 1979; FROHLICH, 1983) — (Abb. 9).

Bei arterieller Hypertonie ist es die *Druckbelastung*, die im Myokard eine gesteigerte Proteinsynthese bewirkt und die adaptative Massenzunahme hervorruft. So konnten DUNN et al. (1977) mittels Echokardiographie nachweisen, daß mit zunehmendem Anstieg des arteriellen Drucks und des peripheren Gesamtwiderstandes die linksventrikuläre Muskelmasse zunahm und auch Hinweise für eine linksatriale Massenzunahme bestanden. DRAYER et al. (1983) fanden mittels 24-Stunden-Blutdruckmonitoring, daß der mittlere Blutdruck (24 Stunden) wie auch der Tages- und Nacht-Blutdruck gut mit den errechneten echokardiographischen Kriterien der linksventrikulären Muskelmasse korrelierten. Sie bestätigten die These, daß die myokardiale Wandspannung Hauptdeterminante für die Entwicklung der Hypertrophie ist und daß die Wandspannung in direkter Beziehung mit dem systolischen Blutdruck steht (vgl. Kap. 5.3.3. S. 34).

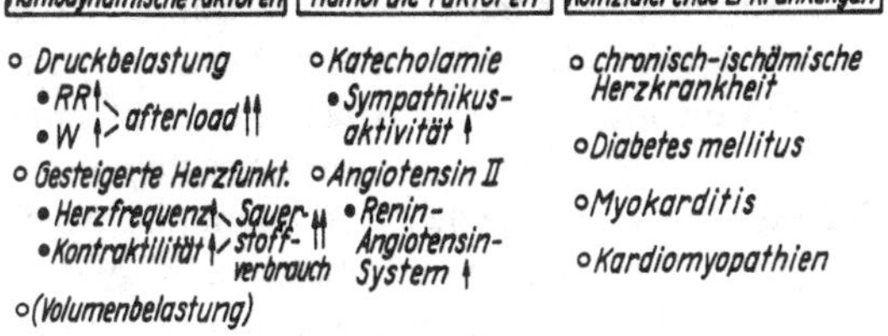

Abb. 9. Einflußfaktoren für die Entwicklung einer Linksherzhypertrophie bei Hypertonie

In Untersuchungen von FROHLICH (1983) konnte gezeigt werden, daß die ersten Zeichen einer Herzbeteiligung bei Hypertonie Hinweise auf linksatriale Veränderungen im EKG sind. Diese werden von FROHLICH als Ausdruck der verminderten linskventrikulären Compliance gewertet.

Auch im Zusammenhang mit der verzögerten diastolischen Füllung des linken Ventrikels (Verlängerung der Relaxationsperiode) kann bei arterieller Hypertonie die Massenzunahme mit einer verminderten diastolischen Dehnbarkeit der Herzwand verbunden sein. Diese hängt jedoch auch von der Qualität des hypertrophierten Gewebes (Bindegewebseinlagerungen, „Kontraktionsrückstände" — HOLUBARSCH und JACOB, 1980) ab. In den Untersuchungen von STRAUER (1978) wurde jedoch bei Hypertonikern mittels Herzkathetertechnik eine normale diastolische Dehnbarkeit des linken Ventrikels gefunden. Erst bei Hinzutreten einer koronaren Herzkrankheit oder einer Insuffizienz des linken Ventrikels war die diastolische Compliance vermindert.

Wie bereits festgestellt, konnten wir mittels Apexkardiographie eine gesteigerte Kontraktilität bei einem Teil der Hypertoniker feststellen (s. Kap. 5.4. S. 114). Diese kann ebenfalls an der Entstehung der Herzhypertrophie beteiligt sein — isometrische Hyperfunktion nach MEERSON (1969).

Eine *gesteigerte Kontraktilität* konnte in der Vergangenheit von anderen Autoren sowohl in frühen Entwicklungsphasen der Hypertonie (FROHLICH et al., 1970; DRESLINSKI et al., 1981) als auch bei einem Teil der Patienten mit schwerer Hochdruckkrankheit (TARAZI et al., 1974; IBRAHIM et al., 1975) nachgewiesen werden. Der mit der gesteigerten Kontraktilität einhergehende erhöhte Sauerstoffverbrauch dürfte für die Prognose der Hypertonie von Bedeutung sein. Andererseits ist es wahrscheinlich, daß einige pathogenetische Faktoren, die zur Entstehung und Perpetuierung der Hypertonie führen, auch direkt die Entwicklung einer Linksherzhypertrophie bewirken, so zum Beispiel die Katecholamine und auch Angiotensin II (KHAIRALLAH et al.). Das würde auch erklären, daß mittels Echokardiographie schon in sehr frühen Stadien der Hypertonie eine Linksherzhypertrophie gefunden werden kann (s. Kap. 5.3.). In Tierversuchen konnte nachgewiesen werden (Literatur s. FROHLICH, 1983), daß zum Beispiel mit Alpha-Methyldopa, Beta-Rezeptorenblokkern und Angiotensin-Converting-Enzym-Hemmern die linksventrikuläre Muskelmasse vermindert werden kann. Zum anderen ist durch effektive Drucksenkung ausschließlich mit Vasodilatatoren wie Dihydralazin und Minoxidil keine Regression der Linksherzhypertrophie eingetreten. Ursache dafür könnte die gegenregulatorische Aktivitätssteigerung des Katecholamin- und des Renin-Angiotensin-Systems sein.

2.5.2. *Der myokardiale Sauerstoffverbrauch*

Bei der Bewertung von Hämodynamik und Herzfunktion, also der bei Hypertonie resultierenden Herzarbeit, ist jedoch bereits in Ruhe ein *erhöhter Sauerstoffverbrauch* festzustellen. Dies ist leicht verständlich, wenn die Hauptdeterminanten des Sauerstoffverbrauches analysiert werden (Abb. 10). Herzfrequenz, myokardiale Wandspannung, Kontraktilität und peripherer Widerstand verändern die Hämodynamik bei Hypertonie in Richtung gesteigerter Herzarbeit und gesteigerten Sauerstoffverbrauchs. Auch bei völlig normaler Herzfunktion ist demnach im Stadium der Herzhypertrophie die Relation Herzmechanik zu Sauerstoffverbrauch ineffektiv (MEERSON, 1969; STRAUER und TAUCHERT, 1972).

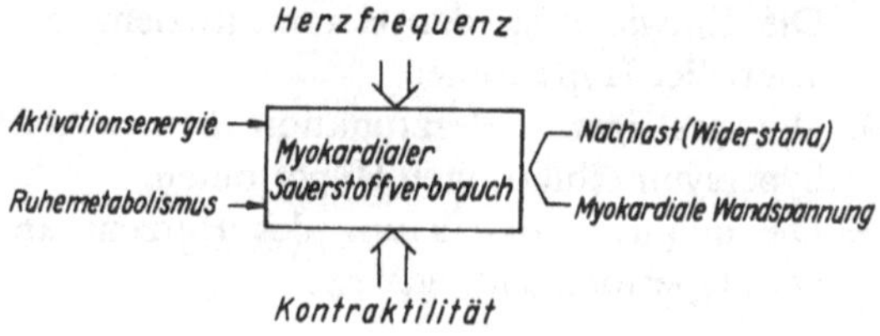

Abb. 10. Hauptdeterminanten des myokardialen Sauerstoffverbrauchs

2.5.3. *Entwicklungsstadien der Herzinsuffizienz*

Die Beziehung zwischen Herzhypertrophie, Sauerstoffverbrauch und der Herzfunktion (Inotropie, Pumpfunktion) sind von unmittelbarem praktischen Interesse, weil darin die Entstehungsmechanismen der *Herzinsuffizienz* als häufigste Komplikation der Hypertonie zu sehen sind. Erst nach Erschöpfung der Reservemechanismen zur Aufrechterhaltung der Herzfunktion wie Hypertrophie, Inotropiemechanismus, Frank-Starling-Mechanismus bzw. beim Hinzutreten von Erkrankungen, die die Myokarddurchblutung vermindern (ischämische Herzkrankheit, Stoffwechselerkrankungen) bzw. den Sauerstoffbedarf erhöhen (Myokarditis, hypertrophische Kardiomyopathien), kommt es zur Herzinsuffizienz. Eine rechtzeitige und effektive Blutdrucksenkung — Verminderung der ventrikulären Nachlast —, verbunden mit einer Inhibition des sympathoadrenalen Systems und anderer humoraler pressorischer Systeme ist somit von entscheidender Bedeutung für die Verhütung einer ständigen Massenzunahme des Herzens mit folgender latenter Herzinsuffizienz, wie auch für die Aufrechterhaltung der normalen Herzfunktion durch Verminderung der myokardialen Arbeit und damit des Sauerstoffverbrauches. So können die Entwicklungsstufen der Herzinsuffizienz bei Hypertonie auf mehreren Stufen geblockt werden (Abb. 11). Für die Funktionsdiagnostik der Herzfunktion spielen vor allem die Messung des Herzminutenvolumens, Schlagvolumens und der Austreibungsfraktion sowie des diastolischen Pulmonalarteriendruckes die entscheidende Rolle (Tab. 5).

Tabelle 5. Kriterien der normalen und gestörten Herzfunktion

		Normale Herzfunktion	Latente Insuffizienz	Manifeste Insuffizienz (Dekompensation)
Anamnese /	Klinik	unauffällig	unauffällig	pathologisch
HMV/SV	Ruhe Belastung	normal Anstieg normal	normal Anstieg gering vermindert oder noch normal	vermindert Belastung kontraindiziert
AF	Ruhe Belastung	normal geringer Anstieg oder gleichbleibend	normal gleichbleibend, meist Absinken	vermindert s. o.
P_{ad}	Ruhe Belastung	normal geringer Anstieg	gering erhöht stärkerer Anstieg	erhöht —

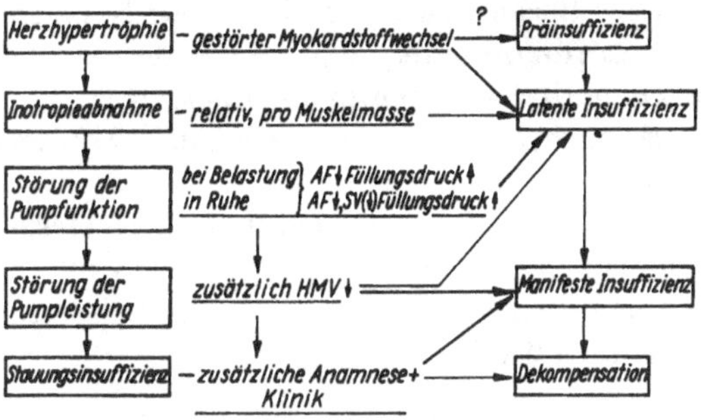

Abb. 11. Entwicklungsstadien der Herzinsuffizienz bei Hypertonie

2.5.4. *Hyperdyname Regulationsstörungen*

So wie die Herzinsuffizienz mit einer hypodynamen Regulation einhergeht, läßt sich die Verknüpfung von Hämodynamik und Herzfunktion auch am gegenteiligen Beispiel der *hyperdynamen Regulationsstörung* nachweisen. Bei hyperkinetischer Arbeitsweise des Herzens in Frühstadien der Hypertonie finden sich häufig sowohl eine hyperkinetische Zirkulation als auch eine gesteigerte Herzfunktion. Die Leistungsfähigkeit ist bei solchen Patienten meist normal. Fließende Übergänge bestehen zum hyperkinetischen Herzsyndrom. Diese Regulationsstörung (Gorlin, 1962; Linss et al., 1972, 1980) ist ebenfalls durch eine erhöhte Kontraktilität und Pumpfunktion in Ruhe gekennzeichnet, der periphere Widerstand in Ruhe ist erniedrigt, die körperliche Leistungsfähigkeit ist vermindert (Tab. 6). Bei der in ihren hämodynamischen Auswirkungen ähn-

Tabelle 6. Funktionsdiagnostische Kriterien des hyperkinetischen Herzsyndroms

Funktion	Veränderung	Kriterien	Methoden
Kontraktilität des Herzens	gesteigert	Quotient aus maximaler Geschwindigkeit der Kraftentwicklung und momentaner Kraft — $df/dt_{max}/IF$-erhöht — Zeitintervall vom Beginn der isometrischen Kontraktion bis df/dt_{max}-verkürzt	kalibrierte und differenzierte Apexkardiographie
Pumpfunktion des Herzens	gesteigert	Schlagvolumen und/oder Herzminutenvolumen erhöht	quantitative Radiokardiographie (RCG)
Pumparbeit und Pumpleistung	gesteigert	linksventrikuläre Schlagleistung — erhöht mittlere systolische Austreibungsrate — erhöht	RCG, Mechanokardiographie, Blutdruckmessung (BD)
Muskeldurchblutung	gesteigert	peripherer Widerstand — vermindert	RCG, BD
körperliche Leistungsstungsfähigkeit	herabgesetzt	starke Zunahme der oft schon in Ruhe erhöhten Herzfrequenz und vorzeitige Erschöpfung	Ergometrie
Sauerstoffutilisation	herabgesetzt	arteriovenöse Sauerstoffdifferenz — vermindert	Blutentnahme: arteriell, venös (A. pulmonalis-Katheter)

lichen vasoregulatorischen Asthenie (HOLMGREN et al., 1957) hingegen ist die primäre Störung eine Fehlregulierung der Kreislaufperipherie mit erhöhtem Blutfluß in der Arbeitsmuskulatur, der dem Sauerstoffbedarf nicht angepaßt ist. Ähnlich wie bei einigen Frühformen der arteriellen Hypertonie besteht eine gesteigerte Empfindlichkeit kardialer und/oder vaskulärer Beta-Rezeptoren. So wird einerseits bereits in Ruhe eine gesteigerte Herzfunktion bewirkt, die wie die erhöhte Ruheherzfrequenz keine wesentlichen Reserven unter Belastung mehr aufweist und so zu einer verminderten Leistungsfähigkeit beiträgt. Andererseits liegt auch eine mangelnde Anpassung bzw. Abstimmung der Kreislauffunktion mit dem metabolischen Bedarf der Gewebe vor. Das Herzminutenvolumen und der systemische Blutfluß übersteigen bereits während körperlicher Ruhe die Anforderungen dieses Transportsystems. Daraus leiten sich die therapeutischen Prinzipien der physischen Konditionierung und Gabe von Beta-Rezeptorenblockern ab (s. Kap. 10. S. 189). Neben der gesteigerten Empfindlichkeit der Beta-Rezeptoren ist jedoch auch ein verminderter Parasympathikus wahrscheinlich (JULIUS et al., 1977; HÖRTNAGEL et al., 1982).

2.5.5. *Beteiligung des Herzens an der Hypertoniepathogenese*

Herz und periphere Gefäße sind Stellglieder der Blutdruckregulation. Sò sind die unterschiedlichen Befunde für das Herzminutenvolumen und für die Myokardfunktion nicht Ausdruck einer primären pathogenetischen Determinierung des Herzens in der Hypertonieentstehung und -perpetuierung. Das wird zum Beispiel bei den hypertensiven Patienten mit hyperkinetischem Herzsyndrom sichtbar, aber auch bei den anderen Hypertonieformen, die mit einem erhöhten Herzminutenvolumen einhergehen bzw. bei denen während der Initialphase eine gesteigerte Inotropie des Herzens nachweisbar ist. Das Herz dient also nur als Mittel zum Zweck oder als ausführendes Organ der neurohumoralen sympathischen und/oder vagalen Aktivität.

Nach DUSTAN und TARAZI (1978) ist für die genannten Hochdruckformen der Ausdruck kardiogene Hypertonien gerechtfertigt, weil die Hauptrolle dabei dem Herzen zukommt. Andererseits sind Hochdruckformen bekannt, bei denen das Herz unmittelbar in die Pathogenese einbezogen ist. Das trifft für die Aktivierung von kardialen und vaskulären Pressorreflexen (Koronargefäße, Aorta) zu, die über afferente sympathische und vagale Nervenfasern sowie über die Verminderung der Barorezeptorsensitivität zu paroxysmalen Hypertonien führen können (TARAZI et. al., 1983). Beispiele dafür sind vorübergehende Blutdruckerhöhungen bei Angina pectoris-Anfällen, Myokardinfarkt, Dissektionsaneurysma der Aorta und die Aorteninsuffizienz (hier zusätzlich Herzminutenvolumenerhöhung). Als weiteres Beispiel ist die in den ersten Stunden nach aortokoronarer Bypass-Operation nicht selten auftretende postmyokardiale Revaskularisationshypertonie (FOUAD et al., 1979) zu nennen, die hämodynamisch durch erhöhten peripheren Widerstand und normales Herzminutenvolumen charakterisiert ist und offensichtlich keine Relation zur Plasma-Renin-Aktivität aufweist.

Literatur

DRAYER, I. M., M. A. WEBER, and J. L. DE YOUNG: Blood pressure as a determinant of cardiac left ventricular muscle mass. Arch. Intern. Med. **143** (1983), 90–92

DRESLINSKI, G. R., F. H. MESSERLI, F. G. DUNN, D. A. SUAREZ, and E. D. FROHLICH: Patterns of left ventricular adaption in borderline and mild essential hypertension: echocardiographic findings, Chest **80** (1981), 592–595

DUNN, F. G., P. N. CHANDRARATNA, J. G. R. DE CARVALHO, L. L. BASTA, and E. D. FROHLICH: Pathophysiologic assessment of hypertensive heart disease with echocardiography. Amer. J. Cardiol. **39** (1977), 789–795

DUSTAN, H. P., and R. C. TARAZI: Cardiogenic hypertension. Annu. Rev. Med. **29** (1978), 485–493

FOLKOW, B.: Structural changes in heart and vessels during hypertension with aspects on their reversibility. Aust. N. Z. J. Med. **6** (1976), 35–39

FROHLICH, E. D., F. J. KOZUL, R. C. TARAZI, and H. P. DUSTAN: Physiological comparison of labile and essential hypertension. Circ. Res. (Suppl. I) (1970), 55–69

FROHLICH, E. D.: Hemodynamic concepts in hypertension. Hosp. Pract. **9** (1974), 59–72

FROHLICH, E. D., and R. C. TARAZI: Is arterial pressure the sole factor responsible for hypertensive cardiac hypertrophy? Amer. J. Cardiol. **44** (1979), 959–963

FROHLICH, E. D.: Hemodynamics and other determinants in development of left ventricular hypertrophy. Fed. Proc. **42** (1983), 2709—2715

FOUAD, F. M., F. G. ESTAFANOUS, E. L. BRAVO, K. A. IYER, J. H. MAYDAK, and R. C. TARAZI: Possible role of cardioaortic reflexes in postcoronary bypass hypertension. Amer. J. Cardiol. **44** (1979), 866—872

GORLIN, R.: The hyperkinetic heart syndrom, J. Amer. med. Assoc. **182** (1962), 823—829

GUYTON, A. C., C. B. YOUNG, J. W. DE CLOU, J. D. FERGUSON, R. E. MCCAA, A. CEVESE, N. C. TRIPPODO, and J. E. HALL: The role of kidney in hypertension. In: BERGLUND, G., L. HANSSON, and L. WERKÖ (Eds.): Pathophysiology and management of arterial hypertension. Lindgreen and sons, Möllental, Sweden, 1975, pp. 78—89

GUYTON, A. C., D. G. COLEMAN, R. A. NORMAN, J. E. HALL, and D. B. YOUNG: Overall circulatory control in hypertension. Aust. N. Z. J. Med. **6** (1976), 72—80

HILL, A. V.: The heat of shortening and the dynamic constants of muscle. Proc. roy. Soc., Ser. B. **126** (1938), 136—195

HOLMGREN, A., B. JONSSON, M. LEVANDER, H. LINDERHOLM, T. SJÖSTRAND, and G. STRÖM: Low physical working capacity in suspected heart cases due to inadequate adjustement of peripheral blood flow (vasoregulatory asthenia). Acta med. scand. **158** (1957), 413—436

HOLUBARSCH, C. H. und R. JAKOB: Die Compliance des Herzens. Med. Welt **31** (1980), 136—144

HÖRTNAGEL, H., D. MAGOMETSCHNIGG, and J. PRAGER: Hyperkinetic heart syndrome: the role of the sympathetic nervous system. Cardiology **69** (1982), 74 bis 83

IBRAHIM, M. M., R. C. TARAZI, H. P. DUSTAN, E. L. BRAVO, and R. W. GIFFORD jr.: Hyperkinetic heart in severe hypertension: a separate clinical hemodynamic entity. Amer. J. Cardiol. **35** (1975), 667—673

JULIUS, S., A. V. PASCUAL, and R. LONDON: Role of parasympathic inhibition in the hyperkinetic type of borderline hypertension. Circulation **44** (1971), 413 bis 418

JULIUS, S.: Round table: cardiac output and volume. 6th. Scientific Meeting of the International Society of Hypertension, Göteborg 1979

KARLINER, J. S., D. WILLIAMS, J. GORWIT, M. H. CRAWFORD, and R. A. O'ROURKE: Left ventricular performance in patients with left ventricular hypertrophy caused by systemic arterial hypertension. Brit. Heart J. **39** (1977), 1239—1245

KHAIRALLAH, P. A., S. SEN and R. C. TARAZI: Angiotensin, protein biosynthesis and cardiovascular hypertrophy. Amer. J. Cardiol **37** (1976), 145 (abstr.)

LECHNER, H. und E. OTT: Kreislauf und Nervensystem. Münch. Med. Wochenschr. **121** (1979), 691—692

LINSS, G., D. STRANGFELD, K. H. GÜNTHER, L. HEINEMANN, P. K. H. SCHMIDT und H. D. FAULHABER: Das hyperkinetische Herzsyndrom. Dt. Gesundh.-Wesen **26** (1971), 2301—2305

LINSS, G.: Bewertung anamnesischer Angaben und unblutiger Kriterien von Hämodynamik und Herzfunktion bei arterieller Hypertonie unter Nutzung elektronischer Datenverarbeitung und Reduktion qualitativer und quantitativer Merkmale. Promotion B, Humboldt-Universität, Berlin 1975

LINSS, G., D. STRANGFELD, J. SCHMIDT, H. SIEWERT, U. LINSS, J. SCHMIDT, H. BRETSCHNEIDER und G. SCHUBERT: Verlaufsuntersuchungen zur Herzfunktion bei Patienten mit hyperkinetischem Herzsyndrom unter Therapie mit dem Beta-Rezeptorenblokker Cordanum. Dt. Gesundh.-Wesen **32** (1977), 919 bis 924

MEERSON, F. S.: Hyperfunktion, Hypertrophie und Insuffizienz des Herzens. Volk und Gesundheit, Berlin 1969

MOHNIKE, W.: Untersuchungen zur Leistungsfähigkeit der Xenon-133-Muskelclearance-Methode bei Hypertonie im therapiefreien Intervall und unter blutdrucksenkender Behandlung. Promotion B, Humboldt-Universität, Berlin 1980

SCHMIDT, J.: Untersuchungen zum Verhalten des kapazitiven Gefäßsystems im Unterschenkelbereich nach passivem Aufrichten vor und unter antihypertensiver Behandlung unter Zuhilfenahme der Plasmamarkierung mit Indium-113 m. Promotion B, Humboldt-Universität, Berlin 1980

SIEWERT, H., W. MOHNIKE, D. STRANGFELD, A. MOHNIKE, H. GORKA, J. SCHMIDT und H. J. Correns: Die Ermittlung des mittleren funktionell-wirksamen (summarischen) Gefäßquerschnittes bei der Xenon-133-Muskeldurchblutungsmessung bei Hypertoniepatienten. Dt. Gesundh.-Wesen **32** (1977), 2366 bis 2369

STRAUER, B. E. und M. TAUCHERT: Neue Ergebnisse über die Beziehungen zwischen Herzmechanik und O_2-Verbrauch am normalen und hypertrophierten isolierten menschlichen Ventrikelmyokard. Verh. dt. Ges. Kreisl. Forsch. **38** (1972), 154—159

STRAUER, B. E.: Das Hochdruckherz. I: Funktion des linken Ventrikels in Ruhe und unter körperlicher Belastung. Z. Kardiol. **67** (1978), 375—383

STRAUER, B. E.: Das Hochdruckherz. III. Determinanten der linksventrikulären Hypertrophie und linksventrikulären Dehnbarkeit. Z. Kardiol. **67** (1978), 513—521

TARAZI, R. C., M. M. IBRAHIM, H. P. DUSTAN, and C. M. FERRARIO: Cardiac factors in hypertension. Circ. Res. (Suppl. I) **34** (1974), 213—221

TARAZI, R. C., F. M. FOUAD, and C. M. FERRARIO: Can the heart initiate some forms of hypertension? Feder. Proc. **42** (1983), 2691—2697

TIEDT, N. und U. ZWIENER: Taschenbuch der Pathophysiologie. VEB Gustav-Fischer-Verlag, Jena 1983

VOLLMAR, R., G. LINSS, I. SCHÖPE, E. DRESCHER, G. FÜRST und W. ZIMMERMANN: Untersuchungen zur Hämodynamik bei Normotonikern und Hypertonikern mittels quantitativer Radiokardiographie. Dt. Gesundh.-Wesen **35** (1980), 2015—2021

3. Regulationsmechanismen für Hämodynamik und Herzfunktion

W. D. PURFÜRST

3.1. Unter dynamischer Belastung

Abgesehen von kurzdauernden Belastungen, bei denen der Energiebedarf des Organismus aus den Reserven der Muskulatur gedeckt werden kann, erfordert jede länger dauernde Belastung die Mehraufnahme von Sauerstoff. Neben vermehrter Sauerstoffutilisation und der Änderung der Blutverteilung zugunsten der arbeitenden Muskulatur wird durch Steigerung der Sauerstoffzufuhr eine bedarfsgerechte Versorgung der Gewebe gewährleistet. Daraus ergibt sich die Aufgabe des Herzens, die in der Förderung eines der jeweiligen Stoffwechselintensität angepaßten Blutstroms besteht. Dabei muß die Pumpleistung in einem weiten Bereich zwischen körperlicher Ruhe und maximaler körperlicher Arbeit dem Bedarf entsprechend variiert werden. Es wird über Anstiege des Herzminutenvolumens auf das Vierfache gegenüber dem Ausgangswert (Ruhewert) berichtet (VATNER und PAGANI, 1976; BLOMQUIST, 1978).

Die *Regulation des Herzminutenvolumens* (HMV) unter körperlicher Belastung wird durch ein komplexes Zusammenwirken verschiedener Variablen der Herzfunktion und des peripheren Kreislaufs charakterisiert (KIIL, 1978). Bei der Bewertung der Regulationsmechanismen sind der Trainingszustand des Herz-Kreislaufsystems und die Körperlage, in der die Belastung erfolgt, zu berücksichtigen. In *liegender Position* und bei untrainierten gesunden Personen wird die Zunahme des Herzminutenvolumens vorrangig durch den Anstieg der Herzfrequenz realisiert. Sie steigt sofort nach Beginn der Belastung zunächst schnell (bereits die zweite Pulsperiodendauer ist verkürzt), dann in abnehmender Geschwindigkeit an. Zwischen Sauerstoffaufnahme, körperlicher Leistung und Belastungspulsfrequenz bestehen zumindest bis in submaximale Belastungsbereiche annähernd lineare Beziehungen. Beide Komponenten des vegetativen (autonomen) Nervensystems spielen bei der Herzfrequenzregulation eine wichtige Rolle (BRAUNWALD, 1974; VATNER und PAGANI, 1976). Es kommt zur Verringerung des Parasympathikotonus und zur Zunahme der sympathikoadrenergen Stimulation sowohl der neuralen als auch der über zirkulierende Katecholamine vermittelten. Bei gesunden Jugendlichen werden etwa 200 Schläge pro Minute als maximal erreichbare Herzfrequenz beobachtet. Mit zunehmendem Lebensalter nimmt sie um zirka 10 Schläge/Lebensdekade ab. Kurzdauernde bis mittlere Dauerbelastungen (Herzminutenvolumen über mindestens 5 Minuten konstant) werden von Menschen mittleren Lebensalters bei maximalen Pulsfrequenzen von 160—200 Schlägen erreicht. Längerdauernde maximale Dauerleistungen (über 60 Minuten) sind nur mit maximalen steady-state-Herzfrequenzen von etwa 160/min möglich (WAHLUND, 1948). Über eine sehr kurze Zeit können Herzfrequenzen von über 200—250 erreicht werden. Diese sogenannten Ermüdungspulsfrequenzen (nach MELLEROWICZ) führen allerdings zu keiner weiteren Zunahme des Herzminutenvolumens, im Gegenteil, es kommt sogar zu einer Verminderung des Fördervolumens aufgrund kritisch verkürzter diastolischer Füllungsdauer.

Neben der *Herzfrequenzänderung* nimmt die *Kontraktilität* des Myokards, d. h. die Kontraktionskraft und -geschwindigkeit infolge einer höheren sympathikoadrenergen Stimulation in Zusammenhang mit körperlicher Arbeit erheblich zu. Dies wird unter anderem an „angehobenen“ Kraft-Geschwindigkeits-Beziehungen (nach HILL) sichtbar. Die Kontraktilitätssteigerung wird als Kontraktilitätsreserve definiert (ROSKAMM, 1971; BUSSMANN, 1977). Bei herzgesunden Jugendlichen kann sie 300% bzw. 200% betragen, abhängig von dem gemessenen Parameter. Auch nach vorheriger Beta-Rezeptorenblockade bleibt eine (geringe) Steigerung der Kontraktilität und der Herzfrequenz erhalten. Es handelt sich dabei um die an die Herzfrequenzzunahme gebundene Kontraktilitätsänderung, wie SONNENBLICK et al. (1965) durch Frequenzstimulation mit Schrittmachern nachweisen konnten. Ihre Regulation erfolgt über den Parasympathikus (BRAUNWALD et. al., 1976).

Gegenüber der dominierenden Rolle der Herzfrequenzsteigerung ist die Zunahme des Schlagvolumens während dynamischer Belastung im Liegen offenbar weniger bedeutsam. Allerdings werden in der Literatur differente Angaben über *Schlagvolumenänderungen* mitgeteilt. Sie betragen 5—10% in den Untersuchungen GATTIKERS (1965), EKELUNDS und HOLMGRENS (1967). Dagegen zeigen Ergebnisse BURKARTS (1973) und KORHONENS et al. (1979) SV-Anstiege von 10 bis 30% und die von LINSS et al. (1981) und MOHNIKE (1979) sogar 30—50%. Für diese differenten Ergebnisse dürften in erster Linie Unterschiede in der zur Bestimmung volumetrischer Parameter herangezogenen Methodik verantwortlich sein. Normalwerte gelten deshalb nur in Verbindung mit einer bestimmten Methode (und Körperposition, in der die Belastung erfolgt); ihre allgemeine Gültigkeit ist eingeschränkt. Die Dynamik des Schlagvolumens (SV) soll häuptsächlich über den Frank-Starling-Mechanismus (Vorlastreserve) gesteuert werden. Zwischen der Höhe des Schlagvolumenanstiegs unter dynamischer Belastung im Liegen und dem Ausgangswert bestehen reziproke Beziehungen. Im Liegen ist der venöse Blutrückstrom lagebedingt erhöht und die diastolische Ventrikelfüllung, also das enddiastolische Ventrikelvolumen (EDV), maximal gesteigert. Eine weitere Zunahme des EDV während dynamischer Belastung in dieser Körperposition als wesentlichstes Kriterium der Faservordehnung wurde nicht beobachtet (SIGWART et al., 1975; SHARMA et al., 1976; STEIN et al., 1978; NEUHAUS et al., 1979). Daraus folgt, daß das (gering) höhere Schlagvolumen nur durch eine Verkleinerung des Restvolumens (endsystolisches Ventrikelvolumen) realisiert wird. Dieses Verhalten steht im Zusammenhang mit der Kontraktilitätssteigerung (STOBOY, 1975). Durch das kleinere endsystolische Ventrikelvolumen wird für ein erhöhtes venöses Blutangebot der erforderliche Raum geschaffen, ohne daß eine absolute Änderung des EDV notwendig ist.

Nicht nur das EDV, sondern auch der linksventrikuläre Füllungsdruck verändert sich während Belastung im Liegen kaum. ROSKAMM (1971) beschrieb eine geringe Abnahme, BONZEL et al. (1976) und NEUHAUS et al. (1979) berichten über eine leichte Zunahme. Die Befundkonstellation höheres SV/konstante ventrikuläre Vorlast (EDV, enddiastolischer Ventrikeldruck) deutet auf eine verlagerte Ventrikelfunktionskurve infolge gesteigerter Inotropie hin.

Trotz relativ konstantem linksventrikulären Füllungsdruck steigt der *diastolische Pulmonalisdruck* unter dynamischer Belastung leicht an (BEVEGARD et al., 1960; GLOGER, 1972; BONZEL et al., 1976; HAERTEN et al., 1976). Die überwiegende Zahl der mitgeteilten Untersuchungsergebnisse läßt erkennen, daß dem Frank-Starling-Mechanismus bei der Adaptation der Pumpleistung an die Erfordernisse der Körperperipherie bei dynamischer Belastung im Liegen keine wesentliche Bedeutung beizumessen ist. Es bleibt letztlich ungeklärt, ob er nur durch gegenläufige Mechanismen (Anstieg der Herzfrequenz und damit Verkürzung der diastolischen Füllungsdauer des Ventrikels, Kontraktilitätssteigerung) maskiert (BRAUNWALD et al., 1976; VATNER und PAGANI, 1976) oder unwirksam ist (ROSKAMM und REINDELL, 1982). Diese Bewertung gilt möglicherweise nur für submaximale Belastungen. Eine weitere Steigerung der Pumpleistung (HMV), bei Zunahme der Belastungsintensität, ist dann offenbar nur durch zusätzliche Inanspruchnahme des Frank-Starling-Mechanismus möglich (HORWITZ et al., 1972; BRAUNWALD et al., 1976).

Unter körperlicher Arbeit im Liegen ändert sich bei Normalpersonen ausschließlich der *systolische Blutdruck*, der *diastolische* bleibt nahezu konstant (REINDELL et al., 1967; MAIDORN, 1975; IRVING et al., 1977). Nach diesen

Untersuchungen erreichten Normalpersonen mit Ausnahme von Jugendlichen maximale systolische Blutdruckwerte bis 200 mm Hg (26,7 kPa). Aus dem Anstieg des systolischen und der relativen Konstanz des diastolischen Blutdrucks ergibt sich eine Zunahme des mittleren arteriellen Drucks und damit des Austreibungswiderstandes. Parallel zum Anstieg des Herzminutenvolumens und des arteriellen Mitteldrucks fällt der gesamte *periphere Widerstand* progressiv mit der Belastungsintensität auf zirka die Hälfte seines Ausgangswertes ab (BLOMQUIST, 1978).

Andere Ausgangsbedingungen der Herz- und Kreislauffunktion liegen *im Sitzen bzw. Stehen* vor. Mit zunehmender aufrechter Körperposition nimmt der venöse Blutrückstrom aus der Körperperipherie ab. Damit ist die enddiastolische Faservordehnung geringer als im Liegen und infolge der sogenannten Frank-Starling-Kurve auch das Schlagvolumen. Kompensatorisch liegt die Herzfrequenz etwas höher, das HMV im Mittel etwas unterhalb des Wertes im Liegen. Auch bei dynamischer Belastung im Sitzen oder Stehen kommt der *Herzfrequenz-* und *Kontraktilitätszunahme* in der Regulation der Pumpleistung die größte Bedeutung zu. Aber im Gegensatz zum Liegen wird der Blutrückstrom durch körperliche Arbeit stärker erhöht, mithin steigt das EDV zumeist bis zur Größe im Liegen an, und im Zusammenhang damit nimmt das SV wesentlich mehr zu.

3.2. Unter isometrischer Belastung

Verschiedene Tätigkeiten im täglichen Leben wie Heben und Tragen werden vom menschlichen Organismus mit Hilfe isometrischer Muskelanspannung bewältigt. Es ist deshalb verständlich, daß auch *isometrische Belastungstests* zum Beispiel in Form der Handdynamometerbelastung (handgrip-Test) in der Herz-Kreislauffunktionsdiagnostik Beachtung gefunden haben (DONALD et al., 1967).

Während die dynamische Belastung einen Wechsel von muskulärer Kontraktion und Relaxation darstellt, ist die isometrische Belastung durch gleichmäßige Tonuszunahme der beanspruchten Muskelgruppen gekennzeichnet. Der Grad der Veränderungen der Herz-Kreislauffunktion infolge isometrischer Belastung ist abhängig von der in der Muskulatur entwickelten Spannung. Dagegen bestehen keine Beziehungen zu der an der isometrischen Kontraktion beteiligten Muskelmasse und der Körperposition, in der die Belastung erfolgt. Isometrische Belastung führt bei Normalpersonen zu einem Anstieg besonders des systolischen, aber auch des diastolischen Blutdrucks und damit zu einer *akuten Zunahme der Nachlast* (afterload) des Herzens. Dieser wesentliche Effekt isometrischer Belastung wurde erstmalig von DONALD et al. (1967) erkannt und später von anderen Arbeitsgruppen ausnahmslos bestätigt (BLOMQUIST, 1971; SIEGEL et al., 1972; BRUCE, 1974; GROSSMAN et al., 1973). Über die Höhe des *Blutdruckanstiegs* finden sich in der Literatur unterschiedliche Angaben. So beschreibt STEFADOUROS et al. (1974a) eine Zunahme des arteriellen Mitteldrucks von 90 mm Hg (12,0 kPa) auf 126 mm Hg (16,8 kPa), während BRUCE (1974) extreme Änderungen sowohl des systolischen Blutdrucks von 112 mm Hg (14,9 kPa) auf 206 mm Hg (27,5 kPa) als auch des diastolischen von 82 mm Hg (10,9 kPa) auf 146 mm Hg (19,5 kPa), also um insgesamt 84% bzw. 73% mitteilte. Eigene Untersuchungsergebnisse (PURFÜRST et al., 1979) entsprechen denen der Arbeitsgruppe STEFADOUROS (1974a). Als mögliche Ursache für diese Variabilität der Blutdruckveränderungen unter handgrip-Belastung kommen unterschiedliche Belastungsdauer und Intensität (Spannungsentwicklung) in Betracht. In Übereinstimmung mit der relativ geringen Zunahme des diastolischen Blutdrucks ist der *periphere Widerstand* zumeist unwesentlich verändert (GROSSMAN et al., 1973; STEFADOUROS et al., 1974b; CHRYSANT et al., 1978). Das Verhalten des Blutdrucks ist auf eine Zunahme des Herzminutenvolumens bei konstantem peripheren Widerstand zurückzuführen. Dies weist auf eine andere Reaktion der peripheren Strombahn unter isometrischer Belastung im Vergleich zur dynamischen hin.

Im Gegensatz zur dynamischen Belastung sind die Änderungen des *Herzminutenvolumens* während Handdynamometerbelastung relativ gering und betragen bis zu maximal 50% vom Ausgangswert (LIND et al., 1964; MC DONALD et al., 1966; CHRYSANT et al., 1978; HELFANT et al., 1971; KIVOWITZ et al., 1971). Es handelt sich bei diesen Mitteilungen allerdings zum Teil um Untersuchungen an Normalpersonen und Patienten mit unterschiedlichen Herz-Kreislaufkrankheiten, die zusammen ausgewertet wurden. Bei konstantem Schlagvolumen (LINDQUIST, 1973; STEFADOUROS et al., 1974b) ist die Herzminutenvolumenveränderung ausschließlich auf das Herzfrequenzverhalten zurückzuführen. Sie nimmt unter ergometrischer Belastung mehr oder weniger deutlich zu (SIEGEL et al., 1972; STEFADOUROS et al., 1974b; MC ALLISTER jr., 1979; PURFÜRST et al., 1979). Im allgemeinen wird eine Zunahme von 10—20 Schlägen/min registriert.

Verschiedene Arbeitsgruppen, so zum Beispiel die von KIVOWITZ (1971) und GROSSMAN (1973) analysierten die linksventrikuläre Schlagarbeit als Kriterium der Herz- (Pump-) funktion des linken Ventrikels. Entsprechend dem Verhalten von arteriellem Blutdruck und Schlagvolumen fanden sie eine *gesteigerte linksventrikuläre Pumpfunktion* (GROSSMAN et al., 1973; KIVOWITZ et al., 1971).

Aufgrund isometrischer Muskelkontraktion kommt es bei Normalpersonen zu keinen wesentlichen Änderungen der Kriterien der ventrikulären Vorlast. Sowohl das enddiastolische Ventrikelvolumen als auch der enddiastolische Füllungsdruck waren in allen Untersuchungen unverändert oder zeigten sogar eher die Tendenz zur Verminderung (HELFANT et al., 1971; KIVOWITZ et al., 1971; LIMBOURG et al., 1972; GROSSMAN et al., 1973; STEFADOUROS et al., 1974a). Daraus läßt sich ableiten, daß dem *Frank-Starling-Mechanismus in der Regulation der Herz-Kreislauffunktion unter isometrischer Belastung keine Bedeutung beizumessen ist.*

Analysen, denen die linksventrikulären Funktionskurven und die Parameter linksventrikuläre Schlagarbeit oder Herzminutenvolumen in Beziehung zur ventrikulären Vorlast zugrunde liegen, zeigen zwangsläufig eine Verlagerung dieser Kurven respektive eine Veränderung der Beziehungen (KIVOWITZ et al., 1971; GROSSMAN et al., 1973). Danach steigert der linke Ventrikel seine Pumparbeit bei gleichbleibender Vorlast. Daraus abgeleitete Schlußfolgerungen haben jedoch den Einfluß veränderter extrakardialer Determinanten (Herzfrequenz, Blutdruck) auf die Merkmale Herzminutenvolumen und linksventrikuläre Schlagarbeit zu berücksichtigen, wie die (nahezu unbeeinflußte) Beziehung Schlagvolumen zur Vorlast zeigt. Andererseits wird aus der verlagerten Ventrikelfunktionskurve auf eine *Zunahme der Kontraktilität* im Zusammenhang mit der isometrischen Belastung geschlossen. Bei direkter Messung von Kontraktilitätskriterien konnte diese Annahme später bestätigt werden (LIMBOURG et al., 1972; GROSSMAN et al., 1973; STEFADOUROS et al., 1974a). Nach ROSS jr. (1976) führt jede Zunahme des Ejektionswiderstandes (der Nachlast) zwangsläufig zum Anstieg der Kontraktilität und der Vorlast oder beider fundamentaler Mechanismen der Regulation, um weiterhin ein gleich großes Schlagvolumen vom Ventrikel fördern zu können. Da sich die ventrikuläre Vorlast offenbar unter isometrischer Kontraktion nicht verändert, ist die gesteigerte Kontraktilität für die Aufrechterhaltung des normalen Schlagvolumens kompensatorisch notwendig (homeometrische Autoregulation). Ob es sich bei der Inotropiezunahme allein um den herzfrequenzabhängigen Anteil der Kontraktilität (Frequenzinotropie) handelt oder ob eine zusätzliche sympathikoadrenerge Stimulation eine Rolle spielt, ist letztlich nicht sicher geklärt, wird aber diskutiert. Der für die beschriebenen Änderungen der Herz-Kreislauffunktion *verantwortliche Mechanismus* ist nicht mit letzter Sicherheit bekannt. Allgemein wird angenommen, daß es sich um Reflexmechanismen handelt, für die auch die schnelle Normalisierung nach Abbruch der Belastung sprechen würde. Auslösend soll das Bestreben des Organismus sein, den im isometrisch angespannten Muskel herabgesetzten Perfusionsdruck zu erhöhen und damit den Blutfluß zu verbessern. Sicher scheint zu sein, daß als *erste Reaktion* auf isometrische Muskelanspannung eine schnelle *Vagolyse* mit Herzfrequenzanstieg erfolgt (GROSSMAN et al., 1973) und damit verbunden eine Zunahme der Kontraktilität. Homeometrische Autoregulationsmechanismen sind wahrscheinlich bei der Anpassung an isometrische Belastungen beteiligt, während eine *direkte sympathikoadrenerge Stimulation* zumindest durch Katecholaminfreisetzung *fraglich* erscheint.

Literatur

BEVEGARD, S., A. HOLMGREN, and B. JONSSON: The effect of body position on the circulation at rest and during exercise, with special reference to the influence on the stroke volume. Acta physiol. scand. **49** (1960), 279–298

BLOMQUIST, C. G.: Use of exercise testing for diagnostic and functional evaluation of patients with arteriosclerotic heart disease. Circulation **44** (1971), 1120–1136

BLOMQUIST, C. G.: Exercise physiology: clinical aspects. Cardiovasc. Clin. **9** (1978), 1–12

BONZEL, T., H. SCHMIDT, U. SIGWART, H. M. MERTENS und U. GLEICHMANN: Pulmonalarteriendrücke und linksventrikulärer enddiastolischer Druck in Ruhe und unter dynamischer Belastung. Z. Kardiol. **65** (1976), 1088–1108

BRAUNWALD, E.: Regulation of the circulation. New Engl. J. Med. **290** (1974), 1124–1129

BRAUNWALD, E., J. ROSS jr., and E. H. SONNENBLICK: Circulatory adjustments during exercise. In: BRAUNWALD, E., J. ROSS jr., and E. H. SONNENBLICK: Mechanisms of contraction of the normal and failing heart. Little, Brown and Company, Boston 1976, pp. 292–308

BRUCE, R. A.: Methods of exercise testing. Step test, bicycle, treadmill, isometrics. Amer. J. Cardiol. **33** (1974), 715–720

BURKART, F.: Der Belastungsversuch zur besseren Beurteilung der Hämodynamik verschiedener Herzkrankheiten. Verlag Hans Huber, Bern — Stuttgart — Wien 1973

BUSSMANN, W. D., J. HEEGER und M. KALTENBACH: Kontraktilitäts- und Relaxationsreserve des linken Ventrikels. I. Normaler linker Ventrikel. Z. Kardiol. **66** (1977), 690–695

CHRYSANT, ST. G.: Hemodynamic effects of isometric exercise in normotensive and hypertensive subjects. Angiology **29** (1978), 379–385

DONALD, K. W., A. R. LIND, D. FLUE, G. W. MCNICOL, P. W. HUMPHREYS, S. H. TAYLOR, and H. P. STANTON: Cardiovascular responses to sustained static contraction. Circ. Res. **20/21** (Suppl. I) — (1967), 15–32

EKELUND, L. G., and A. HOLMGREN: Central hemodynamics during exercise. Circ. Res. **20/21** (Suppl. I) — (1967), 33–43

GATTIKER, H.: Das Verhalten des Herzschlagvolumens in Ruhe und während körperlicher Arbeit beim Menschen. Cardiologia (Basel) **46** (1965), 348–369

GLOGER, K.: Die Altersabhängigkeit des Pulmonalarteriendruckes während stufenweise gesteigerter Ergometerarbeit. Z. Kreislaufforsch. **61** (1972), 728–737

GROSSMAN, W., L. P. MCLAUREN, ST. B. SALTZ, J. A. PARASKOS, J. E. DALEN, and L. DEXTER: Changes in the inotropic state of the left ventricle during isometric exercise. Brit. Heart J. **35** (1973), 697–704

HAERTEN, K., A. BOTH, W. KRELHAUS und F. LOOGEN: Die Hämodynamik des kleinen Kreislaufs bei Herzgesunden unter mehrstufiger Ergometerbelastung. Med. Welt **27** (1976), 2386–2388

HELFANT, R. H., M. A. DE VILLA, and ST. G. MEISTER: Effect of sustained isometric handgrip exercise on left ventricular performance. Circulation **44** (1971), 982–993

HORWITZ, L. D., J. M. ATKINS, and S. J. LESKIN: Role of the Frank-Starling-mechanism in exercise. Circ. Res. **31** (1972), 868–875

IRVING, J. B., R. A. BRUCE, and T. A. DEROUEN: Variations and significance of systolic pressure during maximal exercise (treadmill) testing. Amer. J. Cardiol. **39** (1977), 841–848

KIIL, F.: Principles of cardiac output regulation. Scand. J. clin. Labor & Invest. **38** (1978), 401–406

KIVOWITZ, C., W. W. PARMLEY, R. DONOSO, H. MARCUS, W. GANZ, and H. J. C. SWAN: Effects of isometric exercise on cardiac performance. The grip test. Circulation **44** (1971), 994–1002

KORHONEN, U. R., M. KOSKINEN, M. LINNALNOTO, and J. TAKKUNEN: Left ventricular response to dynamic and static exercise: Evaluation by radiocardiography in healthy men. Ann. clin. Res. **11** (1979), 189–195

LIMBOURG, P., H. JUST, K. F. LANG und K. H. SCHICKTANZ: Dynamik des linken Ventrikels Herzgesunder während Ruhe und isometrischer Belastung. Verh. dt. Ges. Kreislaufforsch. **38** (1972), 133–136

LIND, A. R., S. H. TAYLOR, P. W. HUMPHREYS, B. M. KENELLY, and K. W. DONALD: The circulatory effects of sustained voluntary muscle contraction. Clin. Sci. **27** (1964), 229–244

LIND, A. R., and G. W. MCNICOL: Local and central circulatory response to sustained contractions and the effects of free or restricted arterial inflow on post-exercise hyperaemia. J. Physiol (London) **192** (1967), 575–593

LINDQUIST, V. A. Y., R. D. SPANGLER, and S. G. BLOUNT: A comparison between the effects of dynamic and isometric exercise as evaluated by the systolic time intervals in normal man. Amer. Heart J. **85** (1973), 227–236

LINSS, G., R. VOLLMAR, D. STRANGFELD, J. FRILLE, W. MOHNIKE, J. SCHMIDT und H. SIEWERT: Die Hämodynamik der arteriellen Hypertonie. 2. Mitteilung: Das Verhalten hämodynamischer Kriterien unter körperlicher Belastung. Dt. Gesundh.-Wesen **36** (1981), 258–265

MAIDORN, K.: Der arterielle Blutdruck bei ergometrischer Leistung. In: MELLEROWICZ: Ergometrie — Grundriß der medizinischen Leistungsprüfung. Urban und Schwarzenberg, München — Berlin — Wien 1975, S. 136–152

MCALLISTER, R. G. jr.: Effects of adrenergic receptor blockade on the response to isometric handgrip: Studies in normal and hypertensive subjects. J. cardiovasc. Pharmacol. **1** (1979), 253–263

MCDONALD, H. R., R. P. SAPRU, S. H. TAYLOR, and K. W. DONALD: Effects of intravenous propranolol (Inderal) on the systemic circulatory response to sustained handgrip. Amer. J. Cardiol. **18** (1966), 333–344

MOHNIKE, W., D. STRANGFELD, J. SCHMIDT, H. SIEWERT, H. BONESS, A. TUROWSKI und A. GORKA: Untersuchungen zum Verhalten peripherer und zentraler hämodynamischer Parameter vor und unter Behandlung mit dem nichtselektiven Beta-Rezeptorenblocker Obsidan®. Dt. Gesundh.-Wesen **33** (1978), 913—916

NEUHAUS, K. L., U. TEBBE und H. KREUZER: Der Einfluß körperlicher Belastung auf die diastolische Druck-Volumen-Beziehung des linken Ventrikels. Z. Kardiol. **68** (1979), 791—801

PURFÜRST, W. D., G. LINSS, M. PILGRIM, W. HUJER, D. STRANGFELD und J. AUSTENAT: Das Verhalten von Blutdruck und Herzfunktion bei Hypertonikern und Normotonikern unter isometrischer Belastung. Dt. Gesundh.-Wesen **34** (1979), 491—496

REINDELL, H., K. KÖNIG und H. ROSKAMM: Funktionsdiagnostik des gesunden und kranken Herzens. Georg-Thieme-Verlag, Stuttgart 1967

ROSKAMM, H. und H. REINDELL: Arbeitsweise des gesunden Herzens. In: ROSKAMM, H. und H. REINDELL (Hrsg.): Herzkrankheiten. Springer-Verlag, Berlin — Heidelberg — New York 1982, S. **433**—450

ROSKAMM, H.: Hämodynamik und Kontraktilität des gesunden und kranken Herzens unter körperlicher Belastung. Verh. dt. Gesellsch. Kreislaufforsch. **37** (1971), 42—60

ROSS, J. jr.: Afterload mismatch and preload reserve: A conceptual framework for the analysis of ventricular function. Progr. Cardiovasc. Dis. **18** (1976), 255—264

SHARMA, B., J. F. GOODWIN, M. J. RAPHAEL, R. E. STEINER, R. G. RAINBOW, and S. H. TAYLOR: Left ventricular angiography on exercise: A new method of assessing left ventricular function in ischemic heart disease. Brit. Heart J. **38** (1976), 59—70

SIEGEL, W., C. H. GILBERT, D. O. NUTTER, R. C. SCHLANT, and J. W. HURST: Use of isometric handgrip for the indirect assessment of left ventricular function in patients with coronary atherosclerotic heart disease. Amer. J. Cardiol. **30** (1972), 48—55

SIGWART, U., H. SCHMIDT, J. STEINER, H. M. MERTENS und U. GLEICHMANN: Linksventrikuläre Geometrie und Volumina in Ruhe und während Ergometerbelastung bei koronarer Herzkrankheit. Verh. dt. Gesellsch. Kreislaufforsch. **41** (1975), 193—196

SONNENBLICK, E. H., E. BRAUNWALD, F. WILLIAMS jr., and G. GLICK: Effects of exercise on myocardial force-velocity relations in intact unanesthetized man: Relative roles of changes in heart rate, sympathetic activity and ventricular dimensions. J. clin. Invest. **44** (1965), 2051—2062

STEFADOUROS, M. A., W. GROSSMAN, M. EL SHAHAWY, F. STEFADOUROS, and A. C. WITHAM: Noninvasive study of effect of isometric exercise on left ventricular performance in normal man. Brit. Heart J. **36** (1974a), 988—995

STEFADOUROS, M. A., W. GROSSMAN, M. EL SHAHAWY, and A. C. WITHAM: The effect of isometric exercise on the left ventricular volume in normal man. Circulation **49** (1974b), 1185—1189

STEIN, R. A., D. MIDIELLI, E. L. FOX, and N. KRASNOW: Continuous ventricular dimensions in man during supine exercise and recovery. Amer. J. Cardiol. **41** (1978), 655—660

STOBOY, H.: Kardiales Schlag- und Minutenvolumen bei ergometrischer Belastung. In: MELLEROWICZ, H.: Ergometrie — Grundriß der medizinischen Leistungsprüfung. Urban und Schwarzenberg, München — Berlin — Wien, S. 96—112

VATNER, ST. F., and M. PAGANI: Cardiovascular adjustments to exercise: Hemodynamics and mechanisms. Progr. Cardiovasc. Dis. **19** (1976), 91—108

WAHLUND, H. G.: Determinations of the physical working capacity. Acta med. scand. (Suppl. 215) **132** (1948), 1—78

4. Hämodynamik bei arterieller Hypertonie

W. D. PURFÜRST

Unter dem Aspekt pathogenetischer, pathophysiologischer, klinischer und therapeutischer Fragestellungen wurden in den letzten Jahren zahlreiche Studien zur Hämodynamik bei arterieller Hypertonie durchgeführt. Besonders die Kriterien *Herzminutenvolumen* (HMV) und *gesamter peripherer Widerstand* (W) standen dabei im Mittelpunkt des Interesses. Beide Parameter sind Stellglieder des arteriellen Blutdrucks und letztlich ausschlaggebend für dessen Höhe (s. Kap. 2.3. S. 17).

Ursprünglich ging man von der Annahme aus, daß *primär eine Zunahme des peripheren Widerstandes* bei der essentiellen Hypertonie bestehen würde (WERKÖ und LAGERLÖF, 1949; FREIS, 1960). Spätere Untersuchungen wiesen jedoch häufig ein zunächst *gesteigertes Herzminutenvolumen* (HMV) bei normalem peripheren Widerstand nach (WIDIMSKY et al., 1958; EICH et al., 1962; FINKIELMAN et al., 1965; JULIUS und CONWAY, 1968; FROHLICH et al., 1969; SANNERSTEDT, 1969; COHN et al., 1974; KIM et al., 1976). Erhöhte HMV-Werte wurden insbesondere in den „Frühstadien" der Hypertonie beobachtet. Der Anteil an Hypertonikern mit erhöhten Herzminutenvolumina wird im allgemeinen mit 30—40% der untersuchten Probanden angegeben (BELLO et al., 1965; EICH et al., 1962; FROHLICH et al., 1967, 1969). In unseren Untersuchungen betrug er etwa 10—15%. DISSMANN et al. (1970) fanden bei hämodynamischen Analysen labiler Hypertoniker nur dann eine HMV-Erhöhung, wenn zum Zeitpunkt der Untersuchung auch der Blutdruck erhöht war. Damit bestätigten sie die schon früher von FINKIELMAN et al. (1965) geäußerte Ansicht über den Zusammenhang zwischen Blutdruckerhöhung und HMV während der aktuellen hämodynamischen Untersuchung. Beim Fortschreiten der Erkrankung und Übergang in die stabile Phase des Hochdrucks werden meist normale HMV registriert (BELLO et al., 1965; EICH et al., 1965; SANNERSTEDT, 1969; FROHLICH et al., 1969; BIRKENHÄGER et al., 1972). Direkte Verlaufsbeobachtungen von EICH et al. (1966) und LUND-JOHANSEN (1976) wiesen die „Normalisierung" der ehemals in der labilen Phase erhöhten HMV-Werte direkt nach. Aber auch bei stabiler Hypertonie können die Werte für das Herzminutenvolumen noch erhöht gefunden werden (EICH et al., 1962; NITSCHKOFF und BIELECKE, 1966; IBRAHIM et al., 1975).

Die Erhöhung des HMV wird überwiegend über einen Herzfrequenzanstieg realisiert, der im Zusammenhang mit einer gesteigerten sympathikoadrenergen Aktivität bei gleichzeitig vermindertem Parasympathikotonus steht.

Hochdruckpatienten ohne verändertes HMV zeigten eine normale sympathikoadrenerge Stimulation, aber auch bei ihnen soll eine gesteigerte HMV-Regulation (vermindertes Schlagvolumen, Herzfrequenz kompensatorisch erhöht) vorliegen (SAFAR et al., 1973; JULIUS, 1975). Zwischen dem Hyperzirkulationsstatus bei labiler Hypertonie und dem bei hyperkinetischen Herzsyndrom bestehen neben gewissen Gemeinsamkeiten auch Unterschiede, wie sie besonders während körperlicher Belastung deutlich werden (FROHLICH et al., 1969, vgl. auch Kap. 2.5.4. S. 23).

Unter *dynamischer Belastung* soll es bei Hypertonikern mit erhöhtem Ruhe-HMV im Vergleich zu Normalpersonen (und Hochdruckpatienten mit normalem HMV) zu einem geringeren Anstieg desselben in Relation zur Leistung kommen, dagegen ist bei eukinetischer Kreislaufsituation eine adäquate Zunahme die Regel (SANNERSTEDT et al., 1966;

AMERY et al., 1967; LUND-JOHANSEN, 1973; LORI und PRIEBE, 1975). Demnach stellt sich auch bei hyperkinetischer Ausgangssituation in Ruhe ein eukinetischer Funktionszustand während Belastung ein (eigene Ergebnisse s. Kap. 5.1.3. S. 44). Das totale Blutvolumen wird bei essentieller Hypertonie meist normal gefunden (LINSS et al., 1981). Eine Beziehung zum Hochdruckschweregrad ist nicht festzustellen.

Das *Schlagvolumen*, eine weitere Komponente des HMV, wird in der überwiegenden Zahl der Untersuchungen auch in Frühstadien der Hochdruckkrankheit als *normal* beschrieben. Nur ausnahmsweise wird von verschiedenen Autoren eine geringe Steigerung mitgeteilt, so zum Beispiel von WIDIMSKY et al. (1958) und FINKIELMAN et al. (1965). LUND-JOHANSEN (1977) beobachtete während *dynamischer Belastung* (in sitzender Position) nur eine *geringe Zunahme des SV* bei Hypertonikern des WHO-Stadiums I im Vergleich zur Kontrollgruppe, keine Änderung des SV sahen LORI und PRIEBE (1975) bei vergleichbaren Experimenten.

In den Frühstadien der essentiellen Hypertonie ist der gesamte *periphere Widerstand im allgemeinen normal* und in Einzelfällen erniedrigt, und zwar unabhängig von den eu- oder hyperkinetischen Kreislaufverhältnissen. Nach einzelnen Autoren ist die Dilatationsfähigkeit der Widerstandsgefäße bereits in dieser Phase der Erkrankung herabgesetzt (JULIUS und CONWAY, 1968; SANNERSTEDT, 1969). Somit ist der Widerstand nur scheinbar normal, aber in Relation zum HMV zu hoch. *Änderungen des HMV im Zusammenspiel mit gleichzeitigen Störungen der peripheren Gefäße* charakterisieren hämodynamisch die Hypertonie und sind pathophysiologisch für ihre Entwicklung notwendig, da andere primär nicht kardiovaskuläre Krankheiten mit hohen Herzminutenvolumina in keinem Falle zur „echten" Hypertonie führen. Mit zunehmender Dauer und Schwere der Erkrankung nimmt der periphere Widerstand absolut zu und ist in der stabilen Phase der dominierende hämodynamische Befund.

Im Vergleich zu Normalpersonen ist während dynamischer Belastung die Abnahme des Widerstandes im Verhältnis zum HMV-Anstieg geringer und verantwortlich für höhere Belastungsblutdrücke (LOWENTHAL und WITHEMAN, 1979).

Ob alle Hypertoniker eine Phase mit hyperkinetischer Zirkulation zwangsläufig durchlaufen und nur nicht erfaßt werden oder ob es aus hämodynamischer Sicht grundsätzlich verschiedene selbständige Formen der essentiellen Hypertonie gibt, wie JULIUS (1968) glaubt, ist ungeklärt.

Literatur

AMERY, A., ST. JULIUS, L. S. WHITLOK, and J. CONWAY: Influence of hypertension on the hemodynamic response to exercise. Circulation **36** (1967), 231–237

BELLO, C. T., R. W. SEVY, and C. HARAKEL: Varying hemodynamic patterns in essential hypertension. Amer. J. med. Sci. **250** (1965), 24–35

BIRKENHÄGER, W. H., M. A. D. H. SCHALEKAMP, H. KRAUSS, G. KLOSTERS, and G. H. A. ZAAL: Consecutive hemodynamic patterns in essential hypertension. Lancet 1972, I, 560–564

COHN, J. N., C. J. LIMAS, and N. H. GUIHA: Hypertension and the heart. Arch. internal Med. **133** (1974), 969–979

DISSMANN, TH., M. GOTZEN, M. MOLZAHN, F. W. LOHMANN und M. SCHWAB: Kreislaufmechanik bei essentieller und renovaskulärer Hypertonie. Arch. Kreislaufforsch. **63** (1970), 226–256

EICH, R. H., R. J. PETERS, R. P. CUDDY, H. SMULYAN, R. H. LYONS, and N. Y. SYRACUSE: The hemodynamics in labile hypertension. Amer. Heart J. **63** (1962), 188–195

EICH, R. H., R. P. CUDDY, H. SMULYAN, and R. H. LYONS: Hemodynamics in hypertension, a follow-up study. Circulation **34** (1966), 299–307

FINKIELMAN, S., M. WORCEL, and A. AGREST: Hemodynamic patterns in essential hypertension. Circulation **31** (1965), 356–368

FREIS, E. D.: Hemodynamics of hypertension. Physiol. Rev. **40** (1960), 27–54

FROHLICH, E. D., M. ULRYCH, R. C. TARAZI, H. P. DUSTAN, and I. H. PAGE: A hemodynamic comparison of essential and renovascular hypertension. Cardiac output and total peripheral resistance in supine and tilted patients. Circulation **35** (1967), 289–297

FROHLICH, E. D., R. C. TARAZI, and H. P. DUSTAN: Re-examination of the hemodynamics of hypertension. Amer. J. med. Sci. **257** (1969), 9–23

IBRAHIM, M. M., R. C. TARAZI, H. P. DUSTAN, E. L. BRAVO, and R. W. GIFFORD jr.: Hyperkinetic heart in severe hypertension. A separate clinical hemodynamic endity. Amer. J. Cardiol. **35** (1975), 667–673

JULIUS, ST., and J. CONWAY: Hemodynamic studies in patients with borderline blood pressure elevation. Circulation **38** (1968), 282–289

JULIUS, ST.: Effect of the autonomic blockade in normal cardiac output type of borderline hypertension. In: MILLIEZ, P., and M. SAFAR (eds): Recent advances in hypertension. Boehringer, Ingelheim 1975, S. 217—226

KIM, K. E., G. ONESTI, M. FERNANDES, E. DEL GUERCIO, O. BATES, ST. MITTELDORF, and CH. SWARTZ: Hemodynamics of hypertension. In: ONESTI, G., M. FERNANDES, and K. E. KIM (eds): Regulation of blood pressure by central nervous system. Grune and Stratton, New York 1976, pp. 337—352

LINSS, G., D. STRANGFELD, R. VOLLMAR, W. MOHNIKE J. SCHMIDT und H. SIEWERT: Die Hämodynamik der arteriellen Hypertonie. 1. Mitteilung: Pathophysiologische Grundlagen und Ergebnisse von Ruheuntersuchungen. Dt. Gesundh.-Wesen **36** (1981), 196—199

LORI, M., und U. PRIEBE: Arbeitsumstellung und Leistungsfähigkeit des Herz-Kreislaufsystems bei Frühformen der arteriellen Hypertonie. Dt. Gesundh.-Wesen **30** (1975), 724—731

LOWENTHAL, D. T., and M. S. WHITEMAN: Hypertension and exercise. In: LOWENTHAL, D. T., CH. KRISHAN, and W. W. OAKS (eds): Therapeutics through exercise. Grune and Stratton, New York 1979, pp. 133—144

LUND-JOHANSEN, P.: Hemodynamic trends in untreated essential hypertension. Primary report on a 10 year follow-up study. Acta Med. scand. Suppl. **602** (1976), 68—70

LUND-JOHANSEN, P.: Central hemodynamics in essential hypertension. Acta Med. scand. Suppl. **606** (1977), 35—42

LUND-JOHANSEN, P.: Hemodynamic alterations in hypertension — spontaneous changes and effects of drug therapy. A review. Acta Med. scand. Suppl. **603** (1977), 1—14

NITSCHKOFF, ST. und G. BIELECKE: Hämodynamische Untersuchungen bei verschiedenen klinischen Stadien der arteriellen Hypertoniekrankheit. Dt. Gesundh.-Wesen **21** (1966), 865—869

SAFAR, M. E., Y. A. WEISS, G. M. LONDON and P. L. MILLIEZ: The stroke volume in juvenile borderline hypertension. Jap. Circulation J. **39** (1975), 411 bis 416

SANNERSTEDT, R.: Hemodynamic findings at rest and during exercise in mild arterial hypertension. Amer. J. med. Sci. **258** (1969), 70—79

WERKÖ, L., and H. LAGERLÖF: Studies on the circulation in man: Cardiac output and blood pressure in right auricle, right ventricle and pulmonary artery in patients with hypertensive cardiovascular disease. Acta Med. scand. **133** (1949), 427—436

WIDIMSKI, J., H. M. FEJFAROWA, Z. FEJFAR und R. DEJDAR: Der jugendliche Hochdruck. Arch. Kreislaufforsch. **28** (1958), 100—125

5. Nichtinvasives Methodenspektrum zur kardiovaskulären Funktionsdiagnostik bei Hypertonie

5.1. Nuklearkardiologie

H. Siewert

Gegenstand der Nuklearkardiologie ist die Funktionsbeurteilung des Herz-Kreislaufsystems mit nichtinvasiven Untersuchungsverfahren. Im Gegensatz zu den meisten bildgebenden Verfahren wie Röntgendiagnostik, kardiovaskuläre Diagnostik, Computertomographie und Echokardiographie geben die nuklearmedizinischen Verfahren nur bedingt die Morphologie wieder. Sie lassen eine Beurteilung funktioneller Vorgänge zu und erlauben einen Einblick in die pathophysiologischen Vorgänge, die mit anderen Methoden bisher nicht möglich waren (Blömer, 1982). Dem Kardiologen wird die Möglichkeit gegeben, mit nichtinvasiven Verfahren zum Beispiel die Ventrikelfunktion in Ruhe und unter Belastungsbedingungen zu erfassen.

5.1.1. *Meßprinzipien und Meßtechnik*

In der nichtinvasiven nuklearkardiologischen Diagnostik haben sich im wesentlichen zwei grundsätzlich verschiedene Methoden durchgesetzt, die Thallium-(Tl)-201-Myokardszintigraphie (Pfisterer, 1982; Hör, 1982) und die Radionuklidangiographie mit Technetium-(Tc)-99 m (Pfisterer, 1982; Adam, 1980; Mena, 1980; Sauer, 1980; Zaret et al., 1971) mit der Gammakamera oder die Ventrikulographie als Dilutionsverfahren mit der Einzelsonde mit In-113 m (zum Beispiel Siewert et al., 1976—1983; Hoffmann und Kleine, 1965; Lösel und Hoffmann, 1981; Wagener, 1976, Blömer, 1982).

Während die Tl-201-Myokardszintigraphie vitales Myokard darstellt, läßt die Tc-Methode an der Gammakamera ähnlich der Angiographie durch Darstellung der Herzhöhlen das Verhalten der Ventrikelkontraktion erkennen, wobei der besondere Vorteil darin besteht, neben der globalen auch die regionale Ventrikelfunktion erfassen zu können (Adam, 1980), während die Einzelsonde nur die Beurteilung der globalen Dilutionskurve und daraus die Beurteilung der globalen Ventrikelfunktion erlaubt.

Die Ventrikelfunktionsbeurteilung kann sowohl beim ersten Durchgang des Radionuklidbolus durch das Herz (first-bolus-Technik) als auch nach erfolgter Gleichverteilung der radioaktiven Substanz in der Blutbahn erfolgen (Gleichverteilungstechnik, EKG-getriggerte Funktionsbeurteilung durch Zyklogrammerfassung).

5.1.1.1. *Möglichkeiten und Grenzen des Einsatzes von Szintillationsmeßsonden*

Die einzelne *Szintillationsmeßsonde* (*Einzelsonde*) wird von uns seit Jahren mit viel Erfolg bei der Beurteilung der zentralen und peripheren Hämodynamik eingesetzt. Dafür waren nicht zuletzt der verhältnismäßig niedrige Preis, die leichte Beschaffbarkeit, die variable Einsatzmöglichkeit in den unterschiedlichsten, dem Meßobjekt angepaßten Stativen, das der Gammakamera überlegene Verhältnis zwischen eingesetzter radioaktiver Substanzmenge und Nutzimpulsrate, die wegen des niedrigen Aktivitätseinsatzes gegebene Möglichkeit, Untersuchungen viele Male zu wiederholen (Ruhe- und Belastungsuntersuchungen) und die Möglichkeit, mit dem Untersuchungsverfahren direkt ans Krankenbett (bed side-Diagnostik) zu gehen, von ausschlaggebender Bedeutung.

Während solche Parameter wie Blutvolumen, Herzminutenvolumen, Schlagvolumen und zentrales Blutvolumen sowohl in Ruhe als auch unter Belastungsbedingungen mit hinreichender Genauigkeit mit der Einzelsonde bestimmbar sind (STRANGFELD, 1970; SIEWERT et al., 1977; HOFFMANN und KLEINE, 1965; KUIKKA, 1976; AURISCH, 1984), ist der Einsatz der Szintillationsmeßsonden für die Parameter Austreibungsfraktion des linken Ventrikels und enddiastolisches Ventrikelvolumen wegen der schwierigen Backgroundproblematik schon mit vertretbaren Kompromissen behaftet (SIEWERT et al., 1977—1982; FÜRST et al., 1980; WAGNER, 1976; LÖSEL und HOFFMANN, 1981; SIEWERT et al., 1984).

Bei Beachtung der Fehlermöglichkeiten beim Szintillationsmeßsondeneinsatz (Einzelsondeneinsatz) gelingt es in den meisten Fällen, aussagekräftige Untersuchungsergebnisse über die Hämodynamik der Patienten sowohl in Ruhe als auch unter Belastungsbedingungen zu erhalten.

5.1.1.2. Gamma-Kamera-Einsatz

Die Gammakamera als bildgebendes System eröffnet eine neue Qualität bei der Bestimmung solcher hämodynamischer Parameter wie Austreibungsfraktion des linken Ventrikels oder enddiastolisches und endsystolisches Ventrikelvolumen, da der Funktionsablauf des Herzens zum Beispiel nach Indikatorinjektion als Bildfolge direkt beobachtet werden kann und keine Schlußfolgerungen aus der blind über dem Herzen eingestellten Sonde gezogen werden müssen. Der an die Kamera angeschlossene Rechner gestattet aus schnellen Bildfolgen die Berechnung von Funktionskurven mittels der ROI-Technik (regions of interest-Technik) getrennt für das rechte und linke Herz, für Lungenareale oder große Gefäße, aber auch für Teile des Ventrikels. Erkauft werden die Vorteile mit dem hohen Aktivitätseinsatz von 400—800 MBq (die Szintillationsmeßsonde kommt mit einem Zehntel dieser Aktivität bei besserer Zählstatistik aus), der Mehrfachinjek ionen deshalb weitgehend ausschließt.

Di hohen Preise der Kamera-Rechner-Systeme und der fast ausschließlich stationäre Betrieb (Ausnahme ist die mit Kompromissen behaftete mobile Kamera) wirken sich aber äußerst begrenzend auf den breiteren Kameraeinsatz aus.

Die *Backgroundprobleme* bei der Bestimmung der Parameter der zentralen Hämodynamik sind beim Kameraeinsatz als weitgehend gelöst zu betrachten. Zwischen den invasiv mittels Laevographie bestimmten Austreibungsfraktionswerten (EF) des linken Ventrikels und den entsprechenden Werten aus der nichtinvasiven EKG-getriggerten Herzbinnenraumzintigraphie mit Tc-99m besteht eine straffe Korrelation mit $r = 0{,}9$ (SAUER und SEBENING, 1980; FRENZEL et al., 1982), die deutlich über den mittels Einzelsonde gefundenen Zusammenhängen liegt (maximal $r = 0{,}7$) — (SIEWERT et al., 1979). Einen ähnlich hohen Korrelationskoeffizienten von $r = 0{,}87$ geben MENA et al. (1981) auch für die first-bolus-Radionuklid-Ventrikulographie mit der Gammakamera an.

Neben der EF- und Ventrikelvolumenbestimmung kann aus Gleichverteilungsstudien mit der Gammakamera die *Herzwandbewegung* beurteilt werden (BLÖMER, 1982; PFISTERER, 1982); die aus dem Herzphasenzyklogramm der Ventrikelteile abgeleitete *Parameterszintigraphie* gestattet nach neuesten Untersuchungen darüber hinaus gewissen Aussagen über den Bewegungsablauf über den gesamten Ventrikel (ADAM, 1981; CSERNAY, 1983).

5.1.1.3. EKG-getriggerte Funktionsuntersuchungen und first bolus-Technik

Die Radionuklid-Ventrikulographie gestattet, Veränderungen der globalen und der regionalen Pumpfunktion des Herzens in Ruhe und unter Belastungsbedingungen nichtinvasiv zu erfassen. Von den beiden Techniken: first-bolus-Technik und Gleichverteilungstechnik wird gerade bei Anwendung der Gammakamera der Gleichverteiler der Vorzug gegeben (PFISTERER, 1982; BLÖMER, 1982). Ausgegangen wird bei beiden Verfahren von der Tatsache, daß die zu jedem Zeitpunkt über dem Herzen gemessene Aktivität dem Blutvolumen direkt proportional ist. Verfälscht wird diese direkte Proportionalität allerdings durch die mitregistrierte Background- (Hintergrund-)aktivität. Dem Vorteil der first-bolus-Technik, der in der kurzen Aufnahmedauer von maximal 30 Sekunden für die Dilutionskurve und der Plateauschreibung 2—3 Minuten nach der Injektion sowie in der zeitlichen Trennung der Rechtsherz- und Linksherzkurven besteht, steht aber der erforderliche hohe Aktivitätseinsatz bei Anwendung der Gammakamera gegenüber (diese Untersuchungsart bleibt deshalb speziell der Einzelsonde vorbehalten — siehe Abschnitt 5.1.2.—, obwohl dabei die Verhältnisse wegen der immer erfaßten Mischkurven aus rechtem und linkem Herzen nicht ganz so einfach zu übersehen sind).

Bei Anwendung der *Gammakamera* gelingt es, bei der first-bolus-Technik den Aktivitätsbolus direkt bildlich beim Passieren der oberen Hohlvene, des rechten Herzens, der Lunge, des linken Herzens und der Aorta ascendens zu verfolgen. Bei Aufnahmezeiten $\leqq$ 100 ms pro Bild kann die von der Einzelsonde her bekannte Dilutionskurve nach Wahl einer ROI über das Herz oder nach Wahl von Teil-ROI (rechtes und linkes Herz getrennt) dargestellt werden (Abb. 12 — Boluspassage rechtes Herz, Lunge, linkes Herz, Aorta, Dilutionskurve).

Da schon allein die Diagnostik der ischämischen Herzkrankheit Ruhe- und Belastungsuntersuchungen erforderlich macht und die Bolustechnik mit der Kamera wegen der hohen eingesetzten Aktivität nur begrenzt anwendbar ist (in der Shuntdiagnostik kann darauf nicht verzichtet werden) — (Blömer, 1982), ist die Methode der Wahl die Gleichverteilungstechnik.

Die *Gleichverteilungstechnik* gestattet die Beurteilung eines Herzzyklus nach EKG-getriggerter Aufnahme von 20 bis mehrere Hundert Herzzyklen (gated blood pool scan) und ist bei Belastungsuntersuchungen nur in längeren steady-state-Phasen möglich. Der Vorteil dieses Verfahrens liegt in der Möglichkeit, Funktionsbestimmungen nach einmaliger Indikatorinjektion über viele Stunden zu verfolgen. Begrenzend auf die Aufnahmegeschwindigkeit wirken sich die Impulsverarbeitungszeit des Kamera-Rechner-Systems und die von der Rechnersoftware abhängige Bildablage und Bildfolge pro Herzzyklus aus.

Nach Bauer und Pabst (1982) und Bacharach et al. (1979) sollte die Zeit- und Ortsauflösung mindestens 16 Bilder/Herzzyklus und 5 × 5 mm²/Bildpunkt betragen. Das aus der ROI über dem linken Ventrikel berechnete Herzphasenzyklogramm wird mit wachsender Zahl von Bildern pro Herzzyklus feiner in seiner Auflösung, macht aber die Summation von bedeutend mehr Herzzyklen erforderlich. Adam und Bitter (1981) geben zum Beispiel an, daß für 600 Impulse/Bildpunkt und Bild bei einer Abbildungsmatrix von 32 × 32 Bildpunkten und 16 Bildern/Herzzyklus $6{,}4 \cdot 10^6$ Impulse gezählt werden müssen. Die gleiche Anzahl von Impulsen pro Bildpunkt macht bei 64 Bildern/Herzzyklus schon Zählraten von $25{,}6 \cdot 10^6$ Impulsen erforderlich. Bei der von ihnen eingesetzten Aktivität von 740 MBq Tc-99m-markierten Erythrozyten entspricht das einer Verlängerung der Aufnahmezeit von 4 Minuten auf 16 Minuten.

Die üblichen Stufenbelastungen sind mit der langen Triggerzeit nicht mehr durchführbar. Außerdem wächst die Gefahr einer wachsenden Aufnahmeunschärfe durch das Verwackeln des Patienten erheblich. Der Einfluß der Sinusarrhythmie kann durch Festlegung der mittleren Herzzykluslänge aus dem Herzfrequenz-Intervall-Histogramm festgelegt werden.

Ein typisches Zyklogramm des linken Ventrikels, wie es aus einer getriggerten Gleichverteilungsstudie mit 40 Bildern pro Herzzyklus nach Aufsummierung von 500 Herzzyklen entsteht, ist in der folgenden Abbildung in Ruhe und bei 50 Watt-Belastung zu erkennen (Abb. 13). In das Ruhezyklogramm (oben) wurden die bestimmbaren Parameter mit eingetragen. Dabei ist:

t_{total} = mittlere Herzperiodendauer,
t_{isom} = isometrische Anspannung,
t_{syst} = mechanische Systole,
t_{edf} = Intervall der schnellen diastolischen Füllung,
t_{mech} = Intervall der mechanischen Herzaktion
t_{diast} = Dauer der Diastole,

$\left(\frac{dA}{dt}\right)_{s\,max} \mathrel{\hat{=}} \left(\frac{dV}{dt}\right)_{s\,max}$ = maximale systolische Austreibungsgeschwindigkeit des Herzens,

$\left(\frac{dA}{dt}\right)_{d\,max} \mathrel{\hat{=}} \left(\frac{dV}{dt}\right)_{d\,max}$ = maximale diastolische Füllungsgeschwindigkeit des Herzens.

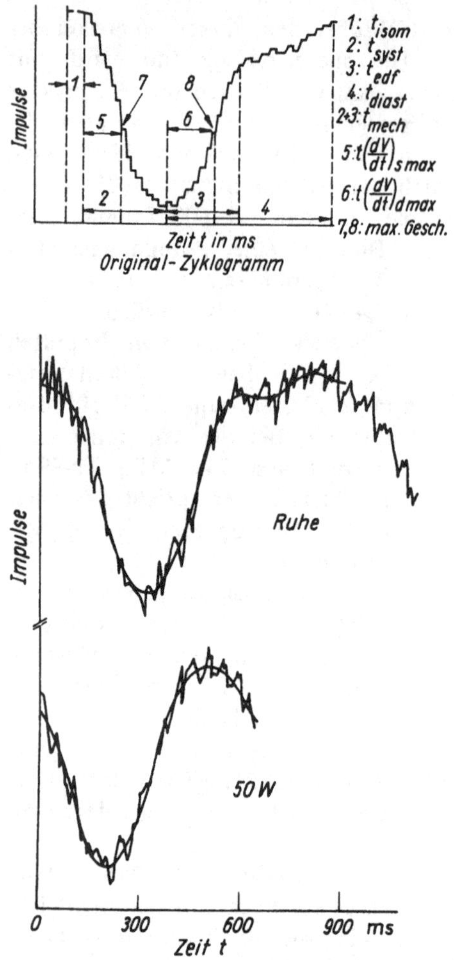

Abb. 13 a—b. Herzphasenzyklogramm aus der EKG-getriggerten Indikatorgleichverteilungsstudie mit der Gammakamera in Ruhe (a) und bei 50 Watt Belastung (b). In das obere Ruhezyklogramm sind die Meßparameter mit eingezeichnet.

Ähnliche Zyklogramme des gesamten Herzens erhält man auch mit weniger Aufwand und Aktivität durch Triggerung mit der Einzelsonde (zum Beispiel SIEWERT et al., 1983).

Daneben ist aus der Gleichverteilungsstudie nach Kameraeinsatz bei zweckmäßig gewähltem Background die absolute Berechnung der EF möglich. Das Schlagvolumen (*SV*) kann normalerweise nur in seinem relativen Verhalten erfaßt werden. Erst nach Bezug auf das aus einer Bolusstudie berechnete *SV* ist hier die Angabe absoluter Werte möglich. Absolute Volumenparameter lassen sich beim Einzelsondeneinsatz aus dem Zyklogramm zur Zeit generell nur nach Eichung mit einer Bolusstudie berechnen. Für viele Aussagen reicht aber schon die Beurteilung der relativen Parameterveränderungen aus (zum Beispiel zwischen Ruhe und Belastung oder vor und nach Gabe eines Pharmakons) — (HOFFMANN und KLEINE, 1965; LÖSEL und HOFFMANN, 1981).

Systematische Untersuchungen zur Aussagefähigkeit aller Parameter des Zyklogramms mit Ausnahme der EF und des SV bei der Beurteilung des Einflusses der Hypertonie fehlen noch.

Wir konnten bei 54 Hypertoniepatienten Stadium I und II und 30 Borderline-Hyper-

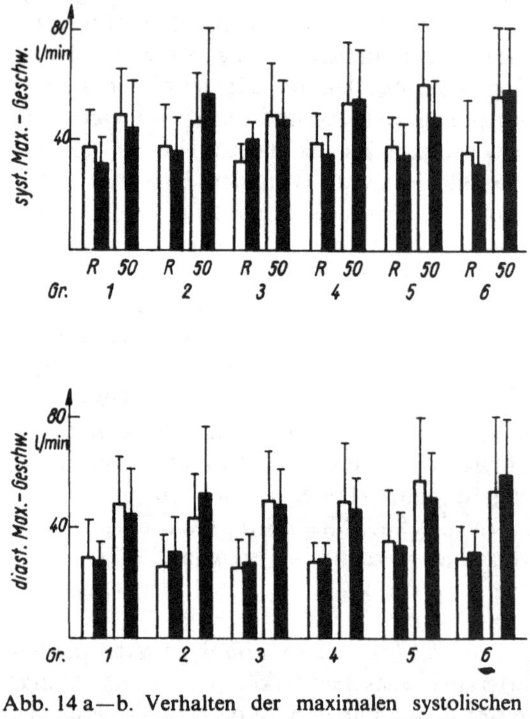

Abb. 14 a—b. Verhalten der maximalen systolischen Austreibungsgeschwindigkeit (a) und maximalen diastolischen Füllungsgeschwindigkeit (b) von 6 verschiedenen bis auf Gruppe 6 alles männlichen Hypertoniepatientengruppen im Alter von 17—63 Jahren vor (weiße Säulen) und nach (schwarze Säulen) einer 12wöchigen physikalischen Therapieserie in Ruhe und bei 50 Watt Belastung

Gruppe 1: n = 20, 75 mg Propranolol (Obsidan®)/Tag, einmal Sauna, einmal Schwimmen/Woche;
Gruppe 2: n = 11, 75 mg Propranolol (Obsidan®)/Tag, einmal Sauna, einmal Laufen/Woche;
Gruppe 3: n = 13, 75 mg Propranolol (Obsidan®)/Tag, zweimal Sauna/Woche;
Gruppe 4: n = 10, 0,225 mg Clonidin (Haemiton®)/Tag, zweimal Sauna/Woche;
Gruppe 5: n = 16, ohne Medikamente, Kur;
Gruppe 6: n = 14, 7 Männer 7 Frauen, ohne Medikamente, intensive Beratung

tonikern im Alter von 17—63 Jahren, die in 6 verschiedenen Gruppen ein physikalisches Übungsprogramm über 12 Wochen absolvierten, zwischen Ruhe und 50 Watt Belastung für die auf die Kontraktilität des Herzens verweisenden Parameter maximale systolische Austreibungsgeschwindigkeit und maximale diastolische Füllungsgeschwindigkeit zwar signifikante Vergrößerungen nachweisen, fanden aber keinen Therapieeinfluß (Abb. 14). Diese Aussage gilt auch für die untersuchten Parameter der zentralen Hämodynamik HMV und SV, während die EF unter der Belastung und unter der Therapie nahezu unverändert blieb.

5.1.2. Meßparameter der quantitativen Radiokardiographie

Die moderne Nuklearmedizin gestattet durch die Anwendung von Radioisotopen im bekannten Indikatordilutionsverfahren die Erfassung so wichtiger Herz-Kreislauf-Parameter wie das *Blutvolumen (BV), das Herzminutenvolumen (HMV), das Schlagvolumen (SV), das enddiastolische Ventrikelvolumen (EDV), das endsystolische Ventrikelvolumen (ESV), die Residualfraktion (RF)* — das Verhältnis von *EDV/ESV* —, *die Austreibungs-* oder *Ejektionsfraktion (EF)* — das Verhältnis von *SV/EDV* — und das *zentrale Blutvolumen (ZBV)* von außen mittels Einzelsonde oder Gammakamera (Sequenzradiokardiographie) nach peripherer Indikatorinjektion ohne Katheter sowohl in Ruhe als auch unter Belastungsbedingungen.

Fehlerhaft auf die Bestimmung der Parameter wirken sich in unterschiedlicher Größe aus (KUIKKA, 1976):

1. Eine nicht homogene Verteilung des Indikators,
2. Die Rezirkulation,
3. Der Verlust des Tracers aus der Blutbahn und
4. Der Hintergrund- oder Backgroundeinfluß bei Organabgrenzungen.

Daneben kann nach eigenen Erfahrungen eine unzweckmäßige gewählte Registriertechnik (zu stark gedämpfte Aufnahmesysteme, zu große Schritte bei der digitalen Messung) stark fehlerhafte Meßwerte liefern.

5.1.2.1. Blutvolumen

Der Kreislaufparameter, der die wenigsten Schwierigkeiten bei seiner Erfassung macht, ist das totale Blutvolumen. Da es sich bei dem Bestimmungsverfahren einzig und allein um die Verdünnung einer bekannten Indikatormenge A_{inj} in einem unbekannten Volumen (Blutvolumen) und Messung der spezifischen Aktivität im Blut nach Konzentrationsausgleich (A_{Blut}) — (nach den Untersuchungen von STRANGFELD, 1970, 10 Minuten nach der Injektion) handelt, reduziert sich die gesamte Meßtechnik auf eine abgeschirmte Szintillationsmeßsonde mit angeschlossenem Zählgerät. Zu beachten ist bei dem Vorgehen aber, daß die zu injizierende Aktivität wegen ihrer Höhe nicht im Bohrloch gemessen werden kann. Es hat sich als zweckmäßig erwiesen, die Injektionsspritze voll und leer in einem festen Abstand über dem Bohrloch zu messen und die Impulsrate mit dem Faktor f, der die unterschiedliche Meßempfindlichkeit über und im Bohrloch beschreibt, zu multiplizieren (Abb. 15). Der Faktor f wird ermittelt, indem eine über dem Bohrloch gemessene Aktivität in einem Vorversuch in 500 oder 1000 ml inaktiver Flüssigkeit verdünnt und davon eine der Blutmenge entsprechende Probe in das Bohrloch gegeben wird.

Um eine Verfälschung der Blutvolumenbestimmung zu vermeiden, muß vor der Aktivitätsinjektion eine Blutprobe zur Leerwert-

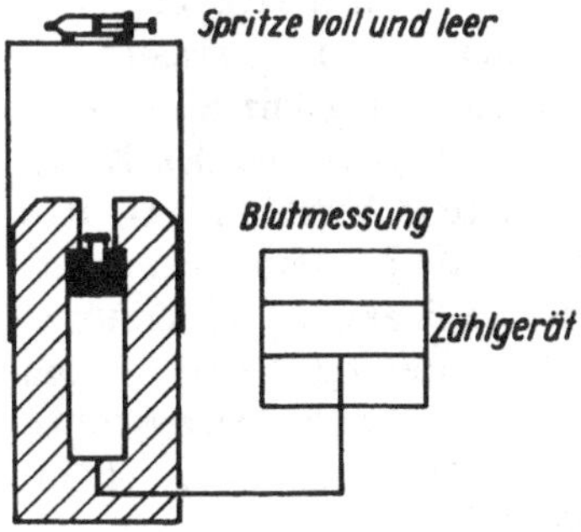

Abb. 15. Meßanordnung zur Aktivitätsmessung bei der Blutvolumenbestimmung

messung ($A_{\text{Blut leer}}$) abgenommen werden. Das Blutvolumen wird dann wie folgt berechnet:

$$BV = \frac{A_{\text{inj}} \cdot f}{A_{\text{Blut } 10'} - A_{\text{Blut leer}}} \quad \text{(ml)}$$

(A_{inj} = injizierte Aktivität (Spritze voll — Spritze leer); f = Empfindlichkeitsfaktor der Meßanordnungen; $A_{\text{Blut } 10'}$ = Aktivität im Blut nach Konzentrationsausgleich 10 Minuten nach der Injektion; $A_{\text{Blut leer}}$ = Aktivität im Blut von eventuell vor der Blutvolumenbestimmung durchgeführten Untersuchungen mit Radioisotopen).

Die geringsten Fehler bei der BV-Bestimmung treten nach unseren Erfahrungen mit dem Tracer J-131-Humanserumalbumin auf. Für eine *BV*-Bestimmung reicht dabei eine Aktivität von 0,8 MBq. Eingesetzt werden auch In-113m-Chlorid oder Tc-99m-Albumin oder markierte Erythrozyten. Benutzt werden können alle Tracer, die die Blutbahn bis zum vollständigen Konzentrationsausgleich (Zeitpunkt der Blutprobenabnahme) nicht verlassen.

Wenn Vollblut gemessen wird, lassen sich über den Hämatokrit das Plasmavolumen (*PV*) und das Erythrozytenvolumen (rotes Blutvolumen *rBV*) berechnen. Bei unserem Vorgehen sind *BV*-Werte zwischen 70 und 90 ml/kg Körpergewicht normal.

5.1.2.2. Herzminutenvolumen und Schlagvolumen

Das Herzminutenvolumen (*HMV*) wird ebenfalls über die Indikatorverdünnung, die Dilution, bestimmt. Dabei folgt man dem Prinzip des HAMILTON'schen Dilutionsverfahrens (HAMILTON et al., 1948), bei dem eine bekannte Indikatormenge schnell in den Kreislauf eingebracht und die Verdünnungskurve in einem stromabwärts gelegenen Abschnitt des Kreislaufs als charakteristische Verdünnungskurve verfolgt wird. Der Ersatz der dabei benutzten Farbstoffe durch radioaktive Indikatoren macht dann die Registrierung dieser Kurven mit einer Meßsonde über dem Herzen ohne Katheter möglich (HUNDESHAGEN, 1970; STRANGFELD, 1970).

Eine typische, trägheitslose mit einem Vielkanalanalysator registrierte Dilutionskurve nach Injektion von ca. 4 MBq In-113m-Chlorid in eine Armvene ist in der folgenden Abbildung zu sehen (Abb. 16). Nach der Passage des radioaktiven Indikators durch das rechte Herz, die Lunge und das linke Herz kommt es zu einer annähernd exponentiellen Indikatorauswaschung aus dem linken Herzen, die durch die anschließende Rezirkulation unterbrochen wird. Nach Elimination der Rezirkulation durch Extrapolation der *e*-Funktion bis zum Zeitpunkt $t = \infty$ läßt sich das Herzminutenvolumen nach Integration der Fläche unter der Dilutionskurve wie folgt berechnen:

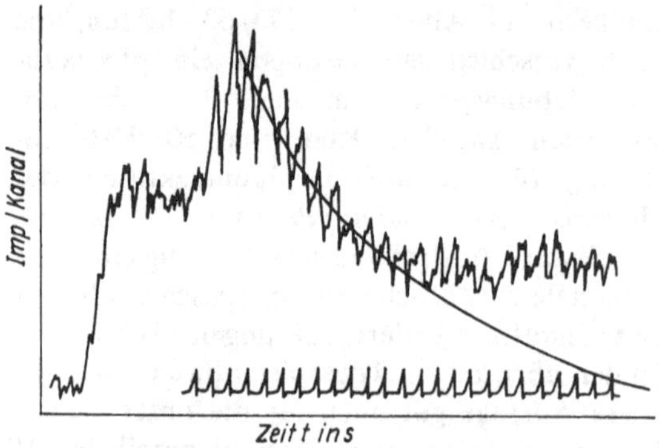

Abb. 16. Trägheitslos mit der Einzelsonde registrierte Radionuklid-Dilutionskurve über dem Herzen nach peripherer Injektion von 4 MBq Indium-113-m-Chlorid mit eingezeichneter Korrektur der Rezirkulationswelle

$$\text{HMV} = \frac{A_{\text{inj}} \cdot f \cdot \bar{A}_s}{(A_{\text{Blut } 10'} - A_{\text{Blut leer}}) \cdot \int A_s(t)\, dt}$$

$$\text{HMV} = \text{BV} \cdot \frac{\bar{A}_s}{\int A_s(t)\, dt}$$

Herzminutenvolumen

$$= \text{Blutvolumen} \cdot \frac{\text{Plateau}}{\text{Fläche}}.$$

(BV = Blutvolumen; $\bar{A}_s$ = mittlere Aktivität nach der Durchmischung = Kurvenplateau nach Indikatorgleichverteilung; $\int A_s(t)dt$ = Indikatordilutionsfläche nach Eliminierung der Rezirkulation) — (HUNDESHAGEN, 1970; STRANGFELD, 1970).

Die Division des HMV durch die Herzfrequenz ergibt das SV. Beide Größen (HMV und SV) können durch Bezug auf die Körperoberfläche auch als HMV- oder SV-Index angegeben werden.

Wenn aus den Dilutionskurven nur das HMV nach obiger Formel berechnet werden soll, wird keine trägheitslose Registrierung verlangt. An die Kurvenregistrierung werden keine hohen Ansprüche gestellt. Da bei der Einzelsondenregistrierung mit Impulsdichtemesser mit Zeitkonstanten von einer Sekunde gearbeitet werden kann, genügen für die Bestimmung schon 0,8—1 MBq J-131-Humanserumalbumin oder In-133m-Chlorid. Die Kollimation der Szintillationsmeßsonde braucht nicht zu eng ausgelegt zu werden. Zur Kurvenregistrierung kann jeder Kompensationsbandschreiber mit einer Wagenauslenkzeit von etwa 1 s und einem Papiertransport von 1 cm/s eingesetzt werden.

Um das Verfahren der HMV-Bestimmung auch unter *Belastungsbedingungen* (liegende Position am Fahrradergometer) anwenden zu können, ist es zweckmäßig, die Bleiabschirmung mit der Szintillationsmeßsonde an Expanderfedern aufzuhängen und über ein Gegengewicht so auszutarieren, daß der Detektor voll auf dem Brustkorb aufgesetzt und fixiert werden kann (Abb. 17). Der Detektor macht dadurch die Atembewegungen unter den Belastungsbedingungen ausgezeichnet mit. Die Meßwerte sind gut reproduzierbar. Durch den Einsatz eines on line-gekoppelten Tischrechners kann die HMV-Bestimmung mittels Einzelsonde auch automatisiert werden (SIEWERT et al., 1983).

Beim *Gammakameraeinsatz* zur HMV-Bestimmung genügt eine Aktivität von 40 MBq (zweckmäßigerweise Tc-99m-markiertes Albumin oder Erythrozyten). Es wird die first-bolus-Technik im frame mode mit einer Bildsequenz von 2 Bildern/Sekunde angewendet. *Belastungs-HMV-Bestimmungen* sind wie bei der Einzelsonde durch Neuinjektion auf jeder Belastungsstufe in liegender Position möglich. Die bekannten Dilutionskurven werden mit dem angeschlossenen Rechner über die ROI-Technik (regions of interest) ermittelt und das HMV ähnlich der Einzelsondentechnik berechnet.

Zur sicheren Bestimmung des *zentralen Blutvolumens* (ZBV) unter Ruhe und Belastung ist der Einsatz einer weiteren Sonde für die Registrierung der Dilutionskurve speziell über

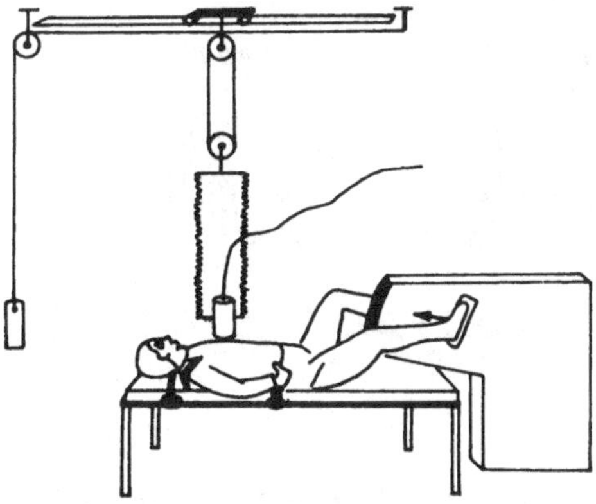

Abb. 17. Detektoraufhängung über dem Herzen des Patienten bei der Radiokardiographie

dem rechten Herzen erforderlich. Wenn die sonst benutzte Sonde gut links eingestellt ist, kann aus der Gipfel-Gipfel-Zeit (GGZ) des Rechts- und Linksherzgipfels aus den zugeordneten Sonden das ZBV aus dem HMV berechnet werden:

$$ZBV = \frac{HMV}{60} \cdot GGZ$$

(60 = Umrechnung von Minuten in Sekunden)

Beim Einsatz von nur einer Sonde muß die Beeinflussung der linken Gipfelzeit durch die Rechtsherzkurve berücksichtigt werden (AURISCH et al., 1984).

5.1.2.3. *Ventrikelvolumen und Austreibungsfraktion*

Von der Meßtechnik her komplizierter sind die Verhältnisse bei der Bestimmung des Ventrikelvolumens (EDV) und der Austreibungsfraktion (SV/EDV) oder der Residualfraktion (RF = ESV/EDV) des linken Herzens in Ruhe und unter Belastungsbedingungen. Während der nur begrenzt mögliche Gammakameraeinsatz hier wenig Schwierigkeiten bereitet, ist der *Einzelsondeneinsatz* nur mit gewissen Kompromissen möglich.

Die Bestimmung des EDV und der EF, die neben der Messung des HMV auf das Ausmessen der auf das Schlagvolumen zurückzurückzuführenden Aktivitätsschwankungen im exponentiellen Teil der Auswaschkurve

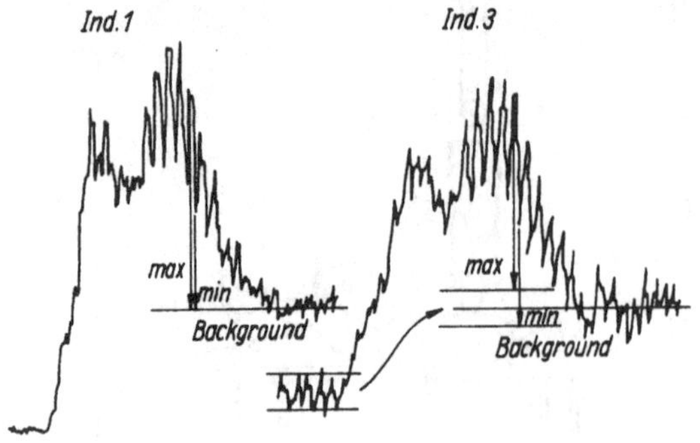

Abb. 18. Auswerteverfahren für die Austreibungsfraktion bei Ein- und Mehrfachindikatorinjektionen

hinausläuft (Abb. 18), macht bei der Einzelsonde eine gute Kollimation (wir konnten zeigen, daß ein Zylinderkollimator von 8 cm Länge und 3—4 cm Durchmesser befriedigende Ergebnisse liefert — SIEWERT et al., 1977) zur weitgehenden Ausblendung des linken Ventrikels, eine komplette Durchmischung des radioaktiven Indikators im Herzen, hohe Impulsraten und eine möglichst trägheitslose Registrierung mittels Kern- und Halbleiterspeicher bzw. Prozeßrechner mit Schritten von 50 bis 100 ms/Speicherkanal erforderlich. Eine aus der Ruhedilutionskurve ersichtliche falsche Sondeneinstellung muß in jedem Fall korrigiert werden und durch eine weitere Ruheinjektion nach Verschiebung der Meßsonde überprüft werden.

Berechnet wird das enddiastolische Ventrikelvolumen aus der HOLT'schen Formel (HOLT et al., 1954, 1956, 1966), die aus der Beziehung SV = EDV — ESV durch Umstellung abgeleitet wird.

$$SV = EDV \cdot \left(1 - \frac{ESV}{EDV}\right)$$

$$EDV = \frac{SV}{1 - \frac{ESV}{EDV}}$$

$$EDV = \frac{SV}{1 - RF}$$

Die Residualfraktion (RF) entspricht dem Verhältnis aus Minimum und Maximum der entsprechenden Aktivitätszacken im exponentiellen Teil der Dilutionskurve.

Wenn die *optimale Einstellung der Sonde* über dem Herzen gefunden ist (linker Gipfel ein Drittel über dem rechten Gipfel, Auswaschkurve aus dem linken Ventrikel bis zur Halbwertszeit verfolgbar — SIEWERT et al., 1981) können Belastungsuntersuchungen beginnen. Wir konnten zeigen, daß durch jeweils neue Injektionen auf den einzelnen Belastungsstufen EF- und EDV-Bestimmungen bis zu maximalen Belastungen möglich sind (SIEWERT et al., 1979) und gute Ergebnisse liefern. Wenn die Patienten aber die geforderte Leistung nur mit einem maximalen Atemminutenvolumen erbringen können, wird durch die Thorax- und Herzbewegung die Auswertung der Kurven problematisch und in Einzelfällen unmöglich (Abb. 19).

Eines der größten Probleme bei der Bestimmung der EF des linken Ventrikels mittels der first-bolus-Technik und Registrierung der Dilutionskurve oder auch der EKG-getriggerten Zyklogrammkurven mit der Einzelsonde ist die richtige Wahl der Untergrundkorrektur (Background-Korrektur).

Die mit der Einzelsonde erfaßte Radiokardiographiekurve nach peripherer Bolusinjektion ist je nach Sondeneinstellung mehr oder weniger stark durch den nicht vollständig verschwundenen Aktivitätsbolus vor dem Herzen, eine mögliche Restaktivität im rechten Herzen, die in der Lunge vor, hinter und dicht um das Herz vorhandene Aktivität nach der Lungenpassage, die Aktivität der arteriellen Lungen- und Muskelversorgung über und um das Herz und die durch die Aorta nach der Linksherzpassage in den Körper abgeleitete

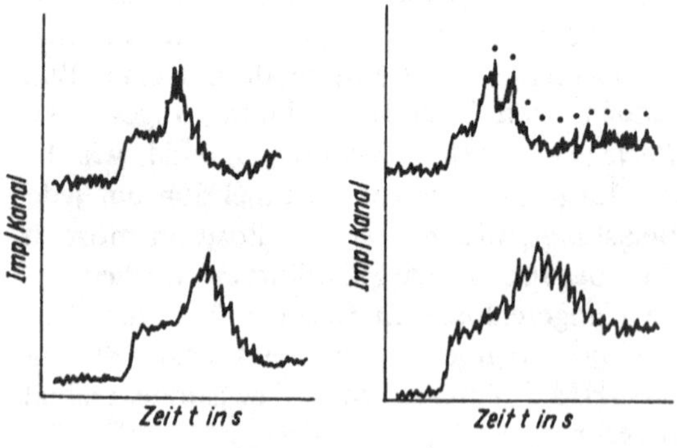

Abb. 19 a—b. Originaldilutionskurve in Ruhe und bei 125 Watt Belastung zur HMV- und EF-Bestimmung
a) HMV- und EF-Bestimmung möglich;
b) HMV-Bestimmung möglich, EF-Bestimmung bei Belastung wegen stark überlagerter Atemrhythmik (durch Punkte angedeutet) unmöglich

Aktivität überlagert. Das Nutzaktivitäts-Background-Verhältnis wird dabei stark von der *intravenösen Bolusinjektion* beeinflußt. Der Bolus muß kurz sein, schnell injiziert werden und möglichst kompakt zum Herzen gelangen. Die Bolusverzögerung wird durch die Lungenpassage im linken Ventrikel ohnehin recht groß (SIEWERT et al., 1981). Der Bolus ist gut, wenn bei getrennt registrierter Rechtsherzkurve der Rechtsherzgipfel nach 2 bis maximal 3 Herzaktionen erreicht ist.

Zur *Background-Korrektur* sind sowohl bei der Einzelsondentechnik als auch beim Gammakameraeinsatz die unterschiedlichsten Verfahren angewandt worden (SIEWERT et al., 1980; FÜRST et al., 1980; STEELE et al., 1975; GROCH et al., 1976; FRENZEL et al., 1982). Alle Methoden haben aber das gleiche Ziel, Austreibungsfraktionen zu bestimmen, die größenordnungsgemäß mit angiographisch ermittelten Werten übereinstimmen.

Wir selbst konnten durch unsere Untersuchungen mit der Einzelsonde und angeschlossenem Vielkanalanalysator zeigen (SIEWERT et al., 1980), daß der Bezug der Aktivitätsschwankungen im exponentiellen Abfall der Dilutionskurve auf das Plateau nach der Rezirkulation bei Berücksichtigung der Schwankungsbreite aus der Nullinie vor der Bolusinjektion Austreibungsfraktionen liefert, die einem Vergleich mit anderen Bestimmungsverfahren standhalten (Vorgehen siehe Abb. 16). Mehrfachinjektionen liefern mit dem benutzten kleinen Bolus reproduzierbare Ergebnisse. Belastungsuntersuchungen sind möglich.

Unsere Untersuchungen mit einer Gruppe von Normalpersonen zeigen, daß nach diesem Verfahren EF-Werte unter 40% als sicher pathologisch anzusehen sind. Die Reproduzierbarkeit liegt bei ± 10% vom Meßwert, wenn bei Wiederholungsuntersuchungen auf eine mit der ersten Untersuchung reproduzierbare Sondeneinstellung geachtet wird (durch die Kurvenform nach Bolusinjektion prüfbar).

Die Background-Korrektur nach FÜRST (1980), bei der die Aktivitätsschwankungen im abfallenden Teil der Dilutionskurve auf eine Verbindungslinie zwischen Auswaschkurve aus dem rechten Herzen und dem Rezirkulationsminimum bezogen werden, liefert etwa um 10% höhere EF-Werte.

In einer Studie zur Frage des Einflusses des Injektionsortes des radioaktiven Indikators auf die Größe der EF haben wir bei einer Gruppe von 20 Patienten mit ischämischer Herzkrankheit die EF-Werte nach peripherer Injektion, nach Injektion in die A. pulmonalis und in den linken Ventrikel miteinander verglichen. Es zeigte sich, daß die verschiedenen Injektionsstellen bei konstant gehaltener Sondeneinstellung keinen statistisch nachweisbaren Einfluß auf die Größe des EF-Wertes haben (Abb. 20) — (SIEWERT et. al., 1984). Die Reihenfolge der Injektionen wurde variiert, so daß mögliche Fehler durch den ansteigenden Nulleffekt im Patienten weitgehend ausgeschaltet werden können.

Der Vergleich mit den unmittelbar im Anschluß daran bestimmten EF-Werten mit der Laevographie zeigt doch deutliche Unterschiede zwischen den beiden Untersuchungsverfahren (Laevographie zu Radiokardiographie). Beim Vergleich der Untersuchungsergebnisse zeigt sich (Abb. 21), daß der zusammengedrängte pathologische Bereich für die radiokardiographisch bestimmten EF-Werte im Vergleich zu den entsprechenden Werten bei der Laevographie sicher für den schlechten Korrelationskoeffizienten zwischen den entsprechenden Wertepaaren verantwortlich ist. Es zeigt sich weiter, daß eine mit der Radiokardio-

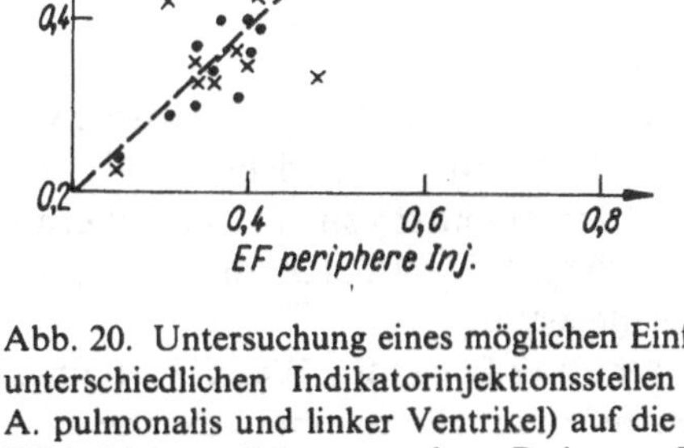

Abb. 20. Untersuchung eines möglichen Einflusses von unterschiedlichen Indikatorinjektionsstellen (peripher, A. pulmonalis und linker Ventrikel) auf die Größe der EF bei 20 parallel untersuchten Patienten. Die Ergebnisse der EF nach Injektion in die A. pulmonalis und in den linken Ventrikel wurden über den entsprechenden Werten nach der peripheren Injektion aufgezeichnet. Die eingezeichnete Gerade gibt als Identitätsgerade die Punkte einer völligen Übereinstimmung wieder.

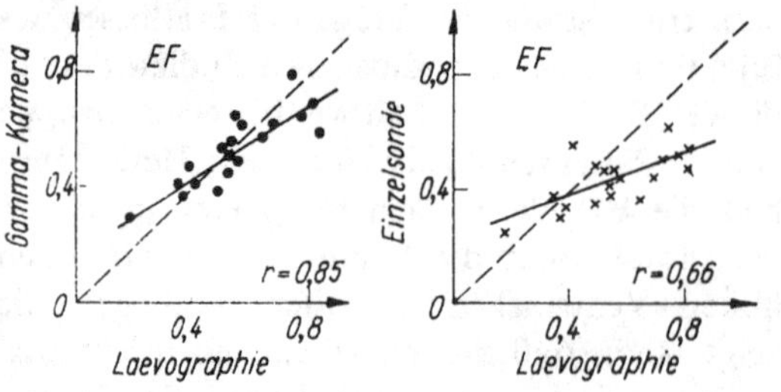

Abb. 21 a–b. Vergleich Radiokardiographie mit der Einzelsonde und Laevographie (b). Vergleich der Ergebnisse aus der Gleichverteilungsstudie an der Kamera mit der Laevographie (a).

graphie gefundene pathologische EF auch bei der Laevographie pathologisch ist. Die umgekehrte Zuordnung ist allerdings bei unseren Patienten nicht so eindeutig.

Das *zeitliche Profil der linksventrikulären EF* unter Belastung und in der Erholungsphase ist erst durch die Radionuklid-Ventrikulographie möglich. PFISTERER (1982) untersuchte mit der Gammakamera in Ruhe und bei Belastung (Stufenbelastung mit 3 Minuten Stufendauer, 2—3 Belastungsstufen) und in der Erholungsphase 20 Normalpersonen und 40 Patienten mit Verdacht auf koronare Herzkrankheit. Er fand bei den Normalpersonen einen Anstieg der EF von 60 ± 6% in Ruhe auf 76 ± 7% unter Belastung und nach 10 Minuten Erholung 63 ± 7%. Bei 20 Patienten mit Angina pectoris fiel dagegen die EF von 57 ± 14% auf 46 ± 15% und zeigte in der Erholung einen ähnlichen Effekt wie bei Normalpersonen. Die EF stieg auf 60 ± 16% an. Bei den anderen 20 Patienten wurde die EF nicht signifikant geändert (Ruhe 55 ± 12%, Belastung 55 ± 14%, Erholung 64 ± 18%). Die regionale EF zeigt ein ähnliches Verhalten.

Fast das gleiche Verhalten der EF bei 11 Normalpersonen unter Belastung wurde von BAUER et al. (1980) beschrieben. Die EF wuchs im Gruppenmittel von 56% in Ruhe, auf 66% und 75% bei mittlerer und 76% bei maximaler Belastung.

Wenn nur unter Belastung Wandbewegungsstörungen auftreten, die zu einer Abnahme der EF führen, ist die Diagnose ischämische Herzkrankheit fast 100% sicher (BAUER und PABST, 1982). Der Einfluß der Hypertonie ohne ischämische Herzkrankheit ist dagegen nicht sicher nachweisbar.

5.1.3. Ergebnisse bei arterieller Hypertonie

G. LINSS

5.1.3.1. Ruheuntersuchungen

Zur komplexen Beurteilung der Herzfunktion bei Hypertonie wurden radiokardiographische Untersuchungen meist zusammen mit der kalibrierten Apexkardiographie und Einschwemmkathetertechnik durchgeführt.

An 118 Hypertonikern ergaben sich keine signifikanten Unterschiede bezüglich Herzminutenvolumen (HMV), Schlagvolumen (SV), totales Blutvolumen (TBV) — (n = 131) und enddiastolisches Ventrikelvolumen (EDV) — (Abb. 22). Eine Abhängigkeit zwischen SV bzw. HMV und Blutdruckwerten ließ sich in unseren Untersuchungen nicht erkennen (r — SV:Ps = 0,097; SV:Pd = 0,016; HMV:Ps = 0,119; HMV:Pd = 0,002). Das HMV sank lediglich bei systolischen Werten über 200 mm Hg (26,66 kPa) bzw. bei diastolischen Werten über 120 mm Hg (16,0 kPa) ab. Auch bei unterschiedlichen Nierenfunktionswerten fanden wir für HMV, SV und TBV keine signifikanten Unterschiede. Das EDV war bei Patienten mit kompensierter Retention signifikant höher im Vergleich zu Hypertonikern mit normaler Nierenfunktion (Abb. 23). Während in unseren Untersuchungen keine signifikanten Unterschiede für die hämodynamischen Werte

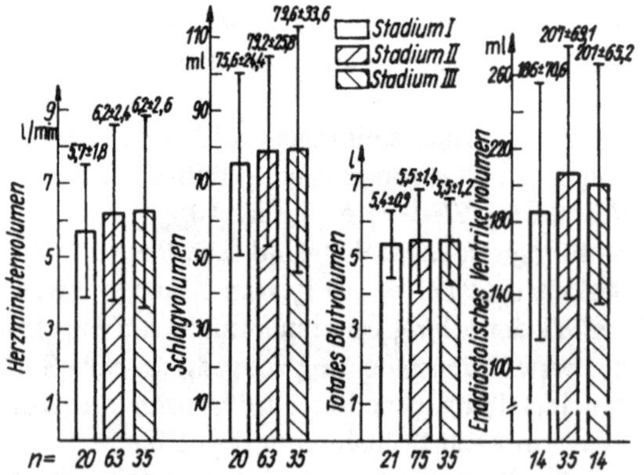

Abb. 22. Herzminutenvolumen (HMV), Schlagvolumen (SV), totales Blutvolumen (TBV) und enddiastolisches Ventrikelvolumen (EDV) ($\bar{x}$ ± s) bei Hypertonikern mit unterschiedlicher Hochdruckschwere (WHO). Lebensalter der untersuchten Hypertoniker: Stadium I — 33,7 ± 14,2 Jahre; II — 37,2 ± 11,1 Jahre; III — 44,0 ± 11,5 Jahre.

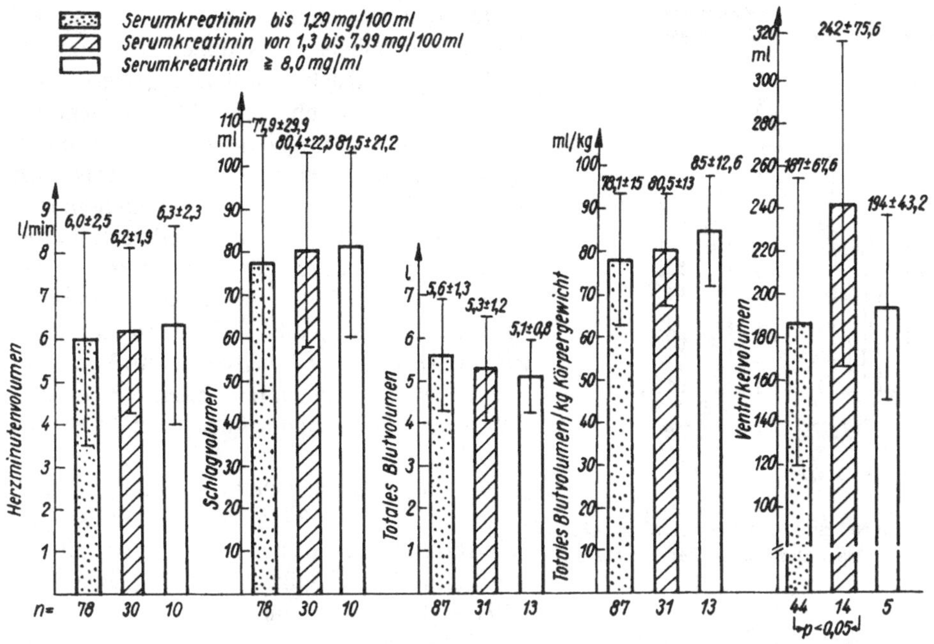

Abb. 23. HMV, SV, TBV/kg und EDV ($\bar{x} \pm s$) bei Hypertonikern mit unterschiedlicher Nierenfunktion

in Abhängigkeit vom Lebensalter, Hämoglobingehalt des Blutes und den Säure-Basen-Werten nachgewiesen werden konnten, bestanden jedoch niedrige Werte bei den weiblichen Hypertonikern (Abb. 24). Diese Unterschiede wurden eliminiert, wenn die Werte pro Körperoberfläche (als Indices) berechnet wurden.

Von den 118 Hypertonikern wurden 73 gleichzeitig mittels kalibrierter und differenzierter Apexkardiographie untersucht. Dabei stellten wir fest, daß Kriterien der Pumpfunktion nicht mit solchen der kontraktilen Herzfunktion korrelieren, und daß bei Hypertonikern mit kardialer Funktionsstörung nicht regelhaft zuerst eine Verminderung der Kontraktilität und dann der Pumpfunktion auftrat.

Die *Pumpfunktion* (SV < 60 ml) war bei 36% der Hypertoniker herabgesetzt. In dieser Gruppe waren die Kriterien der *Kontraktilität* im Mittel normal. Eine geringe Herabsetzung der kontraktilen Herzfunktion ($df/dt_{max}/IF_u$ $< 25\ s^{-1}$ bei $t - df/dt_{max} > 55$ ms) – vgl. Kap. 5.4. S. 102 – fanden wir bei 59% der in dieser Gruppe untersuchten Hypertoniker. Das SV war hier im Mittel normal (Abb. 25).

Eine Aufgliederung der Patienten nach dem hämodynamischen Regulationstyp ergibt: Hy-

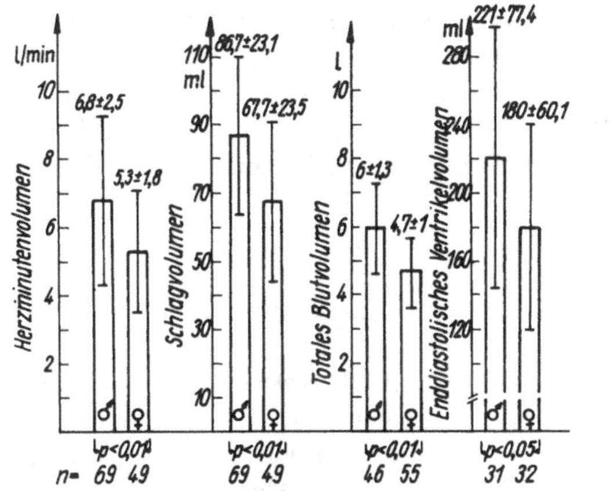

Abb. 24. HMV, SV, TBV und EDV ($\bar{x} \pm s$) bei männlichen und weiblichen Hypertonikern

perkinetisch (HMV > 10 l/min bzw. SV > 130 ml): 9,3%, eukinetisch: 54,7%, hypokinetisch: (HMV < 5 l/min, SV < 60 ml): 36% (LINSS, 1975). In einer späteren Untersuchung gemeinsam mit VOLLMAR und FÜRST (1980) konnten wir bei insgesamt höheren Mittelwerten für das SV bei Normotonikern und Hypertonikern (100 ± 25 ml, $n = 371$) im Vergleich zu 1974 ebenfalls keine signifikanten Unterschiede in den volumetrischen Größen zwischen Hochdruckkranken unterschiedlicher Schweregrade bzw. zwischen Normotonikern,

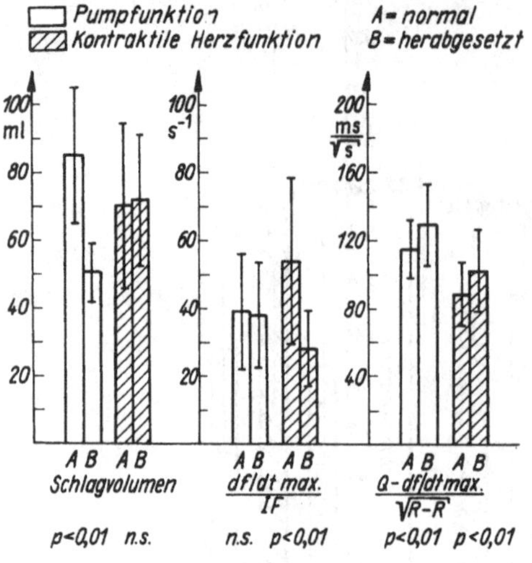

Abb. 25. Schlagvolumen und mechanokardiographische Kriterien (x̄ ± s) bei unterschiedlicher Herzfunktion

Bordeline-Hypertonikern und Hypertonikern feststellen. Das betrifft auch die Kriterien HMV, TBV und Gipfel-Gipfel-Zeit. Die linksventrikuläre Schlagarbeit nahm mit ansteigender Blutdruckhöhe zu, die Compliance in der Tendenz ab. Auch die hämodynamischen Regulationstypen sind in den unterschiedlichen Blutdruckgruppen nichtsignifikant different verteilt (Tab. 7).

5.1.3.2. Belastungsuntersuchungen

In einer Studie an 20 *Normotonikern*, 21 *Borderline-Hypertonikern* und 20 *Hypertonikern Stadium I* untersuchten wir die Hämodynamik und Pumpfunktion des Herzens unter dynamischer Belastung (LINSS et al., 1982). Die Blutdruckwerte zeigten unter Belastung bei den drei verglichenen Gruppen ein analoges Verhalten, lediglich die Ausgangswerte sind unterschiedlich (Abb. 26a). Der prozentuale Anstieg der Herzfrequenz ist ebenfalls nichtsignifikant verschieden (Abb. 26b). Das trifft auch für den Herz- und Schlagvolumenindex (Abb. 27a und 27b), den enddiastolischen und endsystolischen Ventrikelvolumenindex (Abb. 28a und 28b) sowie für das pulmonale Blutvolumen zu (Abb. 29). Auch die Austreibungsfraktion und die Residualfraktion waren in Ruhe und unter Belastung in den untersuchten Gruppen nahezu gleich (Abb. 30a und 30b).

Aus diesen Untersuchungen kann geschlußfolgert werden, daß die Hämodynamik und Herzfunktion in Ruhe bei Normotonikern, Borderline-Hypertonikern und Hypertonikern (WHO Stadium I) mittleren Alters normal ist. Unter Belastung lassen sich keine sicheren Anzeichen für gestörte Fluß-Volumen- oder Fluß-Druck-Beziehungen bei Borderline-Hypertonikern und leichten Hypertonikern nachweisen.

Bei *Hochdruckkranken der WHO-Stadien II und III* ist die körperliche Leistungsfähigkeit herabgesetzt. Das Verhalten der hämodynamischen Kriterien in Relation zur Leistungsfähigkeit untersuchten wir an 55 unbehandelten Hypertonikern der WHO-Stadien II und III. Als Vergleichsgruppe dienten 40 Normotoniker. Die dynamischen Belastungen wurden wie bei den vorangegangenen Untersuchungen in liegender Position durchgeführt. Radiokardiographische Messungen erfolgten in Ruhe und in der 6. Minute der Wattstufen 50, 100, 125 bzw. auf der höchsten Wattstufe. Die

Tabelle 7. Herz-Kreislauf-Regulation[1] bei Normotonikern (N), Borderline-Hypertonikern (B) und Hypertonikern (H) — Ruheuntersuchungen mittels Radiokardiographie — Alter: N — 46,2 ± 8,8 Jahre, Geschlecht: 58 w, 69 m; B — 49,8 ± 10,9 Jahre, 48 w, 46 m; H — 51,6 ± 9,2 Jahre, 46 w, 44 m.

HMV und/oder SV	N — 127		B — 114		H-I — 101		H-II/III — 90	
	n	%	*n*	%	*n*	%	*n*	%
Hyperkinetisch	17	13,3	10	8,8	12	11,9	8	8,9
Eukinetisch	94	74,0	90	78,9	80	79,2	69	76,7
Hypokinetisch	16	12,7	14	12,3	9	8,9	13	14,4

[1] Hypokinetisch: HMVI < 3,2 l/min · m² und/oder SVI < 44 ml/m²
hyperkinetisch: HMVI > 5,2 l/min · m² und/oder SVI > 72 ml/m²

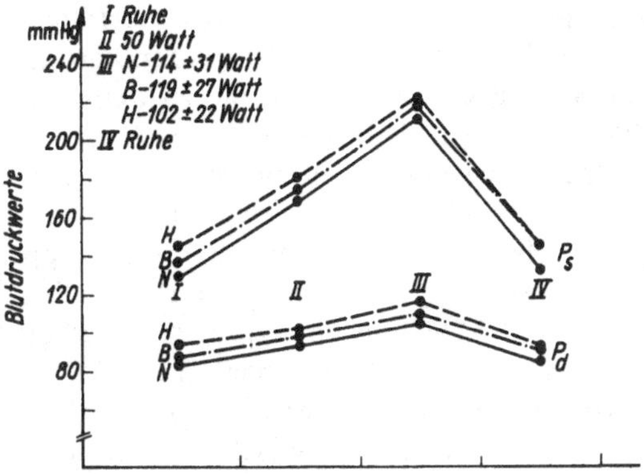

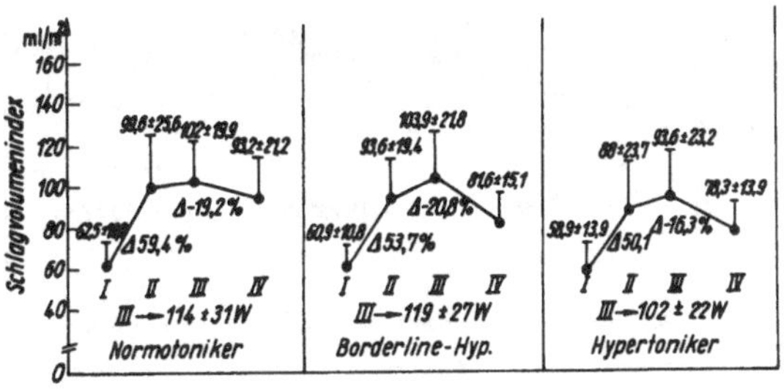

Abb. 27 b. Schlagindex; Legende s. Abb. 26

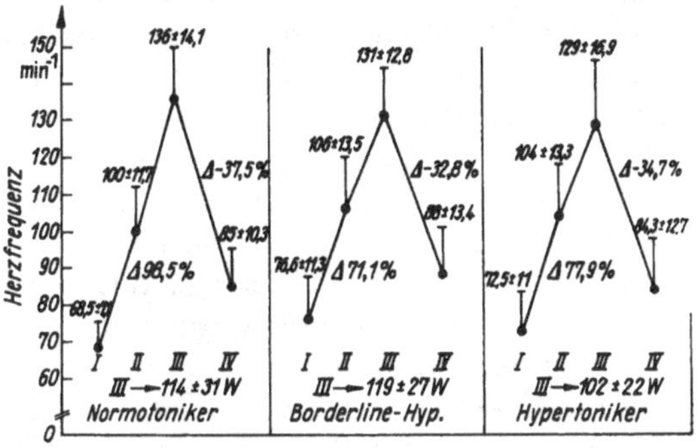

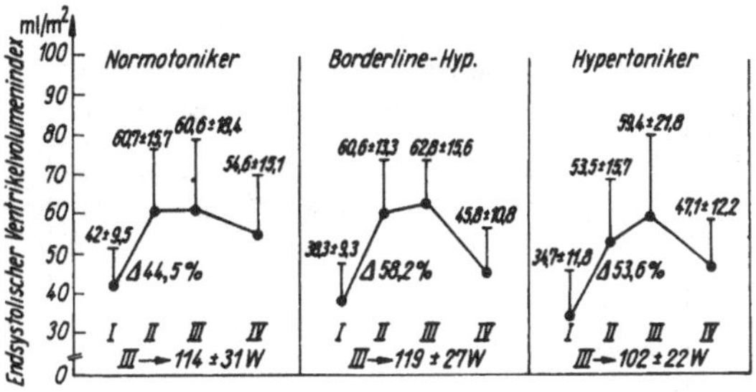

Abb. 28 a. Enddiastolischer Ventrikelvolumenindex (x̄ ± s); Leg. s. Abb. 26

Abb. 26. Hämodynamische Kriterien in Ruhe und während Belastung
N — Normotoniker, n = 20 — 11 Männer, 9 Frauen, Alter: 48,8 ± 7,7 Jahre;
B — Borderline-Hyp., n = 21 — 17 Männer, 4 Frauen, Alter: 49,5 ± 9,5 Jahre;
H — Hypertoniker Stad. I, n = 20 — 12 Männer, 8 Frauen, Alter: 51,3 ± 5,2 Jahre.
I — Ruhe; II — 50 Watt; III — höchste Belastungsstufe; IV — Ruhe.
Abb. 26 a. Blutdruckwerte (Ps — systolischer Blutdruck; Pd — diastolischer Blutdruck)
Abb. 26 b. Herzfrequenzwerte (x̄ ± s)

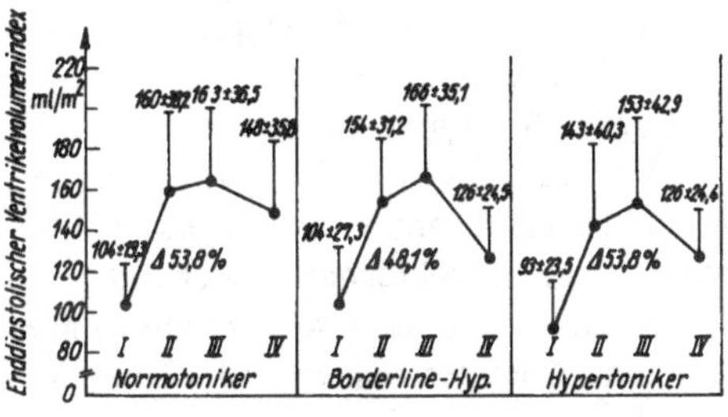

Abb. 28 b. Endsystolischer Ventrikelvolumenindex (x̄ ± s); Leg. s. Abb. 26

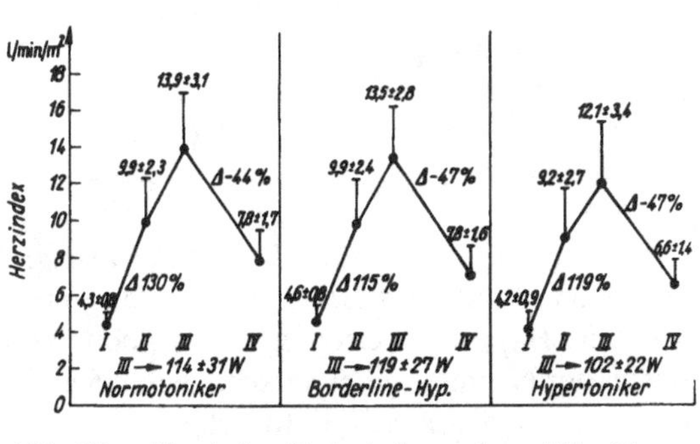

Abb. 27 a. Herzindex (x̄ ± s); Legende s. Abb. 26

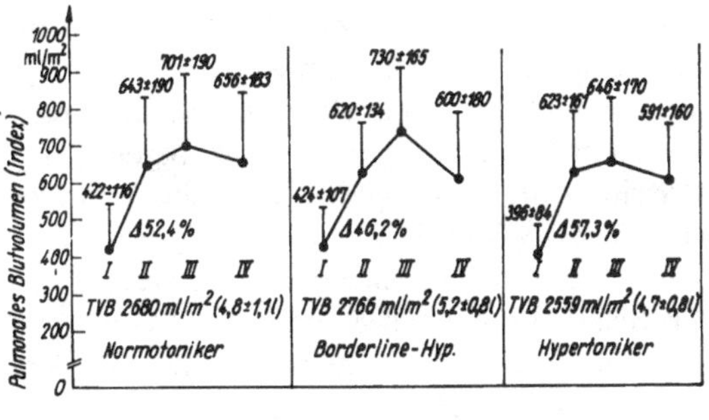

Abb. 29. Pulmonales Blutvolumen (x̄ ± s); Leg. s. Abb. 26

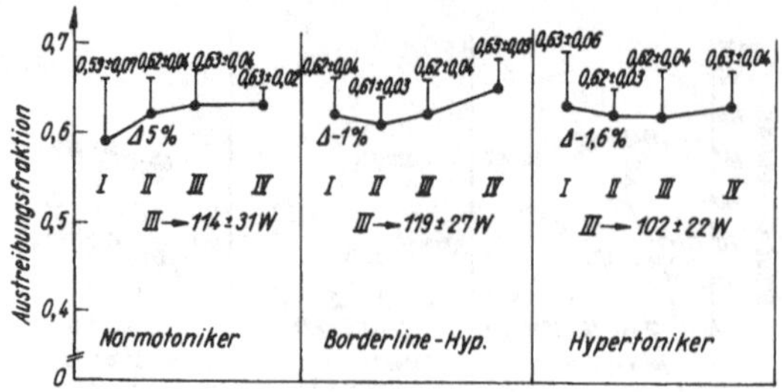

Abb. 30 a. Austreibungsfraktion ($\bar{x} \pm s$); Leg. s. Abb. 26

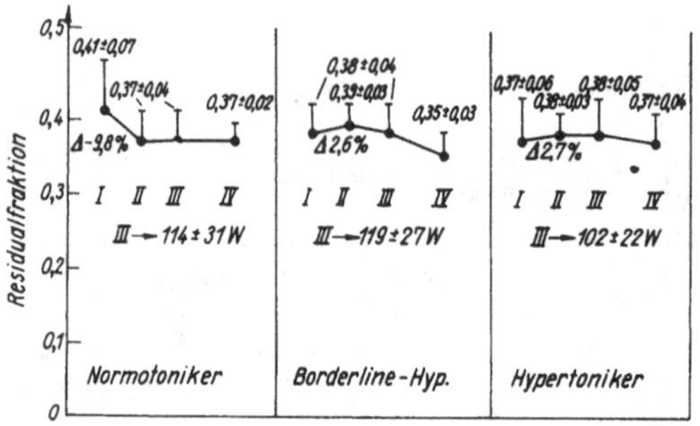

Abb. 30 b. Residualfraktion ($\bar{x} \pm s$); Leg. s. Abb. 26

mittlere maximal erreichte Arbeitskapazität war bei den Normotonikern signifkant höher als bei den Hypertonikern.

Bei jeweils 6 Hypertonikern betrug die höchste Wattstufe 25 bzw. 50 Watt, 8 Hypertoniker und 5 Normotoniker erreichten 75 Watt, 19 Hypertoniker und 8 Normotoniker 100 Watt, 12 Hypertoniker und 14 Normotoniker 125 Watt und 4 Hypertoniker und 13 Normotoniker 150 Watt (Abb. 31a).

Die *systolischen Blutdruckwerte* unterscheiden sich signifikant im Ausgangsniveau und auf allen Belastungsstufen zwischen Hypertonikern und Normotonikern. Der prozentuale Anstieg ist jedoch zwischen beiden Gruppen nicht unterschiedlich, wobei berücksichtigt werden muß, daß mit ansteigendem Belastungsniveau immer mehr Hypertoniker wegen Überschreitens der zulässigen Blutdruckgrenzwerte ausscheiden (Abb. 31b).

Die *diastolischen Blutdruckwerte* steigen unter Belastung im Mittel kaum an. Hier sind wir uns jedoch des methodischen Fehlers bewußt (Abb. 31c).

Das Verhalten der *Herzfrequenz* zeigt, daß die hier untersuchten Hypertoniker in Ruhe, auf der 50 und 100 Wattstufe signifikant höhere Werte aufweisen. Der prozentuale Gesamtanstieg der Ruhewerte bis zu denen der 125 Wattstufe ist jedoch ähnlich (Abb. 31d).

Das *Herzminutenvolumen* ist in Ruhe bei den unbehandelten Hypertonikern signifikant größer als in der normotonen Kontrollgruppe. Unter Belastung — 50 und 100 Wattstufe — steigt das HMV in beiden Gruppen signifikant an. Bei Hypertonikern findet sich auf den niedrigen Belastungsstufen ein prozentual größerer, auf der höchsten Belastungsstufe ein prozentual geringerer Anstieg des HMV (Abb. 32a).

Das *Schlagvolumen* unterscheidet sich in Ruhe im Mittel nicht signifikant zwischen beiden Gruppen. Das Verhalten unter Belastung entspricht dem des HMV. Auf der 125 Wattstufe ist allerdings ein nichtsignifikanter Abfall des SV zu verzeichnen (Abb. 32b), wobei aufgrund der geringen n-Zahl an Hypertonikern, die diese Leistungsstufe noch tolerierten, eine sichere Bewertung des SV-Verhaltens nicht möglich ist.

Die *linksventrikuläre Schlagarbeit* ist bereits in Ruhe bei Hypertonikern signifikant größer als bei Normotonikern. Der Anstieg der LVSA, allerdings auch die Streuung der Einzelwerte, ist bis zur 100 Wattstufe bei Hypertonikern signifikant größer als in der Kontrollgruppe. Auf der 125 Wattstufe steigt die LVSA bei Normotonikern weiter an, während sie bei Hypertonikern absinkt (Abb. 32c).

Die *Compliance* sinkt bei Normotonikern unter Belastung gering ab, bei den Hochdruckpatienten ist zunächst ein Anstieg bis auf 100 Watt und ein Absinken bis 125 Watt zu verzeichnen (Abb. 32d).

Der *periphere Widerstand* sinkt zunächst bis zur 50 Wattstufe bei beiden Gruppen um etwa 35% ab. Auf der 100 Wattstufe ist er bei Hypertonikern sogar signifikant niedriger als bei Normotonikern. Bei noch höheren Belastungen ergeben sich für den peripheren Widerstand keine signifikanten Unterschiede (Abb. 32e).

Die gemessenen *Druck-Fluß-Beziehungen* (Abb. 33 a—d) sind bei den von uns untersuchten Hypertonikern nichtsignifikant von denen der Normotoniker verschieden, bei allerdings unterschiedlichen Blutdruckausgangswerten bzw. Blutdruckabsolutwerten auf der höchsten Belastungsstufe und unterschiedlichen Leistungen (Watt).

In neuen komplexen Untersuchungen über die Beziehungen zwischen Hämodynamik und humoralen Systemen bei arterieller Hypertonie unter körperlicher Belastung (s. Kap. 9 S. 183) konnten wir unter anderem unsere früheren Ergebnisse bezüglich der normalen oder sogar gesteigerten Hämodynamik bei arterieller Hypertonie auf niedrigen Belastungsstufen bestätigen (Abb. 34).

Die Ergebnisse der Belastungsuntersuchungen an den oben genannten 55 unbehandelten Hypertonikern lassen sich wie folgt zusammenfassen:

1. Die körperliche Leistungsfähigkeit ist bei unbehandelten Hypertonikern im Vergleich zu Normotonikern signifikant erniedrigt. Ursache dafür ist in erster Linie das bereits in Ruhe bestehende erhöhte Blutdruckniveau.
2. Der prozentuale Blutdruckanstieg auf den verschiedenen Belastungsstufen ist bei Hypertonikern und Normotonikern nichtsignifikant unterschiedlich.
3. Für die Merkmale der zentralen Hämodynamik resultiert auf niedrigen Leistungsstufen ein stärkerer Anstieg bei Hypertonikern als bei Normotonikern. Mit steigender Arbeitsleistung ist zunächst kein Unterschied zwischen beiden Gruppen nachweisbar. Auf Belastungsstufen über 100 Watt verschlechtert sich dagegen das hämodynamische Regulationsniveau bei den Hochdruckpatienten, wobei einige der Patienten insgesamt ökonomischer regulieren, d. h.

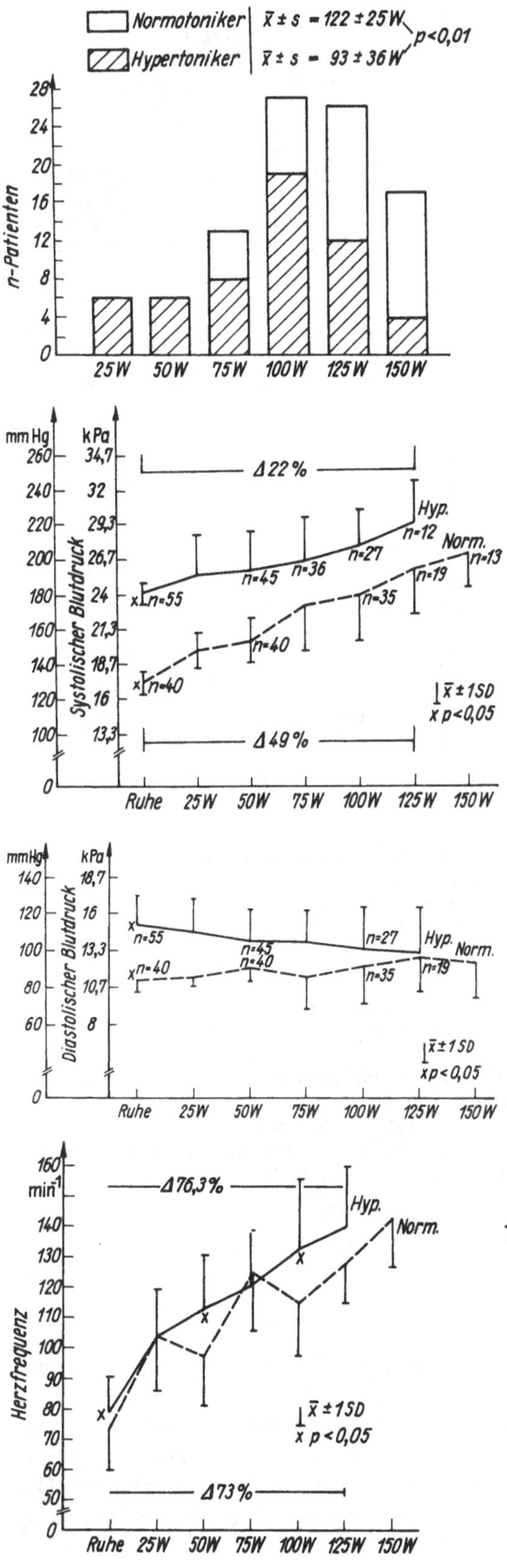

Abb. 31. Ergebnisse von Belastungsuntersuchungen bei Hypertonikern und Normotonikern
Normotonikern: n = 40 — 30 Männer, 10 Frauen, Alter: 48 ± 13 Jahre;
Hypertoniker: n = 55 — 35 Männer, 20 Frauen, Alter: 41 ± 10 Jahre.
Abb. 31 a. Höchste Belastungsstufe der untersuchten Normotoniker und Hypertoniker
Abb. 31 b. Systolische Blutdruckwerte (x̄ ± s) in Ruhe und unter Belastung
Abb. 31 c. Diastolische Blutdruckwerte (x̄ ± s) in Ruhe und unter Belastung
Abb. 31 d. Herzfrequenzwerte (x̄ ± s) in Ruhe und unter Belastung

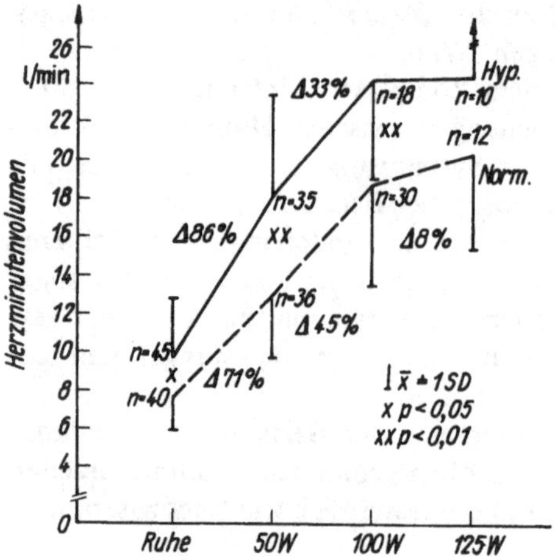

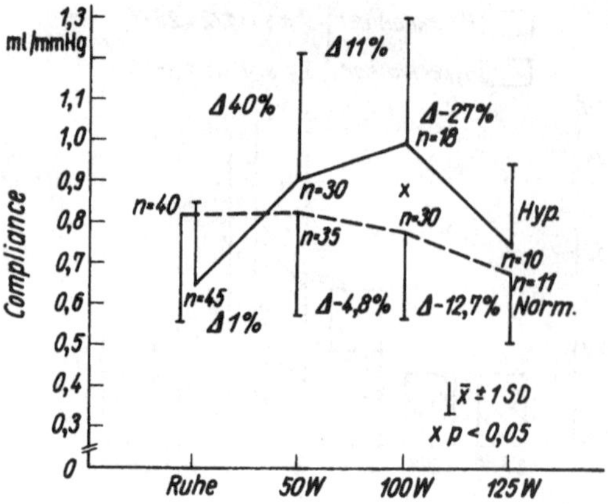

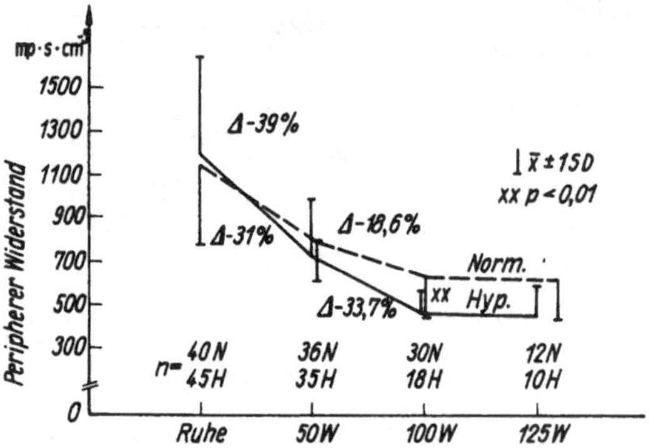

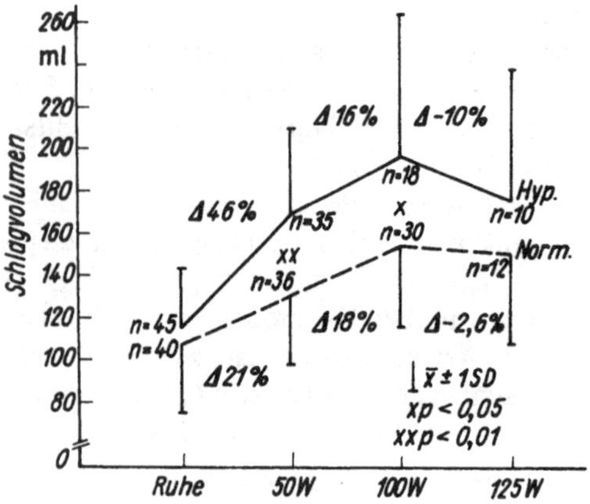

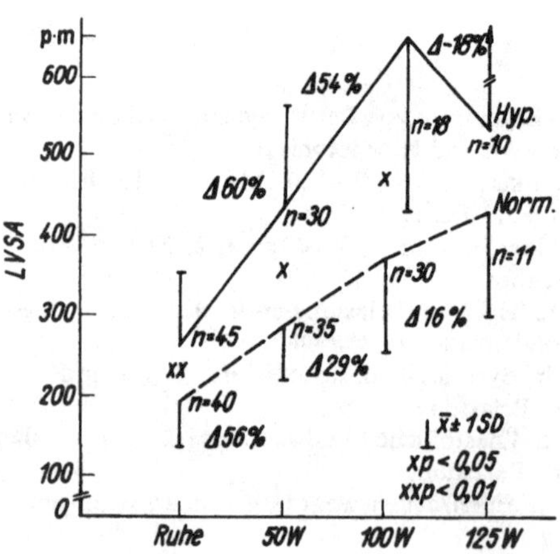

Abb. 32 a. Herzminutenvolumina ($\bar{x} \pm s$) in Ruhe und unter Belastung; Leg. s. Abb. 31

Abb. 32 b. Schlagvolumina ($\bar{x} \pm s$) in Ruhe und unter Belastung; Leg. s. Abb. 31

Abb. 32 c. Linksventrikuläre Schlagarbeit in Ruhe und unter Belastung; Leg. s. Abb. 31

$$\mathrm{LVSA} = \frac{\mathrm{SV} \cdot \mathrm{SBD} \cdot 13{,}6}{1000} \quad \mathrm{p} \cdot \mathrm{m}$$

Abb. 32 d. Compliance in Ruhe und unter Belastung; Leg. s. Abb. 31

$$\mathrm{C} = \mathrm{SV} \cdot \mathrm{SBD} \quad \mathrm{ml/mm\ Hg}$$

Abb. 32 e. Peripherer Widerstand in Ruhe und unter Belastung; Leg. s. Abb. 31

$$\mathrm{W} = \frac{\mathrm{MD} \cdot 60 \cdot 1332}{\mathrm{HMV} \cdot 1000}$$

auf niedrigen Leistungsstufen wie Normotoniker reagieren.

4. Die Regulation zwischen Größen der zentralen und peripheren Hämodynamik bzw. die Fluß-Druck-Beziehungen sind bei Hypertonikern unter körperlicher Belastung nicht gestört.

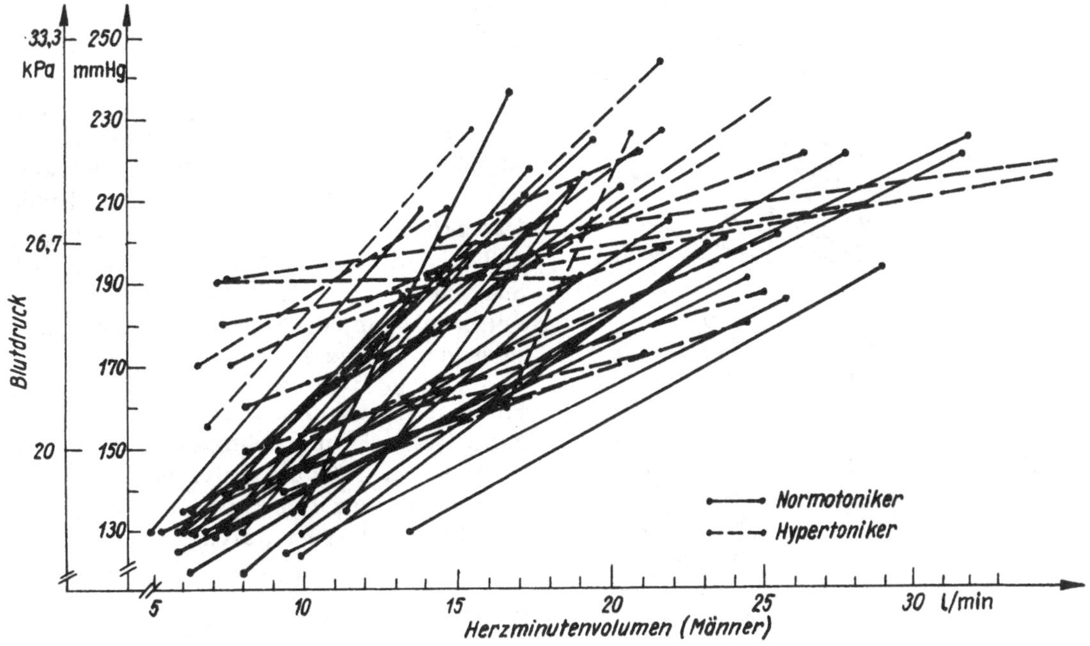

Abb. 33. Druck-Fluß-Beziehungen in Ruhe und auf höchster Belastungsstufe
Abb. 33a. Blutdruck — HMV: Männer

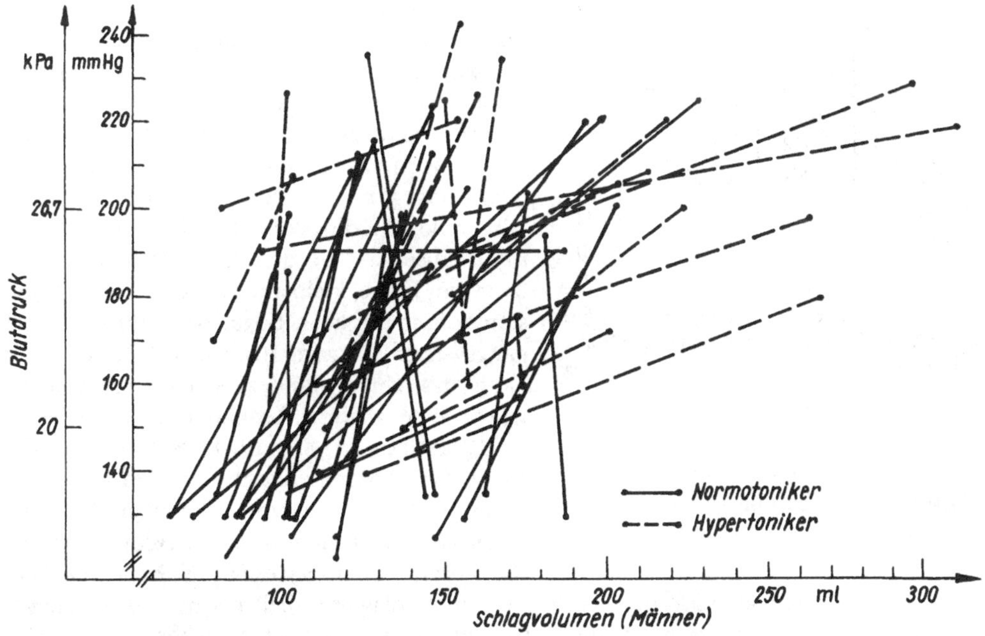

Abb. 33b. Blutdruck — SV: Männer

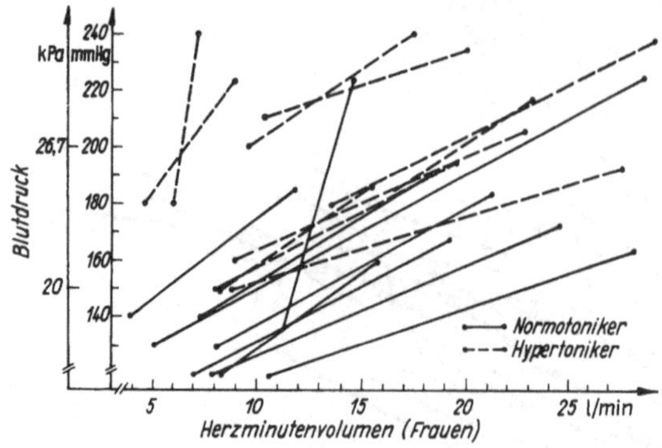

Abb. 33c. Blutdruck — HMV: Frauen

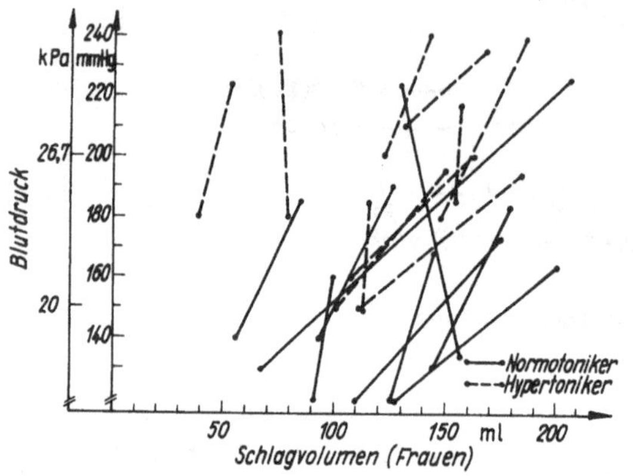

Abb. 33 d. Blutdruck — SV: Frauen

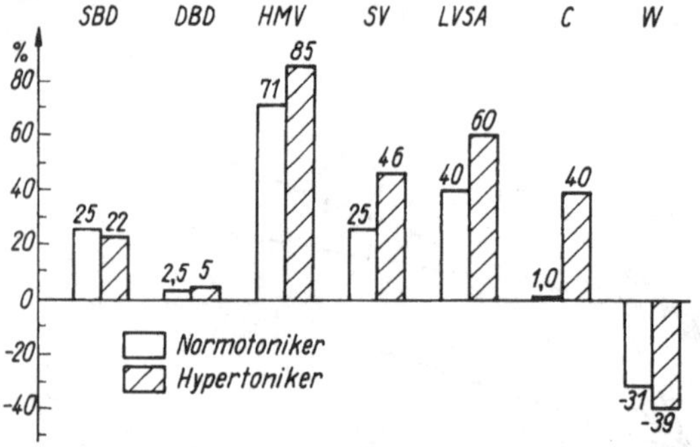

Abb. 34. Prozentuale Veränderungen hämodynamischer Kriterien von Ruhe zu dynamischer Belastung (50 Watt) Methodisches Vorgehen und Patientencharakterisierung s. Kap. 9., S. 183

5.1.3.3. Unter differenzierter akuter Pharmakaapplikation

W. D. Purfürst

Die hier mitgeteilten Untersuchungsergebnisse resultieren aus komplexen Untersuchungen mittels Einschwemmkathetertechnik und Radiokardiographie, die an 170 männlichen Hypertonikern durchgeführt wurden (vgl. Kap. 6.2. S. 146).

Das Lebensalter der untersuchten Hypertoniker lag zwischen 25 und 63 Jahren (im Mittel 44 ± 9,1 Jahre). Die Hochdruckkrankheit war im Mittel 7,3 ± 6,2 Jahre bekannt. Der Schweregrad der Hypertonie untergliederte sich wie folgt: WHO Stadium I — $n = 61$, Stadium II — $n = 52$, Stadium III — $n = 57$). Folgende Pharmaka wurden intravenös bzw. sublingual appliziert:

Furosemid 40 mg intravenös
Nitroglyzerin 1,6 mg sublingual
Dextran 6 %ig 500 ml als Infusion
Propranolol 5 mg intravenös
Strophanthin 0,5 mg intravenös

Ruhe- und Belastungsuntersuchungen (50 Watt) wurden entsprechend dem Wirkungsoptimum der Medikamente wie folgt durchgeführt:

15 Minuten nach Applikation von Furosemid, Strophanthin, Propranolol,

4 Minuten nach Applikation von Nitroglyzerin,

sofort im Anschluß an die Infusion von Dextran.

— **Furosemid**

Das HMV ist bei den untersuchten Hochdruckkranken nach akutem Einfluß von 40 mg Furosemid nicht verändert. Andere Arbeitsgruppen (Bachour et al., 1974; Mond et al., 1974; Nechwatal et al., 1980a, b) beobachteten dagegen in ihren Experimenten eine Abnahme, allerdings in unterschiedlichem Ausmaß. Diese ist in den genannten Untersuchungen Folge kleinerer SV bei relativ konstanter Herzfrequenz. Sogar bei niedrigen Ausgangswerten, so zum Beispiel im Zusammenhang mit einer manifesten Herzinsuffizienz, wurde eine weitere Reduzierung beschrieben (Tattersfield et al., 1974; Schenk et al., 1976). Die Unterschiede in den HMV-Werten in unserer Untersuchung gegenüber den Angaben aus der Literatur sind wesentlich durch die Herzfrequenz bestimmt. Nahezu alle Hypertoniker reagieren bei uns mit einem Herzfrequenzanstieg im Akutversuch mit Furosemid in Ruhe und bei 50 Watt. Möglicherweise ist dieser Anstieg auf eine medikamentös induzierte Katecholaminfreisetzung zurückzuführen, wie sie HALLAUER (1970) nachweisen konnte. Aus den Ergebnissen NECHWATALS et al. (1980a), der konstante Herzfrequenzen registrierte, kann abgeleitet werden, daß dieser Befund keine hochdruckspezifische Reaktion auf Furosemid zu sein scheint.

Bei differenzierter Analyse der HMV-Änderungen sowohl in Ruhe als auch bei 50 Watt zeigt sich, daß trotz identischer Gruppenmittelwerte einige Patienten mit einer Abnahme und andere mit einer HMV-Zunahme nach Furosemid-Applikation reagierten, dabei werden hohe Ausgangswerte gesenkt und niedrige steigen an (Abb. 35). Die für das HMV dargelegten differenten Reaktionen gelten in gleicher Weise für das SV. Es folgt daraus, daß die in Einzelfällen eingeschränkte Pumpfunktion normalisiert wird.

Die *Ejektionsfraktion* nimmt während Belastung nach Furosemid statistisch signifikant zu ($p < 0{,}05$). Bei der Analyse von Einzelfällen zeigt sich, daß Hypertoniker mit niedrigeren Ausgangswerten eine deutliche Zunahme aufweisen, die insbesondere auf kleinere enddiastolische Ventrikelvolumina mit konstantem SV zurückzuführen sind. Im Gegensatz dazu ist die Austreibungsfraktion bei Patienten mit normalen Ausgangswerten in der Wiederholungsuntersuchung unverändert. Die Zunahme der EF weist auf eine gesteigerte Herzfunktion bei diesen Hypertonikern hin. Ihre Normalisierung kann nur mit einer gesteigerten Kontraktilität (respektive der Normalisierung von Ventrikelkinetikstörungen) erklärt werden. Über ähnliche Ergebnisse berichteten NECHWATAL et al. (1980b) an Patienten mit ischämischer Herzkrankheit.

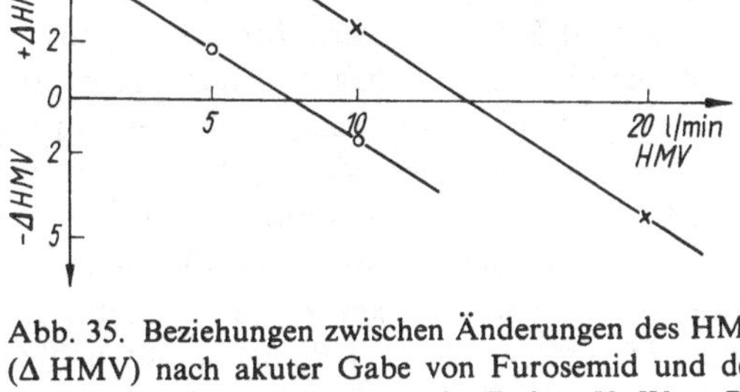

Abb. 35. Beziehungen zwischen Änderungen des HMV (Δ HMV) nach akuter Gabe von Furosemid und den Ausgangswerten im Vorversuch (Ruhe, 50 Watt Belastung)

— **Nitroglyzerin**

Bei den hier ausgewerteten Untersuchungen steigt das HMV in Ruhe nach 1,6 mg Nitroglyzerin sublingual statistisch signifikant an. In der Literatur werden sehr selten Anstiege des HMV unter dieser Medikation mitgeteilt. Lediglich O'ROURKE et al. (1971) sowie HARDARSON und WRIGHT (1976) erzielten nach intravenöser Applikation des Pharmakons ein vergleichbares Ergebnis. Von der überwiegenden Mehrheit der Untersucher wird regelhaft über verminderte HMV berichtet (GREENBERG et al., 1975; HENZLOVA et al., 1978; RITCHIE et al., 1979).

Die Belastungs-HMV waren im Gruppenmittel nicht verändert.

Nitroglyzerin führt bei den von uns untersuchten Patienten zu einer *Verlagerung der sogenannten Ventrikelfunktionskurve*, d. h. die Beziehungen ändern sich so, daß von den Ventrikeln vergleichbare Volumina bei niedrigeren Füllungsdrücken gefördert werden, es kommt sogar in Ruhe zu einer absoluten Zunahme des HMV (s. Kap. 6. S. 150).

Das HMV-Verhalten wird im wesentlichen von der Herzfrequenz bestimmt, die ebenfalls nur in Ruhe signifikant ansteigt. In Verbindung mit kleineren EDV nehmen die SV ab. Trotz der absoluten Abnahme ergeben sich nach Nitroglyzerin im Mittel höhere SV bei vergleichbaren EDV. Eine reduzierte ventrikuläre Vorlast führt in der Regel zu kleineren SV, wenn sich andere Determinanten der Herzfunktion nicht verändern.

Das Verhalten der Pumpfunktion in unserem Hypertonikerkollektiv nach 1,6 mg Nitroglyzerin wird durch die gleichzeitige Abnahme von pre- und afterload bestimmt.

Eine weitere Determinante des HMV (SV) ist die kontraktile Herzfunktion. In Verbindung mit der höheren Herzfrequenz kann eine an sie gebundene Kontraktilitätssteigerung angenommen werden.

In Ruhe ergeben sich nach Nitroglyzerin unveränderte Ejektionsfraktionen, indessen steigt die EF bei 50 Watt signifikant an, aber auch hier sind deutliche interindividuelle Unterschiede zu beobachten.

Von verschiedenen Arbeitsgruppen (SHAH

et al., 1976; HENZLOVA et al., 1978; SLUTZKY et al., 1980) wurde betont, daß ein EF-Anstieg in Ruhe in ihren Untersuchungen (bei SLUTZKY auch Belastungsuntersuchungen) nach Nitroglyzerin nur dann erfolgt, wenn vorher ischämiebedingte reversible Kontraktionsstörungen vorliegen würden. Unsere Ergebnisse stehen in Einklang mit diesen Feststellungen.

— **Dextran 6%ig**

Nach Dextran (Infukoll®)-Infusion resultiert ein Anstieg der SV in Ruhe. Auf die Belastungs-SV zeigt die Volumenexpansion jedoch keinen Einfluß. Da die Herzfrequenz konstant bleibt, determiniert die SV-Veränderung das HMV nach Infusion. Die Ejektionsfraktionen sind im Mittel unverändert.

Es besteht eine Identität zwischen dem individuellen Verhalten der Pumpfunktion und Hämodynamik nach Dextran-Infusion in Ruhe und den Resultaten während dynamischer Belastung mit 50 Watt im Vorversuch (ohne Medikation). Ursache dieser analogen Befundkonstellation ist der ebenfalls höhere Blutrückstrom zum Herzen bei dynamischer Muskelarbeit. Durch die Analyse der Änderungen des SV im Verhältnis zu denen des diastolischen Pulmonalisdruckes *können gestörte Fluß-Druck-Beziehungen erkannt werden* (s. Kap. 6, S. 151).

Die gleichzeitige Bewertung der Beziehungen ΔSV/ΔEDV (Δ = Differenz nach — vor

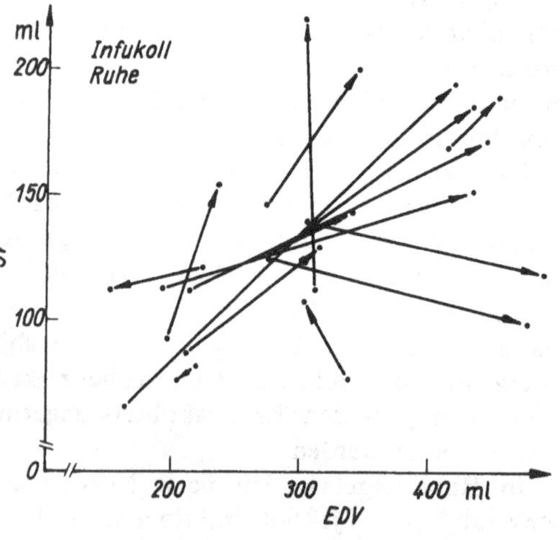

Abb. 36. Änderungen der Beziehungen zwischen Schlagvolumen (SV) und linksventrikulärem Ventrikelvolumen (EDV) in Ruhe unter dem Einfluß von Infukoll-Infusion (Einzelergebnisse)

Infusion) kann zur Klärung der Genese gestörter Fluß-Druck-Relationen beitragen. In den Fällen mit gleichzeitig veränderten Fluß-Volumen-Beziehungen, d. h. bei ungenügendem SV-Anstieg trotz deutlicher Zunahme des EDV, ist anzunehmen, daß der sogenannte Arbeitspunkt dieser Herzen auf dem „flachen" Teil der Frank-Starling-Kurve liegt und die Vorlastreserve zur Aufrechterhaltung einer normalen Pumpfunktion voll ausgeschöpft ist. Bei diesen Hypertonikern ist dann eine Störung der Herzfunktion anzunehmen (Abb. 36).

— **Propranolol**

Die inotropen und chronotropen Wirkungen von 5 mg Propranolol auf die Pumpfunktion und Hämodynamik sind in Ruhe minimal. Obwohl infolge niedrigerer Herzfrequenzen eine HMV-Abnahme zu erwarten ist, änderte sich diese im Gegensatz zu zahlreichen Untersuchungsergebnissen anderer Autoren nicht (ULRYCH et al., 1968; HELFANT et al., 1971). Im Gruppenmittel kompensiert das SV offenbar die geänderte Herzfrequenz, so daß das HMV konstant bleibt. Bei unbeeinflußter ventrikulärer Vorlast (EDV, Apd) und reduzierter Kontraktilität könnte das SV-Verhalten als Folge niedrigerer systolischer Blutdrücke und/oder verlängerter linksventrikulärer Ejektionszeiten interpretiert werden.

Während dynamischer Belastung mit 50 Watt nimmt das HMV nach Beta-Rezeptorenblockade signifikant ab. Trotz höherer diastolischer Füllungsdrücke sind die Belastungs-SV gegenüber den Ausgangswerten unverändert. Die unter Belastung relativ stärkere Herzfrequenzsenkung kann durch die SV nicht kompensiert werden (Abb. 37). Somit entsteht im Akutversuch mit Beta-Blockern unter Belastung eine Befundkonstellation, die der einer latenten Belastungsherzinsiffizienz ähnlich ist (ROSKAMM et al., 1970; MASON, 1977). Die EF während Belastung wird durch Propranolol nicht beeinflußt, d. h. das SV ändert sich proportional zum EDV. Ein Teil der untersuchten Hypertoniker weist signifikant kleinere Belastungs-EDV nach Propranololgabe (Folge eines venösen Blutpoolings), somit auch kleinere SV auf. Aus diesen Befunden kann geschlußfolgert werden, daß die untersuchten Hochdruckpatienten ihre reduzierte Kontraktilität zumindest nicht generell mittels des

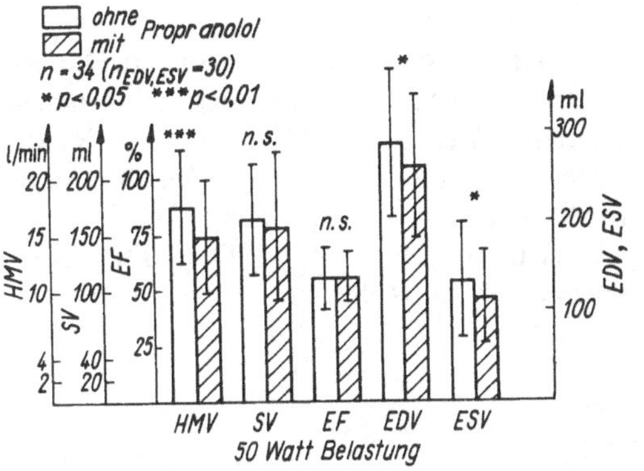

Abb. 37. Herzminutenvolumen (HMV), Schlagvolumen (SV), Austreibungsfraktion. (EF), enddiastolisches und endsystolisches Ventrikelvolumen (EDV, ESV) während 50 Watt Belastung ohne und mit Propranolol (x̄ ± s)

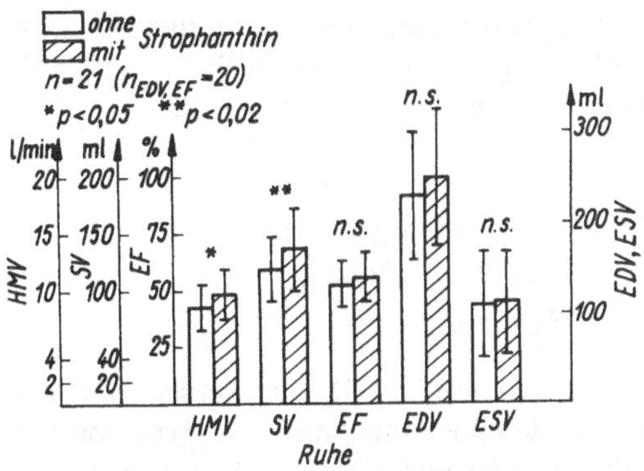

Abb. 38. Herzminutenvolumen (HMV), Schlagvolumen (SV), Austreibungsfraktion (EF), enddiastolisches und endsystolisches Ventrikelvolumen (EDV, ESV) in Ruhe ohne und mit Strophanthin (x̄ ± s)

Frank-Starling-Reservemechanismus unter Belastungsbedingungen kompensieren können.

— **Strophantin**

Dieses Pharmakon (0,5 mg intravenös) führt in der Mehrzahl der hier ausgewerteten Hypertoniker unter Ruhebedingungen zu einer leichten Zunahme der SV und bei konstanter Herzfrequenz zu einer etwa gleichgroßen Zunahme der HMV (Abb. 38). Andere Reaktionen werden unter Belastung sichtbar: Hier ändern sich die Kriterien SV und HMV nach Strophanthin-Gabe nur gering. Aus dem unterschiedlichen Ruhe- und Belastungsverhalten ergibt sich, daß neben höherer Kontraktilität auch andere Faktoren wirksam sein dürften. Hier kommt vor allem die Wirkung des Pharmakons auf die Gefäßmuskulatur in Betracht. Bei Gesunden bewirken Glykoside eine Vasokonstriktion. Im Gegensatz dazu kommt es unter Strophanthin bei den analysierten Hypertonikern in Ruhe zu einer Senkung des gesamten peripheren Widerstandes, respektive des Austreibungswiderstandes. Unter dynamischer Belastung wird der Grad der belastungsinduzierten Gefäßdilatation dann nicht mehr sichtbar beeinflußt.

Die EDV- und die EF-Werte in Ruhe und unter Belastung wurden durch Strophanthin nicht beeinflußt. Bei einer differenzierten Analyse der EF zeigt sich jedoch, daß Hypertoniker, deren EF während 50 Watt im Vergleich zum Ruhewert im Vorversuch (ohne Medikamente) abfällt, bei denen also eine gestörte Herzfunktion im Sinne der Herzinsuffizienz anzunehmen ist, mit einer Normalisierung dieses Parameters auf die Strophanthin-Applikation reagieren.

— **Propranolol in Kombination mit Strophanthin**

Das HMV blieb im Gruppenmittel in Ruhe konstant. Die progrediente Senkung der Herzfrequenz bei der kombinierten Anwendung beider Pharmaka wird bei den getesteten Patienten durch größere SV-Werte ausgeglichen. Während 50 Watt Belastung kommt es nach Propranolol zu einer frequenzbedingten Abnahme des HMV, ohne daß infolge der negativ intropen Wirkung des Präparates das SV gesteigert wird (s. o.). Eine weitere Herzfrequenzsenkung nach Strophanthin führt nicht zu zusätzlichem HMV-Abfall, denn aufgrund seiner positiv intropen Wirkung werden die vorher gering reduzierten SV-Werte normalisiert. Sie steigen bis zur Höhe ihrer Ausgangswerte im Vorversuch (ohne Medikation) an. Der kompensatorische Anstieg des SV nach Strophanthin während 50 Watt Belastung scheint begrenzt und das Herzfrequenzverhalten wird zum entscheidenden Faktor für das HMV nach kombinierter Anwendung beider Pharmaka. Vergleichbare Befunde liegen auch von anderen Arbeitsgruppen vor (Gebhardt und Reindell, 1968; Nechwatal et al., 1977a, 1977b; Oeff et al., 1979, 1981).

Zusätzliche Gabe von Strophanthin hat keinen Einfluß auf die EDV-Werte in Ruhe und bei 50 Watt. Die EF nimmt im Mittel während

Belastung entsprechend der etwas ansteigenden SV-Werte und der weiterhin kleineren enddiastolischen Ventrikelvolumina zu.

5.1.3.4. *Unter antihypertensiver Pharmakotherapie*

G. Linss

Wir konnten wiederholt nachweisen, daß die Leistungsfähigkeit unbehandelter Hypertoniker herabgesetzt ist und diese durch richtig durchgeführte antihypertensive Therapie signifikant gebessert wird. In einer Studie an 30 Hypertonikern des WHO-Stadiums II untersuchten wir die durchschnittliche maximale Leistungsfähigkeit vor und unter einer mehrwöchigen antihypertensiven Therapie (Behandlungsdauer 8 ± 4 Wochen) mit Sympathikushemmstoffen (vorwiegend Clonidin) in Kombination mit Saluretika und/oder Vasodilatatoren. Dabei ergab sich, daß die maximale Leistungsfähigkeit unter Therapie signifikant anstieg (Abb. 39). Die in Ruhe signifikant gesenkten Blutdruckwerte blieben auf allen Belastungsstufen in den Absolutwerten signifikant niedriger als vor Therapie, der prozentuale Anstieg war jedoch unverändert und unterschied sich auch nicht von den Normotonikern. Dies konnten wir im Mittel bei allen Therapiestudien feststellen.

Der Herz- und Schlagindex von 20 Hypertonikern aus dieser Gruppe stieg bei den behandelten Patienten am stärksten an (Abb. 40).

Unter *Langzeittherapie mit Clonidin* (Haemiton® – $n = 23$ – vgl. Kap. 5.4. S. 118). ergab sich folgendes Bild: Die Blutdrucksenkung war in Ruhe und unter Belastung

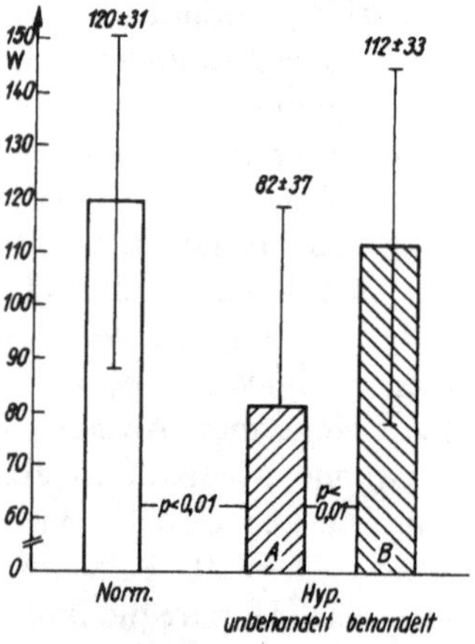

Abb. 39. Maximale körperliche Leistungsfähigkeit (Fahrradergometeruntersuchungen im Liegen) bei Normotonikern und unbehandelten und behandelten Hypertonikern
Normotoniker (N): n = 10 – 4 Männer, 6 Frauen, Alter: 33 ± 8,2 Jahre;
Hypertoniker (Hyp.): n = 30 – 20 Männer, 10 Frauen, Alter: 37 ± 9,4 Jahre;.
WHO-Stadium II

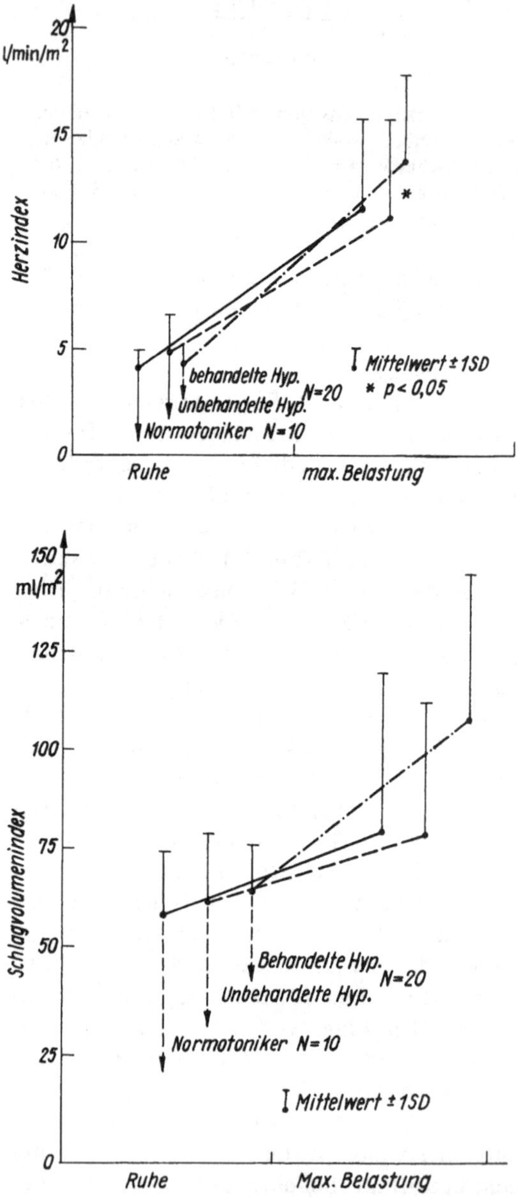

Abb. 40 a–b. Herzindex (a) und Schlagvolumenindex (b) ($\bar{x} \pm s$) in Ruhe und auf höchster Belastungsstufe; Leg. s. Abb. 39

hochsignifikant, Herzminutenvolumen und Herzfrequenz wurden in Ruhe ebenfalls signifikant gesenkt:

HMV vor Therapie 9,4 ± 2,7 l; unter Therapie 8,9 ± 1,9 l/min; HF vor Therapie 84,4 ± 9,8 min^{-1}; unter Therapie 69,1 ± 13,0 min^{-1}. Dagegen resultierte in Ruhe ein geringer Schlagvolumenanstieg. Unter Belastung bleibt der Anstieg der volumetrischen Größen unbeeinflußt. An fünf Einzelbeispielen soll gezeigt werden (Abb. 41), daß die Druck-Fluß-Beziehung durch die medikamentöse Blutdrucksenkung in Richtung Verminderung des Sauerstoffverbrauchs herabgesetzt wird, die Anstiegsrelation — Herzminutenvolumen: Blutdruck — jedoch ähnlich wie vor Therapie ist.

Unter *Propranolol-(Obsidan®) Monotherapie* wurden ebenfalls HMV und Herzfrequenz signifikant gesenkt (Abb. 42). Das SV blieb konstant. Der periphere Widerstand stieg in der Mehrzahl der Fälle an.

Unter *Dihydralazin-(Depressan®) Monotherapie* waren HMV, SV und Herzfrequenz nichtsignifikant erhöht, wobei jedoch ein Trend zum Anstieg des HMV ersichtlich war. Der periphere Widerstand wurde in der Mehrzahl der Fälle gesenkt.

In einer Therapiestudie an 13 Hypertonikern (vgl. Kap. 5.4., S. 118 und Abb. 87) konnten wir zeigen, daß unter Gabe von Propranolol-Diisopropylamin das HMV absinkt, während es durch die anderen Therapieformen unbeeinflußt bleibt (Abb. 43). Auf den Belastungsstufen 50 Watt und 100 Watt waren jedoch die HMV-Werte vor und unter den verschiedenen Therapieformen nichtsignifikant unterschiedlich.

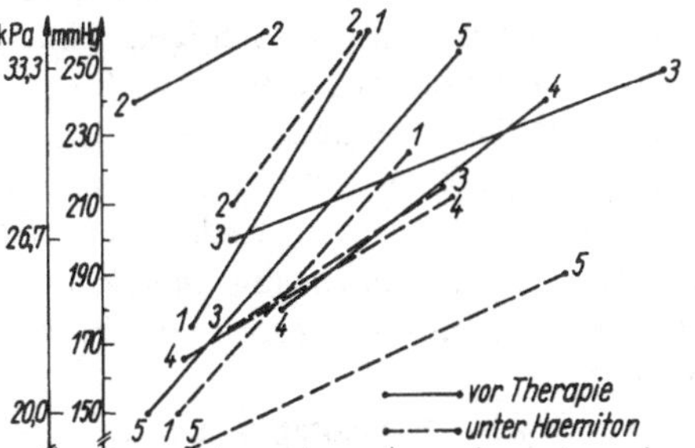

Abb. 41. Druck-Fluß-Beziehungen in Ruhe und auf höchster Belastungsstufe (n = 5) vor und unter Haemiton-Therapie (5 Männer WHO-Stadium II)

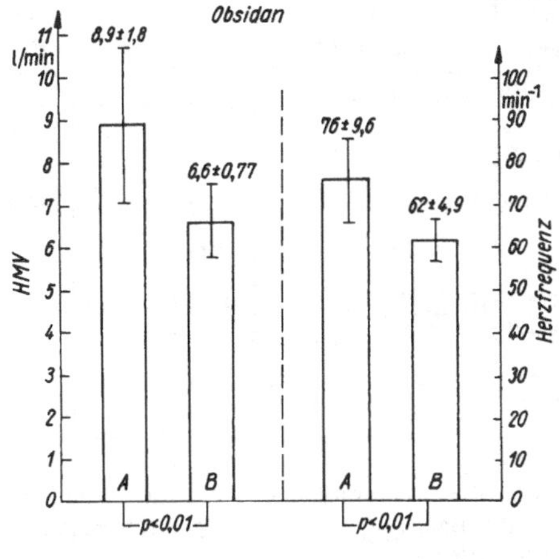

Abb. 42 a – b. Herzminutenvolumen (HMV) und Herzfrequenz vor (a) und unter (b) Obsidan-Monotherapie (n = 24, 13 Männer, 11 Frauen — WHO-Stadium II) Therapiedauer 5 Wochen, Obsidan-Dosis: 200—240 mg (nach Untersuchungen von MOHNIKE, W. et al., 1978, Literatur s. S. 74)

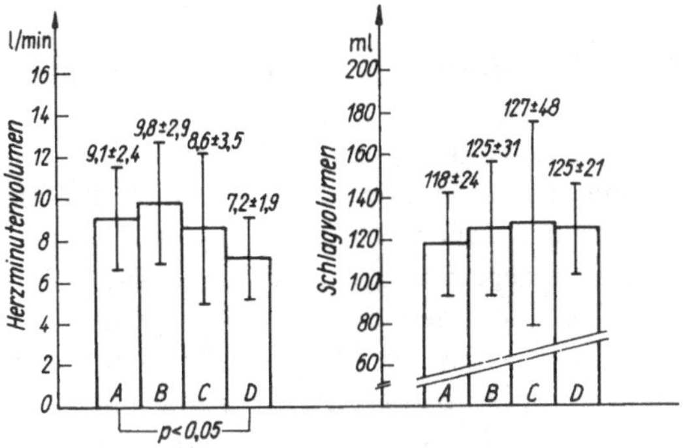

Abb. 43. Herzminutenvolumen und Schlagvolumen ($\bar{x}$ ± s) vor Therapie (A), unter Therapie mit Diisopropylamin (B), Propranolol-Dihydralazin (C), Propranolol-Diisopropylamin (D).
Anmerkung: Blutvolumen: A — 5,6 ± 0,9 l; B — 6,3 ± 0,9 l; C — 5,9 ± 1,5 l; D — 6,0 ± 0,8 l.

Die hämodynamischen Veränderungen in Ruhe und unter dynamischer Belastung während definierter Pharmakagabe sind Grundlage für eine effektive und nebenwirkungsarme hämodynamische Differentialtherapie. Die in Abbildung 44 dargestellten Ergebnisse resultieren aus Untersuchungen von LINSS et al. (1978), MOHNIKE et al. (1977 a, 1977b), MOHNIKE (1980), SCHMIDT et al. (1977a, 1977b), SCHMIDT (1980) und SIEWERT et al. (1977).

Medikament chem. Kurzbez.	HMV R	HMV B[1]	HF R	HF B	SV R	SV B	W R	W B	HWZ	A	Orthostase
Propranolol	↓	(↓)	↓	↓	→	→	→↑→		↑	→	–
Diisopropylamin	→	→	→	→	→	→	↓	↓	→	↑	+
Dihydralazin	↑	(↑)	(↑)	(↑)	→	→	(↓)	↓	↑	↓	(+)
Clonidin	↓	(↓)	↓	↓	→	→	→(↑)	↓	↑	↓	(+)
Propranolol + Diisopropylamin	(↓)	(↓)	(↓)	(↓)	→	→	↓	↓	↑	→	(+)
Propranolol + Dihydralazin	→	→	→	→	→	→	↓	↓	↑	→	–

Abb. 44. Verhalten hämodynamischer Merkmale in Ruhe und unter Belastung unter Therapie mit verschiedenen Antihypertensiva.
R — Ruhe; B — Belastung; HMV — Herzminutenvolumen; HF — Herzfrequenz; SV — Schlagvolumen; W — Widerstand; HWZ — Xenon-133-Halbwertszeit; A — funktionell wirksamer Gefäßquerschnitt; nach unten zeigender Pfeil — herabgesetzt bzw. verlängert; nach rechts zeigender Pfeil — unbeeinflußt; nach oben zeigender Pfeil — vergrößert bzw. verkürzt (HWZ).[1] Die Veränderungen unter Belastung sind relativ im Vergleich zu denen vor Therapie.

5.1.4. *Praktische Bedeutung der Ergebnisse*

Die hämodynamischen Veränderungen bei chronischer arterieller Hypertonie betreffen sowohl die volumetrischen Größen Herzminutenvolumen, Schlagvolumen und Blutvolumen als auch den systemischen peripheren Widerstand. Wie die Literaturübersicht zur Hämodynamik bei arterieller Hypertonie (s. Kap. 4., S. 32) und auch unsere Untersuchungen ergeben haben, lassen sich regelhafte hämodynamische Konstellationen in Abhängigkeit von Schweregrad und Ätiologie nicht erkennen.

In *Früh- und Vorstadien* der Hypertonie ist bei jugendlichen Patienten das HMV meist erhöht und der periphere Widerstand normal, in Relation zum HMV jedoch nach einzelnen Autoren schon zu hoch (Julius und Conway, 1968; Sannerstedt, 1969).

Im *Verlauf der Hypertonieperpetuierung* normalisiert sich das HMV oder sinkt sogar unter den Normalbereich ab, der Widerstand ist erhöht. Bei akzelerierten Formen wird das HMV oft vermindert, in einzelnen Fällen aber auch erhöht gefunden (Ibrahim et al., 1975).

So können wir in verschiedenen Hochdruckstadien und unabhängig von der Ätiologie normale, erhöhte oder erniedrigte Herzminutenvolumina finden.

Das Blutvolumen ist bei Hypertonie mit normaler und mäßig eingeschränkter Nierenfunktion (Kreatinin im Serum bis 600 mmol pro l) normal oder erniedrigt (Hansen, 1968; Ulrych et al., 1969; Vollmar et al., 1980; Linss et al., 1981). Es besteht keine eindeutige Beziehung zum Schweregrad der Hypertonie.

Die *Pumpfunktion* (Herzarbeit) ist bei Hypertonikern des Stadiums I **in Ruhe** und unter Belastung normal oder sogar gesteigert. So zeigen die Untersuchungen von Dreslinski et al. (1982), daß bei milder Hypertonie (ohne Linksherzhypertrophie) sowohl die äußere Herzarbeit als auch die Myokardmechanik im Vergleich zu Normotonikern signifikant gesteigert sind. Auch bei unkomplizierten Hypertonien späterer Stadien ist die Herzfunktion in Ruhe normal. Häufiger ist sie beim Stadium III und bei koinzidierender ischämischer Herzkrankheit oder bei gleichzeitig bestehenden Stoffwechselerkrankungen erniedrigt. Da weder für die Hämodynamik noch für die Pumpfunktion regelhafte stadienassoziierte Veränderungen feststellbar sind, erscheint es sinnvoll, Hypertoniker unabhängig vom Schweregrad nach hämodynamischen Regulationsformen zu gruppieren (vgl. Abb. 4, S. 18). Für die Beurteilung der Hämodynamik sind Ruheuntersuchungen ausreichend.

Aus dieser Betrachtungsweise läßt sich für die Praxis bereits eine *wichtige Schlußfolgerung* ableiten: Ziel muß es sein, durch die antihypertensive Therapie eine eukinetische Regulation anzustreben. Da bei der großen Anzahl behandlungsbedürftiger Hypertoniker die Differenzierung nach dem hämodynamischen Regulationsniveau exakt nur in wenigen Fällen möglich ist, sollte einerseits einfach meßbaren Merkmalen wie Herzfrequenz, Blutdruckamplitude und Liege-Steh-Blutdruck besondere Beachtung geschenkt werden, andererseits ist die Kenntnis der Beeinflussung der Hämodynamik durch Antihypertensiva von besonderer Bedeutung.

Unter **dynamischer Belastung** war in unseren Untersuchungen die prozentuale Zunahme des Blutdrucks bei Hypertonikern durchschnittlich die gleiche wie bei Normotonikern, die Absolutwerte auf jeder Belastungsstufe höher. Ähnliche Resultate wurden unter anderem auch von

Amery et al. (1967), Nechwatal et al. (1975) und Frille (1978) mitgeteilt.

Bei Borderline-Hypertonikern und Patienten mit hyperkinetischem Kreislauf fanden wir dagegen auch stärkere prozentuale Blutdruckanstiege als bei Normotonikern. Das trifft auch für die Herzfrequenz zu. Die hämodynamischen Größen zeigen bei nichtkongestiven Hypertonikern erst auf Belastungsstufen von über 100 Watt eine Tendenz in Richtung Herzinsuffizienz. Auf niedrigeren Belastungsstufen fanden wir sogar teilweise hyperkinetische Kreislaufverhältnisse. Wenn auch bereits aufgrund der erhöhten Ruheblutdruckwerte und den damit verbundenen veränderten myokardialen Arbeitsbedingungen der Sauerstoffverbrauch bei Hypertonie erhöht ist, so entspricht nach Untersuchungen von Nechwatal et al. (1975) die Beziehung zwischen Sauerstoffverbrauch und Herzzeitvolumen unter körperlicher Belastung im Mittel der von Normotonikern. Das bedeutet, daß der Hypertoniker zu einer adäquaten Steigerung des Herzminutenvolumens fähig ist.

Unter *antihypertensiver Therapie* wird die Leistungsfähigkeit des Hypertonikers signifikant verbessert. In eigenen Untersuchungen konnten wir unter Clonidin-Therapie einen Abfall des Ruhe-HMV nachweisen, der prozentuale Anstieg unter Belastung blieb jedoch unbeeinflußt. Nach Untersuchungen von Sannerstedt (1966) senken Saluretika den Blutdruck und das HMV in Ruhe und während Belastung. Das gleiche bewirken auch Beta-Rezeptorenblocker (Lund-Johansen, 1980). Unter Gabe von Alpha-Methyldopa wird das HMV nicht beeinflußt. Lund-Johansen (1974) fand unter Langzeitgabe von Prazosin, daß der prozentuale Anstieg des HMV, SV und der Herzfrequenz unter körperlicher Belastung größer war als vor der Therapie.

Die Ergebnisse aus unserem Arbeitskreis (vgl. Abb. 44) zeigen, daß Belastungsuntersuchungen mit gleichzeitiger Messung hämodynamischer Kriterien besonders für die umfassende Einschätzung von Medikamenten oder Medikamentenkombinationen von Bedeutung sind. Sie zeigen jedoch auch, daß für praktische Fragestellungen, die die Hämodynamik betreffen, Ruheuntersuchungen ausreichend sind. Dagegen ist es für die Bewertung der Herzfunktion nicht unwesentlich, volumetrische Größen und Druckwerte (A. pulmonalis) in Ruhe und unter Belastung zu messen. Ziel aller dieser Modelluntersuchungen ist es, die antihypertensive Langzeittherapie optimal zu gestalten und eine zusätzliche kardiale Therapie (Glykoside, koronarwirksame Pharmaka) rechtzeitig zu beginnen und effektiv zu führen.

5.1.5. Stellung der Szintigraphie in der Hypertoniediagnostik

H. Siewert

Während die Radionuklid-Angiographie (first-bolus-Technik) und die Radionuklid-Ventrikulographie (EKG-getriggerte Gleichverteilungsstudien) mit der Gammakamera, die neben der Darstellung der Herzbinnenräume (Herzbinnenraumszintigraphie) vor allem die Indikatordilutionskurve und das Herzphasenzyklogramm zur Berechnung der Volumenparameter der zentralen Hämodynamik liefern und bei der globalen Herzfunktionsbeurteilung mit leichten Einschränkungen durch die Einzelsonde ersetzt werden können, gibt es für die nichtinvasive Myokardperfusionsszintigraphie mit Thallium-201, die direkt Störungen in der Herzmuskeldurchblutung sichtbar macht, nur invasive Ersatzmethoden, wie die Xenon-133-Perfusion und die Partikelinjektion in die Koronararterien. Auf die szintigraphischen Methoden sollte immer dann zurückgegriffen werden, wenn die Hypertonie von einer ischämischen Herzkrankheit begleitet wird und neben der globalen auch eine regionale Herzfunktionsbeurteilung notwendig wird.

Nach Meinung vieler Untersucher (Borer et al., 1977; Burow et al., 1977; Pitt und Strauss, 1976; Strauss et al., 1971; Strauss und Pitt, 1978; Zaret et al., 1971; Bauer und Pabst, 1982) bestehen folgende *Indikationen für die Radionuklid-Ventrikulographie* (Herzbinnenraumszintigraphie), die sich mit unseren Erfahrungen beim Gammakameraeinsatz bei der Hypertonie decken:
Ruheuntersuchungen:

1. Restfunktion nach Myokardinfarkt
2. Funktion bei Herzinsuffizienz
3. Therapiekontrolle

Ruhe- und Belastungsuntersuchungen:

1. Präzisierung der Diagnose einer ischämischen Herzkrankheit
2. Hämodynamische Auswirkungen bereits bekannter Koronararterienstenosen
3. Leistungsreserve des linken Ventrikels
4. Verlaufskontrolle (vor und nach einer Therapie).

Wenn Funktionsstörungen mit der Herzbinnenraumszintigraphie gefunden werden, sind zur Diagnosefindung meist noch andere Untersuchungen notwendig, so zum Beispiel auch die nuklearmedizinische Myokardszintigraphie mit Tl-201.

5.1.5.1. Myokardszintigraphie

Die Myokardszintigraphie mit Thallium (Tl)-201 an der Gammakamera hat sich als empfindliche Methode zur Darstellung von myokardialen Ischämien und Infarkten erwiesen, wobei neben dem Nachweis der Erkrankung auch Aussagen zur Lokalisation und zur Ausdehnung der minderperfundierten Moykardbezirke möglich sind. Die Aufnahme des Tl-201 durch das Myokard hängt ab

1. von der intakten Myokardperfusion (Strauss et al., 1975; Wackers et al., 1976; McKillop et al., 1978; Nishiyama et al., 1976) und
2. von der funktionierenden Natrium-Kalium-Pumpe der Myokardzellen.

Ausgenutzt wird die Tatsache, daß sich Tl-201 im Stoffwechsel wie ein Kalium-Analogon verhält.

Entsprechend dem Prinzip von Sapirstein (1958) entspricht die initiale Verteilung von Tl-201 nach intravenöser Injektion exakt der regionalen Myokarddurchblutung zur Zeit der Injektion, obwohl die Verteilung, wie angegeben, von der direkten Myokarddurchblutung und vom Zellmetabolismus abhängt.

Defekte im Szintigramm entsprechen infarzierten Zonen, da nekrotisches Myokardgewebe kein Thallium aufnimmt, oder sie sind ischämischen Myokardbezirken mit ihrer Minderperfusion bei koronarer Herzkrankheit zuzuordnen.

Nach eigenen Erfahrungen und nach Angaben in der Literatur werden die besten diagnostischen Aussagen aus dem Myokardszintigramm nach Belastungsuntersuchungen möglich (zum Beispiel Ritchie et al., 1977; Chlup et al., 1980), denn durch Vergleich des Szintigramms unmittelbar nach Tl-Injektion unter maximaler Belastung mit einer nach 2—4 Stunden später durchgeführten Aufnahme können infolge der Redistribution infarziertes Gewebe oder Narben vom ischämischen Myokardareal infolge der Tl-201-Umverteilung getrennt werden.

Bei der Interpretation der Aufnahmen muß generell eine mögliche Inhomogenität der Tl-201-Aufnahme des normalen Myokards, speziell der Herzspitzenregion, in Rechnung gestellt werden (Cook et al., 1975; Hör et al., 1979). Die Beurteilung der Szintigramme wird erleichtert durch eine Backgroundsubtraktion und durch Kontrastanhebungsmaßnahmen (Siewert et al., 1981).

In den folgenden Abbildungen (Abb. 45 a—f) sind Szintigrammbeispiele für ein normales und für ein Ischämiezeichen aufweisendes Myokard in den von uns bevorzugten drei Aufnahmerichtungen (Ap, 30° LAO und 90° LAO) dargestellt. Wie den Abbildungen zu entnehmen ist, kann eine hinreichend genaue Aussage über die Durchblutungsverhältnisse im Myokard und über die Lokalisation von Schädigungen getroffen werden. Aussagen über exakte Myokarddicken und die allgemeine Morphologie sind damit aber nicht möglich. Eine Herzhypertrophie zum Beispiel ist allein aus dem Myokardszintigramm nicht sicher zu diagnostizieren.

Die Myokardszintigraphie mit Tl-201 ist in der Hypertoniediagnostik erst dann indiziert, wenn mit einer begleitenden ischämischen Herzkrankheit (IHK) gerechnet wird, die durch andere diagnostische Maßnahmen wie zum Beispiel das Belastungs-EKG nicht sicher nachweisbar ist bzw. wenn folgende Befundkonstellationen vorliegen:

— Pathologisches Belastungs-EKG, aber keine Angina pectoris
— Angina pectoris und normales Belastungs-EKG

— Verdacht auf IHK bei Erregungsleitungs- und Repolarisationsstörungen im Ruhe-EKG.

5.1.5.2. *Sequenzradiokardiographie und Herzwandbewegung*

Durch die Registrierung der rhythmischen Schwankungen des präkordialen Strahlungsfeldes als Funktionsszintigramm mit der Gammakamera mit Bildfolgen zwischen 10 und 100 ms gelingt es, den Herzbinnenraum und das Verhalten seiner Begrenzung, der Herzwand, mit der ersten Tracerpassage oder nach Indikatorgleichverteilung und Summierung von herzsynchronen Bildfolgen über 20—500 Herzaktionen zu beurteilen. Dabei wird von der Tatsache ausgegangen, daß bei der Herzbinnenraumszintigraphie das Strahlungsfeld in guter Näherung dem örtlich und zeitlich veränderten Ventrikelblutvolumen proportional ist (Breuel et al., 1979).

Bei der *ersten Tracerpassage* können Durchfluß und Verdünnung eines kompakten Aktivitätsbolus im zentralen Kreislauf mit hohen Impulsraten analysiert werden (Jones et al. 1978; Schad und Nickel, 1978; Dymond et al., 1979). Nach peripherer Injektion eines Bolus von 400 bis 800 MBq Technetium (Tc)-99m können über dem linken Ventrikel die Aktivitätsschwankungen von 5—10 Herzschlägen aus dem Szintigramm analysiert und phasengerecht addiert werden.

International üblich ist die EKG-getriggerte Herzbinnenraumszintigraphie *nach der Gleichverteilung* eines radioaktiven Indikators im Blut. Registriert und überlagert werden die Aktivitätsschwankungen entsprechend dem Herzzyklus von 20—500, in ungünstigen Fällen auch bis zu 1000 Herzaktionen in list- oder frame mode oder mit der sogenannten Hybridtechnik (einer Kopplung beider Aufnahmeverfahren) mit Einschränkung des Gesichtsfeldes der Gammakamera (Knopp, 1979). Die Auswahl möglichst äquidistanter Herzzyklen erfolgt durch Festlegung von Grenzen aus dem Herzfrequenzverteilungs- oder R-Zacken-Intervallhistogramm.

Durch kinematographische Darstellung der Sequenzszintigramme (der Szintigrammfolgen) in einer Endlosschleife ist eine erste quantitative Beurteilung der Herzmotilität möglich. Per „Film“ kann Bild für Bild analysiert werden; es ist auch möglich, die systolische und diastolische Kontur übereinander zu projizieren (Pretschner, 1980).

Die Diagnose einer Herzwandbewegungsstörung wird aber durch parametrische Darstellungsmethoden gerade in nicht sicheren Grenzfällen erleichtert. Zu diesen Grenzfällen gehört die arterielle Hypertonie, bei der im Regelfall sicher keine Herzwandbewegungsstörungen zu erwarten sind, sondern diese auf Hypertoniepatienten mit IHK-Beteiligung begrenzt sein dürften.

5.1.5.3. *Parameterszintigraphie*

Die EKG-phasenabhängige Motilität von ventrikulären Konturen kann aus dem Szintigramm zeilen- oder spaltenweise nach Art eines Kymogramms als parametrisches Bild dargestellt werden. (Itti et al., 1978). Dann kann mit großen Kamera-Rechner-Systemen so weit gegangen werden, daß aus der Zyklogrammanalyse pro Bildpunkt ein zusammengesetztes *Phasen- oder Amplitudenszintigramm* erstellt werden kann (Adam, 1980, 1981), das eine unmittelbare Funktionswiedergabe der betreffenden Herzareale und des Herzrandes durch farbliche oder entsprechende Grautonabstufung gestattet.

Beim Phasenszintigramm kann durch die unterschiedliche Markierung der Herzphasenanteile über das Herzphasenzyklogramm ein möglicher gestörter Erregungsablauf über das Herz beurteilt werden, während das Amplitudenszintigramm, das die Amplitudenhöhe der Herzteile entsprechend dem Zyklogramm wiedergibt, die Herzwandbewegungsbeurteilung erleichtert.

Zum Verständnis der Ausführungen sollen die Abbildungen 46a und 46b eines Phasen- und eines Amplitudenszintigramms dienen.

In Bezug auf die Diagnosefindung bei der Hypertonie gilt hier dieselbe Aussage wie unter den Punkten 5.1.5.1. und 5.1.5.2. Klinische Relevanz erlangen die direkten szintigraphischen Methoden in der Hypertoniediagnostik immer bei Patienten mit IHK-Beteiligung.

5.2. Periphere Mikrozirkulation

H. SIEWERT

Das vom elektrischen Stromkreis bisher bekannte OHM'sche Gesetz

$$I = \frac{U}{R}$$

(I = Strom; U = Potentialdifferenz; R = Widerstand)
läßt sich sinngemäß auf den menschlichen Blutkreislauf übertragen und bekommt die Formel

$$\text{Fluß} = \frac{\text{Potentialdifferenz}}{\text{Gefäßwiderstand}}.$$

Der Fluß ist dabei das Herzminutenvolumen (HMV), das vom Herzen durch die Aorta, die arteriellen Gefäße, die Arteriolen, die Kapillaren, die Venolen und die Venen wieder zum Herzen zurückgelangt (rechter Vorhof). Die Potentialdifferenz ist (p_1—p_2), die Differenz des mittleren Aortendruckes p_1 (um 100 mm Hg) und des Druckes im rechten Vorhof p_2 (ca. 0—3 mm Hg). Der Gefäßwiderstand wird im wesentlichen durch die Arteriolen bestimmt. Hinter den Arteriolen fällt der Druck deutlich.

Die Erkenntnis, daß der Widerstand in dên Blutgefäßen umgekehrt proportional zur Fläche und damit zum Radius der Gefäße und direkt proportional zur Gefäßlänge ist, geht auf POISEUILLE zurück. Wenn man die direkte Widerstandserhöhung durch die Viskosität berücksichtigt, folgt das bekannte HAGEN-POISEUILLE'sche Gesetz (BEIER und DÖRNER, 1960)

$$\text{Fluß} = \frac{\pi r^4 (p_1 - p_2)}{8 \eta l}$$

$$\text{Fluß} = \frac{p_1 - p_2}{8 \eta l / \pi r^4},$$

wo r der Radius und l die Länge der Gefäße, $(p_1 - p_2)$ die Druckdifferenz vor und hinter den Gefäßen und η die Viskosität des Blutes ist. Das Verhältnis $8\eta l : \pi r^4$ bestimmt dabei direkt den Gefäßwiderstand.

Bei Beachtung des gesamten Kreislaufs müssen in die letzte Gleichung folgende Größen eingesetzt werden: für den Fluß das Herzminutenvolumen (HMV), für die Potentialdifferenz der arterielle Mitteldruck (pm) und für den Gefäßwiderstand der totale periphere Widerstand (TpW).

$$\text{HMV} = \frac{\text{pm}}{\text{TpW}}$$

Da das HMV die Summe der Flüsse durch die einzelnen Organe (F_1, F_2, ..., F_n) ist, setzt sich der TpW aus der Parallelschaltung der Organwiderstände (pW_1, pW_2, ..., pW_n) zusammen und es folgt:

$$\text{HMV} = F_1 + F_2 + \ldots + F_n$$
$$= \frac{\text{pm}}{\text{pW}_1} + \frac{\text{pm}}{\text{pW}_2} + \ldots + \frac{\text{pm}}{\text{pW}_n} = \frac{\text{pm}}{\text{pW}}$$

Die wichtigsten Teilkreisläufe sind in Ruhe in der Reihenfolge ihres Anteils am HMV der Gastrointestinaltrakt, die Nieren, die Muskulatur, das Hirn, das Herz und die Haut. Da die Muskulatur etwa ein Drittel des Körpergewichts ausmacht, wird der Blutfluß hier den größten Partialwiderstand vorfinden, der bei Belastung im Gegensatz zu den Widerständen der anderen Organe, deren Perfusion sich nur unwesentlich ändert, deutlich vermindert wird. Da die verschiedenen Organkreisläufe in den totalen peripheren Widerstand (TPW) eingehen, wirkt sich der veränderte Widerstand in der Muskulatur bei Belastung aber nur abgeschwächt auf diesen Wert aus.

Eine Ursache dafür, daß gerade die Arteriolen zur Widerstandsregulierung prädestiniert sind, liegt darin, daß sie die muskelstärksten Gefäße des Kreislaufs in Relation zum Gefäßradius sind. Die pharmakologische Beeinflussung gerade dieses Systems hat deshalb große Auswirkungen auf den Blutdruck (MOHNIKE, 1979).

Das *kapazitive Gefäßsystem*, das etwa 85% der gesamten Blutmenge enthält, ist dagegen durch sehr dehnbare Gefäße und niedrige Druckwerte in horizontaler Körperlage gekennzeichnet. Bei Lageänderung in die vertikale Position versacken innerhalb von 10 bis 20 Sekunden aufgrund des hydrostatischen Druckes 200—600 ml Blut im Venensystem der unteren Extremitäten. Das Blut im kapazitiven Gefäßsystem muß im Stehen aktiv zum Herzen durch den Wandtonus und die Venenklappen zurücktransportiert werden. Antihypertensive Medikamente, die den Venentonus herabsetzen, führen deshalb zum sogenannten Orthostasesyndrom. Der Blutrückfluß, der im Liegen ausreichend garantiert ist, wird im Stehen durch die versackte Blutmenge fehlgeregelt. Infolge des im Liegen geringeren hydrostatischen Druckes kommt es hier zu einer entsprechend geringeren Beeinträchtigung der Blutrückführung zum Herzen. Das Ergebnis ist eine deutliche Blutdruckdifferenz vom Liegen zum Stehen. Die zusätzliche Bluteinlagerung in die unteren Extremitäten kann durch Markierung des Blutes mit radioaktiven Substanzen darüber hinaus direkt gemessen werden (SCHMIDT, 1980).

Da sich das HMV bei Patienten mit arterieller Hochdruckerkrankung nicht wesentlich von Normotonikern unterscheidet, muß eine der Ursachen für den erhöhten arteriellen Druck im Mißverhältnis zwischen der Pumparbeit des Herzens und dem Widerstand im Arteriolengebiet der peripheren Strombahn liegen. Die Xenon-133-Muskelclearance erlaubt nun eine direkte Muskeldurchblutungsmessung und damit Rückschlüsse auf das Arteriolenverhalten.

5.2.1. Xenon-133-Muskelclearance

5.2.1.1. Prinzip

Die Xenon-133-Muskeldurchblutungsmessung beruht auf der Auswaschung des radioaktiven Gases Xenon-133 (Gamma-Strahler, Strahlenenergie 81 keV, physikalische Halbwertszeit 5,27 Tage) aus der Muskulatur. Der Grundgedanke der Methode liegt in der Anwendung des FICK'schen Prinzips (KETY und SCHMIDT, 1948; LADEFOGED, 1964; LASSEN, 1967; ZIERLER 1961, 1965). Danach gilt für die Flußmessung durch ein Organ mittels Indikatorverdünnung

$$\frac{dQi}{dt} = F(Ca - Cv) \qquad (1)$$

(Q = Indikatormenge; F = Fluß; C = Indikatorkonzentration; a = arteriell; v = venös; i = im Gewebe)

Die Indikatormenge im Organ ist

$$Qi = Vi \cdot Ci \qquad (1a)$$

(V = Gewebevolumen)

Bei fallender Konzentration wird aus (1) durch Einsetzen von (1a)

$$\frac{d(Vi \cdot C_i)}{dt} = Vi\frac{dCi}{dt} = F(Ca - Cv), \qquad (2)$$

denn Vi ist das Verteilungsvolumen (Gewebevolumen), welches bei der Untersuchung als konstant anzusehen ist. Wenn die Injektion als Bolus ins Gewebe erfolgt, ist die arterielle Konzentration $Ca = 0$. Die Gleichung (2) vereinfacht sich unter dieser Annahme zu

$$Vi\frac{dCi}{dt} = -FCV \qquad (2a)$$

Im Gleichgewicht zwischen Indikatorkonzentration im Gewebe und im venösen Blut gilt weiter:

$$Ci = \lambda Cv$$

$$Cv = \frac{Ci}{\lambda} \qquad (2b)$$

mit λ als Verteilungskoeffizient Gewebe/Blut (Löslichkeitskoeffizient).
Aus Gleichung (2a) wird durch Einsetzen von (2b)

$$Vi\frac{dCi}{dt} = -F\frac{Ci}{\lambda} \qquad (2c)$$

und durch Umformung

$$\frac{dCi}{dt} = -\frac{FCi}{\lambda Vi} = KiCi \qquad (3a)$$

mit

$$Ki = \frac{F}{\lambda Vi} \qquad (3b)$$

Die Gleichung (3a) läßt sich umformen

$$\frac{dCi}{Ci} = -Kidt \qquad (3c)$$

und integrieren

$$Ci = Ci_0 \cdot e^{-Kit} \qquad (4)$$

Aus der Gleichung (4), die das Verhalten der Indikatorkonzentration im Gewebe beschreibt, folgt durch Multiplikation mit dem Verteilungsvolumen *Vi* eine Gleichung für das Verhalten der Indikatormenge:

$$CiVi = Ci_0 \cdot Vi \cdot e^{-Ki \cdot t}$$

$$Qi = Qi_0 \cdot e^{-Ki \cdot t} \qquad (5)$$

Das Verhalten der Indikatormenge im Gewebe wird über die Radioaktivität gemessen.

Da der Abfall der *e*-Funktion durch den Faktor *Ki* bestimmt wird, und *Ki* für die Größen *F*, *Vi* und λ entsprechend Gleichung (3b) steht, läuft die Flußmessung auf die Bestimmung dieser Größe hinaus. Für den Fluß *F* folgt also:

$$F = \lambda \cdot Ki \cdot Vi \qquad (6)$$

Die Methode der inerten Gase unter Verwendung von Xenon-133 zur Bestimmung der Muskeldurchblutung setzt voraus, daß keine Beteiligung dieses Gases am Stoffwechsel erfolgt, d. h. daß reine physikalisch zu beschreibende Diffusionsvorgänge des Indikators stattfinden. Die schnelle Diffusion in den und aus dem Muskel bedeutet, daß die Auswaschung durch das Blut allein von der Durchblutungsgröße abhängt.

Eine wesentliche Störgröße der Methode ist die Rezirkulation des Indikators und bei Einsatz von Xenon-133 seine Fettlöslichkeit. Beide Faktoren spielen bei der Muskeldurchblutungsmessung mit Xenon-133 nach Injektion von etwa 4 MBq Xenon-133 in 0,1 ml NaCl-Lösung in den Muskel eine untergeordnete Rolle und können vernachlässigt werden. Unter den physiologischen Bedingungen und den angewandten Konzentrationen erfolgt die Lösung des Xenon-133 in Körperflüssigkeiten und Geweben lediglich nach physikalischen Gesetzen.

Die Löslichkeit des Xenons in Wasser beträgt etwa 0,083 ml Gas/ml Wasser unter Standardbedingungen (OSTWALD'scher Löslichkeitskoeffizient) — (KITANI, 1972). Für Plasma ist die Löslichkeit nur geringfügig höher. Dagegen besteht eine lineare Zunahme der Löslichkeit im Hämoglobin bei Partialdrücken des Xenon-Gases zwischen 7 und 700 mm Hg. Die Hämatokritabhängigkeit von λ wird von ANDERSEN und LADEFOGED (1967) wie folgt angegeben:

$$\lambda = 0,7 \cdot \frac{1,69}{1,05 + 0,13 \cdot Hk} \qquad (7)$$

(*Hk* = Hämatokrit)

Da *Ki* in Gleichung (6) auch als Anstieg der *e*-Funktion anzusehen ist, folgt:

$$Ki = \frac{\ln 2}{T_{1/2}} \qquad (8)$$

($T_{1/2}$ = Halbwertszeit für die Abnahme des Xenon-Gases im Muskel auf den halben Ausgangswert)

Vi wird als konstantes Gewebevolumen zu 100 g Gewebe angesehen. Bei Berücksichtigung dieser Tatsache und der Gleichungen (7) und (8) wird aus Gleichung (6):

$$F = \frac{0,7 \cdot 1,69 \cdot 100 \cdot \ln 2}{1,05 + 0,13Hk} \cdot \frac{1}{T_{1/2}} \qquad (9)$$

Bei konstantem oder weitgehend konstantem Hämatokrit (*Hk*) ist der Fluß *F* das Produkt aus einer Konstanten und dem reziproken Wert der Halbwertszeit der abfallenden *e*-Funktion. Man kann also den Fluß ohne Informationsverlust durch die alleinige Angabe der Halbwertszeit ($T_{1/2}$ oder HWZ) ersetzen. Dabei muß lediglich beachtet werden, daß eine kleine HWZ einen großen Fluß und eine große HWZ einen kleinen Fluß beschreibt.

5.2.1.2. Methode

Die Registrierung der Xenon-133-Auswaschkurven erfolgt mit einem 2-kanaligen linearen Impulsdichtemesser auf zwei Kompensationsbandschreibern mit einer Schreibbreite von je 25 cm und einer Wagenauslenkzeit von 0,7 s bei einer Papiergeschwindigkeit von 2 cm pro min. Der Impulsdichtemesser muß mit einer Meßbereichserweiterung und einer Kompensationsmöglichkeit ausgestattet sein, damit auch bei variablen Aktivitäten in ein und demselben Meßbereich gearbeitet werden kann und nach jeder Indikatorinjektion ein Vollausschlag auf den Schreibern erreicht werden kann. Eine stufenweise Änderung des Meßbereiches um den Faktor 3, wie sie bei den üblichen Impulsdichtemessern zu finden ist, macht die Auswaschkurvenbeurteilung durch zu niedrige Kurven problematisch. Um die Diffusionsverhältnisse in den Muskeln nicht zu verändern, wird bei der Anwendung des Xenon-Gases in Lösungen immer darauf geachtet, daß eine konstante Flüssigkeitsmenge von 0,1 ml in die Wadenmuskeln injiziert wird. Eine dadurch mögliche variable Aktivität wird durch die Einstellung am Impulsdichtemesser ausgeglichen.

Bei der Untersuchung liegt der Patient auf einer Untersuchungsliege. Die Füße berühren dabei einen Federmechanismus, gegen den durch eine Wippbewegung definierte Arbeit geleistet werden kann (Abb. 47). Über jeder Extremität befindet sich ein abgeschirmter Szintillationsdetektor (Abstand zur Körperoberfläche etwa 0,5 cm), der von einem Doppelstativ getragen wird. Die Abschirmungen der Szintillationsdetektoren werden von je zwei elastischen seitlichen Abstandshalterungen über der Tibia fixiert. Als Kollimation hat sich die Kollimatorwirkung der Abschirmung nach einem Rückzug der Meßsonden von 6 cm bewährt. Eine Einstrahlung vom linken Bein in die rechte Meßanordnung und umgekehrt wird durch eine breitbeinige Patientenlage verhindert. Die Exspirationsluft der Patienten wird bei der Messung abgesaugt (minimale Saugleistung im offenen System 300 l/min).

Originalregistrierkurven über dem Unterschenkel eines Patienten in Ruhe und Belastung sind in der folgenden Abbildung zu sehen (Abb. 48). Die Auswertung der Kurven erfolgt zweckmäßigerweise durch Übertragung der Originalwerte auf halblogarithmisches Papier. Während die Halbwertszeit für die Ruhedurchblutung zwischen 15 und 30 Minuten liegt und keine Trennung zwischen normal und pathologisch erlaubt, ist eine Gruppentrennung unter definierter Wippbelastung möglich. Bei der Wippbelastung wippen beide Füße gleichzeitig mit einer Frequenz von 40—60 Wippbewegungen je Minute gegen einen definierten Federwiderstand. Fehlinjektionen sind bei Abwesenheit von Durchblutungsstörungen zu erkennen. Die Meßwerte sind gut reproduzierbar. Der *Halbwertszeit-Normbereich unter Belastung liegt zwischen 2,0 und 3,5 Minuten* (MOHNIKE, 1979), wobei nach eigenen Erfahrungen der untere Grenzwert auf 1,5 Minuten festgelegt werden müßte.

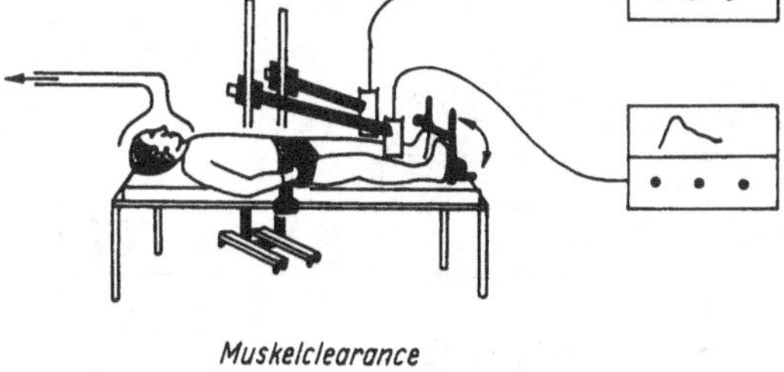

Abb. 47. Muskelclearance-Meßplatz

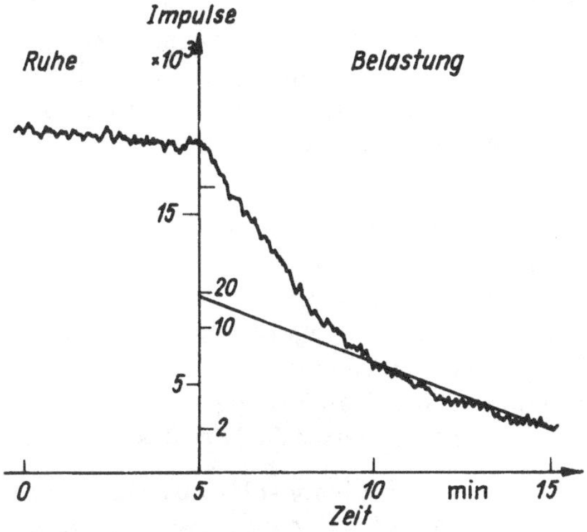

Abb. 48 a—b. Original-Xenon-133-Muskelclearance-Kurve in Ruhe und unter Belastung (a) und die Auswertung über die e-Funktionsdarstellung auf halblogarithmischem Papier (b)

5.2.1.3. *Mittlerer funktionell wirksamer Gefäßquerschnitt A*

Ausgehend von den unter 5.2. und 5.2.1.1. gemachten Ausführungen lag der Gedanke nahe, die aus dem FICK'schen Prinzip folgende Gleichung (6) für Organdurchblutungsmessungen mit Xenon-133

$$F = \lambda \cdot K \cdot V$$

(F = Fluß; λ = Löslichkeitskoeffizienz; K = Anstieg der e-Funktion; V = Meßvolumen = 100 g Gewebe)
und das den Blutkreislauf mit bestimmten Einschränkungen beschreibende HAGEN-POISEUILLE'sche Gesetz

$$F = \frac{\pi r^4 \cdot (p_1 - p_2)}{8\eta l}$$

(F = Fluß; r = Gefäßradius; p = Druck; η = Viskosität; l = Gefäßlänge) zu einer Größe, den *mittleren funktionell wirksamen Gefäßquerschnitt A* oder abgekürzt funktionellen Gefäßquerschnitt A zu vereinigen (SIEWERT, 1977). Das ist möglich, da der Geltungsbereich des HAGEN-POISSEUILLE'schen Gesetzes folgendes voraussetzt:

1. Inkompressible Flüssigkeit
2. Laminare Strömung
3. Stationäre Strömung
4. NEWTON'sche Flüssigkeit (η = konstant)
5. Benetzende Flüssigkeit
6. Keine äußere Kraftwirkung
7. r = konstant, starrer Gefäßradius

In Bezug auf die Xenon-133-Muskelclearance ist es nur bei 4. — NEWTON'sche Flüssigkeit (η = konstant) — und 7. — starrer Gefäßradius — leicht eingeschränkt. Da die Muskelclearancemessung im Liegen durchgeführt wird, ist die Forderung 6., keine äußere Kraftwirkung, voll erfüllt.

$$\lambda \cdot K \cdot V = \frac{\pi r^4 \cdot (p_1 - p_2)}{8 \eta l}$$

$$\pi r^2 = \sqrt{8\pi \cdot \lambda \cdot V \cdot \eta \cdot l \cdot \frac{K}{p_1 - p_2}}$$

$$A = \text{konstant} \cdot \sqrt{\frac{K}{p_1 - p_2}} \cdot 100$$

und da, wie vorn ausgeführt wurde,

$$K = \frac{\ln 2}{T_{1/2}} \text{ und } (p_1 - p_2) = pm$$

ist, folgt

$$A = \text{konstant} \cdot \sqrt{\frac{\ln 2}{T_{1/2} \cdot pm}} \cdot 100 \qquad (10)$$

Die Größen Löslichkeitskoeffizient λ, Viskosität η und Gefäßlänge l sind Konstante oder durch die Untersuchungsbedingungen als konstant anzusehen. Als Variable in der Gleichung (10) treten nur noch die Halbwertszeit der Muskelclearance $T_{1/2}$ und der arterielle Mitteldruck pm auf. pm wird dabei aus der Formel

$$pm = pd + (ps - pd) \cdot 0{,}42$$
pd = diast. BD
ps = syst. BD

berechnet (PETZSCHMANN, 1975). Mit dem funktionellen Gefäßquerschnitt A ist ein direkter Bezug auf die Gefäßsituation im untersuchten peripheren Muskelareal durch die Messung des arteriellen Mitteldruckes pm und die Bestimmung der Halbwertszeit $T_{1/2}$ möglich. Auswirkungen einer Therapie auf die periphere Strombahn werden durch die Zusammenhänge der beiden Meßwerte auf diese Weise deutlicher sichtbar.

5.2.1.4. Radioorthostasetest zur Untersuchung des kapazitiven Gefäßsystems

Um die direkten Volumenverschiebungen in den unteren Extremitäten bei Lagewechsel vom Liegen zum Stehen erfassen zu können, wird das Blut bei Patienten radioaktiv markiert (zum Beispiel mit dem an das Transferrin gebundene Indium-113 m). Der Patient liegt auf einem manuell zu bedienenden Kipptisch. Mit einem an dem Tisch befestigten Spezialstativ können mit Hilfe von zwei Szintillationsmeßsonden, die mit Impulsdichtemessern oder Schreibern oder mit Zählgeräten verbunden sind, die Impulsraten über den betreffenden Unterschenkelarealen des Patienten sowohl im Liegen als auch im Stehen gemessen werden (Abb. 49). Aus den Impulsratenänderungen bei Lagewechsel kann die relative Volumenverschiebung direkt auf einem Schreiber abgelesen und die Berechnung der beiden Blutfüllequotienten vorgenommen werden (FRIEDMAN et al., 1975; SCHMIDT et al., 1977; SCHMIDT, 1980):

1. Impulsrate der 1. Minute Stehen durch die Impulsrate von einer Minute Liegen vor der Untersuchung (Blutfüllequotient 1 — BFQ 1) und

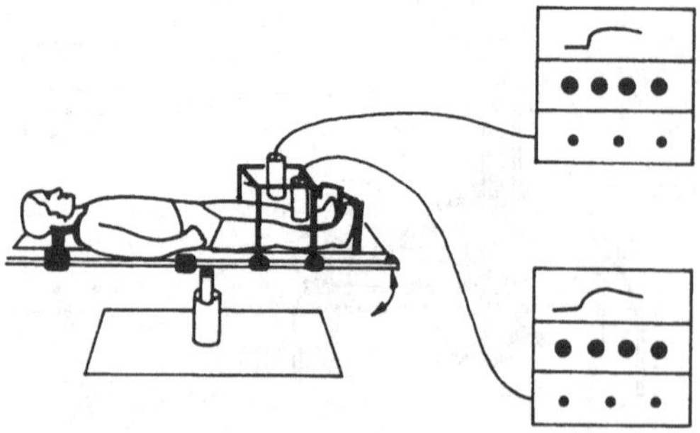

Abb. 49. Radioorthostasetest-Meßplatz

2. Impulsrate der 3. Minute Stehen durch die Impulsrate von einer Minute Liegen vor der Untersuchung (Blutfüllequotient 2 — BFQ 2)

Nach einem von SIEWERT (1980) angegebenen Verfahren läßt sich bei Kenntnis des Gesichtsfeldes der Meßsonden auch die absolute Volumenverschiebung und das absolute Blutvolumen der Unterschenkel im Meßbereich der Sonden im Liegen und im Stehen berechnen.

$$\mathrm{BBV} = \frac{I_2 \cdot MV}{I_1 \cdot MF}$$

(BBV = Beinblutvolumen; I_1 = Impulsrate der applizierten Aktivität; I_2 = Impulsrate über dem Bein im Wadenbereich; MV = Meßvolumen = 0,104 U — 1,70 für die untersuchte Meßanordnung; U = Beinumfang; MF = Modellfaktor = Impulsrate in einem Beinmodell nach Verdünnung auf das Blutvolumen der Patienten/Spritzenimpulsrate vor der Verdünnung)

Die ganze Messung reduziert sich bei Kenntnis des in Vorversuchen zu ermittelnden Modellfaktors MF auf das Messen des Beinumfanges U und der Impulsraten der zu applizierenden Aktivität und der Impulsraten über dem Bein.

Das *Blutvolumenverhalten im Unterschenkel* beim Übergang vom Liegen zum Stehen wird durch das Aktivitätsverhalten des Registrierbeispiels im unteren Teil der Abbildung 50 gut verfolgbar. Aus dem Kurvenverlauf ist erkennbar, daß der Blutvolumenanstieg nach kurzer Zeit (hier etwa 40 s) beendet ist und ein neues Blutfülleniveau erreicht wird. Schlüsse auf die *Sofortreaktion* des kapazitiven Gefäßsystems im Unterschenkel nach Lageänderung sind nur aus dem ersten Teil der Blutfüllekurve möglich. Um etwas über die auftretende Einstromgeschwindigkeit des Blutes in die untere Extremität bei und unmittelbar nach dem Lagewechsel aussagen zu können, hat sich die Differentiation der Originalkurve bewährt (SIEWERT, 1980) — (Abb. 50). Die differenzierte Kurve des Registrierbeispiels ist im oberen Teil der Abbildung dargestellt. Aus der Kurvenform ist zu erkennen, daß sofort nach der Einleitung des Kippvorganges eine von Null verschiedene Bluteinstromgeschwindigkeit auftritt. Der Zeitpunkt des Maximums der Einstromgeschwindigkeit fällt mit dem Abschluß des Kippvorganges zusammen (beide Feststellungen sind allgemein und nicht nur auf das vorliegende Beispiel bezogen). Zu diesem Zeitpunkt ist die Blutfüllekurve (Aktivitätskurve) noch in ihrem unteren Drittel. Die anschließende Reduktion des zusätzlichen Bluteinstromes folgt in erster Näherung einer Expotentialfunktion, die eine Bestimmung der Halbwertszeit (HWZ) der Reduktion der Bluteinstromgeschwindigkeit erlaubt. Das steady state der Blutfülle im Stehen tritt ein, wenn die zusätzliche Blutauffüllung abgeschlossen ist und Bluteinstrom und -abstrom einander entsprechen.

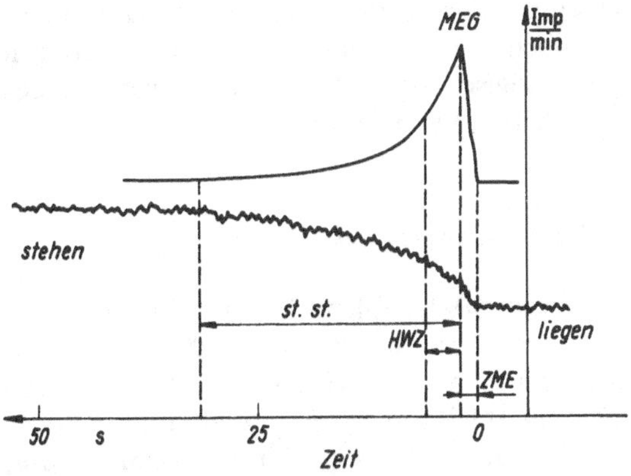

Abb. 50. Originalmeßkurve und ihre erste Ableitung beim Radioorthostasetest mit den wichtigsten Bestimmungsgrößen
MEG — maximale Einstromgeschwindigkeit; HWZ — Halbwertszeit; ZME — zusätzlicher maximaler Einstrom; st. st. — steady state der Blutfülle

5.2.2. *Ergebnisse bei arterieller Hypertonie*

Bei Patienten mit arterieller Hypertonie liegt ein Mißverhältnis zwischen kardialer Pumparbeit und dem Abstromwiderstand der peripheren Strombahn vor.

Nach NITSCHKOFF und BAUMANN (1968) und BAUMANN und GRAFF (1968) liegt in der Zunahme des arteriellen Tonus bereits in einem sehr frühen Stadium der wichtigste pathophysiologische Mechanismus der arteriellen Hypertonie. SANNERSTEDT et al. (1976) gehen davon aus, daß der scheinbar normale systemische Gefäßwiderstand der Hypertoniker mit dem Schweregrad I bereits zu hoch sei, da er in Relation zum erhöhten Herzminutenvolumen gesehen werden muß. Kreisläufe reagieren auf eine Erhöhung des Herzminutenvolumens, wie es unter Arbeitsbedingungen physiologisch ist, mit einer Herabsetzung des peripheren Widerstandes.

5.2.2.1. Schweregrad

MOHNIKE (1979) führte Untersuchungen über das Verhalten der Parameter der peripheren Mikrozirkulation — Halbwertszeit der Xenon-133-Muskelclearance $T_{1/2}$ und funktioneller Gefäßquerschnitt A — im Zusammenhang mit dem Lebensalter, der Hypertoniedauer und dem Stadium der Hypertonie bei 80 unbehandelten Hypertoniekern zwischen 17 und 65 Jahren der Stadien I—III und einer Hochdruckdauer von 1—12 Jahren durch. Der Mittelwert der Xenon-133-Auswaschhalbwertszeit $T_{1/2}$ lag mit 5 Minuten deutlich über dem Normbereich. Auch der funktionelle Gefäßquerschnitt A ist mit 3,3 · konstant (mm^2) gegen den Normbereich, der über 4,5 · konstant (mm^2) liegt, herabgesetzt. Ähnliche Werte werden auch von WINTERFELD et al. (1983) für unbehandelte Hypertoniepatienten Stadium I und II gefunden.

Die korrelativen Zusammenhänge zwischen Xenon-133-Halbwertszeit und Lebensalter bzw. Xenon-133-Halbwertszeit und Hochdruckdauer sind zwar mit einem Korrelationskoeffizienten von $r = 0,4$ für beide Beziehungen bei der vorliegenden Fallzahl von 80 Patienten hochsignifikant, lassen aber bei Betrachtung des Bestimmtheitsmaßes $B = r^2 \times 100\,\% = 16\,\%$ keine Aussage für den Einzelfall zu. Wie MOHNIKE durch die partielle Korrelation zeigen konnte, hat der Zusammenhang der Xenon-133-Halbwertszeit mit der Hochdruckdauer einen höheren Rang als mit dem Lebensalter. Die *Halbwertszeit verlängert sich mit der Dauer des Hochdrucks.*

Mit der Zunahme der Schwere der Hypertonie kommt es zu einer signifikanten Verlängerung der Xenon-133-Halbwertszeit und zu einer signifikanten Abnahme des funktionellen Gefäßquerschnittes A (SIEWERT et al., 1977; MOHNIKE, 1979) als Ausdruck einer verminderten Perfusion des arbeitenden Muskels. Die Xenon-133-Halbwertszeit, die bei Patienten mit essentieller Hypertonie im Stadium I im Gruppenmittel wenig über der oberen Normgrenze liegt, steigt bei Patienten im Stadium II auf etwa 5,5 Minuten und bei Patienten im Stadium III auf über 7 Minuten an, der funktionelle Gefäßquerschnitt A fällt dagegen von im Mittel 4,5 · konstant (mm^2) im Stadium I auf 3,0 · konstant (mm^2) im Stadium II und geht unter 2,0 · konstant (mm^2) im Stadium III.

SCHMIDT (1980) konnte bei denselben Patienten mit dem Radioorthostasetest zeigen, daß es mit der Zunahme der Hochdruckdauer als Ausdruck eines erhöhten Venentonus zu einem früheren Abschluß der zusätzlichen Blutauffüllung der Unterschenkelvenen im Stehen kommt und daß die zusätzlich eingelagerte Blutmenge mit der Hochdruckdauer abnimmt.

5.2.2.2. Unter antihypertensiver Pharmakotherapie

Da eine effektive Pharmakotherapie nur möglich ist, wenn das eingesetzte Medikament spezifisch blutdrucksenkend wirkt und nebenwirkungsarm ist, darf es unter dem Medikament zu keiner merklichen Beeinträchtigung der peripheren Mikrozirkulation kommen. Orthostatische Nebenwirkungen müssen weitgehend ausgeschlossen sein. Wir haben deshalb in den Jahren 1977 bis 1980 systematische Untersuchungen zur peripheren hämodynamischen Wirksamkeit wesentlicher antihypertensiver Stoffgruppen durchgeführt (MOHNIKE et al., 1977, 1978; MOHNIKE, 1979; SCHMIDT et al., 1977, 1978; SCHMIDT, 1980; SIEWERT et al., 1977, 1980) und folgende Ergebnisse erzielt:

1. Nach einer 5wöchigen stationären *Propranolol-Therapie* (Dosis 200—240 mg) von 24 Patienten (13 Männer, 11 Frauen) mit einer stabilen essentiellen Hypertonie Stadium II (WHO) wurde der mittlere arterielle Druck im Gruppenmittel von 143 $\pm$ 15 mm Hg (19,06 $\pm$ 1,99 kPa) auf 129 $\pm$ 19 mm Hg (17,2 $\pm$ 2,5 kPa) signifikant gesenkt, obwohl bei 11 Patienten kein nennenswerter Blutdruckabfall beobachtet wurde. Die Xenon-133-HWZ steigt dabei signifikant von 5,8 $\pm$ 2,5 min auf 10,3 $\pm$ 5,1 min an, während der funktionelle Gefäßquerschnitt A von 3,2 $\pm$ 0,8 · konstant (mm^2) auf 2,5 $\pm$ 0,9 · konstant (mm^2) signifikant abfällt. Diese eindeutige Verschlechterung der peripheren Mikrozirkulation ist

mit einer signifikanten Senkung des HMV von 8,9 ± 1,8 l/min auf 6,6 ± 0,8 l/min verbunden, die wahrscheinlich auf die geringere Herzfrequenz unter der Therapie bei konstantem Schlagvolumen zurückzuführen ist.

Der Radioorthostasetest bestätigt im wesentlichen die Reaktion des systolischen und diastolischen Blutdruckes auf Lageänderungen vom Liegen zum Stehen, die keine Änderung gegenüber dem Test vor der Therapie zeigt. Es zeigt sich, daß lediglich das steady state der Blutfülle unter der Propranolol-Behandlung signifikant später eintritt. Ähnliche Effekte der nichtgewollten Verschlechterung der peripheren Mikrozirkulation unter Propranolol werden auch von WALTHER et al. (1977) gefunden. Aufgrund der gefäßverengenden Wirkung des Propranolols in Monotherapie scheint auch bei guter Wirksamkeit der Pharmakotherapie eine Kombination mit einem primär vasodilatatorisch wirksamen Medikament sinnvoll zu sein.

2. 34 Patienten mit essentieller Hypertonie (Stadium I—III) — (20 Männer, 14 Frauen), Durchschnittsalter 38 Jahre, wurden über 4 Wochen stationär mit *Clonidin* (*Haemiton®*) mit einer Dosis zwischen 0,150 mg und 0,600 mg behandelt. Mit Ausnahme eines Patienten wurde bei allen Patienten eine deutliche systolische und diastolische Blutdrucksenkung beobachtet.

Die Xenon-133-HWZ stieg im Gruppenmittel signifikant von 4,3 ± 2,0 min auf 7,7 ± 2,3 min an, während der funktionelle Gefäßquerschnitt *A* signifikant von 3,8 ± 1,5 × konstant (mm^2) auf 2,2 ± 0,6 · konstant (mm^2) abfiel.

Das HMV wurde von 9,9 ± 1,8 l/min auf 7,7 ± 2,9 l/min gesenkt. Der totale periphere Widerstand stieg dagegen nur geringfügig von 1270 ± 339 mp · s · cm^{-5} (2,07 ± 0,55 kPa/l × min^{-1}) auf 1375 ± 371 mp · s · cm^{-5} (2,24 ± 0,60 kPa/l · min^{-1}). Eine signifikante Verringerung des funktionellen Gefäßquerschnittes *A* ergab sich nur für die Schweregrade I und II. Beim Schweregrad III waren die Querschnitte vor und unter der Therapie praktisch identisch. Die beobachtete Vasokonstriktion wird aber wegen des signifikant gesenkten HMV nicht blutdruckwirksam.

Der systolische und der diastolische Blutdruckabfall unter Clonidin im Stehen (Orthostase) hat offenbar keine Ursache im Verhalten des kapazitiven Gefäßsystems im Unterschenkelbereich. Die Clonidin-Behandlung zeigte keine Wirkung auf die Parameter des Orthostasetestes.

3. 31 Patienten mit essentieller Hypertonie (Stadium I und II) — (15 Männer, 16 Frauen), Durchschnittsalter 36,6 Jahre, wurden über 5 Wochen stationär mit *Diisopropylamin* (Disotat, Dosis 600—1200 mg) behandelt. Im Gruppenmittel kam es zu einer signifikanten Blutdrucksenkung.

Das HMV fiel nur leicht von 7,8 ± 2,2 l/min auf 7,0 ± 1,5 l/min.

Auf die Gruppenmittelwerte der Xenon-133-HWZ mit 6,2 ± 2,5 min und des funktionellen Gefäßquerschnittes *A* mit 3,0 ± 0,8 · konstant (mm^2) hatte die Diisopropylamin-Therapie keine sichtbaren Auswirkungen. Die Mittelwerte blieben praktisch unverändert. Erst die Trennung der Gruppe in 16 erfolgreich und 15 ineffektiv behandelte Patienten zeigte den Einfluß des Medikamentes auf die periphere Mikrozirkulation speziell beim Parameter „funktioneller Gefäßquerschnitt ‚*A*' (Abb. 51). Die Abbildung zeigt, daß es im wesentlichen nur dann zu einer Vergrößerung des funktionellen Gefäßquerschnittes *A* kommt, wenn der Blutdruck erfolgreich gesenkt wurde.

Diisopropylamin verursacht sowohl bei erfolgreich als auch bei ineffektiv behandelten Patienten eine orthostatische Dysregulation. Diese war aber nur bei erfolgreicher Behandlung mit einer Zunahme der Blutfülle im

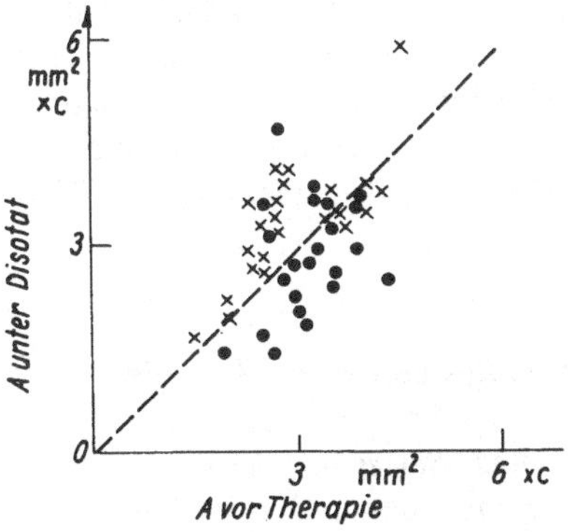

Abb. 51. Verhalten des funktionellen Gefäßquerschnittes A bei 16 effektiv (Kreuze) und 15 ineffektiv (Punkte) mit Diisopropylamin (Disotat®) behandelten Patienten mit essentieller Hypertonie Stadium I und II, Behandlungsdauer etwa 5 Wochen

Unterschenkelbereich (Orthostasetest) begleitet. Die Blutdrucksenkung wird primär durch die Senkung des peripheren Widerstandes verursacht.

4. 15 andere Patienten (8 Männer, 7 Frauen) wurden unter ähnlichen Bedingungen einer *Dihydralazin*-(Depressan®)-*Therapie* (Dosis 146,6 ± 8,7 mg) unterzogen. Sowohl der systolische als auch der diastolische Blutdruck konnte signifikant gesenkt werden.

Die Xenon-133-HWZ verlängerte sich signifikant von 5,9 ± 3,0 min auf 9,4 ± 4,4 min unter der Therapie. Der funktionelle Gefäßquerschnitt A verringerte sich signifikant von 3,1 ± 0,8 · konstant (mm^2) auf 2,6 ± 0,7 × konstant (mm^2). Ein signifikanter Einfluß der Therapie auf das Herzminutenvolumen und den totalen peripheren Widerstand war dagegen nicht nachweisbar.

Dieses etwas unverständliche Verhalten von Dihydralazin scheint mit einer Umverteilung in den einzelnen Kreislaufabschnitten zusammenzuhängen. Die von Gebhardt (1968) beschriebene Widerstandsabnahme in den Koronarien muß mit Ausnahme der Muskulatur und der Haut auch auf andere in den peripheren Widerstand eingehende Stromgebiete zutreffen und dadurch die Blutdrucksenkung verursachen.

Das kapazitive Gefäßsystem wird durch die Dihydralazin-Therapie nicht merklich beeinflußt. Der Orthostasetest bestätigt die beim Lagewechsel unverändert gefundenen Blutdruckwerte.

Die Wirkungen der vier Medikamentenbeispiele auf die periphere Mikrozirkulation zeigen, daß eine optimale Blutdrucksenkung unter Einschluß der gesamten Hämodynamik als Monotherapie nicht zu erreichen und deshalb der Kombinationstherapie in vielen Fällen der Vorzug zu geben ist.

5.2.2.3. *Unter physikalischer Therapie*

Die *Übungs- und Bewegungstherapie der essentiellen Hypertonie* hat in den letzten Jahren insbesondere bei den jugendlichen Patienten an Bedeutung gewonnen (Plaen und Detry, 1980; Strangfeld et al., 1982; Weidener und Mellerowicz, 1970). Es hat sich gezeigt, daß in den Frühformen der essentiellen Hypertonie auch die Hypertoniebehandlung in Form der regelmäßigen Saunabehandlung ins Auge gefaßt werden kann (Winterfeld et al., 1981, 1982, 1983). Verfolgt wird auch die Frage nach einer Kombination von medikamentöser und physikalischer Therapie, um eventuell die Medikamentengabe zu reduzieren.

Durch ein physikalisches Training oder eine regelmäßige Sauna-Hyperthermiebehandlung (zweimal wöchentlich) sind im peripheren Stromgebiet wesentliche Auswirkungen zu erwarten, die vor allem die Durchblutung der beübten Muskulatur betreffen.

Während das Interesse zahlreicher Untersucher auf die Zunahme der Muskelmasse und der Muskelkraft wie auf morphologische Veränderungen oder Umstellungen der Muskulatur gerichtet war (Caesar und Jeschke, 1970), liegen Ergebnisse über Veränderungen im peripheren Stromgebiet nach physikalischen Therapieserien nur vereinzelt vor (Siewert et al., 1982; Strangfeld et al., 1982; Winterfeld et al., 1981a, 1981b). Zur Klärung des blutdrucksenkenden Effektes durch physikalische Therapieformen wurden von uns in den vergangenen Jahren umfangreiche vergleichende Durchblutungsmessungen der peripheren Muskulatur mit der Xenon-133-Muskelclearance vorgenommen.

In Tabelle 8 ist eine Zusammenstellung der von Winterfeld, Siewert und Strangfeld gefundenen Untersuchungsergebnisse vor und nach 12wöchigen Konditionierungsserien von 119 medikamentös unbehandelten männlichen Patienten mit essentieller Hypertonie Stadium I und II (WHO) im Alter von 20—54 Jahren und einer mittleren Hochdruckdauer von 5 Jahren dargestellt.

Es zeigt sich, daß die signifikanten Blutdrucksenkungen bei den verschiedensten Übungsbehandlungen durch signifikante Verbesserung der *peripheren Hämodynamik* der arbeitenden Muskulatur (Verkürzung der Xenon-133-HWZ) infolge Weitstellung der peripheren Strombahn (signifikante Vergrößerung des funktionellen Gefäßquerschnittes A) bei praktisch unverändertem HMV hervorgerufen werden. Die periphere Mikrozirkulation normalisiert sich im Gruppenmittel. Der totale periphere Widerstand ist schon vor der Therapieserie weitgehend normal und wird deshalb nur unwesentlich beeinflußt.

Tabelle 8. **Verhalten von Blutdruck, peripherer und zentraler Hämodynamik vor (v) und nach (n) einer 12wöchigen Therapieserie**

Behandlungsart	n	systol. RR (mm Hg) $\bar{x} \pm s$	diastol. RR (mm Hg) $\bar{x} \pm s$	pm (mm Hg) $\bar{x} \pm s$	HWZ (min) $\bar{x} \pm s$	A ($c \cdot mm^2$) $\bar{x} \pm s$	TpW ($N \cdot m^{-5} \cdot s$) $\bar{x} \pm s$	HMV (l/min) $\bar{x} \pm s$
Sauna	v 30	158,8 ± 7,4	101,7 ± 7,9	125,8 ± 7,1	4,7 ± 2,4	3,48 ± 1,21	1148 ± 264	8,9 ± 1,7
2 × wöchentl.	n	140,6 ± 9,2	94,4 ± 7,9	114,3 ± 7,8	3,5 ± 1,8	4,24 ± 1,15	1071 ± 228	8,8 ± 1,6
Lauf	v 24	155,0 ± 9,2	101,7 ± 9,8	124,9 ± 8,8	4,3 ± 1,6	3,82 ± 0,72	1277 ± 379	7,8 ± 2,0
2 × wöchentl.	n	132,1 ± 11,2	86,3 ± 6,9	105,9 ± 7,8	2,7 ± 0,9	5,08 ± 0,89	1329 ± 332	7,0 ± 1,9
Schwimmen	v 18	157,2 ± 5,7	101,4 ± 8,2	125,7 ± 6,6	3,8 ± 1,7	4,12 ± 0,92	1192 ± 254	8,1 ± 1,9
2 × wöchentl.	n	137,2 ± 11,9	91,4 ± 7,2	111,8 ± 8,6	2,6 ± 1,4	5,32 ± 1,20	1137 ± 473	8,0 ± 2,1
Sauna/Lauf	v 27	161,7 ± 11,4	104,3 ± 10,4	129,1 ± 9,4	4,3 ± 1,7	3,74 ± 0,79	1398 ± 488	7,5 ± 1,8
1 × wöchentl.	n	143,5 ± 14,9	93,0 ± 9,5	114,9 ± 10,8	2,7 ± 0,9	4,84 ± 0,80	1346 ± 406	7,4 ± 1,9
Sauna/Schw.	v 20	155,8 ± 7,1	100,8 ± 9,4	124,7 ± 7,7	4,6 ± 2,3	3,85 ± 1,20	1121 ± 291	8,6 ± 2,2
1 × wöchentl.	n	135,1 ± 10,4	84,7 ± 7,2	106,4 ± 7,5	2,4 ± 0,9	5,51 ± 1,00	1253 ± 364	7,8 ± 2,8

Daß die physikalischen Therapieserien den Blutdruck primär durch weitgehende Normalisierung der peripheren Hämodynamik (Weitstellung der Arteriolen) senken, zeigen auch die Untersuchungen von WINTERFELD et al. (1983) bei fortlaufender Propranolol-Therapie oder Clonidin-Gabe.

Wie deutlich die periphere Hämodynamik auf ein verändertes Behandlungsregime anspricht, zeigen Untersuchungen von SIEWERT et al. (1982) an 8 Patienten mit essentieller Hypertonie (Stadium I und II nach WHO) im Alter von 43—56 Jahren, die unter fortlaufender nichteffektiver Propranolol-Therapie erst über 12 Wochen zwei Saunabesuche je Woche hatten und dann den Saunabesuch auf einmal wöchentlich reduzierten. Der unter der zweimal wöchentlichen Behandlung weitgehend normalisierte arterielle Mitteldruck steigt bei einem Saunabesuch pro Woche wieder signifikant an, ohne jedoch die Werte

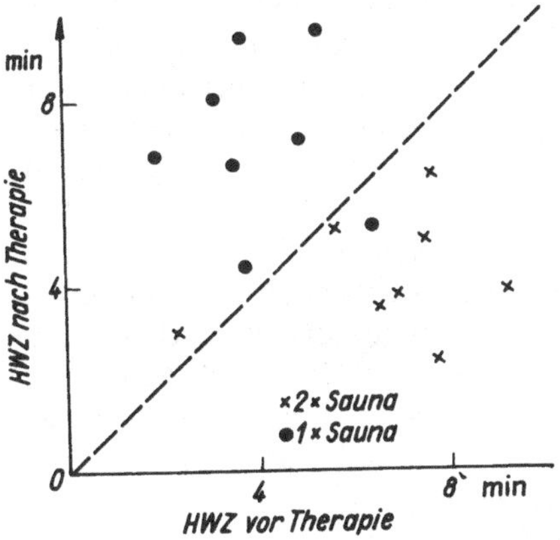

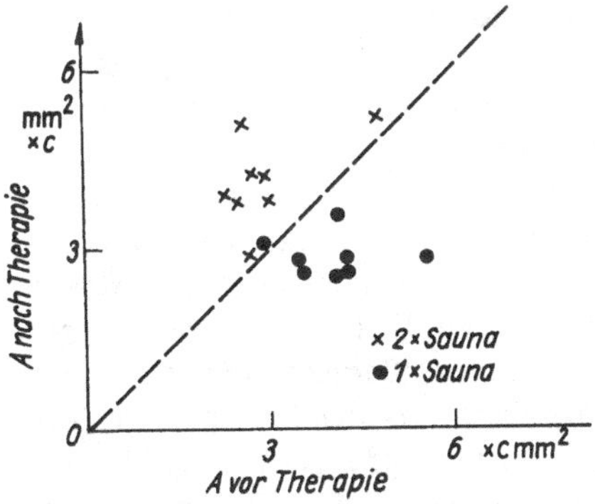

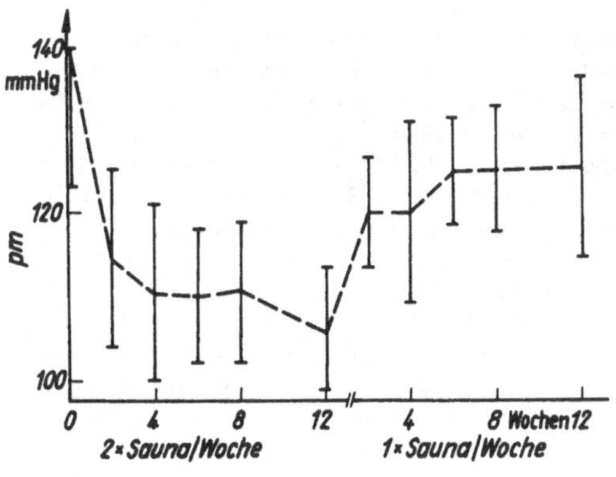

Abb. 52 a—c. Mittleres Blutdruckverhalten einer Gruppe von 8 Patienten mit essentieller Hypertonie Stadium I und II über einen 12wöchigen Behandlungszyklus von 2 Saunabesuchen/Woche und anschließendem 12wöchigem Zyklus von einem Saunabesuch/Woche (a) und das Verhalten der Halbwertszeit (b) sowie des funktionellen Gefäßquerschnittes A (c) bei den untersuchten Patienten über beide Behandlungszeiträume vor der Therapie zu erreichen (Abb. 52a). Die signifikant gesenkte Xenon-133-HWZ bei zweimal wöchentlichem Saunabesuch steigt bei einem Saunabesuch wieder signifikant an. Der durch den zweimaligen Saunabesuch pro Woche geweitete funktionelle Gefäßquerschnitt *A* wird bei einem Saunabesuch pro Woche wieder signifikant verkleinert (Abb. 52b und 52c).

5.2.2.4. *Praktische Bedeutung der Ergebnisse*

Wie die Ausführungen unter 5.2. zeigen, gestatten die Parameter der Xenon-133-Muskelclearance HWZ und funktioneller Gefäßquerschnitt *A* die direkte Messung der Beeinflussung der peripheren Hämodynamik durch die Mechanismen der Hochdruckkrankheit selbst wie auch der antihypertensiven Pharmakotherapie oder der physikalischen Therapieformen wie Saunahyperthermie oder Bewegungsbehandlung und Schwimmen zu beurteilen. Die Veränderung der peripheren Hämodynamik ist aber nur unter Arbeitsbedingungen durch Anwendung eines standardisierten Belastungsverfahrens beurteilbar. Die angeführten Untersuchungen von SIEWERT et al. (1977) und MOHNIKE (1979) an unbehandelten Patienten mit essentieller Hypertonie der Schweregrade I—III (WHO) zeigten, daß den peripheren Kreislaufveränderungen auf der Basis eines erhöhten Arteriolentonus eine nicht zu vernachlässigende Rolle in der Pathogenese der arteriellen Hypertonie auch schon in relativ frühen Stadien zukommt.

Der beobachtete unerwünschte gefäßverengende Effekt des Propranolols und des Clonidins bei monotherapeutischer Anwendung sollte bei der Optimierung der Hypertonietherapie durch Kombination mit einem peripher vasodilatatorischen Medikament (zum Beispiel Disotat) — (MOHNIKE, 1979) oder durch eine physikalische Therapie (vgl. Kap. 10. S. 189), aufgehoben werden.

Gerade durch die Einbeziehung des funktionellen Gefäßquerschnittes *A* als eines die periphere Hämodynamik beschreibenden Parameters ist es möglich, eine erweiterte Aussage über den peripheren Wirkungsmechanismus blutdrucksenkender Medikamente zu erzielen.

Erst durch die *Beurteilung der peripheren Hämodynamik* der arbeitenden Muskulatur mit Xenon-133-Muskelclearance-HWZ und dem funktionellen Gefäßquerschnitt *A* gelang es, einen Beitrag zur Objektivierung der blutdrucksenkenden Wirkung einer physikalischen Übungsbehandlung oder der Saunahyperthermie zu leisten. Das trifft sowohl für unbehandelte als auch für medikamentös nicht effektiv vorbehandelte Patienten mit essentieller Hypertonie Stadium I und II zu (WINTERFELD et al., 1982, 1983; SIEWERT et al., 1982). Wie die Untersuchungen zeigen, kommt es bei den meisten Patienten mit effektiver Blutdrucksenkung unter der physikalischen Therapie zu einer verbesserten peripheren Mikrozirkulation bei wenig beeinflußter zentraler Hämodynamik. Der totale periphere Widerstand ist oft unverändert oder nur geringgradig erniedrigt.

Literatur

ADAM, W. E.: Evaluation of left ventricular function by gated blood pool scan. Non-invasive methods in cardiology. Proceedings of an international symposium, Dubrovnik, Jugoslavia, April 1980, pp. 160—164

ADAM, W. E., and F. BITTER: Advances in heart imaging. Medical Radionuclide Imaging 1980, Proceedings of an International Symposium on Medical Radionuclide Imaging, Heidelberg, 1—5 September 1980, Vol. II, 195—218

AMERY, A., ST. JULIUS, L. S. WHITLOCK, and J. CONWAY: Influence of hypertension on the hemodynamic response to exercise. Circulation **36** (1967), 231—237

ANDERSON, A. M., and J. LADEFOGED: Partition coefficient of Xe-133 between various tissues and blood in vivo. Scand. J. clin. and lab. Invest. **19** (1967), 72

AURISCH, R.: Der klinisch-pathophysiologische Informationsgehalt und methodische Probleme des zentralen Blutvolumens. Promotion B. Humboldt-Universität, Berlin 1984

BACHARACH, S. L., M. V. GREEN, J. S. BORER, J. E. HYDE, S. P. FARKAS, and G. S. JOHNSTON: Left ventricular peak ejection rate, filling rate, and ejection fraction — frame rate requirements at rest and exercise. J. Nucl. Med. **20** (1979), 189—193

BACHOUR, G., H. HOCHREIN, R. WOLF, O. A. BECK und H. P. HELWING: Hämodynamik des insuffizienten Herzens nach akutem Myokardinfarkt unter der Diurese mit Furosemid. Z. Kardiol. **63** (1974), 1077 bis 1086

BAUER, R. und H. W. PABST: Radionuklid-Angiographie und -Ventrikulographie — Methoden und Ergebnisse. Der Nuklearmediziner **5** (1982), 251—266

BAUER, R., E. SAUER, R. TRUCKENBRODT, H. LANGHAMMER, H. W. PABST, H. SEBENING, A. WIRTSFELD und H. BLÖMER: Die linksventrikuläre Herzfunktion in Ruhe und unter Ergometerbelastung. Herz **5** (1980), 159—167

BAUMANN, R. und CH. GRAFF: Die Vergesellschaftung des Frühstadiums der essentiellen Hypertonie mit latenten und asymptomatischen diabetischen Kohlehydrat-Stoffwechseldefekten, I. Teil. Dt. Gesundh.-Wesen **23** (1968), 1585—1593, 1633—1638

BEIER, W. und E. DÖRNER: Die Physik und ihre Anwendung in Medizin und Biologie. 3. Auflage, Leipzig 1960, S. 223—228

BLÖMER, H.: Die Bedeutung nuklearmedizinischer Verfahren aus der Sicht des Kardiologen. Der Nuklearmediziner **5** (1982), 215—228

BORER, J. S., S. L. BACHARACH, M. V. GREEN, K. U. KENT, S. E. EPSTEIN, and G. S. JOHNSTON: Real-time radionuclide cineangiography in the non-invasive evaluation of global and regional left ventricular function at rest and during exercise in patients with coronary artery disease. N. Engl. J. Med. **296** (1977), 839—844

BREUEL, H. P., P. FISCHER und R. KNOPP: Nuklearmedizinisch bestimmte Volumenkurven des linken Ventrikels. Untersuchungen zur zeitlichen Auflösung. Nucl. Med. **18** (1979), 172—176

BUROW, R. D., H. W. STRAUSS, R. SINGLETON, M. POND, T. REHN, I. K. BAILEY, L. G. GRIFFITH, E. NICOLOFF, and B. PITT: Analyses of left ventricular function from multiple gated acquisition cardiac blood pool imaging. Circulation **56** (1977), 1024—1028

CAESAR, K. und D. JESCHKE: Trainingseinflüsse auf die Kreislaufperipherie. Internist **11** (1970), 283—286

CHLUP, J.: Effect of the cardioselective beta-blocker Atenolol on 201-thallium szintigraphy in stress-induced myocardial ischemia. VIIIth European Congres of Cardiology, Paris 1980

COOK, D. J., I. BAILEY, H. W. STRAUSS, J. ROULEAU, H. N. WAGNER, and B. PITT: Thallium-201 for myocardial imaging: Appearance of the normal heart. J. Nucl. Med. **17** (1976), 583—589

CSERNAY, L., E. MATEJ, J. MESTER, L. PAVICS und M. RAJTAR: Analyse der Bewegungsstörungen der linken Herzkammer mittels Amplituden- und Phasenbildern im Supersegams. 20. Nuklearmedizinisches Symposium, Reinhardsbrunn 1983

DRESLINSKI, G. R., F. H. MESSERLI, F. G. DUNN, and E. D. FROHLICH: Early hypertension and cardiac work. Amer. J. Cardiol. **50** (1982), 149—151

DYMOND, D. S., P. H. JARRITT, K. E. BRITTON, and R. A. J. SPURELL: Detection of postinfarction left ventricular aneurysms by first pass radionuclide ventriculography using a multicristal gamma camera. Brit. Heart J. **41** (1979), 68—78

FRENZEL, R., D. STRANGFELD und I. REISINGER: Reproduzierbarkeit der EF an der Gamma-Kamera. 19. Nuklearmedizinisches Symposium, Reinhardsbrunn 1982

FRIEDMAN, B. H., M. E. SIEGEL, B. A. RHODES, and H. N. WAGNER jr.: Venous hemodynamics. Dynamic Studies with Radioisotopes in Medicine 1974, Proceedings of a Symposium, Knoxville, 15—19 July 1974, IAEA, Vienna 1975, Vol. II, pp. 105—113

FRILLE, J.: Zum Verhalten von Hämodynamik und Herzfunktion bei Patienten mit arterieller Hypertonie in Ruhe und unter ergometrischer Belastung sowie vor und unter antihypertensiver Therapie bei zusätzlicher Glykosidapplikation. Untersuchungen mittels nichtinvasiver Methoden. Promotion A, Humboldt-Universität, Berlin 1978

FÜRST, G., R. VOLLMAR, G. LINSS, E. DRESCHER und I. SCHÖPE: Untersuchungen zur Hämodynamik bei Normotonikern und Hypertonikern mittels quantitativer Radiographie. 1. Mitteilung: Methodik. Dt. Gesundh.-Wesen **35** (1980), 1973—1976

GEBHARDT, W. und H. REINDELL: Hämodynamischer Effekt einer kombinierten Therapie mit Digitalis und einem Beta-Rezeptorenblocker. Therapiewoche **18** (1968), 2151—2154

GREENBERG, H., E. M. DRYER, A. G. JAMESON, and B. H. PINKERNELL: Effects of nitroglycerin on the major determinants of myocardial oxygen consumption. Amer. J. Cardiol. **36** (1975), 426—432

GROCH, M. W., S. GOTTLIEB, S. M. MALLON, and A. MAILE jr.: A new dual-probe system for the rapid bed side assessment of left ventricular function. J. Nucl. Med. **17** (1976), 930—936

HALLAUER, W.: Zur Änderung der Gefäßreagibilität gegenüber Angiotensin durch Furosemid. Verh. dt. Gesellsch. inn. Med. **76** (1970), 948—950

HAMILTON, W. F., R. L. RILEY, A. M. ATTYAH, A. COURNAND, D. M. FOWELL, A. HIMMELSTEIN, R. P. NOBLE, J. W. REMINGTON, D. W. RICHARDS jr., N. C. WHEELER, and A. C. WITHAM: Comparison of the Fick and dye injection methods of measuring the cardiac output in man. Amer. J. Physiol. **153** (1948), 309

HANSEN, J.: Blood volume and exchangeable sodium in essential hypertension. Acta med. Scand. **184** (1968), 517—523

HARDARSON, T., and K. E. WRIGHT: Effect of sublingual nitroglycerin on cardiac performance in patients with coronary artery disease and non-dyskinetic left ventricular contraction. Brit. Heart J. **38** (1976), 1272—1277

HELFANT, R. H., M. V. HERMAN, and R. GORLIN: Abnormalities of left ventricular contraction induced by beta adrenergic blockade. Circulation **43** (1971), 641—647

HENZLOVA, M., J. FABIAN, J. PEREGRIN, and A. BELAN: Dynamic ventriculography in patients with ischemic heart disease. I. Influence of nitroglycerin on left ventricular function. Cor et Vasa **20** (1978), 161—168

HOFFMANN, G. und N. KLEINE: Eine neue Methode zur unblutigen Messung des Schlagvolumens am Menschen über viele Tage mit Hilfe von radioaktiven Isotopen. Verh. dt. Ges. Kreislaufforsch. **31** (1965), 93—96

HOLT, J. P.: Estimating of left ventricular enddiastolic volume (EDV) and endsystolic volume (ESV) in the dog. Amer. J. Physiol. **179** (1954), 645

HOLT, J. P.: Indicator dilution methods: Indicators, injection, sampling and mixing problems on measurements of ventricular volume. Amer. J. Cardiol. **18** (1966), 208–225

HÖR, G. und F. D. MAUL: Myokardszintigraphie. Der Nuklearmediziner **5** (1982), 229–249

HÖR, G., H. SEBENING, E. SAUER, J. DRESLER, L. LUTILSXY, C. WAGNER-MANSLOU, and I. BOFILIAS: Thallium-201-redistribution analysis in early and delayed myocardial szintigrams of patients with coronary heart disease (CHD). Europ. J. Nucl. Med. **4** (1979), 343–350

HUNDESHAGEN, H.: Radiokardiographie. Heidelberg 1970

IBRAHIM, M. M., R. C. TARAZI, H. P. DUSTAN, E. L. BRAVO, and R. W. GIFFORD jr.: Hyperkinetic heart in severe hypertension: A separate clinical hemodynamic endity. Amer. J. Cardiol. **35** (1975), 667–673

ITTI, R., J. MAUBLANT, and T. PLANIOL: Time-motion display of dynamic radio-isotopic cardiac blood pool images. Int. J. Nucl. Med. Biol. **5** (1978), 94–97

JONES, R. H., S. K. RERYCH, G. E. NEWMAN, P. M. SCHOLZ, R. HOWE, H. N. OLDHAM, J. K. GOODRICH, and D. C. SABISTON jr.: Noninvasive radionuclide procedures for diagnosis and management of myocardial ischemia. World J. Surg. **2** (1978), 811–828

JULIUS, ST., and J. CONWAY: Hemodynamic studies in patients with borderline blood pressure elevation. Circulation **38** (1968), 282–289

KETY, S. S., and C. F. SCHMIDT: The nitrous oxide method for the quantitative determination of cerebral blood flow in man: Theory, procedure and normal values. J. clin. Invest. **27** (1948), 476–483

KITANI, K.: Solubility coefficients of Krypton-85 and Xenon-133 in water, saline, lipids and blood. Scand. J. clin. and lab. Invest. **29** (1972), 167

KNOPP, R.: Datenverarbeitung in der klinischen Nuklearmedizin. Nucl. Med. **18** (1979), 160–166

KUIKKA, J.: Indium-113 m radiocardiographic measurements of cardiopulmonary parameters in healthy subjects and in cardiac patients. Academic Dissertation, Jyväskylä, May 1976, Finland

LADEFOGED, J.: The significance of circulation for the determination of intrarenal blood flow distribution with Krypton-85 and Xenon-133. Scand. J. clin. and lab. Invest. **16** (1964), 479

LASSEN, N. A.: On the theory of the local clearance method for measurement of blood flow including a discussion of its application to various tissues. Acta med. scand., Suppl. **472** (1967), 136

LINSS, G., D. STRANGFELD, R. VOLLMAR, W. MOHNIKE, J. SCHMIDT und H. SIEWERT: Die Hämodynamik der arteriellen Hypertonie. 1. Mitteilung: Pathophysiologische Grundlagen und Ergebnisse von Ruheuntersuchungen. Dt. Gesundh.-Wesen **36** (1981), 196–199

LINSS, G., R. VOLLMAR, D. STRANGFELD, J. FRILLE, W. MOHNIKE, J. SCHMIDT und H. SIEWERT: Die Hämodynamik der arteriellen Hypertonie. 2. Mitteilung: Das Verhalten hämodynamischer Kriterien unter körperlicher Belastung. Dt. Gesundh.-Wesen **36** (1981), 258–264

LÖSEL, E. und G. HOFFMANN: Gated blood pool-Untersuchungen mit der Einzelsonde – Klinische Aussagefähigkeit. Nucl. Med. **20** (1981), 169–173

LORI, M. und U. PRIEBE: Arbeitsumstellung und Leistungsfähigkeit des Herz-Kreislaufsystems bei Frühformen der arteriellen Hypertoniekrankheit. 1.–3. Mitteilung. Dt. Gesundh.-Wesen **30** (1975), 724–731, 1009–1014, 1208–1217

LUND-JOHANSEN, P.: Hemodynamic changes at rest and during exercise in long-term prazosin therapy of essential hypertension. Proc. Prazosin Symp. Geneva 1974, Excerpta med. Int. Symp. Ser. (1974), 45–52

LUND-JOHANSEN, P.: The effect of beta-blocker therapy on chronic hemodynamics. Primary Cardiology Supplement: Beta-blocker therapy in cardiovascular disease: An international review. 1980, 20–28

MASON, D. T.: The failing heart. Disease-a-month (DM) **23** (1977), 1–33

MCKILLUP, J. H., R. G. BESSENT, R. G. MURRAY, J. G. TURNER, A. TWEDDEL, and W. R. GREIG: A quantitative approach to the analysis of the normal thallium-201 myocardial image. Europ. J. Nucl. Med. **3** (1978), 223–225

MENA, I., V. OREN, L. R. BENNETT, and J. M. USZLER: First-pass radionuclide ventriculography performed with the Anger-camera at rest and during exercise: One thousand consecutive studies. Medical Radionuclide Imaging 1980, Proceedings of an International Symposium on Medical Radionuclide Imaging, Heidelberg, 1–5 September 1980, IAEA, Vienna 1981, Vol. 2, pp. 219 -229

MOHNIKE, W., H. SIEWERT, D. STRANGFELD, A. MOHNIKE, J. SCHMIDT, H. BONESS, G. LINSS und J. FRILLE: Bestimmung des summarischen Gefäßquerschnittes am arbeitenden Muskel unter oraler Therapie mit dem Hypotensivum Haemiton (Clonidin). Dt. Gesundh.-Wesen **32** (1977), 2369–2371

MOHNIKE, W., D. STRANGFELD, H. SIEWERT, J. SCHMIDT, J. FRILLE, G. LINSS und H. BRETSCHNEIDER: Untersuchungen zur zentralen und peripheren Hämodynamik bei Patienten mit stabiler Hypertonie unter oraler Therapie mit dem Hypotensivum Haemiton (Clonidin). Dt. Gesundh.-Wesen **32** (1977), 392–394

MOHNIKE, W., D. STRANGFELD, J. SCHMIDT, H. SIEWERT, H. BONESS, A. TUROWSKI und H. GORKA: Untersuchungen zum Verhalten peripherer und zentraler hämodynamischer Parameter vor und unter Behandlung mit dem nicht-selektiven Beta-Rezeptorenblocker Obsidan® Dt. Gesundh.-Wesen **33** (1978), 913–916

MOHNIKE, W.: Untersuchungen zur Leistungsfähigkeit der Xenon-133-Muskelclearancemethode bei Hypertonie, im therapiefreien Intervall und unter blutdrucksenkender Behandlung. Promotion B, Humboldt-Universität, Berlin 1980

MOND, H., D. HUNT, and G. SLOMAN: Hemodynamic effects of furosemide in patients suspected of having acute myocardial infarction. Brit. Heart J. **36** (1974), 44–53

NECHWATAL, W., E. KÖNIG, A. EVERSMANN und A. SALTNER: Untersuchungen zur Frage der Belastungsherzinsuffizienz bei Hypertonie. Z. Kardiol. **64** (1975), 375–385

NECHWATAL, W., E. KÖNIG, J. ISBARY und H. GREDING: Hämodynamische Interaktion von Propranolol und Digitalis bei Patienten mit Hypertonie. Z. Kardiol. **66** (1977a), 572–577

NECHWATAL, W., J. ISBARY, H. GREDING und E. KÖNIG: Die Wirkungen von Digitalis auf Beta-Blocker-induzierte hämodynamische Veränderungen bei Patienten mit Hypertonie. Verh. dt. Gesellsch. Kreislaufforsch. **43** (1977b), 221–222

NECHWATAL, W., H. HACKER, H. GREDING, J. ISBARY, E. KÖNIG und M. STRAUCH: Die Wirkung von Furosemid auf Beta-Blocker-induzierte hämodynamische Veränderungen bei Patienten mit arterieller Hypertonie. Z. Kardiol. **69** (1980a), 763 –770

NECHWATAL, W., H. SIGEL, F. BITTNER, W. GEFFERS, P. KRESS, W. E. ADAM und M. STAUCH: Die globale und regionale Funktion des linken Ventrikels bei koronarer Herzkrankheit nach Beta-Blockade und Furosemid. Dt. med. Wochenschr. **105** (1980b), 1687 –1693

NISHIYAMA, H., V. J. SODD, R. J. ADOLPH, E. L. SAENGER, J. T. LEWIS, and M. GABEL: Intercomparison of myocardial imaging agents: Thallium-201, Cs-129, Kalium-43 and Rb-81. J. Nucl. Med. **17** (1976), 880–889

NITSCHKOFF, ST. und R. BAUMANN: Die klinischen Schweregrade der arteriellen Hypertonie. Dt. Gesundh.-Wesen **23** (1968), 4–11, 49–55

OEFF, M., O. A. BECK und H. HOCHREIN: Einfluß von Digitalis auf die Pindolol-Wirkung bei Koronarkranken mit Belastungsherzinsuffizienz. Dt. med. Wochenschr. **104** (1979), 98–103

OEFF, M., H. U. LEHMANN, E. WITT und H. HOCHREIN: Die Behandlung des akuten Myokardinfarktes mit Beta-Rezeptorenblockern. I. Hämodynamische Effekte von Propranolol in Kombination mit Digitalis. Z. Kardiol. **70** (1981), 445 –449

O'ROURKE, R. A., V. S. BISHOP, P. A. KAT, and J. P. FERNANDEZ: Hemodynamic effects of nitroglycerin and amyl nitrite in the conscious dog. J. Pharmacol. exp. Ther. **177** (1971), 426 –432

PETZSCHMANN, S., K. H. GÜNTHER, P. K. H. SCHMIDT, G. LINSS, D. LUCAS und D. STRANGFELD: Arterielle Mitteldruckberechnung zur Bestimmung des peripheren Gesamtwiderstandes -- Kritik am Faktor a. Dt. Gesundh.-Wesen **30** (1975), 731 –734

PFISTERER, M. E.: Nuklearmedizinische Herzdiagnostik – Methodik, Diagnostik, Differentialdiagnose, Therapiekontrolle und Indikationen bei der koronaren Herzkrankheit. Springer-Verlag, Berlin – Heidelberg – New York 1982

PITT, B., and H. W. STRAUSS: Myocardial perfusion imaging and gated cardiac blood pool scanning: Clinical application. Amer. J. Cardiol. **38** (1976), 739 -746

PLAEN, DE, J. F., and J. M. DETRY: Hemodynamic effects of physical training in established arterial hypertension. Acta Cardiol. **35** (1980), 179 –188

PRETSCHNER, D. P.: Prinzipien parametrischer Darstellung der Herzfunktion in der Nuklearmedizin. Der Nuklearmediziner **3** (1980), 91 –106

RITCHIE, J. L., G. B. TROBAUGH, and G. W. HAMILTON: Myocardial imaging with thallium-201 at rest and during exercise: Comparison with coronary arteriography and resting and stress electrocardiography. Circulation **56** (1977), 66 –71

RITCHIE, J. L., S. G. SORENSEN, J. W. KENNEDY, and G. W. HAMILTON: Radionuclide angiography: Noninvasive assessment of hemodynamic changes after administration of nitroglycerin. Amer. J. Cardiol. **43** (1979), 278–284

ROSKAMM, H., H. WEIDEMANN, B. MEINECKE, J. PETERSEN und H. REINDELL: Die Diagnostik einer beginnenden Herzinsuffizienz mit Hilfe eines Einschwemmkatheterverfahrens. Z. Kreislaufforsch. **59** (1970), 119–138

SANNERSTEDT, R., G. SCHRÖDER, and L. WERKÖ: Hemodynamic analysis of some principles applied in the treatment of arterial hypertension. In: GROSS, F.: Antihypertensive therapy. Springer-Verlag, Heidelberg – New York 1966, p. 268

SANNERSTEDT, R.: Hemodynamic findings at rest and during exercise in mild arterial hypertension. Amer. J. med. Sci. **258** (1969), 70–79

SANNERSTEDT, R., R. SIVERTSON, and Y. LUNDGREN: Hemodynamic studies in young men with mild blood pressure elevation. Acta med. Scand. **602** (1976), 61

SAPIRSTEIN, L. A.: Regional blood flow by fractional distribution of indicators. Amer. J. Physiol. **193** (1958), 161

SAUER, E. und H. SEBENING: Myokard- und Ventrikelszintigraphie. Mannheim 1980

SCHAD, M., and O. NICKEL: Radionuclide angiography of the heart in coronary heart disease: Where do we stand. Cardiovasc. Radiol. **1** (1978), 27–35

SCHENK, K. E., G. BIAMINO, E. R. VON LEITNER und R. SCHRÖDER: Wirkung von Nitroglyzerin, Furosemid und Ethacrynsäure auf die Hämodynamik in Ruhe und unter ergometrischer Belastung bei Patienten mit koronarer Herzerkrankung. Z. Kardiol. **65** (1976), 15–22

SCHMIDT, J., W. MOHNIKE, H. SIEWERT, D. STRANGFELD, G. LINSS, J. AUSTENAT und J. FRILLE: Das Orthostaseverhalten unter antihypertensiver Therapie unter Berücksichtigung der Volumenverschiebung in den unteren Extremitäten. Dt. Gesundh.-Wesen **32** (1977), 2376 –2378

SCHMIDT, J., D. STRANGFELD, W. MOHNIKE, H. SIEWERT, G. LINSS, J. AUSTENAT, J. SCHOLZE und I. KNUTH: Untersuchungen zur peripheren Gefäßregulation im Stehen unter Therapie mit dem Beta-Rezeptorenblocker Obsidan® (Propranolol). Dt. Gesundh.-Wesen **33** (1978), 974–977

SCHMIDT, J.: Untersuchungen zum Verhalten des kapazitiven Gefäßsystems im Unterschenkelbereich nach passivem Aufrichten vor und unter antihypertensiver Behandlung unter Zuhilfenahme der Plasmamarkierung mit Indium-113m. Promotion B, Humboldt-Universität, Berlin 1980

SHAH, R., M. M. BODENHEIMER, V. S. BANKA, and R. H. HELFANT: Nitroglycerin and ventricular performance differential effect in the presence of reversible and irreversible asynergy. Chest **70** (1976), 473

SIEWERT, H., D. STRANGFELD, K. BUCHALI, P. MÜLLER, H. BRETSCHNEIDER und H. J. CORRENS: Technische Ausrüstung zur Bestimmung der Austreibungsfraktion des Herzens. 14. Nuklearmedizinisches Symposium, Reinhardsbrunn 1977, Schriftenreihe: Wissenschaftliche Tagungen in der DDR, Isocommerz G.m.b.H. 1977, S. 130—134. Radiol. diagn. **19** (1978), 97

SIEWERT, H., W. MOHNIKE, D. STRANGFELD, A. MOHNIKE, H. GORKA, J. SCHMIDT und H. J. CORRENS: Die Ermittlung des mittleren funktionell wirksamen summarischen Gefäßquerschnittes bei der Xenon-133-Durchblutungsmessung bei Hypertoniepatienten Dt. Gesundh.-Wesen **32** (1977), 2366—2371

SIEWERT, H., D. STRANGFELD, B. HEUBLEIN, W. HUJER und H. BRETSCHNEIDER: Fehlermöglichkeiten bei der Bestimmung der Austreibungsfraktion des linken Ventrikels mit der Sondentechnik. 15. Nuklearmedizinisches Symposium, Reinhardsbrunn 1978, Schriftenreihe: Wissenschaftliche Tagungen in der DDR, Isocommerz G.m.b.H., 1978, S. 42—43

SIEWERT, H., D. STRANGFELD, R. A. PARSI, B. HEUBLEIN, A. BOCK, H. J. CORRENS, D. PECH, R. VOLLMAR und H. BRETSCHNEIDER: Der Einfluß der Untergrundkorrektur auf die Werte der Austreibungsfraktion des linken Ventrikels. 16. Nuklearmedizinisches Symposium, Reinhardsbrunn 1979

SIEWERT, H., H. RÖSELER, D. STRANGFELD, J. SCHMIDT und W. MOHNIKE: Ein Verfahren zur Blutvolumenbestimmung in Teilabschnitten der unteren Extremitäten. 17. Nuklearmedizinisches Symposium, Reinhardsbrunn 1980, Schriftenreihe: Wissenschaftliche Tagungen der DDR, Isocommerz G.m.b.H., S. 61—65

SIEWERT, H., D. STRANGFELD, H. J. CORRENS, and E. EICHHORST: Problems of myocardial szintigraphy with thallium-201. Medical Radionuclide Imaging 1980, Proceedings of an International Symposium on Medical Radionuclide Imaging, Heidelberg, 1—5 September 1980, IAEA, Vienna 1981, Vol. II, pp. 275—280

SIEWERT, H., D. STRANGFELD und H. J. WINTERFELD: Der Einfluß der Sondeneinstellung über dem Herzen bei der Radiokardiographie auf die Werte der Austreibungsfraktion. 18. Nuklearmedizinisches Symposium, Reinhardsbrunn 1981, Schriftenreihe: Wissenschaftliche Tagungen der DDR, Isocommerz G.m.b.H., S. 45—48, Radiobiol. **23** (1982), 449

SIEWERT, H., R. FRENZEL, D. STRANGFELD, I. REISINGER und A. BOCK: Fehler und Grenzen der Plateau-Background-Korrektur bei der Bestimmung der Austreibungsfraktion mit der Einzelsonde nach der Bolusinjektion — Modelluntersuchungen und theoretische Betrachtungen. 19. Nuklearmedizinisches Symposium, Reinhardsbrunn 1982

SIEWERT, H., H. J. WINTERFELD und D. STRANGFELD: Die Beurteilung der peripheren Hämodynamik mit der Xenon-133-Muskelclearance bei der Saunabehandlung der arteriellen essentiellen Hypertonie (Stadium I und II). Z. Physiother. **34** (1982), 321—326

SIEWERT, H., A. BOCK, D. STRANGFELD, R. AURISCH, H. BRETSCHNEIDER und H. J. CORRENS: Erfahrungen beim Einsatz des tischrechnergestützten 4-Kanal-Funktionsmeßplatzes von MKD in der Radiokardiographie. 20. Nuklearmedizinisches Symposium, Reinhardsbrunn 1983

SIEWERT, H., H. J. WINTERFELD, U. STRANGFELD, D. STRANGFELD, R. AURISCH und H. J. CORRENS: Beeinflußt eine regelmäßige Übungsbehandlung bei Hypertoniepatienten die Parameter des Zyklogramms? IV. Deutsch-Sowjet. Symposium „Arterielle Hypertonie“, In: Hypertonie — Fortschritte in Forschung und Klinik, Akademie d. Wissenschaften Berlin 1983, S. 154—155

SIEWERT, H., A. RITTER, D. STRANGFELD und P. DÜBEL: Die Plateau-Background-Korrektur bei der EF-Bestimmung mit der Einzelsonde nach Bolus-Injektion von Indium-113m in eine Armvene, die A. pulmonalis und den linken Ventrikel — Ein Vergleich der Ergebnisse untereinander und mit der Laevographie. 21. Nuklearmedizinisches Symposium, Reinhardsbrunn 1984

SLUTSKY, R., A. BATTLER, K. GERBER, D. GORDON, V. FROEHLICHER, J. KARLINER, and W. ASHBURN: Effect of nitrates on left ventricular size and function during exercise: Comparison of sublingual nitroglycerin and nitroglycerin paste. Amer. J. Cardiol. **45** (1980), 831—840

STEELE, P. P., D. VAN DYKE, J. ELLIS, R. TROW, H. ANGER, and H. DAVIES: Evaluation of central circulatory dynamics with the szintillation probe. Dynamic Studies with Radioisotopes in Medicine 1974, Proceedings of a Symposium, Knoxville, 15—19 July 1974, IAEA, Vienna 1975, Vol. II; pp. 219—227

STRANGFELD, D.: Die quantitative Radiokardiographie und ihre Anwendungsmöglichkeiten zur Feststellung hämodynamischer Veränderungen bei Patienten mit fortgeschrittener Niereninsuffizienz. Promotion B, Humboldt-Universität, Berlin 1970

STRANGFELD, D., H. J. WINTERFELD, H. SIEWERT, J. BELKNER und S. UTER: Störungen der Belastungsanpassung und ihre Beeinflussung durch kreislauftrainierende Maßnahmen bei jugendlichen Patienten mit essentieller Hypertonie. Med. und Sport **22** (1982), 66—68

STRANGFELD, D., H. J. WINTERFELD, H. SIEWERT und H. J. CORRENS: Versuch der Objektivierung der Wirkung einer regelmäßigen ausdauerbetonten Laufübung im Zusammenhang mit der Saunahyperthermie auf das Blutdruckverhalten und die periphere Hämodynamik bei der essentiellen Hypertonie (Stadium I und II). Dt. Gesundh.-Wesen **37** (1982), 687—689

STRAUSS, H. W., K. HARRISON, J. K. LAUGAN, E. LEBOWITZ, and B. PITT: Thallium-201 for myocardial imaging. Relation of Thallium-201 to regional myocardial perfusion. Circulation **51** (1975), 641—645

STRAUSS, H. W., and B. PITT: Evaluation of cardiac function and structure with radioactive tracer technique. Circulation **57** (1978), 645—654

STRAUSS, H. W., B. L. ZARET, P. J. HURLEY, T. K. NATARAJAN, and B. PITT: Szintigraphic method for measuring left ventricular ejection fraction in man without cardiac catheterization. Amer. J. Cardiol. **28** (1971), 575—580

TATTERSFIELD, A. E., M. W. MCNICOL, and R. W. SILLETT: Hemodynamic effects of intravenous furosemide in patients with myocardial infarction and left ventricular failure. Clin. Sci. and Mol. Med. **46** (1974), 253—264

ULRYCH, M., E. D. FROHLICH, R. C. TARAZI, H. P. DUSTAN, and I. H. PAGE: Cardiac output and distribution of blood volume in central and peripheral circulations in hypertensive and normotensive man. Brit. Heart J. **31** (1969), 570—574

ULRYCH, M., E. D. FROHLICH, H. P. DUSTAN, and I. H. PAGE: Immediate hemodynamic effects of beta-adrenergic blockade with propranolol in normotensive and hypertensive man. Circulation **37** (1968), 411 bis 416

VOLLMAR, R., G. LINSS, I. SCHÖPE, E. DRESCHER, G. FÜRST und W. ZIMMERMANN: Untersuchungen zur Hämodynamik bei Normotonikern und Hypertonikern mittels quantitativer Radiokardiographie. Dt. Gesundh.-Wesen **35** (1980), 2015—2021

WACKERS, F. J. TH., and R. B. J. DE JONG: Myocardial imaging with thallium-201. Medica mundi **21** (1976), 103—113

WAGENER, H. N., R. WAKE, E. NICKOLOFF, and T. K. NATARAJAN: The nuclear stethoscope: A simple device for generation of left ventricular volume curve. Amer. J. Cardiol. **38** (1976), 747—750

WALTER, J., ST. KIRCHNER, H. DÖLLE und A. DIETZ: Die Muskeldurchblutung unter Orciprenalinstimulation und Beta-Sympathikolyse mit Propranolol sowie Metoprolol. Herz/Kreislauf **9** (1977), 576

WEIDAUER, J., und M. MELLEROWICZ: Dosiertes Training bei hypertonen Regulationsstörungen. Internist **11** (1970), 287—289

WERKÖ, L.: Beta-Blocker in der Hypertonie: Vergangenheit, Gegenwart und Zukunft. Essentieller Hochdruck und seine Bedeutung. F. K. Schattenauer-Verlag, Stuttgart 1977

WINTERFELD, H. J., D. STRANGFELD, H. SIEWERT, M. ENGELMANN und B. WOLFF: Zur Bedeutung der kombinierten Bewegungstherapie für die Rehabilitation alternder Menschen mit arterieller essentieller Hypertonie. Z. Altersforsch. **36** (1981a), 129—131

WINTERFELD, H. J., D. STRANGFELD und H. SIEWERT: Erfahrungen mit der Schwimmtherapie in Kombinabination mit der Sauna-Hyperthermie bei der arteriellen Hypertonie. Dt. Gesundh.-Wesen **36** (1981b), 2145—2148

WINTERFELD, H. J., D. STRANGFELD und H. SIEWERT: Zum Verhalten von Blutdruck und peripherer Hämodynamik unter regelmäßiger Bewegungstherapie bei Patienten mit essentieller Hypertonie (Stadium I und II) unterschiedlicher Altersgruppen. Z. ges. inn. Med. **37** (1982a), 561—563

WINTERFELD, H. J., D. STRANGFELD und H. SIEWERT: Auswirkungen der Saunabehandlung auf den Verlauf der essentiellen Hypertonie (Stadium I und II). Z. Physiother. **34** (1982b), 35—40

WINTERFELD, H. J., R. W. BERNATECK, W. GROSSE, H. SIEWERT und D. STRANGFELD: Blutdruck und periphere Hämodynamik von Hypertonikern (Stadium I und II) bei unterschiedlicher Kurbehandlung. Dt. Gesundh.-Wesen **38** (1983a), 214—217

WINTERFELD, H. J., D. STRANGFELD und H. SIEWERT: Der Einfluß von Sauna- und Laufserien auf Blutdruck, periphere Mikrozirkulation und Leistungsverhalten bei essentieller Hypertonie. Z. ges. inn. Med. **38** (1983b), 494—497

WINTERFELD, H. J., H. SIEWERT, D. STRANGFELD und I. I. CELIWANOW: Schwimmtherapie bei älteren Patienten mit essentieller Hypertonie unter Behandlung mit Beta-Rezeptorenblockern. Z. ges. inn. Med. **38** (1983b), 441—444

ZARET, B. L., H. W. STRAUSS, P. J. HURLEY, T. K. NATARAJAN, and B. PITT: A non-invasive szintiphotographic method for detection regional ventricular dysfunction in man. N. Engl. J. Med. **284** (1971), 1165—1170

ZIERLER, K. L.: Theory of the use of arteriovenous concentration differences for measuring metabolism in steady and non-steady state. J. clin. Invest. **40** (1961), 2111

ZIERLER, K. L.: Equations for measuring blood flow by external monitoring of radioisotopes. Circ. Res. **16** (1965), 309

5.3. Echokardiographie

L. PAHL

Ein wesentlicher Wirkungsort der gestörten Druck-Fluß-Beziehungen bei der arteriellen Hypertonie ist das *Herz*. Die Untersuchung von Zeitpunkt, Art und Ausmaß der Veränderungen der Herzmorphologie und -dynamik sind deshalb von besonderem Interesse.

Auch wenn statistisch betrachtet der arterielle Bluthochdruck mit seiner hohen Inzidenz- und Morbiditätspotenz die häufigste Ursache der Druckbelastung der linken Kammer mit konsekutiver hypertensiver Herzhypertrophie, -dilatation und nachfolgender Herzinsuffizienz darstellt, kann nicht von einem einheitlichen Reaktionsmuster des Herzens auf die Druckbelastung bei arterieller Hypertonie gesprochen werden. Die Frage nach den bestimmten Faktoren, die im Ursachen-Wirkungsgefüge der arteriellen Hypertonie zu einer myokardialen und/oder koronaren Organmanifestation am Herzen führen, ist nach wie vor nicht befriedigend beantwortet.

Angesichts der multifaktoriellen Beteiligung des Herzens und der bekannt hohen Mortalität an kardialen Hochdruckfolgen ist die *Früherkennung hypertoniebedingter Herzveränderungen und ihre gezielte therapeutische Beeinflussung von besonderer klinischer Relevanz.* Myokardialer wie auch koronarer Faktor der kardialen Manifestation der arteriellen Hyper-

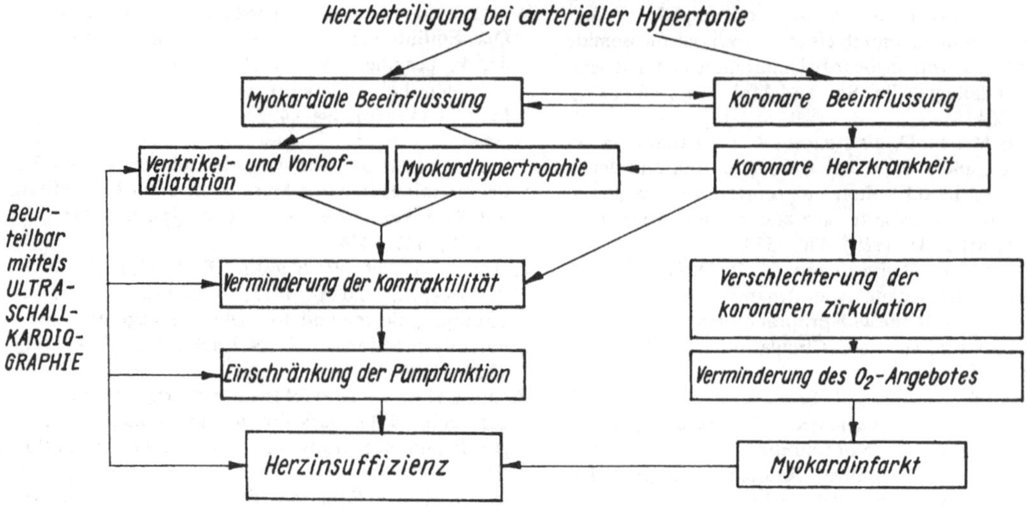

Abb. 53. Herzbeteiligung bei arterieller Hypertonie und ischämischer Herzkrankheit

tonie sind voneinander abzugrenzen (Abb. 53). Beide Einflußfaktoren können sich mit zeitlicher Verschiebung unabhängig voneinander entwickeln, involvieren sich aber bei längerdauernder und hochgradiger hypertensiver Herzbeteiligung wechselseitig in ihrer koronaren und ventrikelmechanischem Auswirkung (STRAUER, 1981; SCHEITLER, 1978).

Die zuverlässige Beurteilung einer beginnenden Myokardhypertrophie und die Kennzeichnung früher Veränderungen der Myokardmechanik und Pumpfunktion werfen das Problem der Wahl geeigneter Methoden und Parameter mit hoher Reliabilität auf. Der Durchführung invasiver Untersuchungen steht vielfach das Problem der ethischen Rechtfertigung solcher Verfahren und ihres Einsatzes aus diagnostischen Gründen bei Hypertonikern entgegen.

Innerhalb des großen Entwicklungstrends des verstärkten Einsatzes nichtinvasiver diagnostischer Verfahren steht heute mit der **Echokardiographie** eine auch für den Screening-Einsatz geeignete Methode zur Verfügung, die zuverlässige Möglichkeiten eröffnet, Aussagen zur Funktion des Herzens unter Vermeidung störender oder hinderlicher Faktoren mit Verfälschung der hämodynamischen Ausgangslage zu gewinnen.

Wesentliche Vorzüge dieser Methode sind:

- Fehlen jeglicher Risikos und der Alteration des Patienten
- Beliebige Wiederholbarkeit der Untersuchung
- Vergleichsweise geringer Aufwand
- Hohe Reliabilität und gute Reproduzierbarkeit der Ergebnisse im Vergleich zu anderen Verfahren (AUTENRIETH, 1975; FEIGENBAUM, 1978)

Ganz wesentlich ist bei der arteriellen Hypertonie die Aussage des Echokardiogramms über die *Wanddicke, Vorhof- und Ventrikelgröße.* Die Früherkennung und gezielte therapeutische Beeinflussung der Herzbeteiligung bei Hypertonie ist nicht eine Frage der Luxusdiagnostik ohne praktischen Wert, sondern für die Hochdruckdiagnostik eine essentielle Frage, wenn man daran denkt, daß bei unzureichender Hochdrucktherapie über 40% der Hypertoniker am myogenen Pumpversagen und ca. 36% infolge Koronarinsuffizienz, also an einer kardialen Ursache versterben.

5.3.1. Methodik

Reflektierter Ultraschall — als Impulsreflexionsverfahren beschrieben — gab dem oft gehegten Wunsch und der Vision den realen Hintergrund und Raum, auf unblutige und unbelastende Weise Einblick in Bau, Struktur und Funktion des Herzens zu erlangen. Diesen Zugriff machte das Verfahren der Echokardiographie (auch Ultraschallkardiographie) möglich, indem es die Kontur, Struktur und Kinematik des menschlichen Herzens für das Auge sichtbar werden ließ. Damit wurde eine Entwicklung eingeleitet, die eine ähnliche revolutionierende Rolle für die kardiologische Diagnostik besaß, wie einst in Analogie dazu die Entwicklung des Mikroskops für die Zelllehre. Inzwischen ist das Untersuchungsspektrum — basierend auf dem physikalischen Prinzip der Reflexion von Ultraschallwellen — schon breit gefächert und über eine einfache Untersuchungsmethode hinaus zu einer wesentlichen diagnostischen Disziplin geworden, die eine *Säule der nichtinvasiven Diagnostik* darstellt und gelegentlich sogar mit dem etwas überschwenglichen Begriff der „Echokardiologie" geziert wird.

Bei der Ultraschalluntersuchung des Herzens werden über einen Schallkopf Ultraschallimpulse ausgesandt, die bei ihrem Auftreffen auf im Schallstrahl liegende biologische Grenzflächen von diesen reflektiert und als rückkehrende Echos nach elektronischer Umformung darstellt werden. In Anlehnung an das in der Natur vorkommende Echoprinzip (Delphin, Fledermaus) wird es möglich, diese Grenzflächen zu lokalisieren und ihre Distanz von der Schallquelle durch Laufzeitmessung zu bestimmen. Die physikalischen Eigenschaften der Ultraschallwellen bedingen eine Reflexion an Grenzflächen von Medien unterschiedlicher Dichte.

Um es zu verdeutlichen: Ultraschall einer Frequenz von 2 MHz läßt zwei 1 mm voneinander entfernte Grenzflächen als getrennte Bildelemente zur Darstellung kommen. Die Fortleitung der Ultraschallwellen ist in Flüssigkeiten wie Blut sehr gut, in gasförmigen Medien wie zum Beispiel Lungengewebe schlecht bis unmöglich. Für die Darstellung des Herzens durch reflektierte Ultraschallimpulse bestehen prinzipiell folgende Möglichkeiten:

1. *A-Bild-Darstellung (A-Mode)*
   Hierbei wird die Echoamplitude als Funktion des Abstandes der Grenzfläche vom Schallkopf dargestellt. Die Amplitude ist der Intensität der Echos proportional.
2. *B-Bild-Darstellung (B-Mode)*
   Die senkrechte Betrachtung des amplitudenmodulierten Echospektrums läßt Lichtpunktfolgen entstehen, deren Helligkeit der Intensität der rückkommenden Echos proportional ist.
3. *M-Bild-Darstellung (time-motion-Verfahren)*
   Der Abstand der Grenzflächen wird als Funktion der Betrachtungszeit dargestellt (Bewegungszeitanalyse). Bewegte Grenzflächen erscheinen in einer charakteristischen Bewegungsfigur, „stationäre" Echos imponieren als gerade Linien.

Eine wesentliche Bereicherung und Aussageerweiterung hat die Echokardiographie durch die Einführung der *zweidimensionalen Technik* erfahren.

Als real-time-Verfahren werden große Teile des Herzens im allgemeinen mit der Sektor-Scan-Technik als bewegtes Flächenbild des Herzens abgebildet. Der Vorzug der besseren anatomischen Anschaulichkeit, der klareren topographischen Lagebeziehungen einzelner Herzanteile in den verschiedenen Schnittbildebenen ist mit dem Nachteil des niedrigeren zeitlichen und lateralen Auflösungsvermögens verbunden.

Der *kombinierte Einsatz von zwei- und eindimensionaler* Technik erhöht aber wesentlich die Sicherheit der eindimensionalen Messungen, wenn die Schnittebene unter Sichtkontrolle im Sektorbild so gelegt wird, daß der optimale Strahlengang ausgewählt wird.

Mit dem zweidimensionalen Echokardiogramm sind neue Projektionsebenen eingeführt worden, die eine Vielfalt wichtiger Informationen ermöglichen, die nur aus dem time-motion-Verfahren nicht zu erlangen waren und die auch in den Fällen zum Teil eine wichtige diagnostische Information erlauben, wo aufgrund eines fehlenden oder zu kleinen „Echofensters" mit eindimensionaler parasternaler Technik keine Aussage zu gewinnen war.

Beide Techniken ergänzen sich also und sind im Sinne einer morphologisch-funktionellen Analyse des Herzens einzusetzen.

Die *Aufzeichnung der Echoinformationen* kann mit einfacher Kameratechnik über Kleinbild- oder Polaroidfilm (nur einige Herzzyklen) mit Hardcopytechnik (fortlaufender Registrierung) oder über Röntgenfilm mit einer Multiformatkamera erfolgen.

Die echokardiographische Untersuchung erfolgt im allgemeinen am liegenden Patienten in Rücken- oder angedeuteter Linksseitenlage. Bei Verwendung der Einzelelementtechnik wird durch Aufsetzen des Schallkopfes in Höhe des 3.—5. ICR links parasternal und Neigen des Schallkopfes im Schwenk eine kontinuierliche Darstellung der Herzstrukturen zwischen Herzbasis und Herzspitze möglich. Betrachtet man die wichtigsten Schallpositionen, so ergeben sich in einem Scan bewegte Schnittbilder des Herzens, die aufeinanderfolgend die Aorta und den linken Vorhof, die Mitralklappenregion und die Ebenen des linken Ventrikels bis zur Herzspitze zur Darstellung bringen.

Wenn die *Standardempfehlungen der M-Mode-Echokardiographie* eingehalten werden (LANGE, Amerikanische Gesellschaft für Echokardiographie, 1979), sind mit dieser Methode gut reproduzierbare Meßgrößen zur Kennzeichnung der Morphologie und Funktion des linken Ventrikels zu gewinnen. Das betrifft die Messung der Wanddicke der linksventrikulären Hinterwand und des Septum interventriculare, der endsystolischen und enddiastolischen Ventrikeldurchmesser, der Geschwindigkeit der Kontraktionsbewegungen von linksventrikulärer Hinterwand und Septum und deren Formanalyse (Abb. 54). Bei Betrachtung der Vorbedingungen einer ungestörten Ventrikelgeometrie mit einem Längs-Querachsen-Verhältnis von 2:1, einer gleichförmigen Ventrikelkontraktion ohne Änderung der Achsenrelation ist die Nutzung eines geometrischen Modells (Rotationsellipsoid) statthaft, mit dessen Hilfe volumetrisch eine Reihe von Ventrikelfunktionsparametern rechnerisch abgeleitet werden können. Daraus sind auch Berechnungen der Ventrikelvolumina und der Myokardmasse möglich. Unter einer Vielzahl möglicher Volumenmodelle hat sich uns die Anwendung der Korrekturformel nach TEICHHOLZ (1976) empfohlen, weil sie am ehesten der etwas mehr globulären Form der linken Kammer Rechnung trägt und bei Vergleichsstudien mit der Angiokardiographie die beste Übereinstimmung zeigte.

Die auf diese Weise gewonnenen Parameter *Schlagvolumen* und *Herzzeitvolumen*, *Ejektionsfraktion*, *Verkürzungsfraktion* und *mittlere zirkumferentielle Faserverkürzungsgeschwindigkeit* sind sehr gut brauchbar für die Charakterisierung der Myokardmechanik und Pumpeigenschaften des Herzens und stimmen mit den analog ermittelten Meßwerten bei invasiven Herzuntersuchungen überein (KARLINER et al., 1971; YOUNOSSI, 1976; KRAYENBÜHL, 1982).

Die *Grenze der eindimensionalen Technik* für diesen Aussagebereich ist dort gezogen, wo nicht mehr von einer ungestörten Ventrikelgeometrie ausgegangen werden kann und regionale Funktionsstörungen der linken Kammer Bedeutung besitzen.

Deshalb liegt ein besonderer Wert im *real-time-2d-Echokardiogramm*, daß eine Darstellung des Herzens in einer Vielzahl Projektionsebenen erlaubt.

Für die Praxis haben sich als die geläufigsten die folgenden erwiesen:

1. Parasternale Projektion
   — Langachsendarstellung
   — Kurzachsendarstellung
2. Apikale Projektion
   — Vierkammerblick (lange Ventrikelachse)
   — Zweikammerblick (lange Ventrikelachse)
3. Subkostale Projektion
4. Suprasternale Projektion

Insbesondere die Darstellungen der Herzhöhlen und des Kammerseptums im sogenannten „*Vierkammerblick*“ sind eine großartige Möglichkeit, neben der Herzklappenkinetik eine qualifizierte Aussage über die Septummorphologie und -kinetik und über die Größenrelationen der Herzhöhlen zu treffen (Abb. 55).

Insbesondere die Nutzung des Vierkammerblicks und der Zweikammerdarstellung (Äquivalent zum RAO der Angiokardiographie) sowie der Längsachsendarstellung des linken Ventrikels in parasternaler Position (Äquivalent zum LAO im Angiokardiogramm) eignen sich, die regionale und globale Funktion der linken Kammer zu analysieren.

Soll die Beurteilung über eine subjektive Bewegungsanalyse hinausgehen, ist eine computerassistierte Auswertung der Bildinformation des zweidimensionalen Echokardiogramms erforderlich.

Man benötigt hierzu ein Interface, welches ein konfektioniertes Computersystem mit dem 2d-System oder dem zugeordneten Videorecorder koppelt.

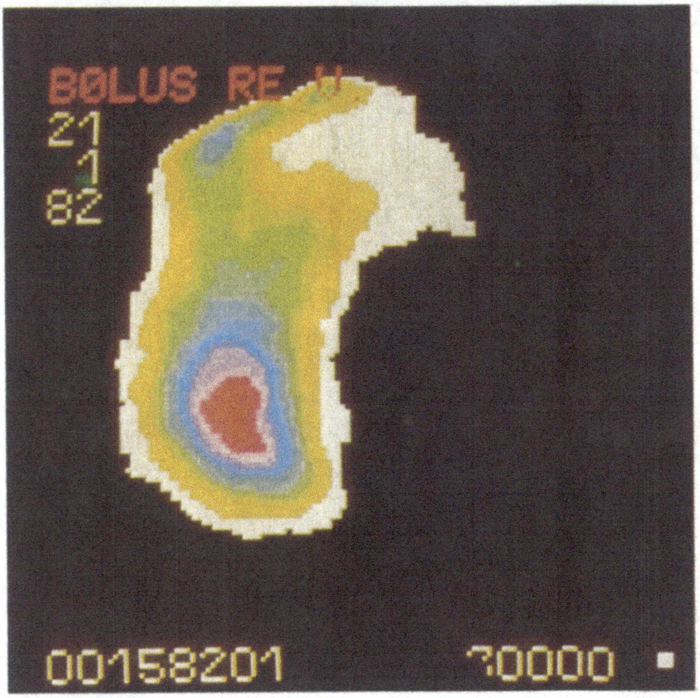
B0LUS RE V
21
1
82
00158201
30000

12 a

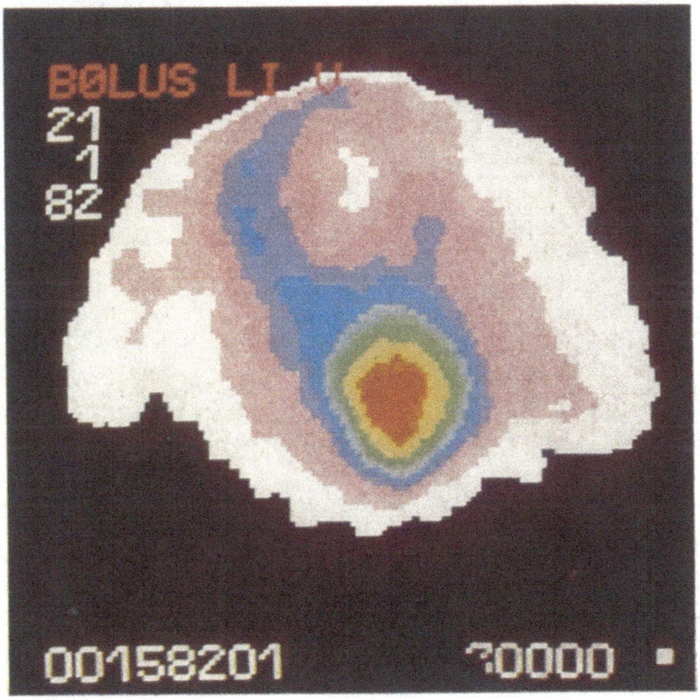
B0LUS LI V
21
1
82
00158201
30000

b

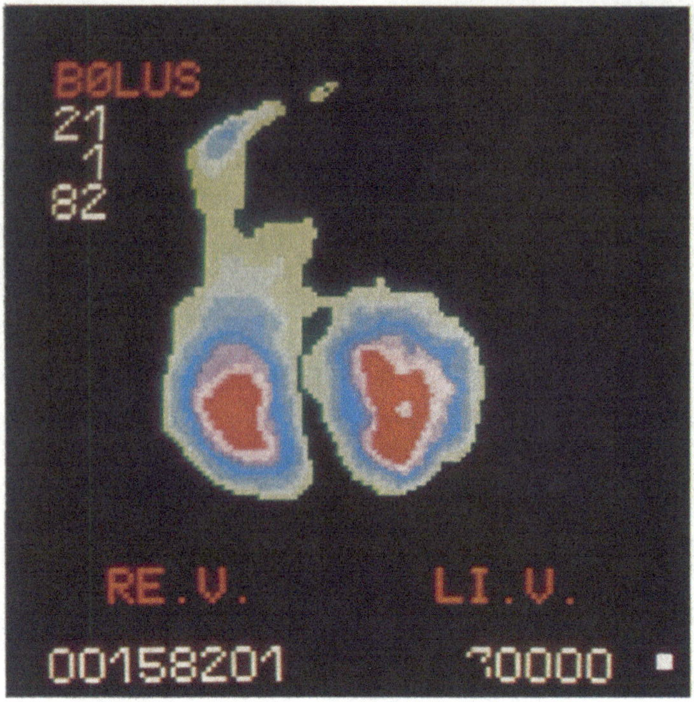

c

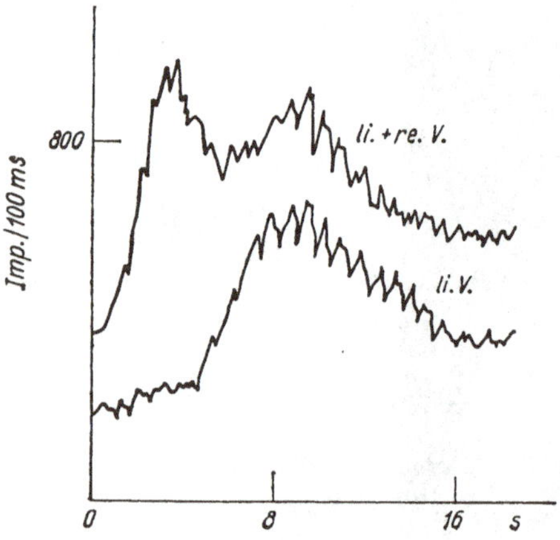

d

Abb. 12a–d. Gammakamera-Originalaufnahme einer Boluspassage mit 10 Bildern/s durch das rechte Herz (a), das linke Herz mit schwach erkennbarer Aorta (b), das gesamte Herz (c) und die Dilutionskurven aus den ROI des linken und des gesamten Herzens (d)

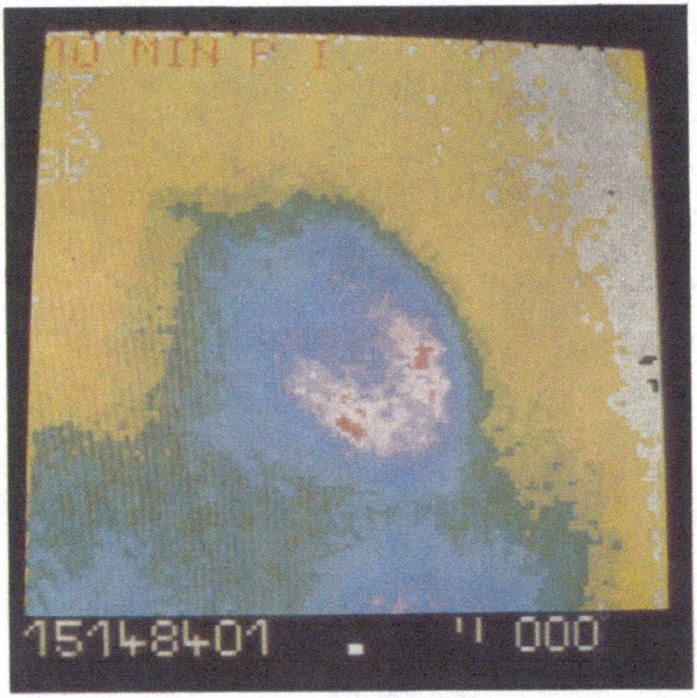

45 a

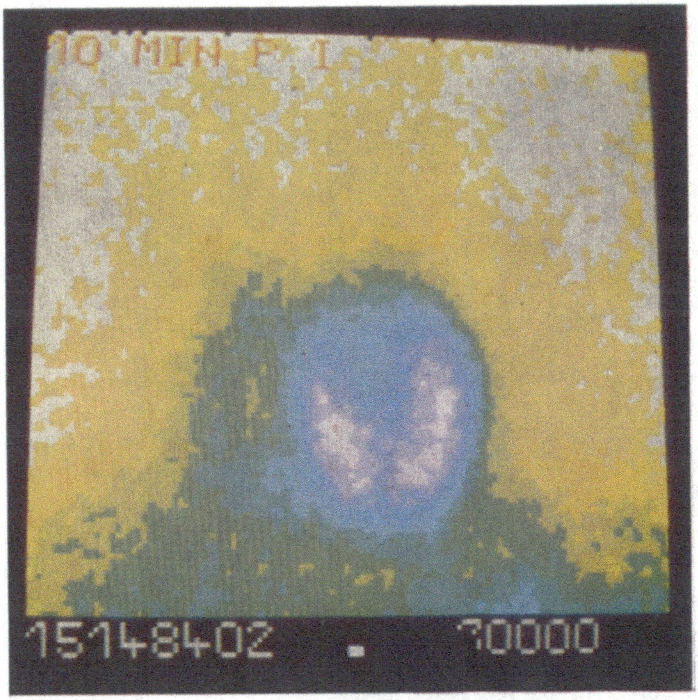

b

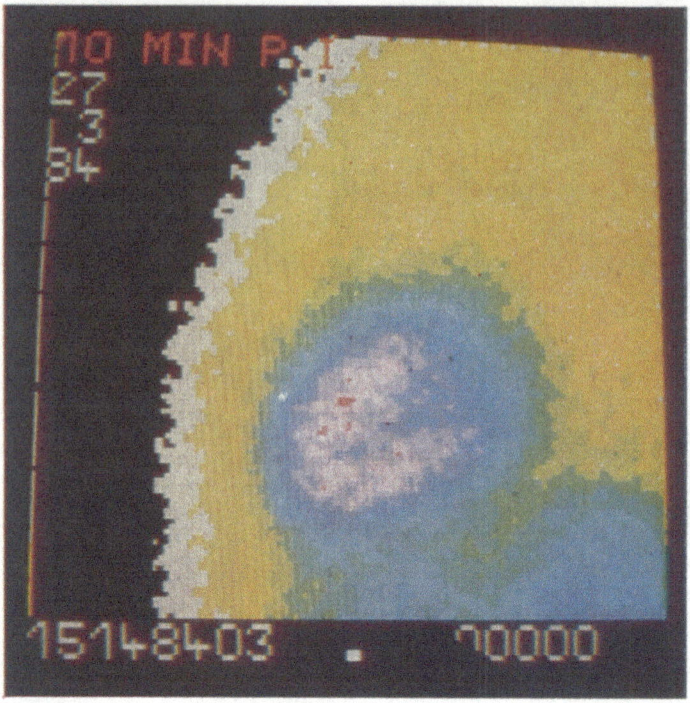

c

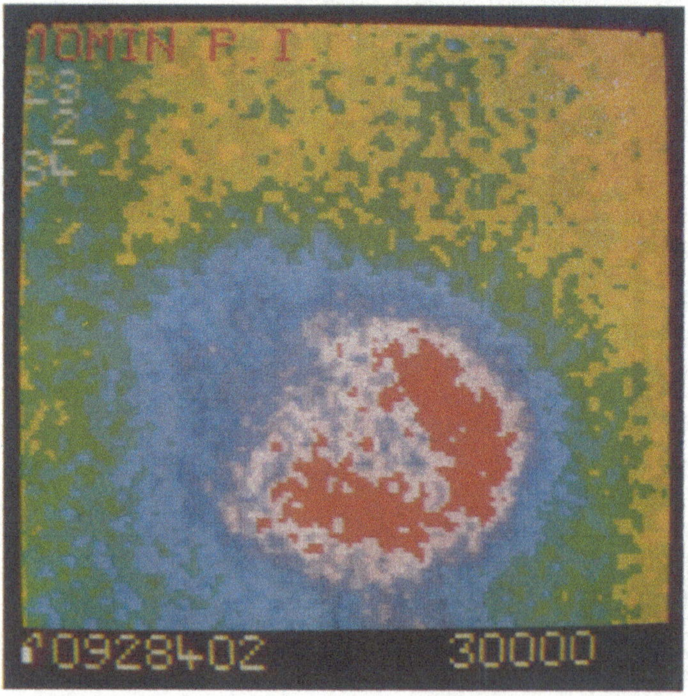

d

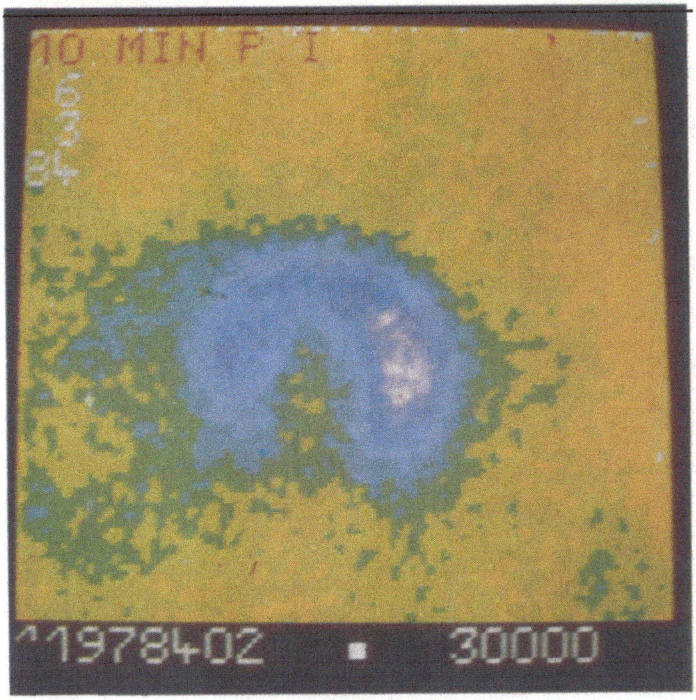

e

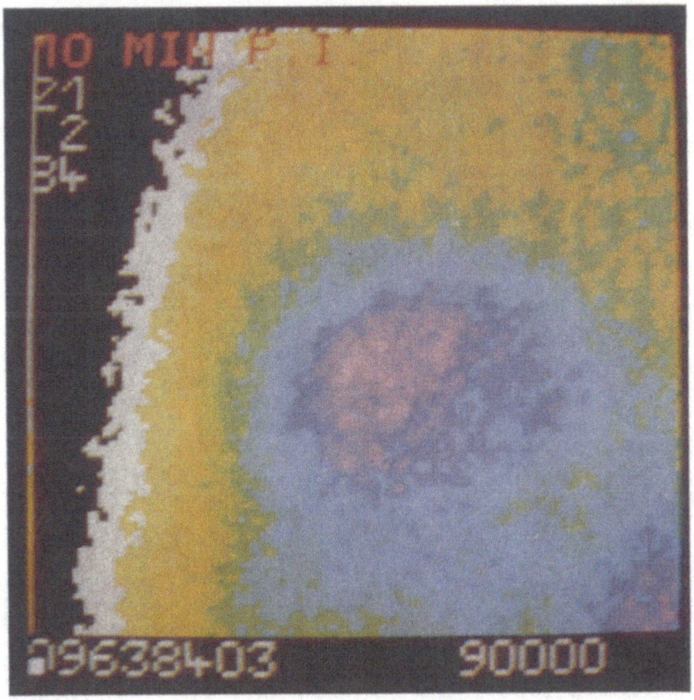

f

Abb. 45a—f. Normales Thallium-201-Myokardszintigramm in drei Aufnahmerichtungen: Ap (a), 30° LAO (b), 90° LAO (c) und pathologische Myokardszintigramme von einem Patienten mit Linksherzhypertrophie bei Hypertonie in Ap-Position (d), einem Patienten mit einem Defekt im Herzspitzenbereich in 30° LAO-Position (e) und einem Patienten mit einem Hinterwandinfarkt in 90° LAO-Position (f)

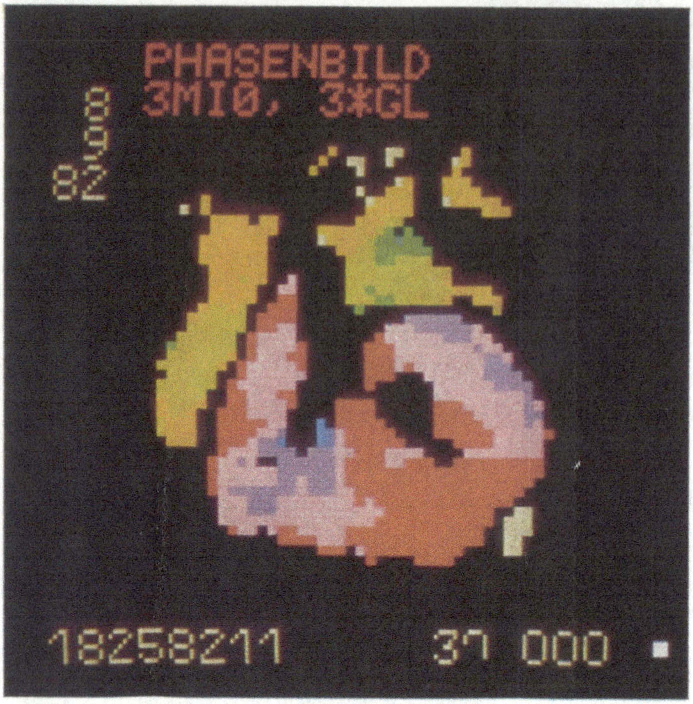
PHASENBILD
3MI0, 3*GL
18258211
37 000

46 a

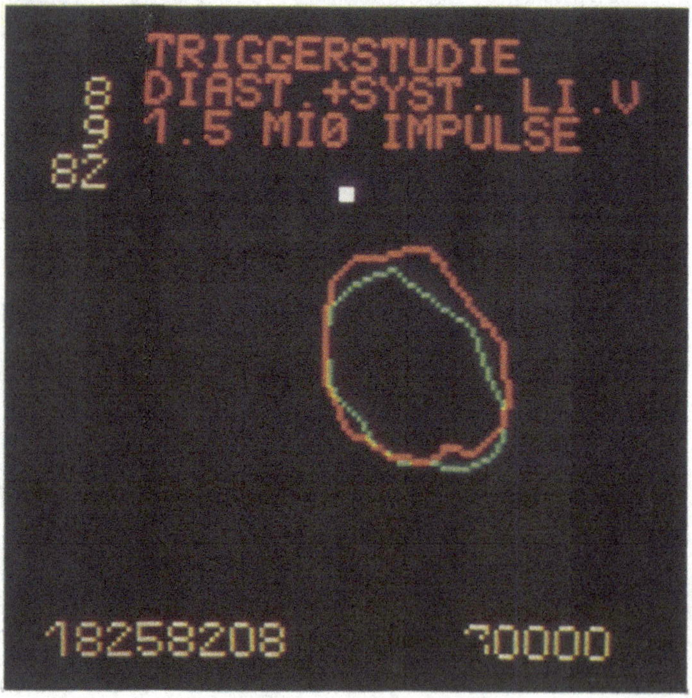
TRIGGERSTUDIE
DIAST.+SYST. LI.V
1.5 MI0 IMPULSE
18258208

b

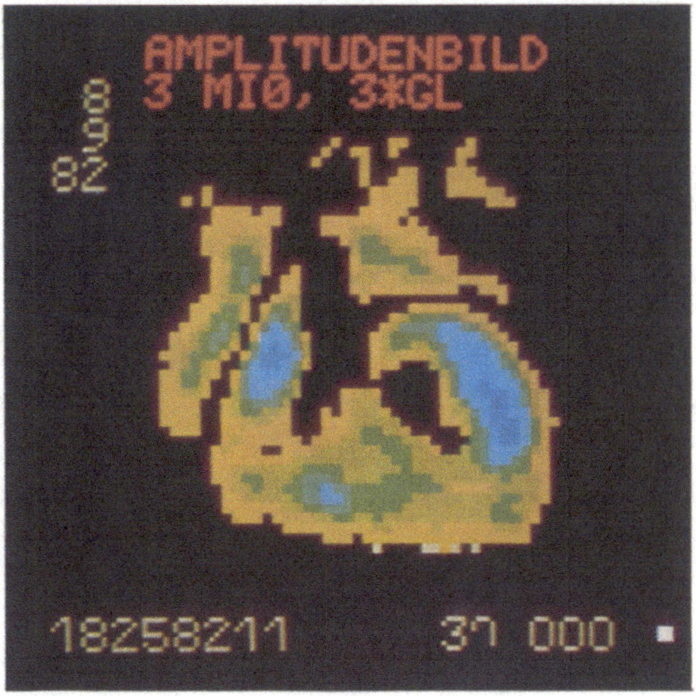

c

Abb. 46a—c. Phasenszintigramm des Herzens (a) und das Isokonturbild (b) des linken Ventrikels (Diastole — rot, Systole — grün) eines Patienten mit Kinetikstörung im Herzspitzenbereich. Amplitudenszintigramm dieses Patienten (c). Die größte Amplitude der Herzwandbewegung wird im blauen Bereich gefunden (deckt sich weitgehend mit der Aussage aus dem Isokonturbild des linken Ventrikels)

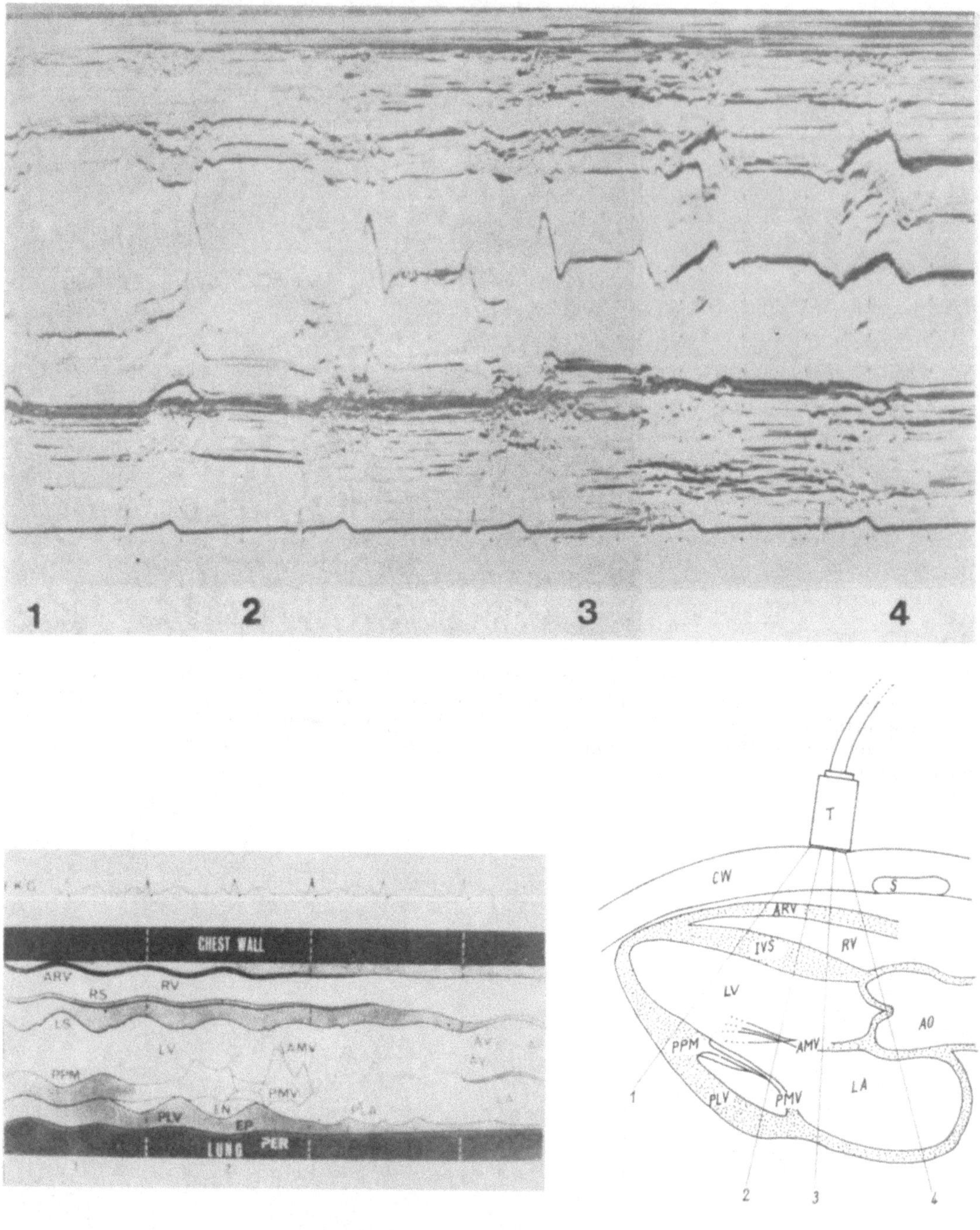

Abb. 54. Darstellung der Schnittebenen durch das Herz für die geläufigsten Projektionen des M-Mode-Echokardiogramms mit Darstellung der Standardebene des linken Ventrikels
T — Schallkopf; CW — Brustwand; S — Sternum; ARV — Vorderwand des rechten Ventrikels; RV — rechter Ventrikel; IVS — Septum interventriculare; LV — linker Ventrikel; AO — Aorta; AMV — vorderes Mitralklappensegel; PMV — hinteres Mitralklappensegel; LA — linker Vorhof; PPM — hinterer Papillarmuskel; PLV — linksventrikuläre Hinterwand (nach FEIGENBAUM: Prog. cardiovasc. Dis. 14 (1972), 531)

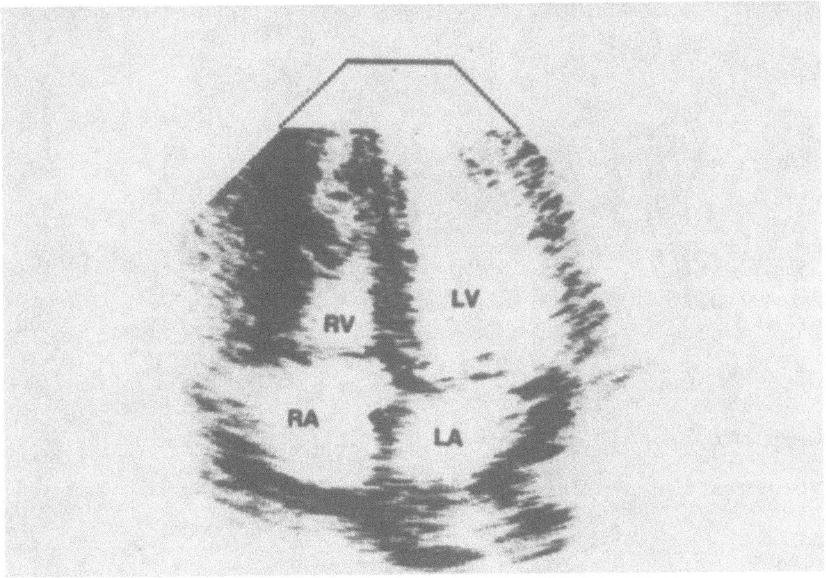

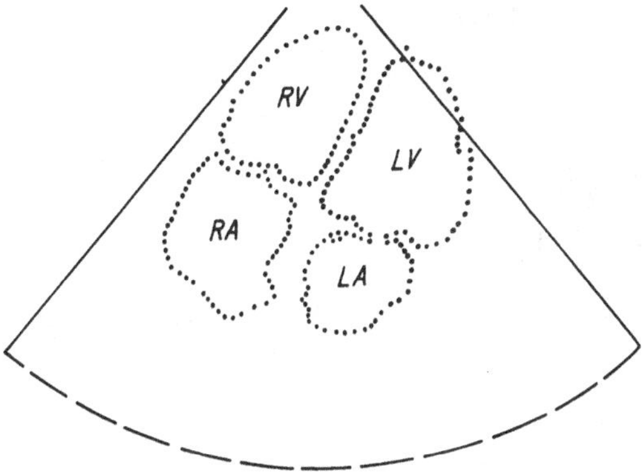

Abb. 55. Vierkammerblick im Sektor-Scan-Echokardiogramm aus apikaler Position
RV — rechter Ventrikel; RA — rechter Vorhof;
LV — linker Ventrikel; LA — linker Vorhof

Der Computer digitalisiert und speichert die Echoinformation, wenn die Strukturgrenzen der Kammerwand oder der Herzklappen über ein Magnettableau mittels Cursor aufgenommen werden. Dies wird in der Zukunft durch eine automatische Bildanalyse, einen schnellen ad-Wandler und hohe Rechenkapazität ersetzt werden. Entscheidend ist aber die ausreichende Qualität der Wandbegrenzung der linken Kammer (> 75% der Endokardgrenze müssen zweifelsfrei erkennbar sein) im Echogramm, da sonst eine wirklichkeitsgetreue Festlegung der Ventrikelsilhouetten in den einzelnen Phasen des Herzzyklus nicht gewährleistet und anderenfalls eine pseudoexakte Auswertung der Echogramme die Folge wäre.

Die Computeranalyse führt nach geeigneter Superposition zweier Referenzsilhouetten in Enddiastole und Endsystole eine regionale Analyse der Wandbewegung mit veränderlicher Zahl von Radianten oder Ventrikelflächen durch, in deren Ergebnis neben der prozentualen radialen Verkürzung auch das Histogramm der Wandkinetik und die regionale Ejektionsfraktion zur Verfügung stehen (Abb. 56).

Darüber hinaus werden die Ventrikelvolumina berechnet, bei denen analog zum Ventrikulogramm der Angiokardiographie Berechnungen nach der bi- und monoplanen Längen-Flächenmethode oder nach der Scheibchen-Methode (SIMPSON-rule) möglich sind. Auf diese Weise ermittelte Ventrikelvolumina korrelieren ausgezeichnet mit denen der Angiokardiographie ($r = 0{,}91$), wie Untersuchungen von GRUBE (1978) zeigten und die eigenen Erfahrungen bestätigten.

Damit stehen im Angebot der Echokardiographie methodisch Verfahren zur Verfügung,

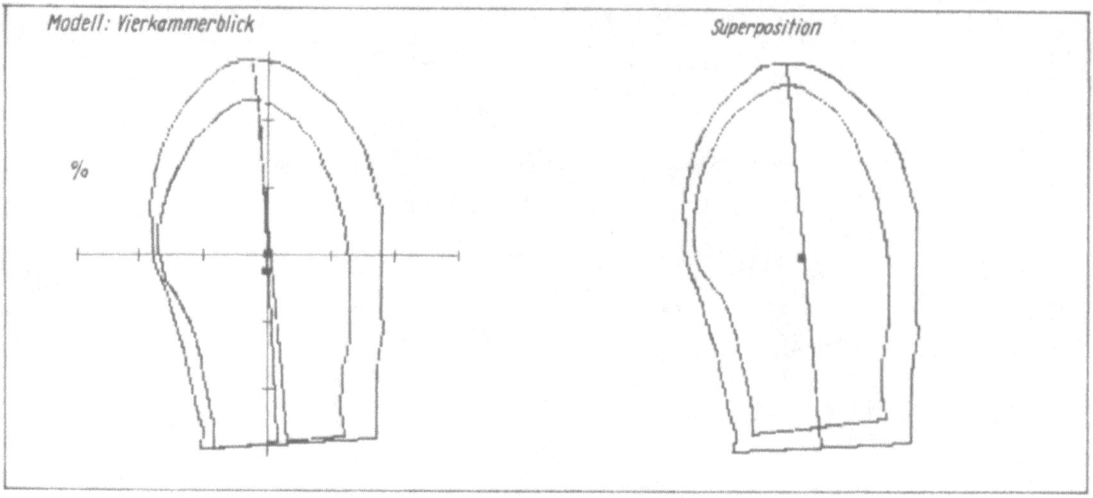

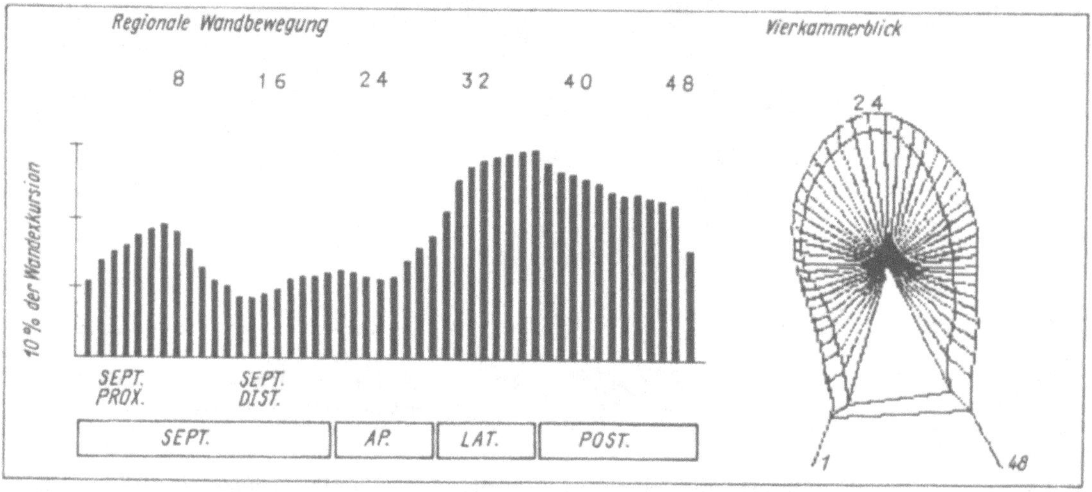

Abb. 56. Analyse der regionalen Wandbewegung des linken Ventrikels mittels computerisierter Auswerteeinheit. Oben: Ventrikelsilhouetten und ihre Superposition; unten: Histogramm der radialen Verkürzung des in 48 Radianten unterteilten linken Ventrikel.

die nicht alternativ, sondern komplementär und kombiniert Anwendung finden sollten und bei Vermeidung von Schrägprojektionen eine genauere Messung der septalen und posterioren Wandstärken gestatten.

Eine Reihe sogenannter *Kontraktilitätsparameter* der isovolumetrischen Kontraktions- und Relaxationsphase sowie Funktionsparameter der auxotonen Kontraktionsphase werden als Distanzmessungen und deren zeitlicher Veränderung abgeleitet. Der kombinierte Einsatz von M-Mode-Echogramm und 2d-Echogramm erlaubt eine genauere Bestimmung und morphologische Zuordnung der Achsen. Damit wird auch die Fehlerbreite der Myokardmassenberechnung und der echokardiographischen Volumenbestimmung verkleinert.

Die zuverlässige nichtinvasive Erfassung der Art, Lokalisation und Größe regionaler Kontraktionsstörungen ist für das diagnostische und therapeutische Vorgehen bei der arteriellen Hypertonie außerordentlich bedeutsam.

Die Verwendung der oben genannten Projektionsebenen gestattet im allgemeinen eine nahezu vollständige Beurteilung der Segmente der linken Kammer. Eine vollständige Analyse des Bewegungsverhaltens der Kammerwandanteile ist bei ca. 85 % unserer Patienten möglich. Eine durchgehende Endokardberenzung für die Computeranalyse ist unter anderem in den apikalen und anterioren Regionen gelegentlich schwierig, so daß Fehleinschätzungen vorkommen können. Dennoch gelingt in Abhängigkeit von der Untersuchererfahrung eine richtige Klassifikation von Asynergien im Echokardiogramm in ca. 70—85 % aller Fälle.

Das prädestiniert sie als nichtinvasives Verfahren,

— als Filter der invasiven Diagnostik vorgeschaltet zu werden,
— intraindividuelle Verlaufskontrollen zur Beurteilung des Therapieeffektes oder als Funktionstest im Sinne der medikamentösen Interventionsventrikulographie durchzuführen,
— regionale Kontraktionsstörungen zu bestätigen bzw. auszuschließen.

5.3.2. Methodenkritische Anmerkungen zur Hypertrophiediagnostik aus dem Echokardiogramm

Bis vor wenigen Jahren stützte sich die Entscheidung über das Vorliegen einer Linksherzhypertrophie ausschließlich auf die Kriterien des Elektrokardiogramms (Romhilt et al., 1969; Reichek und Devereux, 1981; Bennett und Evans, 1974) und des Röntgenbildes.

Durch die direkte Messung der Wandstärken des Myokards empfiehlt sich das Echokardiogramm, wobei Vergleichsstudien mit der Angiokardiographie (Nixon et al., 1979; Mc Farland et al., 1978), mit autoptischen (Kennedy et al., 1967; Helak und Reichek, 1981) und intraoperativen Ergebnissen (Eaton et al., 1979; Schiller et al., 1979) belegt haben, daß die *Echokardiographie eine hohe Sensitivität und Spezifität für die Feststellung einer Linksherzhypertophie besitzt.* Vergleiche mit dem Elektrokardiogramm fallen dann gut aus, wenn es sich um stark hypertrophierte Herzen handelt. Der Anteil positiver und falsch negativer Befunde des EKG steigt in dem Maße an, wie sich die untersuchte Gruppe um den oberen Grenzbereich der Norm gruppiert.

Das Echokardiogramm liefert mit einer *Meßgenauigkeit* von ± 1 mm bei Einhaltung der standardisierten Meßwerterhebung nicht nur eine Aussage zum Hypertrophiegrad, sondern auch zur Lokalisation und zum Verteilungstyp der Hypertrophie.

Im kombinierten Einsatz von Sektor-Scan und M-Mode-Technik ist bei Vermeidung von Schrägprojektionen eine hohe Sicherheit der Aussage zur tatsächlichen Wandstärke erreicht worden. Die oben genannte Grenze der Meßungenauigkeit von 1 mm erschwert die individuelle Bewertung einer Wandstärke, wenn sie nahe an der Normwertgrenze liegt. Diese Schwierigkeit ist nicht gültig, wenn statistische Aussagen über größere Untersuchungsgruppen zu treffen oder wenn eindeutige Verlaufsänderungen im intraindividuellen Vergleich zu beurteilen sind.

Eine willkürliche Grenzziehung bleibt nach wie vor die Definition, von welcher Wandstärke oder Myokardmasse an ein linker Ventrikel als hypertrophiert gilt oder nicht. Nach vielen Studien verschiedener Patientenkollektive von Hypertonikern mit unterschiedlichen Randomisierungsbedingungen haben wir uns für die grenzziehende Definition der linksventrikulären Hypertrophie bei Wandstärken des Septums und/oder der linksventrikulären Hinterwand *von* $\geqq$ *11 mm* entschieden.

Dabei schwanken die international geläufigen Angaben von Grenzwerten zwischen 10 und 13 mm Wanddicke, und mehrfach wurden auch nichtinterpretierbare Wanddicken von 13—15 mm bei Gesunden mitgeteilt.

Gibt man einer praktikablen Regelung den Vorzug, so ist die Beantwortung der Frage von Bedeutung, welcher echokardiographische Parameter am aussagefähigsten und empfindlichsten für die Entscheidung des Vorliegens oder Fehlens einer linksventrikulären Hypertrophie ist. Die Messung der Wanddicke reicht nicht aus, um ihre Bedeutung für das Herz und seine Funktion wie auch für die Relation zur Körperoberfläche zu kennzeichnen (Abb. 57).

Bei vergleichenden Untersuchungen konnten wir zeigen, daß das Trennvermögen für die Feststellung bzw. den Ausschluß einer Hypertrophie am besten beim *Myokardmassenindex LVMM*, und bei dem nach der Körperoberfläche korrigierten *Quotienten des linksventrikulären diastolischen Durchmessers und der Wandstärke* gegeben ist. Trennvermögen und

Tabelle 9. Trennvermögen verschiedener echokardiographischer Parameter zur Differenzierung zwischen Linksherzhypertrophie und normaler Wandstärke

Parameter	Trennvermögen	Normwertgrenze
Dicke der linksventrikulären Hinterwand und/oder des Septum interventriculare	+	≦ 10 mm
Linksventrikuläre Muskelmasse (Teichholz)	++	≦ 155 g
Linksventrikulärer Muskelmassenindex	+++	≦ 92 g/m²
Linksventrikulärer enddiastolischer Durchmesser / Linksventrikuläre Hinterwanddicke und/oder Septumdicke korrigiert nach der Körperoberfläche	++++	≧ 3,05

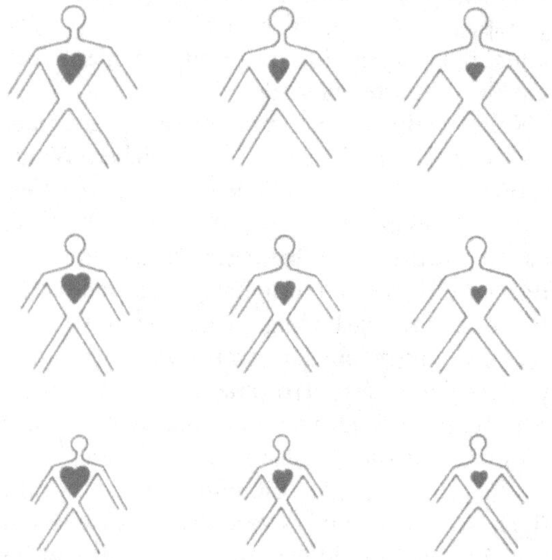

Abb. 57. Schema der Relationen von Herzgröße, Körperoberfläche und der Kalkulation der Myokardmasse

obere Normwertgrenzen sind in Tabelle 9 dargestellt.

Eine Hypertrophie ist auch dann anzunehmen, wenn nur eine Ventrikelwand verdickt ist. Entscheidend für die Bewertung einer Wandstärkenzunahme ist ihr Bezug auf Ventrikelgröße und Körperoberfläche.

5.3.3. *Ergebnisse bei arterieller Hypertonie*

5.3.3.1. *Vorbemerkungen*

Eine der wichtigsten Fragen bei diagnostischen und therapeutischen Studien der arteriellen Hypertonie ist die Schwierigkeit einer guten Randomisierung der Patientengruppen. Eines der Probleme, weshalb sich die Resultate bei Hypertoniestudien häufig gänzlich oder teilweise widersprechen, beruht auf dem Fakt, daß der große Pool der Hypertoniker keine hinsichtlich der verschiedensten Kriterien geschlossene einheitliche Gruppe darstellt. Unterschiedliche Art und Dauer des Krankheitsverlaufs, unterschiedliche Stadien und Progredienz, verschiedene Typen der hämodynamischen Arbeitsweise des Herzens, Verschiedenheiten im Grad der Ausprägung von Organkomplikationen und Überlappung mit anderen chronischen Herz-Kreislaufkrankheiten machen eine einheitliche Gruppenbildung außerordentlich schwierig.

5.3.3.2. *Häufigkeit des Vorkommens einer asymmetrischen Septumhypertrophie im Hypertonieverlauf*

Erfahrungsgemäß ist das Hypertrophieverhalten bei arterieller Hypertonie keineswegs einheitlich. In den einzelnen klinischen Schweregraden wird zwar am häufigsten eine symmetrische, d. h. Kammerseptum und linksventrikuläre Hinterwand gleichermaßen erfassende Hypertrophie nachgewiesen (Nagata, 1979). Verfolgt man aber den Verlauf der Erkrankung unter dem Blickwinkel der Hypertrophieentwicklung, so ist bemerkenswert, daß in unserem Krankengut von 280 Hypertonikern im Alter von 18—50 Jahren mit klinischem Schweregrad I—III (WHO) folgendes festzustellen war:

— Mehr als 30% verlaufen ohne Zeichen der Linkshypertrophie.

Tabelle 10. Arten der morphologischen Veränderung des linken Ventrikels bei arterieller Hypertonie

Gruppen	ohne Hypertrophie	symmetrische Hypertrophie	asymmetrische Hypertrophie
Alle Patienten (n = 280)	90	165	25
Stadium I (n = 120)	64	43	13
Stadium II (n = 90)	19	66	5
Stadium III (n = 70)	7	56	7

Häufigkeit des Vorkommens einer asymmetrischen Septumhypertrophie bei verschiedenen Schweregraden der arteriellen Hypertonie:

Stadium I	11%
Stadium II	5,5%
Stadium III	10%

— Am häufigsten kommen im Borderline-Bereich und Schweregrad I asymmetrische Hypertrophieformen vor (Tab. 10).
— Innerhalb des Krankheitsverlaufes findet ein Wechsel der Art und Ausprägung der Hypertrophie statt, der offensichtlich nicht einheitlichen Gesetzen folgt und durchaus nicht nur eine Abhängigkeit von der Blutdruckhöhe erkennen läßt (Abb. 58).

Nicht vergessen darf man, daß in den Prozeß der Hypertrophie auch der Papillarmuskel häufig einbezogen ist (Nagata, 1979).

Die Besonderheit der Ausbildung einer asymmetrischen Septumhypertrophie in relativ großer Häufigkeit bei Frühstadien der Hypertonie zwingt beim Versuch der Interpretation zum Griff nach Hypothetischem. Dabei gilt festzuhalten, daß eine Besonderheit des Kammerseptums darin besteht, daß es eine frei stehende Wand mit funktioneller Bedeutung für beide Ventrikel darstellt. So könnten Änderungen der Druck-Fluß-Relationen im Herzen mit

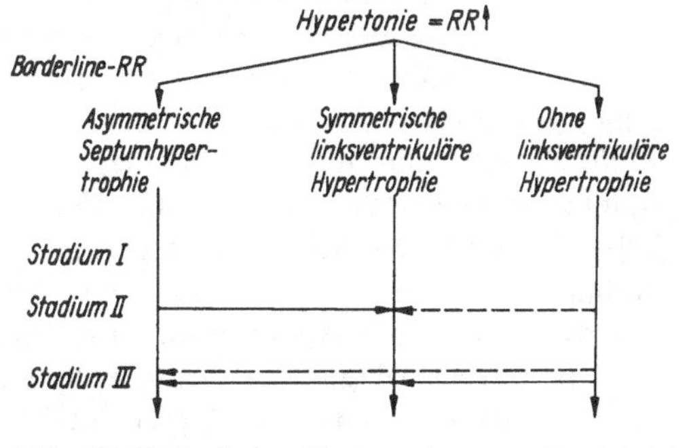

Abb. 58. Verlauf der Hypertonie unter Berücksichtigung einer Linksherzhypertrophie

entsprechenden adaptiven Reaktionen in beiden Herzhälften am Beginn der Erkrankung eine bevorzugte Reaktion am Kammerseptum erklären, die erst im späteren Krankheitsverlauf durch Hypertrophie auch der Hinterwand wieder ausgeglichen wird (Kansal et al., 1979).

Eine erneute Bevorzugung des *Dickenwachstums des Septums* bei hohen Schweregraden der Hypertonie ließe sich auf die in dieser Phase der Krankheit bereits eingetretenen Veränderungen auch im Bereich des rechten Herzens zurückzuführen. Nomura et al. (1982) fanden bei Patienten mit asymmetrischer Septumhypertrophie gehäuft eine hyperdynamische Reaktionsweise des Herzens mit hohen Ejektionsfraktionen und kleinen endsystolischen Ventrikeldurchmessern. Die Autoren postulieren die Möglichkeit, daß eine verminderte Aktivität des sympathischen Nervensystems als sekundärer Effekt Einfluß auf die Entstehung einer asymmetrischen Septumhypertrophie haben könnte. Dabei nimmt Nomura an, daß das Septummyokard in solchen Fällen einen Hyperresponder für die zirkulierenden Katecholamine im Sinne einer möglichen genetischen Prädisposition darstellt. Kontrovers dazu vertreten Safar et al. (1979) die Auffassung, daß bei asymmetrischer Septumhypertrophie eine gesteigerte adrenerge Aktivität vorliegen müsse.

Ähnliche bevorzugte Hypertrophieentwicklungen im Septumbereich haben wir bei schweren Aortenstenosen, gelegentlich auch bei Aortenisthmusstenosen beobachtet.

Die echokardiographischen Bilder sehen in solchen Fällen nicht selten dem Vollbild einer

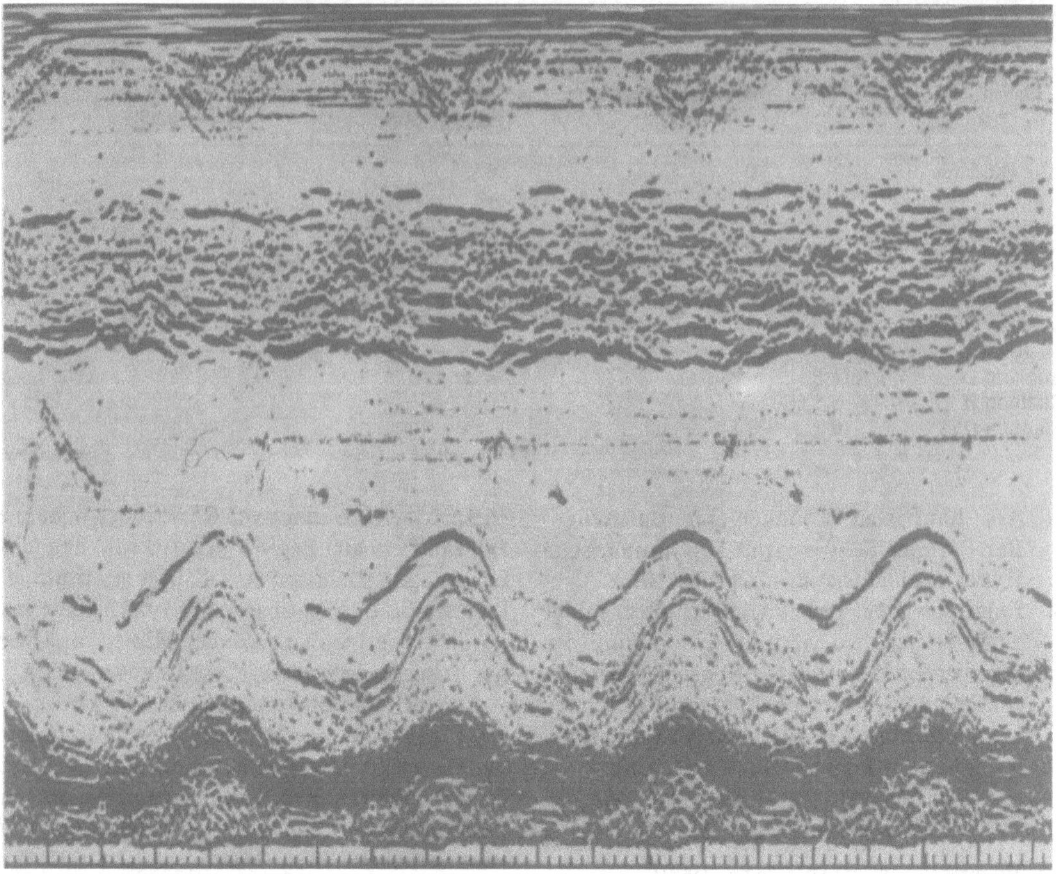

Abb. 59. Echogramm des linken Ventrikels mit asymetrischer Septumhypertrophie

hypertrophischen Kardiomyopathie täuschend ähnlich (Abb. 59).

In seltenen Fällen erreicht als Hypertoniefolge das Myokarddickenwachstum solche Ausmaße, daß die daraus resultierende cavitäre Einengung (extreme konzentrische Hypertrophie) zu einer funktionellen Ausflußtraktobstruktion wie bei obstruktiver Kardiomyopathie führt.

Eine Differenzierung, liegt hier ausschließlich eine hypertoniebedingte Veränderung des Herzens vor oder handelt es sich um den relativ seltenen Befund eines gleichzeitigen Vorkommens von Hypertonie und hypertrophischer Kardiomyopathie, ist dann außerordentlich schwierig und kann nur mittels Endomyokardbiopsie — und dabei auch nicht immer zuverlässig — vorgenommen werden.

Betrachtet man die Beziehungen zwischen asym netrischer Septumhypertrophie und Septumkinetik, so sind zwei Feststellungen wichtig:

1. Die bei systematischen Studien der regionalen Wandkinetik mittels eines Computersystems zur Auswertung der Ventrikelkinetik bei Frühstadien der arteriellen Hypertonie gefundene geringere Wandexkursion des Kammerseptums im Vergleich zu anderen Ventrikelwandabschnitten dürfte als Ausdruck des relativ häufigen Vorkommens einer asymmetrischen Septumhypertrophie in dieser Phase der Hypertonie gewertet werden, die offensichtlich mit verminderter Septumexkursion einhergeht (Abb. 60).
2. Differenziert man die Septumkinetik bei unterschiedlichen Abschnitten des Ventrikels, so sind deutliche Unterschiede in Abhängigkeit von der Entfernung von der atrioventrikulären Klappenebene zu erkennen. Die morphologischen Besonderheiten in der atrioventrikulären Region führen offenbar zu einer Abschwächung der Septumkinetik, die sich nach apikal aufhebt.

Tabelle 11. Echokardiographisch ermittelte Parameter (Meßwerte und Standardfehler)

NP		Signifikanz	Gruppe I	Signifikanz	Gruppe II
n	20		40		48
AMD	88,9 ± 1,6		93,8 ± 2,1		117,8 ± 1,6
V_s	34,2 ± 1,7	$p < 0{,}05$	44,0 ± 2,3	$p < 0{,}05$	51,8 ± 3,0
V^d	103,2 ± 3,8	$p < 0{,}001$	123,8 ± 5,0	$p < 0{,}05$	134,3 ± 6,1
SV	68,8 ± 2,5	$p < 0{,}001$	80,9 ± 3,9	n.s.	82,2 ± 3,4
EF	67,3 ± 0,9	n.s.	64,9 ± 1,4	$p < 0{,}05$	61,1 ± 2,0
WD	0,91 ± 0,02	$p < 0{,}05$	1,11 ± 0,02	n.s.	1,09 ± 0,02
MM	121,7 ± 3,1	$p < 0{,}001$	166,1 ± 6,8	n.s.	169,8 ± 4,8

AMD — arterieller Mitteldruck (mm Hg); V_s — linksventrikuläres endsystolisches Volumen (ml); V_d — linksventrikuläres enddiastolisches Volumen (ml); SV — Schlagvolumen (ml); EF — Austreibungsfraktion (%); WD — linksventrikuläre posteriore Wanddicke (cm); MM — linsventrikuläre Muskelmasse (g); NP — Normalpersonen; AMD ≦ 90 mm Hg, Gruppe I: AMD 91—100 mm Hg; Gruppe II: AMD 101—120 mm Hg; Gruppe III: AMD 121 bis 130 mm Hg; Gruppe IV: AMD 131—140 mm Hg; Gruppe V: AMD > 141 mm Hg

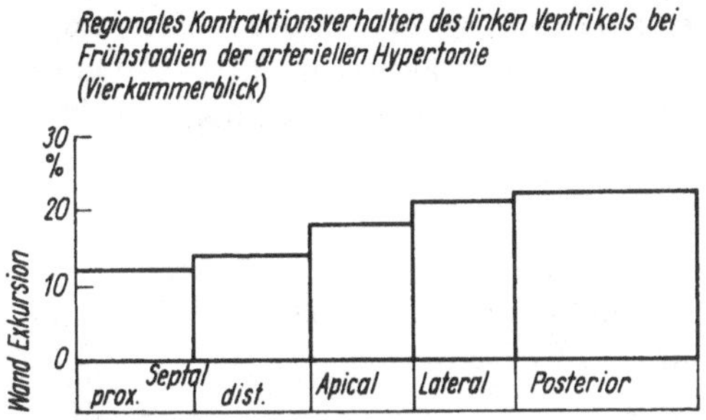

Abb. 60. Graphik der regionalen Wandkinetik als Trendaussage bei arterieller Hypertonie

5.3.3.3. *Beziehungen zwischen Hypertrophiegrad und Blutdruckhöhe*

Gruppiert man Patienten mit arterieller Hypertonie in Abhängigkeit von der absoluten Blutdruckhöhe (arterieller Mitteldruck), so findet man statistisch signifikante Gruppenunterschiede hinsichtlich der Wanddicke und der Myokardmasse. Diesen Zusammenhang konnten wir in einer unserer ersten Studien nachweisen (Pahl und Jurenjew, 1978) — (Tab. 11). Eine hypertone Regulation des Blutdrucks ist offenbar schon zu einem frühen Zeitpunkt der Erkrankung häufig mit der Entwicklung einer Myokardhypertrophie verknüpft. Johnson et al. (1983) konnten in einer follow-up Studie bei Jugendlichen und jungen Erwachsenen den Zusammenhang zwischen Blutdruckhöhe und Zeichen der Linksherzhypertrophie nachweisen. Dabei muß deutlich gemacht werden, daß bei der Hypertrophiegenese hier nur *ein* wirksamer Faktor vorgestellt wird, der aber hinsichtlich der daraus abzuleitenden Behandlungskonsequenzen nicht unbedeutend ist.

5.3.3.4. *Weitere Einflußfaktoren für die Herausbildung der Myokardhypertrophie*

Es fällt nicht schwer, eine ganze Liste möglicher Faktoren zu nennen, die neben der Blutdruckerhöhung auf die Entwicklung der Linksherzhypertrophie Einfluß nehmen können. Bei essentieller Hypertonie spielt ganz gewiß die *Dauer der Druckerhöhung* eine wichtige Rolle für die Ausprägung der Hypertrophie. Das Grundkonzept geht auch nach heutigen Vorstellungen von der bekannten Überlegung aus, daß die Zunahme der Myokardmasse auf eine Zunahme der hämodynamischen Arbeitsbelastung des Herzens zurückgeht. *Druck- oder Volumenbelastungen* initiieren in den Ventrikelmuskulatur biochemische und architekturelle Adaptationsprozesse, die zu einer konzentrischen oder exzentrischen Hypertrophiereaktion in Proportionalität zum Typ der Arbeitsbelastung führen (Linzbach, 1960). Diese Erkenntnis ist auch heute noch für die Mehrzahl der Überlegungen zutreffend, auch wenn damit die Erklärung für den Anteil nicht hypertrophierter Hypertonieherzen unbeantwortet bleibt. Heute können wir davon ausgehen, daß neben *hämodynamischen Faktoren andere*

Tabelle 11 Fortsetzung

Signifikanz	Gruppe III	Signifikanz	Gruppe IV	Signifikanz	Gruppe V
	21		19		14
	129,9 ± 1,9		139,0 ± 1,9		162,7 ± 4,5
p < 0,05	63,8 ± 5,6	n.s.	59,5 ± 4,7	n.s.	62,6 ± 8,1
n.s.	139,8 ± 5,3	n.s.	135,1 ± 6,4	n.s.	141,2 ± 9,8
n.s.	78,3 ± 4,2	n.s.	76,0 ± 5,0	n.s.	79,0 ± 4,0
p < 0,05	55,8 ± 2,8	n.s.	56,8 ± 3,1	n.s.	57,2 ± 2,9
n.s.	1,06 ± 0,04	n.s.	1,11 ± 0,04	p < 0,05	1,20 ± 0,04
n.s.	168,2 ± 8,2	n.s.	165,4 ± 7,5	p < 0,05	194,8 ± 8,9

Einflußgrößen auf die Zu- oder Abnahme der Myokardmasse regulierend einwirken. Im Lichte wichtiger Daten klinischer, epidemiologischer, experimenteller und therapeutischer Erfahrungen stehen neben den hämodynamischen Faktoren auch nichthämodynamische zur Diskussion (vgl. S. 21 und Abb. 9, S. 21. Eigene Untersuchungen belegten, daß die bekannte Dauer der Hochdruckbehandlung wirksam auf die Ausprägung der Hypertrophie ist (Abb. 61). Dabei ist ein gleichmäßiger Anstieg der Myokardmasse mit zunehmender Zahl der Erkrankungsjahre kennzeichnend. Die dabei gegensinnig gefundenen Unterschiede bei männlichen und weiblichen Patienten sind nicht interpretierbar. Eine Gruppierung der Hypertoniker nach der hämodynamischen Arbeitsweise des Herzens bei Beachtung von Herzzeitvolumina und peripherem Widerstand ergab sowohl für Männer als auch für Frauen in der Tendenz bessere Funktionswerte der linken Kammer bei kleinerer Myokardmasse, die in die Gruppen der Normo- bis Hyperzirkulation zuzuordnen waren (Abb. 62). Die Mehrzahl der Fragen nach der Wertigkeit und Wirksamkeit einzelner Faktoren bleibt gegenwärtig unbeantwortet. Was um den initialen Mechanismus der Druckbelastung mit unmittelbarer induzierter biochemischer Beantwortung des Myokards durch gesteigerte Proteinsynthese und dadurch gebahnte adaptive strukturelle Vorgänge der Myokardhypertrophie (LIMAS, 1983) multifaktoriell herumrankt, sollte stärker als bisher die Zielrichtung unserer Forschung beeinflussen. Eine exakte Erhebung der Reaktionen dieser Faktoren bei Studien, die die Entwicklung der links-

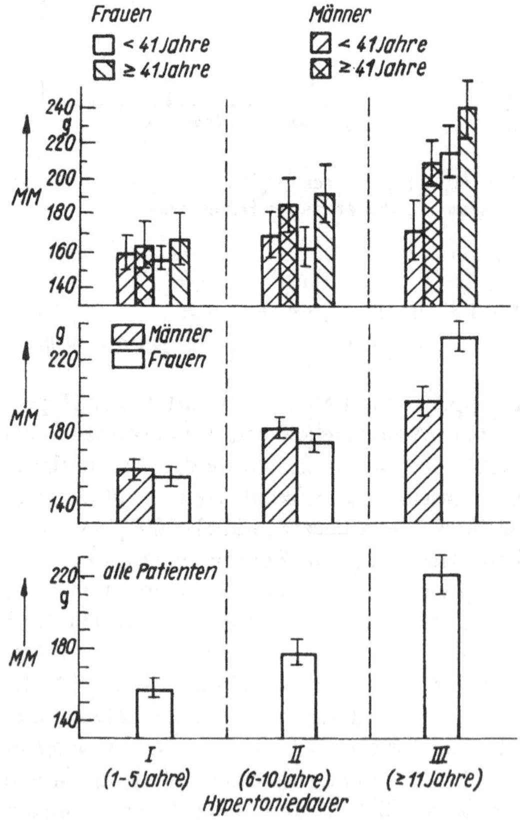

Abb. 61. Zusammenhang zwischen der bekannten Dauer des Hypertonus und dem Ausmaß der Linksherzhypertrophie MM — Muskelmasse

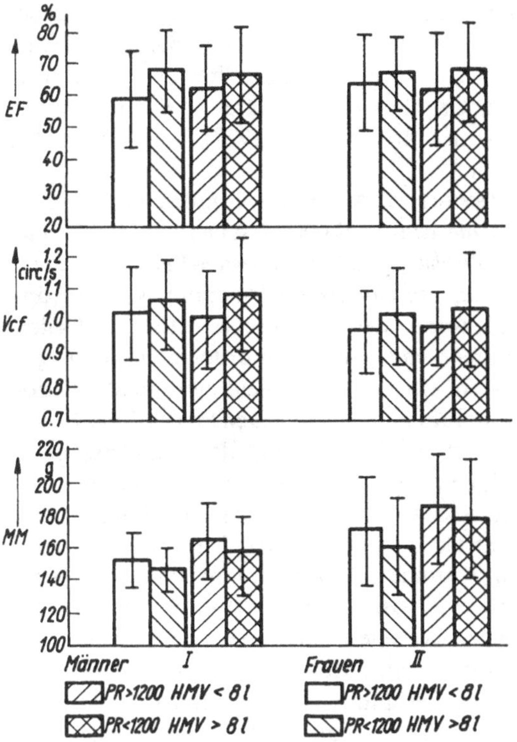

Abb. 62. Differenzierung der untersuchten Hypertoniker nach der Konstellation der Herzminutenvolumina HMV und des peripheren Widerstandes (PR) in Bezug zu Parametern der Ventrikelfunktion und -hypertrophie EF — Austreibungsfraktion; Vcf — Verkürzungsgeschwindigkeit; MM — Muskelmasse

ventrikulären Hypertropie und ihrer therapeutischen Beeinflussung zum Gegenstand haben, ist erforderlich. Damit wäre ein wichtiger Schritt in die Richtung eines rationellen Konzepts für eine wirksame Regression der linksventrikulären Hypertrophie getan (FROHLICH, 1983).

5.3.3.5. *Zusammenhang zwischen morphologischen und funktionellen Veränderungen des Herzens bei arterieller Hypertonie*

Im allgemeinen reagiert die Mehrzahl der Patienten mit arterieller Hypertonie zunächst im Sinne einer *konzentrischen Hypertrophie*, d. h. die Zunahme des Myokards geht zunächst nicht mit einer Zunahme der Ventrikelgröße einher. Demgegenüber ist festzustellen, daß als *erstes Zeichen* einer Herzbeteiligung bei Hypertonie von uns eine *Vorhofbelastung* gefunden wurde. Dabei war der Quotient zwischen der Weite des linken Vorhofs und des Aortenwurzeldurchmessers von seiner Norm um 1,0 deutlich vergrößert gefunden worden. Diese Verschiebung geht zu Lasten einer Zunahme des Vorhofdurchmessers (Abb. 63). FROHLICH (1983) fand ebenfalls frühe Vorhofveränderungen im EKG, die auf eine arterielle Druckerhöhung und erhöhte Werte des peripheren Widerstandes hinweisen. Er deutete diese Abnormität als Widerspiegelung der verminderten Compliance des hypertrophierten linken Ventrikels.

DUNN et al. (1977) stellte echokardiographisch eine Zunahme der linksatrialen Masse in diesen Fällen fest. Doch noch bevor systolische funktionelle Veränderungen des linken Ventrikels nachweisbar waren, wurde eine gestörte diastolische Ventrikelfüllung dokumentiert. Also noch bevor eine Vorhof- und/oder Ventrikelvergrößerung einsetzen und die Störung der Ventrikelfunktion sichtbar wird, wird eine Störung des Entleerungsindex des linken Vorhofs nachweisbar (DRESLINSKI et al., 1981).

Eine echte Dilatation der linken Herzkammer resultiert erst im klinischen Schweregrad III bei einem Teil der Patienten mit arterieller Hypertonie.

Die Beziehung zwischen Myokarddicke und Ventrikelgröße kann auch durch die sogenannte „*relative Wanddicke*" — auch *h/r*-

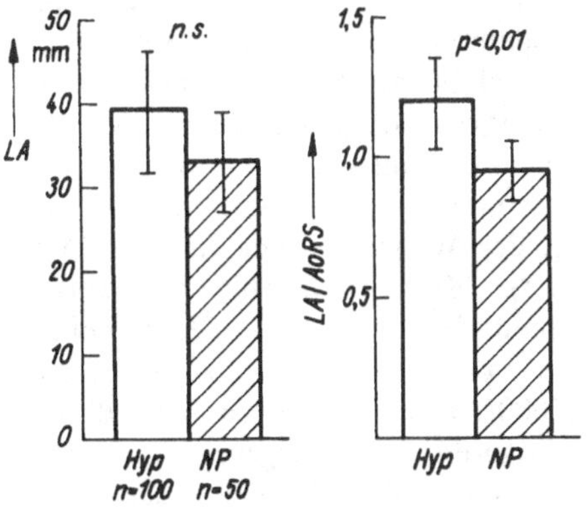

Abb. 63. Größe des linken Vorhofs bei Hypertonikern im Vergleich zu einer normotensiven Referenzgruppe LA — linker Vorhof; AoRS — endsystolischer Aortenwurzeldurchmesser; Hyp — Hypertoniker; NP — Normalpersonen

Relation genannt — ausgedrückt werden. Die „relative Wanddicke“ ist ein einfacher Weg, um sowohl angiographisch wie auch echokardiographisch das *Masse-Herzhöhlen-Verhältnis* auszudrücken (GROSSMAN et al., 1975; SUTTON et al., 1980).

Im *M*-Mode-Echogramm kann die relative Wanddicke an jedem Punkt des Herzzyklus als zweifache posteriore Wanddicke dividiert und durch den linksventrikulären Durchmesser auf der Ebene der Chordae tendineae bestimmt werden. Die enddiastolische *h/r*-Relation ist eng zur *h/r*-Relation zum Zeitpunkt der maximalen systolischen Wandspannung korreliert und reflektiert deshalb das Korrelat der linksventrikulären Hypertrophie zur maximalen Belastung. Bei Normalpersonen ohne Blutdruckerhöhung ist die relative Wanddicke ziemlich konstant mit einem Mittelwert von 0,33 ± 0,06 (SUTTON et al., 1980). Der Quotient hängt hierbei unter anderem vom systolischen Blutdruck ab, der im Laufe des Lebens ansteigt. Ein *h/r*-Quotient in Enddiastole von 0,45 und mehr ist suspekt für eine linksventrikuläre Druckerhöhung, und bei Werten über 0,50 ist ein systolischer Druck im linken Ventrikel von mehr als 180 mm Hg wahrscheinlich. Der Quotient kann bei Hypertonie schon eine Änderung erfahren, bevor die absolute Wanddicke oder Myokardmasse vergrößert erscheinen (REICHEK et al., 1982).

Das Verhältnis der linksventrikulären Myokardmasse in Bezug zur hämodynamischen Belastung, die auf dem Ventrikel liegt, ist am besten durch Kraft pro Flächeneinheit oder die Wandspannung ausgedrückt. GROSSMAN et al. (1975) und GLANZ et al. (1976) beschrieben die Brauchbarkeit der *M*-Mode-Echokardiographie für die Dimensionsbestimmung und ihre Einbeziehung in invasive Studien der Regulation der Wandspannung und der Mechanismen der Herzhypertrophie. Der Vorteil höherer Impulsfolgefrequenzen des Echokardiogramms im Vergleich zur Angiokardiographie (1000/s im Vergleich zu 60/s) drückt sich im höheren Auflösungsvermögen und damit in besseren Meßmöglichkeiten der Wanddicke innerhalb des Herzzyklus aus.

Schließlich gestattet das *M*-Mode-Echokardiogramm die Analyse des *endsystolischen Kraft-Längenverhältnisses*, eines lastunabhängigen Index der Kontraktion, der eine große Bedeutung in der Untersuchung der Interkationen der Hypertrophie, der Lastbedingungen und der Kontraktilität bei der Ermittlung der linksventrikulären Leistung besitzt (WEBER und JANICKI, 1977; SAGAWA et al., 1977).

REICHEK et al. (1982) konnten nachweisen, daß *die endsystolische Spannung* und *das endsystolische Spannungs-Längen-Verhältnis* auch *nichtinvasiv* zuverlässig bestimmt werden können, wenn der systolische arterielle Druck peripher mit einer Blutdruckmanschette gemessen wird. Auch zweidimensionale Echogramme in unterschiedlichen Projektionsebenen sind für die Bestimmung der Wandspannung geeignet, wie auch ein erster Bericht von MATSUMOTO et al. (1980) zeigen konnte. Die Kontraktilitätsreserve der druckbelasteten linken Kammer ist durch ihre Fähigkeit limitiert, eine ausreichende systolische Wandspannung zu erzeugen und aufrechtzuerhalten. Diese systolische Wandspannungsreserve ist definiert als das Verhältnis von maximaler systolischer Wandspannung zu instantaner systolischer Wandspannung. Mit zunehmender Masse-Volumen-Relation und zunehmender systolischer Wandspannung setzt eine Abnahme der Wandspannungsreserve des druckhypertrophierten linken Ventrikels ein, die bei hohen Belastungen zur Myokardinsuffizienz führen kann. Wandspannungsreserve und Ausmaß der Druckbelastung sind demnach die Determinanten der Funktion und Kontraktilitätsreserve der linken Kammer des durch Hypertonie belasteten Herzens (BÜRGER und STRAUER, 1981).

Bei computerisierter Auswertung von *M*-Mode-Echokardiogrammen sind bei instantaner Aufzeichnung der Änderungen der Wandbewegung und Durchmesseränderungen die Kenntnis der maximalen Werte und der zeitliche Verlauf der Ableitungen ein wertvoller Index für die Beurteilung der linksventrikulären Dynamik (Abb. 64).

Die *diastolische maximale Füllungsrate* und die *mininale Rate der Wandverdünnung* wurden bei druckbedingter Linksherzhypertrophie pathologisch gefunden (SUTTON et al., 1980).

Zur Erfassung der basalen *Kammerkontraktilität* hat sich die *mittlere zirkumferentielle Faserverkürzungsgeschwindigkeit* (mVcf) als besonders geeignet erwiesen (YOUNOSSI, 1976). Voraussetzung ist aber, daß eine verläßliche

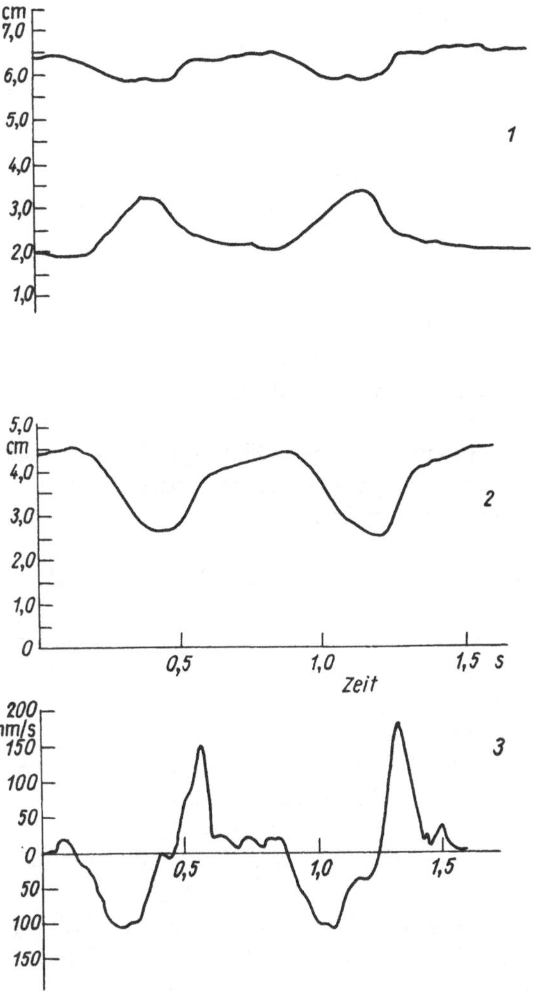

Abb. 64. Differenzierungskurve der instantanen Auswertung eines M-Mode-Echokardiogramms des linken Ventrikels
1 — Zeitbewegungsschreibung von Kammerseptum und linksventrikulärer Hinterwand; 2 — Herzzyklenabhängige Änderung des linksventrikulären internen Durchmessers; 3 — erste Ableitung

Messung der linksventrikulären Ejektionszeit entweder aus dem Aortenklappenecho oder aus simultan registrierter Karotispulskurve erfolgt. Das Einsetzen der sogenannten Kontraktionszeit aus dem Echogramm der linksventrikulären Hinterwand birgt große Ungenauigkeiten in sich.

Die mVcf ist ebenso wie die *Verkürzungsfraktion* (FS %) ein Parameter, dessen Ermittlung ohne volumetrische Berechnungen und damit ohne die Gefahr mathematisch bedingter Fehlerpotenzierung möglich ist. Mehrere Studien an großen Patientenzahlen konnten belegen, daß diese Kontraktilitätsparameter eine *signifikante Abnahme* im Vergleich zu einer normotensiven Referenzgruppe bei Hypertonie aufweisen, ohne daß dabei die Normwertgrenzen unterschritten werden (Dunn et al., 1976; Savage et al., 1979; Drescher et al., 1979; Pahl, 1978, 1983; Takahashi et al., 1980). Eine Abnahme bis zur Kontraktilitätsminderung kommt erst in einigen Fällen des klinischen Schweregrades III vor (Abb. 65). Ähnlich reagiert die *Ejektionsfraktion* als Parameter der Pumpfunktion. Auch hier verbleiben trotz signifikanter Abnahme im Vergleich zur Kontrollgruppe die Mittelwerte im Normbereich. Das entspricht der von Strauer (1981) getroffenen Aussage, daß die globale Ventrikelfunktion keine Störung bis zu höheren Schweregraden der Hypertonie erfährt. Betrachtet man an einem größeren Patientenkollektiv die Beziehung zwischen linksventrikulärer Muskelmasse und mVcf, so veranschaulicht die Graphik in Abbildung 66 den Zusammenhang zwischen Zunahme der Myokardmasse und Minderung der Kammerkontraktilität. Eine empfindliche Einschränkung der Parameter der Myokardmechanik und Pumpleistung resultiert bei Hypertonikern dann, wenn eine *Ventrikeldilatation* einsetzt. Eine Größenzunahme der linken Kammer bei hypertrophierten Sportherzen führt demgegenüber nicht zu einer Funktionseinschränkung (Purfürst et al., 1982). Eine vergleichende Trendanalyse bei Hypertonikern, Sportlern und

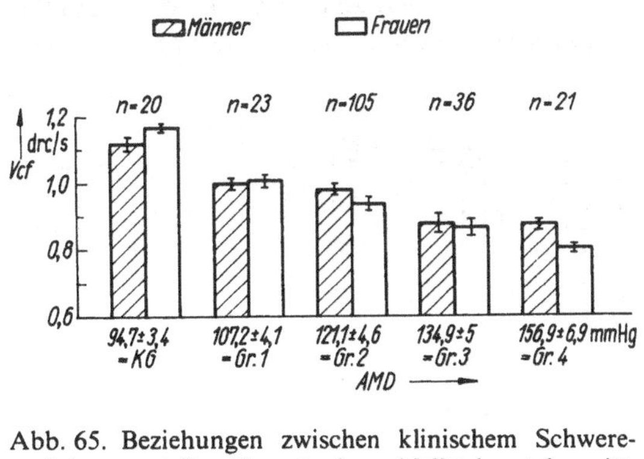

Abb. 65. Beziehungen zwischen klinischem Schweregrad der arteriellen Hypertonie und Mittelwert der mittleren zirkumferentiellen Faserverkürzungsgeschwindigkeit (mVcf)
AMD — arterieller Mitteldruck; KG — Kontrollgruppe

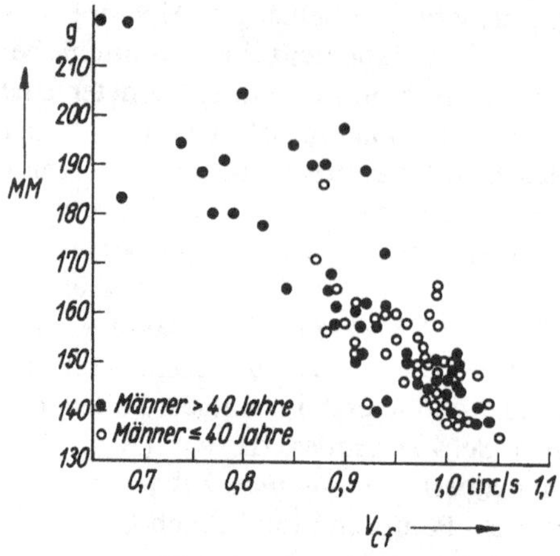

Abb. 66. Zusammenhang zwischen linksventrikulärer Myokardmasse und mVcf bei männlichen Hypertonikern MM — Muskelmasse

Normotonikern zum Zusammenhang von Myokardmasse und Ventrikelfunktion bestätigte diese Aussage (ZOTT und PAHL, 1982) — (Abb. 67).

Betrachtet man als quantitatives Maß der Herzfunktion die Auswurffraktion und als Maß für die Herzgröße das enddiastolische Volumen, so findet man immer wieder auch bei schwerer arterieller Hypertonie mit linksventrikulärer Hypertrophie eine Kompensation mit noch normal zu betrachtenden Werten. Setzt dann aber die Dilatation ein, so ist die Einschränkung der Ventrikelfunktion wesentlich ausgeprägter als bei volumenbelasteten Herzen. Die Normwertverschiebung der Parameter der Kontraktilität und Pumpfunktion im Sinne einer Abnahme innerhalb der Normwertgrenzen hat also eine praktische Bedeutung für die Signalisierung einer kardialen Organmanifestation und für die Trennfähigkeit

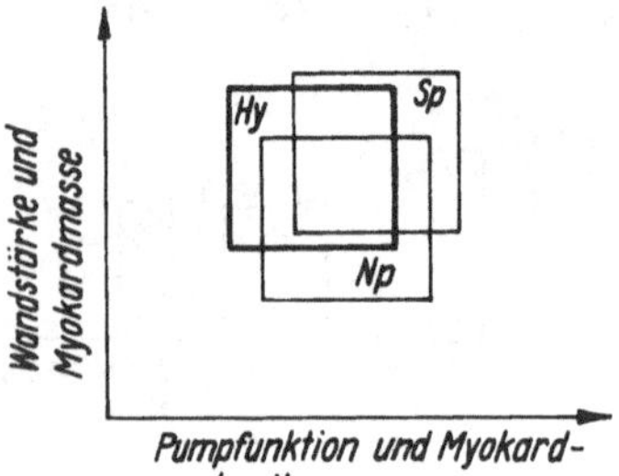

Abb. 67. Trendanalyse der Unterschiede der Ventrikelfunktion in Beziehung zur Myokardhypertrophie bei Sportlern (Sp), Hypertonikern (Hy) und Normalpersonen (NP)

gegenüber normotensiven Referenzpersonen, ist aber nicht im Sinne einer kreislaufwirksamen Funktionsstörung zu interpretieren KARLINER et al., 1977; PAHL 1978).

Klinisch bedeutsame Funktionsminderungen sind beim Hypertonieherzen dann festzustellen, wenn folgende Faktoren das Geschehen bestimmen:

- Koronarstenosen mit oder ohne Myokardinfarkt
- Regionale Wandexkursionsstörungen als Folge koronarer oder myokardialer Schädigungen
- Hinzutreten einer Dilatation der Kammer als Folge der koronaren oder nichtkoronaren Manifestation

Sonst gilt aber, daß das Hypertonikerherz unter Ruhebedingungen eine normale Funktion aufweist. Bei *Belastungsuntersuchungen* von Patienten mit Frühstadien der arteriellen Hypertonie wurden unter ergometrischer Belastung normale Werte (LINSS et al., 1983, vgl. S. 46) oder aber bereits eine Einschränkung der kardiozirkulatorischen Leistungsbreite gefunden (LORI, 1975; JULIUS et al., 1967).

Dynamische Belastungen bei gleichzeitiger Durchführung der Ultraschallkardiographie sind wegen der Erschwerung der Einhaltung von Standardbedingungen und der Verkleinerung des akustischen Fensters bei verstärkten Atemexkursionen äußerst problematisch und als Routineverfahren der kardiologischen Funktionsdiagnostik *nicht* geeignet.

Ein simultaner Einsatz von Echokardiographie und *isometrischer Belastung* in Form des Handgrip-Testes scheint nach den bisherigen Erfahrungen aber duchrführbar und von praktischer Bedeutung für die Ventrikelfunktionsanalyse zu sein (vgl. S. 28).

Vergleichende Untersuchungen zur *Wertigkeit verschiedener nichtinvasiver Verfahren* für die sensitive Erfassung einer Herzbeteiligung bei arterieller Hypertonie zeigten, daß das konventionelle EKG und die Röntgendiagnostik am wenigsten empfindlich Herzveränderungen anzeigen. In der Reihenfolge der diagnostischen Wertigkeit für diese Fragen rangieren Echokardiographie vor Apexkardiographie und orthogonaler EKG-Ableitung nach FRANK (HARTFORD et al., 1982; RIEDEL et al., 1982; LAIRD, 1981; REICHEK und DEVEREUX, 1981).

Wenig wurde bisher der Einfluß der veränderten Hämodynamik des durchbluteten Herzens auf die *Funktion der Herzklappen* bei Hypertonie untersucht. Zu erwarten ist, daß die im Hauptstrom der dynamischen Abläufe des linken Herzens liegende Mitralklappe mit ihrer großen Bewegungsamplitude Veränderungen der Hämodynamik empfindlich reflektiert. Wir fanden bei Patienten mit schwersten Formen der Hypertonie Störungen der diastolischen Ventrikelfunktion mit Verzögerung der Mitralklappenöffnung und zum Teil eine auswärtsgerichtete Endokardbewegung während der isovolumetrischen Relaxation (SHAPIRO et al., 1981). Eine endiastolische Druckerhöhung ist meist an einer Schulterbildung in der Schlußbewegung der Mitralklappe zu finden.

5.3.4. *Einfluß differenzierter Pharmakotherapie auf Regression bzw. Progression der linskventrikulären Hypertrophie und Ventrikelfunktion bei arterieller Hypertonie — Ergebnisse von echokardiographischen follow-up-Studien —*

5.3.4.1. *Möglichkeiten der Verbesserung der Ventrikelfunktion*

Die systolische Wandspannungsreserve ist durch positiv inotrope Substanzen zu verbessern. Damit gelingt bei gleicher ventrikeldynamischer Ausgangslage ein Zuwachs an Wandspannung bzw. bei dilatiertem Ventrikel die Erzeugung eines gleich hohen Wandspannungszuwachses. Durch *Einsatz von Vasodilatatoren, inotropiesteigernden Mitteln* und *Druckregulierung* ist somit *eine Zunahme der Leistungsfähigkeit der dilatierten linken Kammer im Sinne der Zunahme der Kontraktilitätsreserve zu erwarten.* Eine nichtinvasive Kontrolle dieser Funktionsänderung bietet sich bei Verlaufskontrollen mit der Echokardiographie an. Die Ventrikelfunktion ist außerdem verbesserungsfähig durch Änderungen der Vor- und Nachlast. Schon eine alleinige Senkung der Nachlast führt mit Abnahme der instantanen systolischen Wandspannung und Zunahme der Wandspannungsreserve zur Verbesserung der Ventrikelfunktion.

Eine ausschließliche Senkung der Vorlast bedingt bei weiterbestehender systolischer Druckbelastung über die Zunahme der Masse-Volumen-Relation eine Abnahme der systolischen Wandspannung (Nachlast). Anzuraten ist demzufolge eine Kombination von Pharmaka, die neben der Verbesserung der Inotropie sowohl vor- als auch nachlastsenkende Effekte besitzt, will man der dekompensierten Druckbelastung mit myokardialer Insuffizienz wirksam entgegentreten.

Inotropiesteigerung durch Digitalis sollte beim kompensierten Hypertonieherzen vermieden werden, weil einige Größen der Pumpfunktion der auxotonen Auswurfphase sogar gesenkt werden, der periphere Widerstand zunehmen und die Koronardurchblutung abnehmen können (vgl. S. 194).

Eine deutliche Verbesserung der Ventrikelfunktion wird durch *Vasodilatatoren* erreicht, und zwar aufgrund der Senkung der Nachlast und zum Teil auch der Vorlast. Bei unverändertem myokardialen Sauerstoffverbrauch wird überdies die Koronardurchblutung verbessert.

Beta-Rezeptorenblocker senken Herzfrequenz und Blutdruck wirksam, was zu einer Abnahme der Kononardurchblutung und des myokardialen Sauerstoffverbrauchs führt. Beim kompensierten Hypertonieherz kommt es als Ausdruck der pharmakologisch erreichten Zunahme der Koronarreserve zur Entlastung der Ventrikeldynamik. Bei dekompensierter Hypertonie ist der negativ inotrope Effekt limitierend für den Einsatz dieser Medikamente.

Daneben spielen Kombinationen dieser antihypertensiv wirksamen Substanzen unter Einbeziehung der *Kalziumantagonisten* und der *converting-enzyme-Inhibitoren* unter anderem eine wesentliche Rolle für die Verbesserung der Ventrikelfunktion und mögliche Regression der Hypertrophie.

5.3.4.2. *Regression der linksventrikulären Hypertrophie*

Die Frage nach der *prognostischen Bedeutung* einer linksventrikulären Hypertrophie ist hinsichtlich ihrer Gültigkeit an großen Populationen spätestens seit der Framingham-Studie nicht in Zweifel gezogen. Von klinischer Bedeutung ist die Frage, unter welchen Bedingungen die Hypertrophie des linken Ventrikels als Hypertoniefolge rückbildungsfähig ist und welche Bedeutung dies für die Prognose und den Verlauf der Erkrankung besitzt. Dabei ist es sicher, daß das nicht nur das Problem der Drucknormalisierung impliziert. Unter den bisher geläufigen Antihypertensiva gibt es Anzeichen dafür, daß der Kalziumantagonist Nifedipin bei Langzeittherapie zu einer Hypertrophieregression führen kann.

Eigene Untersuchungen zeigen, daß der kardioselektive Beta-Blocker Talinolol (Cordanum) bei 50% der untersuchten Patienten bei der Langzeitkontrolle zu einer Regression der Hypertrophie geführt hat (Homuth und Pahl, 1981). Vergleichbar waren die Daten einer follow-up-Studie mit Propranolol (Obsidan) — (Drescher und Pahl, 1983) — (Abb 68).

Allerdings scheinen gegenwärtig laufende Untersuchungen an einer großen Zahl Hypertoniker über einen längeren Zeitraum diese optimistische Einschätzung der Beta-Blockerwirkung nicht zu bestätigen. Strauer (1981) weist darauf hin, daß eine Kombination von Beta-Blockern und Vasodilatatoren im Experiment und bei klinischen Studien eine protektive bzw. regressive Wirkung bezüglich der Herzhypertrophie besitzen soll.

Schlant et al. (1982) stellten nach 5 Jahren einer effektiven antihypertensiven Therapie eine

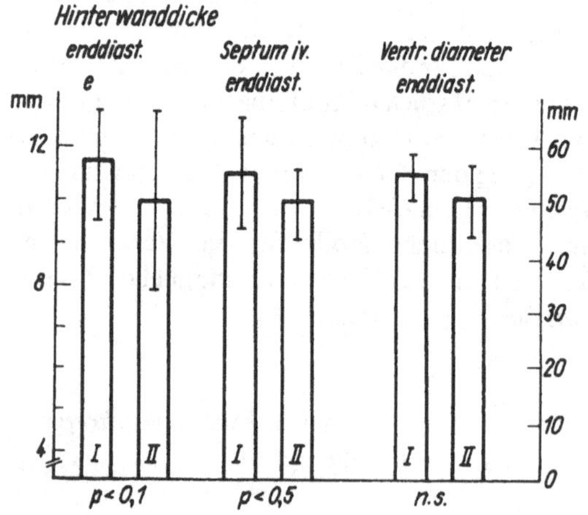

Abb. 68. Regression der linksventrikulären Hypertrophie unter Propranolol-Therapie
(I — vor, II — unter Therapie)

deutliche Abnahme der Myokardmasse und Verbesserung der Ventrikelfunktion fest, ohne nach dem Wirkprinzip der Antihypertensiva zu differenzieren. Auch hier sind Zweifel berechtigt, ob die günstige Aussage nur eine Schwäche der Gruppenrandomisierung überdeckt.

Ähnlich skeptisch ist den Ergebnissen von Reichek et al. (1982) zu begegnen, die eine gleichsinnige Aussage bei Therapie mit Hydrochlorothiazid (Disulanil) und Alpha-Methyldopa (Dopegyt) machten.

Bei spontan hypertensiven Ratten konnte eine Reduzierung der Myokardmasse unter Alpha-Methyldopa, beta-adrenergen Inhibitoren und Angiotensin-converting-enzyme-Inhibitoren nachgewiesen werden, bei anderen Substanzen wie Hydralazin und Minoxidil war dies nicht der Fall (Pegram et al., 1982).

Blutdruckunabhängige Effekte, Einflüsse auf die Aktivierung der Katecholamine, Änderungen des peripheren Widerstandes und eine Reihe weiterer Einflußgrößen lassen vom jetzigen Stand unseres Wissens keine schlüssige Erklärung der Wirkungen zu, die ein Konzept für eine kausale therapeutische Beeinflussung der Herzveränderungen bei arterieller Hypertonie als ausgereiftes System zu erarbeiten gestattet.

5.3.5. Linksherzhypertrophie — notwendige Adaptation oder pathologischer Prozeß?

Der Frage nach dem *positiven* oder *negativen Wert* einer *Myokardhypertrophie* haftet einige Faszination an, wenn man als gemeinsame Basis der Überlegungen ein einheitliches Ursachen-Wirkungsprinzip für die Entstehung akzeptiert. Dieses Konzept besagt, daß Herzhypertrophie und normales Herzwachstum sich als Reaktion auf eine erhöhte hämodynamische Belastung und eine abnorme systolische und diastolische Spannung auf der Ebene der Myokardfasern entwickeln. Das Muster der Hypertrophie widerspiegelt die Natur der auslösenden Belastung.

Bei experimentellen Studien wurde festgestellt, daß unter mittelgradiger Belastung eines gesunden Versuchstieres eine physiologische Muskelhypertrophie mit normaler Kontraktilität resultiert. Bei extremem Streß

— plötzlich appliziert — bekamen vor allem ältere Versuchstiere eine pathologische Hypertrophie mit eingeschränkter Kontraktilität. Die dazwischen liegende Form der Belastung scheint klinisch geläufig und deshalb relevant bei Patienten mit ventrikulärer Druckbelastung. So könnte es durchaus sein, daß die Umstände der Hypertrophieauslösung individuell verschieden zunächst durchaus als physiologischer Anpassungsvorgang verlaufen und nur bei Persistieren einer inadäquaten Belastung der Prozeß in Richtung einer pathologischen Reaktion umschlägt.

Im allgemeinen ist der initiale Hypertrophieprozeß eine *nützliche Adaptation* und gestattet der linken Herzkammer, eine chronische funktionelle Überbelastung zu bewältigen. Wenn aber das Herz eine Abschwächung der kontraktilen Leistung signalisiert, ist offenbar ein Wandel von der „physiologischen" zur „pathologischen" Hypertrophie eingetreten. Diese auf Tierexperimente gestützte Hypothese von GROSSMAN (1980) bleibt noch die Antwort auf die Frage nach der Grenzziehung und Erkennbarkeit des Wechsels der Natur einer Hypertrophie schuldig.

Für die klinische Praxis ist aber der Hinweis wichtig, daß Hypertrophie und kontraktile Funktion der linken Kammer nicht losgelöst voneinander zu betrachten sind.

Die heute verfügbaren nichtinvasiven Techniken gestatten schon recht gut, Frühveränderungen der Ventrikelfunktion in Relation zu beginnenden morphologischen Herzveränderungen festzustellen.

Druckbelastung des Herzens bei arterieller Hypertonie mit linksventrikulärer Hypertrophie und Beeinflussung der Ventrikelfunktion sind Themen, die eine diagnostische Herausforderung darstellen. Nicht um Spätfolgen zu beschreiben und Resultate zu bestätigen, die klinisch erfaßbar sind, sondern um den Prozeß der Organmanifestation Herz bei Hochdruckkrankheit zum frühest möglichen Zeitpunkt zu erkennen und differenziert zu behandeln. Damit rückt das *Problem der Frühdiagnostik* in den Blickpunkt des Interesses und auch wenn heute vielfach nur eine Befundbeschreibung anstelle der gewünschten Erklärung und Interpretation steht, wenn auch mehr Fragen als Antworten bereit stehen, so haben die diagnostischen Entwicklungen und Forschungsarbeiten der letzten Jahre ein gewaltiges Potential der Möglichkeiten einer subtilen, reliablen nichtinvasiven Diagnostik geschaffen. Die Ultraschallkardiographie hat für die Fragen der Hypertrophie und Funktionsbeurteilung des Herzens dabei eine zentrale Position inne.

Literatur

ABBASI, A. S., R. N. MCALPIN, L. M. EBER, and M. L. PEARCE: Left ventricular hypertrophy diagnosed by echocardiography. New Engl. J. Med. **289** (1973), 118—120

AUTENRIETH, G.: Die Echokardiographie. Internist **16** (1975), 172—177

BENNETT, D. H., and D. W. EVANS: Correlation of left ventricular mass determined by echocardiography with vectorcardiographic and electrocardiographic measurements. Brit. Heart J. **36** (1974), 981—987

BRODIE, B. R., L. P. MCLAURIN, and W. GROSSMAN: Combined hemodynamic-ultrasonic method for studying left ventricular wall stress. Comparison with angiography. Amer. J. Cardiol. **37** (1976), 864—871

BÜRGER, S., and B. E. STRAUER: In: STRAUER, B. E.: The heart in hypertension. Springer-Verlag, Berlin — Heidelberg — New York 1981, pp. 37—52

COHEN, A., A. D. HAGAN, J. WATKINS, J. MITAS, M. SCHWARTZMAN, A. MAZZOLENI, I. M. COHEN, S. E. WARREN, and W. V. R. VIEWEG: Clinical correlates in hypertensive patients with left ventricular hypertrophy diagnosed with echocardiography. Amer. J. Cardiol. **47** (1981), 335—341

DRESCHER, E., J. AUSTENAT, K. H. GÜNTHER, B. HEUBLEIN, W. D. PURFÜRST und E. LIEBACK: Ultraschallechokardiographische Untersuchungen zur Funktion und Muskelmasse des linken Ventrikels. Dt. Gesundh.-Wesen **34** (1979), 401—405

DRESCHER, E., and L. PAHL: Echocardiographic follow-up study on reducing the left ventricular hypertrophy in patients with essential hypertension. Medical Week Belgium — GDR, Brüssel 1982, Ministry of Public Health and Family, pp. 11—15

DRESLINSKI, G. R., E. D. FROHLICH, F. G. DUNN, F. H. MESSERLI, D. H. SUAREZ, and E. REISIN: Pattern of left ventricular adaptation in borderline and mild essential hypertension. Chest **80** (1981), 592—595

DRESLINSKI, G. R., F. H. MESSERLI, F. G. DUNN, D. H. SUAREZ, and E. D. FROHLICH: Echocardiographic diastolic ventricular abnormality in hypertensive heart disease: Atrial emptying index. Amer. J. Cardiol. **47** (1981), 1087—1090

DUNN, F. G., P. CHANDRARATNA, J. G. R. DE CARVALHO, L. L. BASTA, and E. D. FROHLICH: Pathophysiologic assessment of hypertensive heart disease with echocardiography. Amer. J. Cardiol. **39** (1977), 789—795

EATON, L. W., W. L. MAUGHAN, A. A. SHOUKAS, and J. L. WEISS: Accurate volume determination in the isolated ejecting canine left ventricle by two-dimensional echocardiography. Circulation **60** (1979), 320 bis 326

FEIGENBAUM, H.: Echocardiography. Lea and Febiger, Philadelphia 1978, pp. 234—241

Frohlich, E. D.: Hemodynamics and other determinants in development of left ventricular hypertrophy. Federation Proc. **42** (1982), 2709—2715

Glanz, S. A., and W. W. Parmley: Echocardiographic assessment of the severity of aortic stenosis in children and adolescents. Amer. J. Cardiol. **37** (1976), 620—625

Grossman, W., D. Jones, and P. G. McLaurin: Wall stress and patterns of hypertrophy. J. Clin. Invest. **56** (1975), 56—61

Grossman, W.: Useful adaptation or pathologic process? Amer. J. Cardiol. **69** (1980), 576—584

Grube, E., W. Fehske, H. Simon und A. Schaede: Bewegungsanalyse des linken Ventrikels mit Hilfe der zweidimensionalen Sektor-Echokardiographie. Z. Kardiol. **67** (1978), 771—778

Hartford, M., J. Wikstrand, I. Wallentin, S. Ljungman, L. Wilhelmsen, and G. Berglund: Non-invasive signs of cardiac involvement in essential hypertension. Europ. Heart J. **3** (1982), 75—87

Helak, J. W., and N. Reichek: Quantitation of human left ventricular mass and volume by two dimensional echocardiography: In vitro anatomic validation. Circulation **63** (1981), 1398—1403

Homuth, V. und L. Pahl: Langzeittherapie von Frühstadien der arteriellen Hypertonie mit dem selektiven $Beta_1$-Rezeptorenblocker Talinolol in Verbindung mit fahrradergometrischen und echokardiographischen Untersuchungen. Dt. Gesundh.-Wesen **36** (1981), 1294—1299

Johnson, G. L., J. M. Kotchen, H. E. McKean, C. M. Cottrill, and T. Kotchen: Blood pressure related echocardiographic changes in adolescents and young adults. Amer. Heart J. **105** (1983), 113—118

Julius, S.: Heart in hypertension. Federation Proc. **42** (1983), 2690—2694

Kansal, S., D. Roitman, and L. T. Sheffield: Intraventricular septal thickness and left ventricular hypertrophy: An echocardiographic study. Circulation **60** (1979), 1058—1065

Karliner, J. S., D. Eckberg, C. B. Mullins, and J. Ross jr.: Mean velocity of fibre shortening: A simplified measure of left ventricular myocardial contractility. Circulation **44** (1971), 323—333

Karliner, J. S., D. Williams, J. Gorwit, M. H. Crawford, and R. A. O'Rourke: Left ventricular performance in patients with left ventricular hypertrophy caused by systemic arterial hypertension. Brit. J. **39** (1977), 1239—1245

Kennedy, J. W., D. D. Reichenbach, W. A. Baxley, and H. T. Dodge: Left ventricular mass: A comparison of angiocardiographic measurements with autopsy weight. Amer. J. Cardiol. **19** (1967), 221—223

Korneev, N. V., and V. B. Jakovlev: Left ventricular hypertrophy and intracardiac hemodynamics in arterial hypertension. Klin. Med. (Moskau) **6** (1981), 67—71

Krayenbühl, H. P., O. Hess, and H. Hirzel: Pathophysiology of the hypertrophied heart in man. Europ. Heart J. **3** (Suppl. A), (1982), 125—131

Laird, W. P., and D. E. Fixler: Left ventricular hypertrophy in adolescents with elevated blood pressure. Assessment by chest roentgenology, electrocardiography and echocardiography. Pediatrics **67** (1981), 255—261

Lange, L.: Standardisierungsempfehlungen für M-mode- und zweidimensionale Echokardiographie in den USA. Z. Kardiol. **68** (1979), 104—106

Limas, C. J.: Biochemical aspects of cardiac hypertrophy. Federation Proc. **42** (1983), 2716—2721

Linzbach, A. J.: Heart failure from the point of view of quantitative anatomy. Amer. J. Cardiol. **5** (1960), 370—382

Lori, M.: Arbeitsumstellung und Leistungsfähigkeit des Herz-Kreislaufsystems bei Frühformen der arteriellen Hypertoniekrankheit. Dt. Gesundh.-Wesen **30** (1975), 724—731

Matsumoto, M.: A new method for the evaluation of left ventricular function by simultaneous recording of two-dimensional echocardiograms and left ventricular pressure. Circulation **62** (1980), 258 (Abstr. III)

McFarland, T. M., A. Moshin, S. Goldstein, S. D. Pickard, and P. D. Stein: Echocardiographic diagnosis of left ventricular hypertrophy. Circulation **57** (1978), 1140—1144

Nagata, S., and Y. Nimura: Anatomical functional features of hypertrophied left ventricle studied with M-mode and realtime-cross-sectional echocardiographies. Jap. Circulation J. **43** (1979), 333—341

Nixon, J. V., R. J. Anderson, and M. L. Cohen: Alterations in left ventricular mass and performance in patients treated effectively for thyreotoxicosis. Amer. J. Med. **62** (1979), 268—276

Nomura, G., E. Kumagai, K. Midorikawa, T. Kitano, H. Tashiro, Y. Koga, and H. Toshima: Asymmetric ventricular hypertrophy in patients with essential hypertension. Japan. Heart J. **23** (1982), 181—190

Pahl, L. und K. Bechmann: Die Beurteilung der linksventrikulären Funktion des Herzens bei arterieller Hypertonie — eine echokardiographische Studie. Dt. Gesundh.-Wesen **33** (1978), 1266—1274

Pahl, L. und A. P. Jurenjew: Möglichkeiten der Echokardiographie zur Bestimmung einer linksventrikulären Hypertrophie insbesondere bei Frühstadien der arteriellen Hypertonie. Dt. Gesundh.-Wesen **33** (1978), 931—934

Pahl, L.: Echokardiographische Befunde bei arterieller Hypertonie. In: Mucharljamov, M. N., H. Heine, L. Pahl, O. J. Atkov und J. M. Belenkov (Hrsg.): Ultraschalldiagnostik kardiovaskulärer Erkrankungen. VEB Gustav-Fischer-Verlag, Jena 1983, S. 127 bis 130

Pegram, B. L., S. Ishise, and E. D. Frohlich: Effect of methyldopa, clonidine and hydralazine on cardiac mass and hemodynamics in Wistar-Kyoto- and spontaneously hypertensive rats. Cardiovasc. Res. **16** (1982), 40—46

Purfürst, W. D., K. H. Günther, D. Drescher, J. Austenat, and W. Hujer: The relationship of left ventricular function and mass in arterial hypertension. Europ. Heart J. **3** (Suppl. A), (1982), 119—123

Reichek, N.: Echocardiographic assessment of left ventricular hypertrophy. Europ. Heart J. **3** (Suppl. A), (1982), 49—57

REICHEK, N., and R. B. DEVEREUX: Left ventricular hypertrophy: Relationship of anatomic, echocardiographic and electrocardiographic findings. Circulation **63** (1981), 1391—1398

REICHEK, N., B. B. FRANKLIN, T. CHANDLER, A. MUHAMMAD, T. PLAPPERT, and M. ST. JOHN SUTTON: Reversal of left ventricular hypertrophy by antihypertensive therapy. Europ. Heart J. **3** (Suppl. A), (1982), 165—169

RIEDEL, K., E. DRESCHER, B. M. EISENBERG, E. LIEBACK und J. AUSTENAT: Probleme der Früherkennung einer Linksherzhypertrophie mittels Elektro- und Vektorkardiogramm im Vergleich zur Echokardiographie. Dt. Gesundh.-Wesen **37** (1982), 1366—1371

ROMHILT, D. W., K. E. BOVE, R. J. NORRIS, E. CONYERS, S. CONRADI, D. T. ROWLANDS, and R. C. SCOTT: A critical appraisal of the electrocardiographic criteria for the diagnosis of left ventricular hypertrophy. Circulation **40** (1969), 185—195

SAFAR, M. E., J. P. LEHNER, M. J. VINCENT, M. T. PLAINFOSSE, and A. C. SIMON: Echocardiographic dimensions in borderline and sustained hypertension. Amer. J. Cardiol. **44** (1979), 930—935

SAGAWA, K., H. SUGA, A. A. SHOUKAS, and K. M. BAKALAR: Endsystolic pressure/volume ratio. A new index of ventricular contractility. Amer. J. Cardiol. **40** (1977), 748—753

SAVAGE, D. D., J. I. M. DRAYER, W. L. HENRY, E. C. MATHEWS jr., J. H. WARE, J. M. GARDIN, E. R. COHEN, S. E. EPSTEIN, and J. H. LARAGH: Echocardiographic assessment of cardiac anatomy and function in hypertensive patients. Circulation **59** (1979), 623—632

SCHETTLER, G.: In: GILL, E. (Ed.): Angina pectoris. Fischer-Verlag, Stuttgart 1978, S. 227—247

SCHILLER, N., C. SKIOLDEBRAND, E. SCHILLER, C. MAVROUDIS, N. SILVERMAN, S. RAHIMTOOLA, and M. LIPTON: In vivo assessment of left ventricular mass by two-dimensional echocardiography. Circulation **59** (1979), 11—18

SCHLANT, R. C., J. M. FELNER, B. A. BLUMENSTEIN, G. L. WOLLAN, W. D. HALL, N. B. SCHULMAN, S. B. HEYNSFIELD, C. A. GILBERT, and E. P. TUTTLE: Echocardiographic documentation of regression of left ventricular hypertrophy in patients treated for essential hypertension. Europ. Heart J. **3** (Suppl. A), (1982), 171—175

SEN, S., R. C. TARAZI, and F. M. BUMPUS: Effect of converting enzyme inhibitor om cardiac hypertrophy in SHR. Hypertension **2** (1980), 169—176

SEN, S., R. C. TARAZI, P. A. KHAIRALLAH, and F. M. BUMPUS: Cardiac hypertrophy and its reversal by antihypertensive drugs in spontaneously hypertensive rats. Clin. Exp. Pharmacol. Physiol. **3** (1976), 173 bis 177

SHAPIRO, L. M., J. MACKINNEN, and D. G. BEEVERS: Echocardiographic features of malignant hypertension. Brit. Heart J. **46** (1981), 374—379

STRAUER, B. E.: Hypertonie und Herzfunktion. Triangel **20** (1981), 107—120

SUTTON, ST. J. M.: Failure of diastolic abnormalities to regress after correction of aortic stenosis. A case for earlier operation. Amer. J. Cardiol. **45** (1980), 486 bis 491

TAKAHASHI, M., S. SASAYAMA, C. KAWAI, and H. KOTOURA: Contractile performance of the hypertrophied ventricle in patients with systemic hypertension. Circulation **62** (1980), 116—126

TARAZI, R. C., F. M. FOUAD, and C. M. FERRARIO: Can the heart initiate some forms of hypertension? Federation Proc. **42** (1983), 2691—2697

TEICHHOLZ, L. E., T. KEULEN, and V. HERMAN: Problems in echocardiographic volume determination: Echocardiographic-angiographic correlation in the presence or absence of asynergy. Amer. J. Cardiol. **37** (1976), 7—11

WEBER, K. T., J. J. JANICKI: Instantaneous force-velocity-lengthrelations: Experimental findings and clinical correlates. Amer. J. Cardiol. **40** (1977), 740—747

WIDIMSKY, J., and R. JANSOVA: Central hemodynamics in various stages of hypertension. Dt. Gesundh.-Wesen **39** (1984), 339—343

YOUNOSSI, K.: Herzfunktion bei Patienten ohne und mit Wanddyskinesie. Echokardiographisch-kineangiographische Vergleichsstudie. Z. Kardiol. **65** (1976), 143—156

ZOTT, H. J. und L. PAHL: Vergleichende echokardiographische Untersuchungen der Herzfunktion bei leistungssport- und hypertoniebedingter Myokardhypertrophie des linken Ventrikels. In: Nichtinvasive kardiovaskuläre Diagnostik bei arterieller Hypertonie. Akademie der Wissenschaften, Berlin 1982, S. 105—108

5.4. Mechanokardiographie

G. LINSS

Mechanokardiographie bedeutet die Registrierung mechanischer Schwingungen, die durch die Herztätigkeit entstehen. Hierzu werden die Phonokardiographie und die Sphygmographie gerechnet. Während die Phonokardiographie der Registrierung von Schallsignalen dient, werden mit der Sphygmographie räumliche Dislokationsvorgänge in Abhängigkeit von der Zeit registriert. In erster Linie sind die Ventrikelsphygmographie und die Arteriensphygmographie von Bedeutung.

In der kardiovaskulären Funktionsdiagnostik bei arterieller Hypertonie erfolgt die Aufzeichnung mechanokardiographischer Kurven fast ausschließlich als Polymechanographie mit dem Ziel, Aussagen über die Gesamtherzfunktion oder über einzelne Funktionsqualitäten zu erhalten.

5.4.1. Phonokardiographie

Unter **Phonokardiographie** (PKG) wird die Registrierung der normalen und pathologischen Herztöne und Herzgeräusche verstanden. Dieses Verfahren ist seit mehr als vier Jahrzehnten in der klinischen Praxis verbreitet und in der Vergangenheit in mehreren Monographien ausführlich beschrieben worden (GÜNTHER, 1969; HOLLDACK und WOLFF, 1974; JUCHEMS, 1974).

In der klinischen Kardiologie ist die Bewertung phonokardiographischer Daten nur unter Kenntnis der Auskultations- und klinischen Befunde sinnvoll.

Herzauskultation und Phonokardiographie ergänzen sich gegenseitig, da manche Schallphänomene besser gehört, andere besser registriert werden. *Bei arterieller Hypertonie ist die isoliert angewandte Phonokardiographie von untergeordneter Bedeutung.* Systolische Geräusche, die sich bei Hypertonikern häufig finden, besitzen keine Beziehung zum Schweregrad der Erkrankung bzw. zu kardialen Komplikationen.

Vor Einführung der kalibrierten und differenzierten Apexkardiographie und der Ultraschallkardiographie war vor allem die Registrierung *diatolischer Extratöne* und ihre funktionelle Bewertung von klinischem Interesse.

5.4.1.1. Methodik

Zur Registrierung der Phonokardiogramme werden entweder Brustwandmikrophone (zum Beispiel HM 612, VEB Meßgerätewerk Zwönitz) oder Kleinmikrophone (HM 69, VEB Meßgerätewerk Zwönitz) benutzt. Letzere werden mittels Gürtel auf dem Thorax befestigt oder mit Pflaster aufgeklebt und sind auch für Belastungsuntersuchungen geeignet. Die Phonokardiogramme werden auf handelsüblichen EKG-Geräten (6-NEK-4), die dafür ausgelegt sind, aufgezeichnet. Als Herzschallfilter finden entweder die Oktavfilter nach MAASS und WEBER (1952) oder nach MANNHEIMER (1942) Anwendung (Tab. 12).

Tabelle 12. Gebräuchliche Herzschallfilter für die Registrierung von Phonokardiogrammen

Oktavhochpaßfilter			
MAASS und WEBER	Nenn-frequenz	MANNHEIMER	Nenn-frequenz
t	35 Hz	Ph_1	25 Hz
m_1	70 Hz	Ph_2	50 Hz
m_2	140 Hz	Ph_3	100 Hz
h_1	250 Hz	Ph_4	200 Hz
h_2	400 Hz	Ph_5	400 Hz

Im Rahmen unserer komplexen hämodynamischen Untersuchungen im Herzfunktionslabor der Universitätsklinik für Innere Medizin (ehemals II. Medizinische Klinik der Charité) arbeiteten wir mit dem Herzschallmikrophon EMT 25 B (Kristallmikrophon-Blei-Zirkonattitanat — Elema-Schoenander, Schweden). Als Abnahmepunkt wählten wir den vierten Interkostalraum links parasternal (4 L 2). Als Registriergerät diente der 8-Kanal-Düsen-Direktschreiber Mingograf 81 (Elema-Schoedander, Schweden).

Die Phonokardiogramme wurden bei oberflächlicher und geräuschloser Atmung registriert. Die Papiergeschwindigkeit betrug 100 mm/s. Simultan wurde die Ableitung II des Elektrokardiogramms mitregistriert bzw. ein komplettes Polymechanogramm aufgenommen.

5.4.1.2. Diastolische Extratöne bei arterieller Hypertonie

Als *diastolische Extratöne sind definiert:*
III. Herzton: Kurzdauernde Schwingungen frühestens 0,13 Sekunden nach Beginn der Aortenkomponente des II. Herztones.

IV. Herzton: Kurzdauernde Schwingungen nach Beginn der p-Welle im EKG und vor Beginn des QRS-Komplexes (Abb. 69).

Die Auswertung der PKG, registriert an 118 Hypertonikern (LINSS, 1975) ergab bei 44,7% der 143 Hypertoniker III. und/oder IV. Herztöne (HT). Die Häufigkeit diastolischer Extratöne zeigt bei Hypertonikern *keine Abhängigkeit von Hochdruckschweregrad, Ätiologie und Nierenfunktion* (Abb. 70).

Bei den Hypertonikern mit IV. HT finden sich jedoch (nichtsignifikant) häufiger eine linksventrikuläre Belastung im Röntgenbild, eine Linksherzhypertrophie im EKG und auch

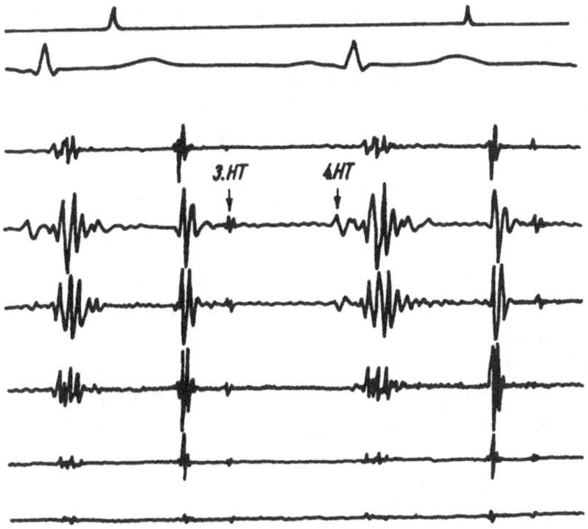

Abb. 69. Phonokardiogramm mit III. und IV. Herzton

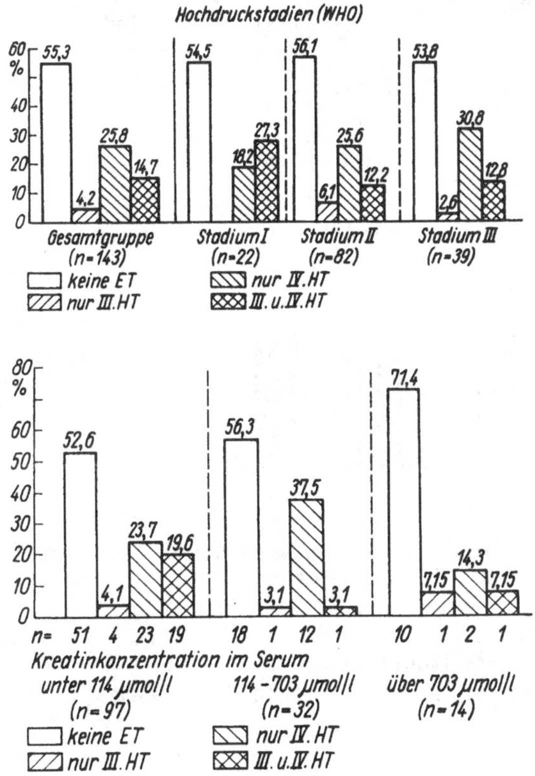

Abb. 70 a—b. Häufigkeit diastolischer Extratöne bei Hypertonie in Beziehung zum Schweregrad (WHO) (a) und in Beziehung zur Nierenfunktion (b)
ET — Extratöne; HT — Herztöne

höhere systolische und diastolische Blutdruckwerte (Tab. 13).

Von den *hämodynamischen Befunden* war bei den Patienten mit III. HT lediglich der periphere Widerstand signifikant niedriger als bei Patienten ohne diastolische Extratöne (Abb. 71 a—d). Weitere Untersuchungen zu diastolischen Extratönen bei arterieller Hypertonie wurden aus unserer damaligen Arbeitsgruppe von RADEMACHER et al. (1974) und STADELMEYER et al. (1979) durchgeführt.

Nach Untersuchungen von RADEMACHER et al. (1974) waren bei Hypertonikern mit III. HT (12%) die systolischen und diastolischen Blutdruckwerte signifikant niedriger als bei Hypertonikern mit IV. HT (17%) und ohne diastolische Extratöne.

STADELMEYER (1979), der im Rahmen der epidemiologischen Studie Berlin-Mitte phonokardiographische Untersuchungen an 472 männlichen Probanden im Alter von 50—54 Jahren durchführte, fand, daß die Häufigkeit der III. HT in den verschiedenen kardialen Krankheitsgruppen keine signifikanten Unterschiede zur Kontrollgruppe erkennen ließ. Bei Hypertonikern ($n = 55$) fand er in 18,3% III. HT, in 16,4% IV. HT, in 41,8% III. und IV. HT und nur in 23,6% keine diastolischen Extratöne. Eine fast analoge Verteilung ergab sich bei 92 Borderline-Hypertonikern.

Die *Häufigkeit* der Linksherzhypertrophie und linksventrikulären Belastung war in den Gruppen mit und ohne III. HT nichtsignifikant unterschiedlich. Dagegen kamen IV. HT bei Patienten mit Hypertonie häufiger vor als bei Normalpersonen, und Patienten mit IV. HT zeigten im Röntgenbild signifikant häufiger eine Herzvergrößerung als Patienten ohne diesen phonokardiographischen Befund. Die Zeitintervalle II_A—III und p—IV besitzen nach diesen Untersuchungen keine weiterführenden Informationen.

5.4.1.3. *Praktische Bedeutung der Ergebnisse*

Es sei zunächst festgestellt, daß diastolische Extratöne eine *nicht zufriedenstellende Reproduzierbarkeit* zwischen mehreren registrierten Herzaktionen und auch zu unterschiedlichen Zeitpunkten aufweisen. Dies schränkt die Aussagekraft bezüglich pathophysiologischer Deutung und Kontrolle therapeutischer Maßnahmen ein. Zum anderen ist es phonokardio-

Tabelle 13. Vergleich einiger Parameter von 118 Hypertonikern mit und ohne diastolische Extratöne (LINSS, 1975)

Merkmal	nur III. HT $n = 6$	nur IV. HT $n = 28$	III. u. IV. HT $n = 18$	keine ET $n = 68$
Alter (Jahre)	33 ± 13	43 ± 12	36 ± 12	40 ± 13
Geschlecht m	83,3%	57,1%	61,1%	55,9%
Hypertoniedauer (Jahre)	2 ± 2,6	4 ± 4	5 ± 4	7 ± 7
Linksventrikuläre Belastung	50%	60,7%	38,9%	47,1%
Linkshypertrophie	33,3%	53,6%	44,6%	45,6%
SBD (mm Hg)	164 ± 29	181 ± 27	163 ± 26	174 ± 31
DBD (mm Hg)	110 ± 21	109 ± 18	107 ± 22	110 ± 19

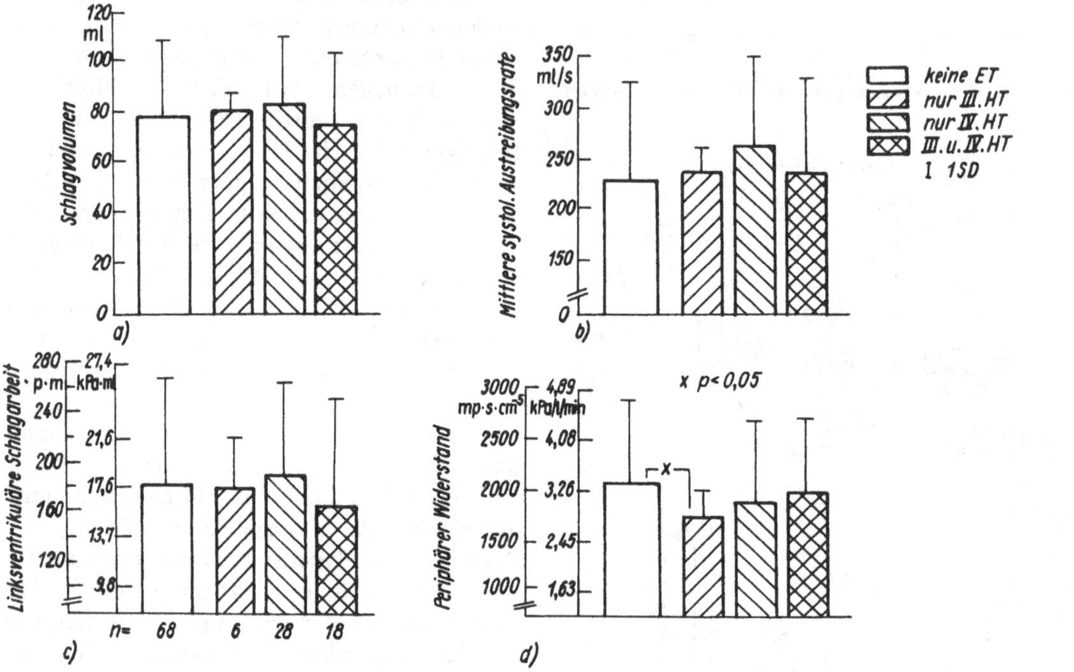

Abb. 71 a—d. Schlagvolumina ($\bar{x} \pm s$) (a), mittlere systolische Austreibungsrate (b), linksventrikuläre Schlagarbeit (c) und peripherer Widerstand (d) bei Hypertonikern mit und ohne diastolische Extratöne

graphisch nicht möglich, physiologische III. HT bzw. physiologische IV. HT von pathologischen III. oder IV. zu unterscheiden.

Durch unterschiedliche Registrier- und Meßtechniken sowie nicht vergleichbare Patientengruppen lassen sich aus funktionsdiagnostischer Sicht bei isolierter Bewertung der phonokardiographischen Befunde keine Schlußfolgerungen bezüglich der Herzbelastung bzw. Herzfunktion ziehen.

In der Vergangenheit wurde die Entstehung des III. Herztones eindeutig in Beziehung zur schnellen diastolischen Kammerfüllung gebracht (rapid filling sound). Im Jugendalter ist ein III. HT in hohem Prozentsatz (bis zu 90%) physiologisch.

Bei Literaturdurchsicht, insbesondere der letzten drei Jahrzehnte, ergaben sich sehr widersprüchliche Angaben über III. HT, Linksherzhypertrophie und -funktion. Ohne darauf näher einzugehen sei aus den Untersuchungen von GÜNTHER (1969) zitiert, daß III. HT eher bei Volumenbelastung des Herzens auftreten. Nach unseren Untersuchungen RADEMACHER et al., 1974; LINSS, 1975) läßt sich mit aller Zurückhaltung feststellen, daß

III. HT bei Hypertonie isoliert selten auftreten und mehr bei hyperdynamer Regulationsweise des Herzens nachweisbar sind.

Die seit Jahren kontrovers geführten Diskussionen bezüglich Genese und Bedeutung III. HT konnte auch durch simultane Anwendung invasiver (intrakardiale Druckmessung) und nichtinvasiver Verfahren (Echokardiographie, kalibrierte Apexkardiographie, intra- und extrakardiale Phonokardiographie) nicht beigelegt werden. Während von amerikanischen Autoren die Hauptbedeutung für die Entstehung der III. und IV. HT *der dynamischen Kopplung mit der Brustwand* beigemessen wird (REDDY et al., 1981; SHAVER, 1983), sehen belgische Autoren (VAN DER WERF, 1982, 1983; PAULUS et al., 1983) die Schlüsselmechanismen für die Entstehung des III. HT in der *Interaktion zwischen linksventrkulärem Bluteinstrom und den resultierenden intrakavitären Druckänderungen in der Diastole.* REDDY (1981) fand, daß mittels intrakardialer Phonokardiographie registrierte III. HT vom Druckanstieg während der linskventrikulären Ventrikelfüllung abhängen, während extrakardial registrierte Herztöne vom Druckanstieg abhängen, der durch den „Stoß“ des Herzens an die Brustwand hervorgerufen wird. Diese Vorgänge (intrakardial/extrakardial) können zeitlich koinzidieren oder dissoziieren.

Aus den umfangreichen Untersuchungen VAN DER WERFS geht hervor, daß III. HT bei *völlig entgegengesetzten hämodynamischen Bedingungen* auftreten können. Eine hohe transmitrale Fließgeschwindigkeit (gesteigerter frühdiastolischer Einstrom) kann zum Auftreten III. HT bei physiologischen Zuständen und hyperdynamen Regulationsstörungen wie bei hyperkinetischem Herzsyndrom, beginnender Hypertonie oder Hyperthyreose führen. III. HT können aber auch durch steilen Druckanstieg in der frühen Diastole infolge herabgesetzter viskoelastischer Fähigkeiten der Ventrikelwand hervorgerufen werden. Dann sind sie bei hypokinetischer Regulation bzw. manifester Herzinsuffizienz möglich.

Aus diesen Befunden und den Ergebnissen der amerikanischen Arbeitsgruppe um P. S. REDDY lassen sich auch die widersprüchlichen älteren Literaturangaben erklären.

Eine ähnliche Situation liegt für die IV. Herztöne vor. Sie können Ausdruck physiologischer (Jugendalter) oder pathologischer Funktionsabläufe sein, intrakardial oder extrakardial entstehen. Bei Patienten mit diastolischem Vorhofgalopp ist die Druckanstiegsgeschwindigkeit der *a*-Welle im Apexkardiogramm (siehe unten) signifikant höher als bei Patienten ohne Galopprhythmus (DENEF, 1975). Diese atriale Kontraktion bedingt nicht nur einen Druckanstieg im Ventrikel, sondern auch eine Bewegung des Herzens gegen die Brustwand. Dieser durch die Vorhofkontraktion bewirkte „Stoß“ des Herzens an die Brustwand kann größer sein beim hypertrophierten Ventrikel, wenn der linke Vorhof sich stärker kontrahiert, um einen geringer dehnbaren Ventrikel zu füllen. Aber auch eine bessere Kopplung des hypertrophierten Herzens an die Brustwand und damit ein registrierbarer IV. HT im Phonokardiogramm ist möglich.

Bei Hypertonie sind IV. HT häufiger als III. nachweisbar. Sie treten vorwiegend bei Druckbelastung bzw. Druckerhöhung im linken Ventrikel auf. Sie können Ausdruck einer Massenzunahme des Herzens mit verminderter Compliance sein.

Tabelle 14. Praktische Bedeutung phonokardiographisch registrierter diastolischer Extratöne

Die Aussage einschränkende Faktoren:
- Keine gute Reproduzierbarkeit
  - Abhängigkeit von Körperlage (Kontaktstrecke Herz — Brustwand)
  - Abhängigkeit von Atmung
- Nicht unterscheidbar, ob physiologische oder pathologische diastolische Extratöne
  - Durch unterschiedliche Meßtechnik und differierende Patientengruppen keine vergleichbaren Literaturmitteilungen
  - Auftreten diastolischer Extratöne bei völlig entgegengesetzten hämodynamischen Bedingungen
  - Intrakardiale und extrakardiale Genese diastolischer Extratöne

Klinische Aussage:
- Sichere Bewertung nur im Zusammenhang mit hämodynamischen oder kardiomorphologischen Daten
- III. Herztöne — bei leichter Hypertonie — hyperdyname Zirkulation, erhöhte transmitrale Fließgeschwindigkeit
- III. Herztöne — bei fortgeschrittener Hypertonie — unabhängig vom Zirkulationstyp — diastolische Compliancestörung
- IV. Herztöne — erhöhtes afterload, erhöhter linksventrikulärer Füllungsdruck, hypertrophierter compliancegeminderter Ventrikel, funktionell „schlechte“ Wandkinetik

Für die klinische Praxis kann geschlußfolgert werden, daß phonokardiographisch registrierte *diastolische Extratöne isoliert betrachtet eine geringe diagnostische Relevanz* bezüglich normaler oder veränderter Herzfunktion besitzen, deshalb nur durch gleichzeitige Beurteilung von Kriterien der zentralen Hämodynamik und Herzfunktion — Volumen-Druck-Fluß-Beziehung — eingeordnet werden können (Tab. 14).

5.4.2. Apexkardiographie

Als Apexkardiographie (AKG) wird die graphische Registrierung niederfrequenter Schwingungen (< 20 Hz) auf der Thoraxwand, und zwar an der getasteten Stelle des Herzspitzenstoßes, bezeichnet. Die erste graphische Registrierung des Herzspitzenstoßes wurde von CHAUVEAU und MAREY bereits im Jahre 1861 vorgenommen. Wesentliche Erkenntnisse über die sphygmographischen Verfahren konnten jedoch erst erlangt werden, als anfangs des 20. Jahrhunderts die technischen Voraussetzungen für die Registrierung einwandfreier Kurven geschaffen wurden. In den Jahren 1950—1960 hat die Apexkardiographie eine Renaissance erfahren (LUISADA, 1953). In der Vergangenheit diente sie als Bezugskurve des Phonokardiogramms zur Beschreibung von Herzfehlern (Aortenstenose — erhöhte *a*-Welle, Mitralfehler — Veränderungen der schnellen und langsamen Füllungswelle).

Mit *Einführung der Kalibrierung und Differenzierung apexkardiographischer Kurven* (GLEICHMANN, 1968a, 1968b; KESTELOOT, 1969, 1973; WITTE und HEUBLEIN, 1971) gelang eine bessere Deutung des Herzspitzenstoßes bezüglich seiner Entstehung, Dauer, Kraft und Geschwindigkeit.

Die Methode wurde zunehmend zur Beurteilung der Herzfunktion eingesetzt, wobei nach unseren Erfahrungen folgende *Fragestellungen* zur Herzfunktion mittels Apexkardiographie beurteilt werden können:

— Erfassung von Zeitintervallen und Kontraktilitätskriterien der isovolumetrischen Kontraktions- und Relaxationsphase
— Zeitliche Markierung des linksventrikulären Druckablaufes (ergänzende Informationen zur Echokardiographie)
— Approximative Abschätzung des linksventrikulären enddiastolischen Druckes
— Bewertung der inotropen Wirkung von Medikamenten und Verlaufskontrolle der Herzfunktion bei Herz-Kreislaufkrankheiten unter Therapie

Die Bestimmung der Austreibungsfraktion des linken Ventrikels und der mittleren zirkumferentiellen Faserverkürzungsgeschwindigkeit (ANTANI et al., 1971; BERNARDINI et al., 1981) aus dem AKG halten wir bereits aus theoretischen Erwägungen für zweifelhaft (s. S. 122).

Für den *Einsatz der Apexkardiographie in der Herzfunktionsdiagnostik* ist es wichtig, die wesentlichen Faktoren, die die Entstehung des Apexkardiogramms beeinflussen, zu beachten, da dies zum besseren Verständnis der Methode beiträgt KESTELOOT, 1981). An der Entstehung des Apexkardiogramms sind beteiligt:

1. Der intraventrikuläre Druck und seine Determinanten (Kontraktilität, preload, afterload)
2. Die systolische und diastolische Wandspannung und -steifigkeit
3. Die Geometrie des Herzens
4. Das Herzgewicht
5. Dimensionsänderungen des Herzens während der Austreibung
6. Die Austreibungsrate während der Systole
7. Die Rotation des Herzens während Systole und Diastole
8. Die ballistischen Kräfte während der Vorhof- und Ventrikelkontraktion
9. Die Interaktionen zwischen linkem und rechtem Ventrikel und Reihenfolge der Aktivierung des Herzens
10. Die Kontaktstrecke Herz—Brustwand
11. Die Impedanz an der Brustwand
12. Die Geometrie des Brustkorbes
13. Methodologische Faktoren (Pulsabnehmer-Charakteristika, Auflagedruck während der Registrierung)

Aufgrund mehrerer vergleichender Untersuchungen gilt es heute jedoch als erwiesen, daß das *kalibrierte und differenzierte Apexkardiogramm (kAKG) die entscheidenden Phasen des Druckablaufes im linken Ventrikel widerspiegelt* (WITTE und HEUBLEIN, 1975; VAN DER WERF, 1976; AUBERT et al., 1981; DENYS et al., 1982) und für die Ermittlung von Kontraktilitätsindices der isovolumetrischen Phase gut geeignet ist (REALE, 1967; GLEICHMANN, 1968a; VETTER et al., 1972; DENEF et al., 1973, 1975; LINSS, 1975; FINCKER et al., 1976). Auch die Ermittlung der diastolischen Herzfunktion mittels kAKG ist von aktuellem Interesse (MANOLAS et al., 1979; MANOLAS und RUTISHAUSER, 1981).

So haben wir uns bereits seit dem Jahre 1971 intensiv mit dem Aussagewert des Apexkardiogramms bezüglich der myokardialen Funktion bei Hypertonie beschäftigt und konnten den Wert dieser Methode für die Beurteilung der isovolumetrischen Kontraktions- und Relaxationsphase sowie einzelner Amplitudenkriterien unter Beweis stellen.

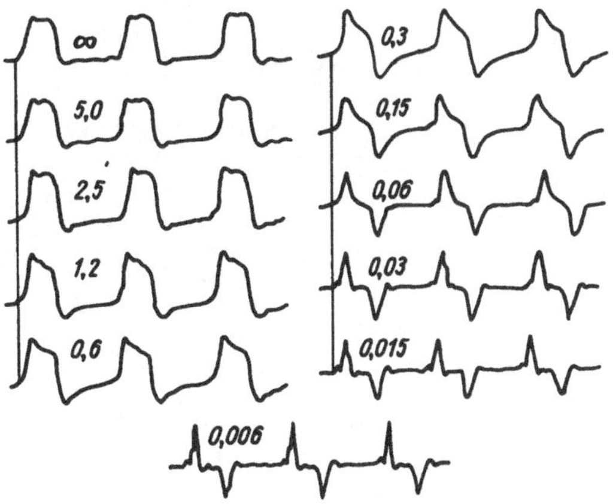

Abb. 72. Apexkardiogramme, registriert am selben Patienten, mit Zeitkonstanten des Registriersystems zwischen unendlich und 0,006 s (nach JOHNSON et al., 1971)

5.4.2.1. Methodik

5.4.2.1.1. Apparative Voraussetzungen und Registrieranordnung

Das Registriersystem besteht aus Pulsabnehmer, Verstärker, Differentiator und Registriergerät.

Für die Kalibrierung und Differenzierung der AKG sind *Pulsabnehmer* (PA) mit genügend langer Zeitkonstante, genügend hoher Eigenfrequenz und Linearität im Meßbereich erforderlich. Nach JOHNSON et al. (1971) ist eine lineare Frequenzantwort im Bereich von 0,03—35 Hz notwendig. Für die Kalibrierung der AKG sind Pulsabnehmer-Verstärkersysteme mit Zeitkonstanten von mehr als 3 Sekunden Voraussetzung. Kürzere Zeitkonstanten führen zur Veränderung der Kurvenform. Je kürzer die Zeitkonstante ist, desto mehr ähnelt die Kurve dem 1. Differentialquotienten des AKG (Abb. 72). Eine *unendliche Zeitkonstante* als günstigste Voraussetzung für die Kalibrierung besitzen Drahtdehnmeßstreifen-Pulsabnehmer (GLEICHMANN, 1968a) und Halbleiterdehnmeßstreifenwandler (WITTE und HEUBLEIN, 1971) in Verbindung mit Gleichstromverstärkern. Wir benutzen seit 1971 den in den Werkstätten der Charité gefertigten *Halbleiterdehnmeßstreifen-PA* nach WITTE und HEUBLEIN (Abb. 73). Dieser sogenannte Kraft-PA besteht aus vier Halbleiter-Silizium-Dehnmeßstreifen (WDH 101, VEB Schwingungstechnik und Akustik Dresden), die in Form einer Vollbrücke auf eine dünne Bronzefeder aufgebracht sind. Über einen Abtaststift mit 6 mm Durchmesser werden die Schwingungen, die auf der Thoraxwand durch das „Anstoßen" des Herzspitzenstoßes hervorgerufen werden, auf die Dehnmeßstreifen übertragen. Dadurch ändert sich ihr elektrischer Widerstand und so die Stärke des durchfließenden Stromes. Der PA ist mit einem Gummiring versehen und wird mit der Hand gegen die Brustwand gehalten. Das Gewicht des PA besträgt 6 g. Er kann Kräfte bis zu 100 p aufnehmen und ist in diesem Bereich linear. Seine Resonanzfrequenz beträgt mehr als 30 Hz. Als *Gleichstromverstärker* diente uns die volltransistorisierte Meßeinrichtung UM 111 (VEB Meßelektronik Dresden), als Registriergerät wurde in der Vergangenheit ein Mingograph 81 verwandt. Seit 1976 arbeiten wir auch mit dem handelsüblichen *Verlagerungspulsabnehmer* „Puls-Phonowandler 860" (Siemens — Elema-Schoenander, Schweden) — (Abb. 74). Es handelt sich um ein luftgekoppeltes Mikrophon (Gewicht: 30 g), das aus einem Einzelkristall als Wandlerelement besteht. Der Kontaktflächendurchmesser beträgt 25 mm, der Dämpfungsfaktor wird mit 0,7 angegeben, die Resonanzfrequenz mit 1500 Hz, das obere Frequenzlimit mit 1000 Hz, das untere mit 0,04 Hz. Mit diesem Wandler können gleichzeitig mit der Registrierung des AKG ein PKG und ein EKG aufgezeichnet werden. Die Zeitkonstante für die AKG-Aufzeichnung be-

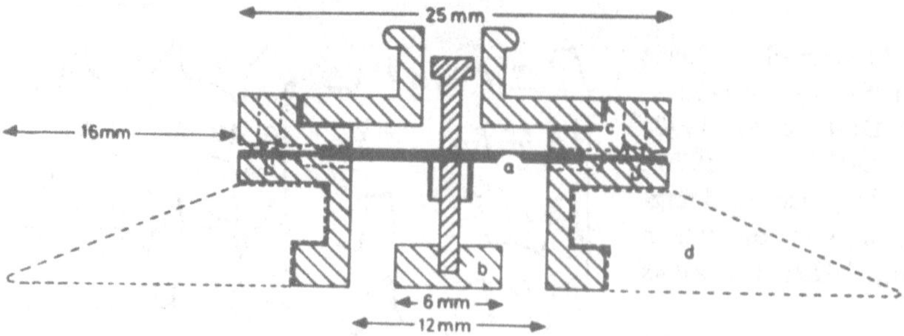

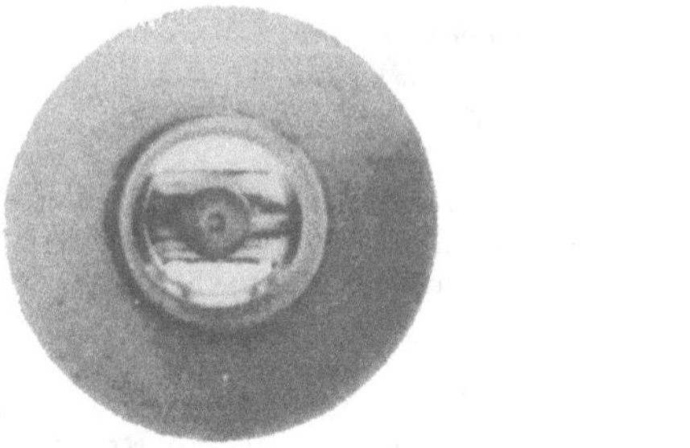

Abb. 73. Halbleiterdehnmeßstreifenpulsabnehmer nach Witte und Heublein mit Querschnitt des Pulsabnehmers
a — Halbleiterdehnmeßstreifen; b — Abtaststift; c — Pyacrylgehäuse; d — Gummiring

trägt für diesen Wandler in Verbindung mit dem Pulsverstärker 859 (Elema-Schoenander, Schweden) 4 s (Denef et al., 1975; Kesteloot und Denef, 1976; Nilsson und Thulesius, 1976).

Die für die Differenzierung benutzten *Differenzierungsverstärker* EMT 63 bzw. Differentiator 855 sind in das jeweilige Registriergerät eingebaut. Zur Eichung dient ein Dreieckwellengenerator. Als *Registriergerät* benutzten wir in der Vergangenheit die 8-Kanal-Düsen-Direktschreiber Minograph 81 und 82. Diese Geräte sind je mit einem Sichtgerät gekoppelt.

Unter Anwendung eines Differentiators als selbständiges Bauelement (Werkstätten der Charité) und unter Nutzung der Universalmeßeinrichtung UM 111 konnten wir als Registriergerät den in der DDR üblichen Hebelschreiber 6-NEK-4 (VEB Meßgerätewerk Zwönitz) einsetzen und damit technisch einwandfreie Apexkardiogramme registrieren (Abb. 75).

Der eigentlichen Registrierung geht die *Kalibrierung* voraus. Die Eichung der Halbleiterdehnmeßstreifen-PA wird durch Auflage eines 10 p-Gewichtes vorgenommen. Bei diesem Kontakt-PA ist ein konstanter Auflagedruck

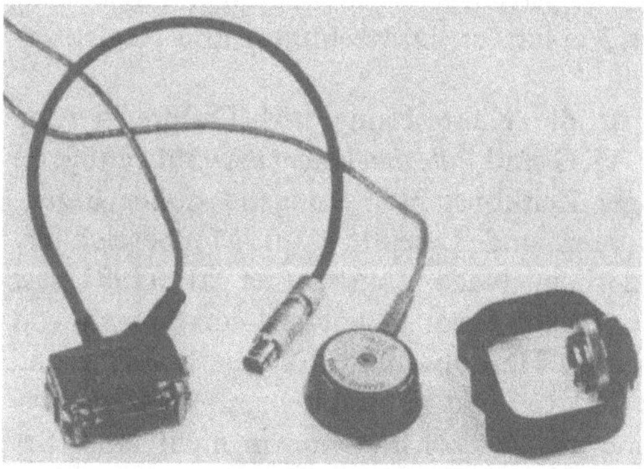

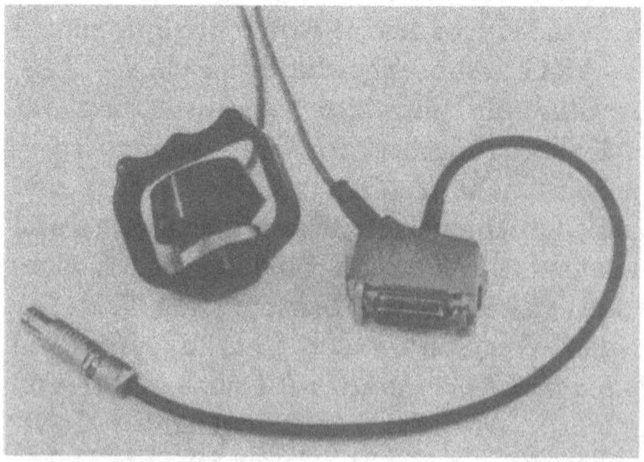

Abb. 74. Verlagerungspulsabnehmer (Puls-Phono-Wandler) mit Eichgerät

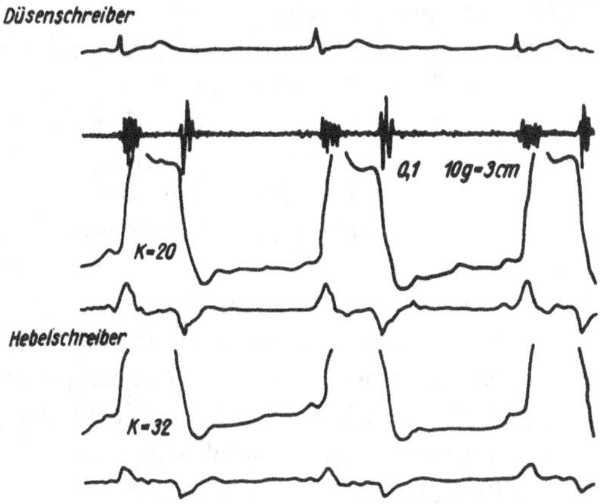

Abb. 75. Kalibriertes und differenziertes Apexkardiogramm, obere Kurve mittels Düsenschreiber, untere mittels Hebelschreiber registriert.
Anmerkung: Der Eichfaktor für den 1. Differentialquotienten beträgt im unteren Kurvenbeispiel 32, im oberen nur 20. Dies erklärt die Unterschiede in der Höhe df/dt_{max} und df/dt_{min}.

auf die Thoraxwand erforderlich. Dies wird dadurch erreicht, daß zunächst auf den Abtaststift des PA ein 50 p-Gewicht aufgelegt, die Meßbrücke des UM 111 auf Null eingestellt und die Nullinie registriert wird. Danach erfolgt die Auflage des 10 p-Gewichtes. Der Meßimpuls ist ein Rechteck, und die Meßverstärkung wird genau auf 3 cm eingestellt. Da nun in der Originalkurve 3 cm gleich 10 p entsprechen, lassen sich die Amplitudenkriterien derselben in Pond ausrechnen. Für die Kalibrierung des Differentialquotienten wird mittels Dreieckwellengenerator das Rechteck in ein Dreieck umgewandelt, dessen Differentialquotient wiederum ein Rechteck darstellt (Berechnung des Eichfaktors Abb. 76). Bei Anwendung des luftgekoppelten Puls-Phonowandlers ist ein konstanter Auflagedruck nicht erforderlich. Die Eichung dieses Pulsabnehmers erfolgt durch mechanische Luftverdrängung. Zu diesem Zweck wird das zugehörige Eichgerät (vgl. Abb. 74) mit dem PA gekoppelt, das System luftdicht abgeschlossen (Stellung „close" des Eichgerätes) und mittels Stempeldruck der Ausschlag für 20 mm^3 Luftverdrängung auf eine Höhe von 2 cm eingestellt. Diese entspricht einer Verlagerungseinheit X. Die Kalibrierung des Differentialquotienten entspricht der für den Halbleiterdehnmeßstreifen-PA, lediglich für A wird 1 X eingesetzt. Durch Messung der Amplitudenkriterien des 1. Differentialquotienten in Millimeter und Multiplikation mit dem errechneten Eichfaktor ergeben sich für dieselben als Maßeinheit p/s bzw. X/s.

Für die Aufzeichnung kalibrierter und differenzierter Apexkardiogramme ergeben sich folgende Anordnungen:

1. Patient — Dehnmeßstreifen-PA — Gleichstromverstärker — 8-Kanal-Düsen-Direktschreiber mit Differentiator
2. Patient — Dehnmeßstreifen-PA — Gleichstromverstärker — Differentiator — 6-Kanal-Hebelschreiber
3. Patient — Puls-Phono-Wandler — 8-Kanal-Düsen-Direktschreiber mit Wechselstromverstärker und Differentiator

Die Registrierung der Kurven erfolgt in Linksseitenlage des Patienten an der Stelle

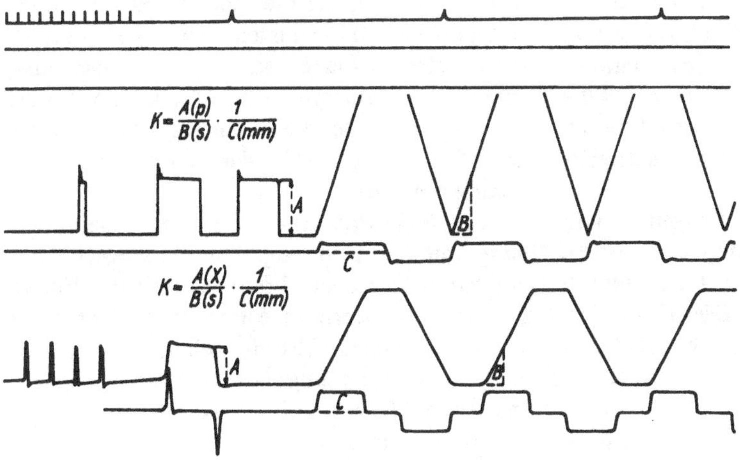

Abb. 76. Berechnung des Eichfaktors K für den 1. Differentialquotienten
Oberer Teil der Abbildung: Eichung für Halbleiterdehnmeßstreifen-Pulsabnehmer- unterer Teil der Abbildung: für Puls-Phono-Wandler.
A — Eichgewicht (P) bzw. Luftverdrängung (X); B — Steigzeit (s); C — Höhe des Differentials (mm)

des maximal palpablen Herzspitzenstoßes. Sie wird meist in exspiratorischer Apnoe vorgenommen, in einzelnen Fällen ist die optimale Ausschlaghöhe der AKG-Kurve (Sichtgerät) nach leichter Inspiration gegeben.

Die Papiergeschwindigkeit für die simultane Aufzeichnung des kAKG, des PKG, der Karotispulskurve und des EKG beträgt in unseren Untersuchungen stets 100 mm/s.

5.4.2.1.2. Kurvenbeschreibung

Die *Meßpunkte* der kAKG-Kurve entsprechen denen des konventionellen AKG, sind allerdings geeicht und von hoher Formtreue. Unter Anwendung des Kontakt-Halbleiter-PA haben wir die in der folgenden Kurvenbeschreibung angebenen Nomenklatur benutzt. Einer präsystolischen Welle (*a*) folgt die systolische Welle (SW), die mit dem Steilanstieg (U = upstroke) beginnt und meist im Austreibungspunkt (E = ejection point) ihr (erstes) Maximum erreicht. Nach Ende der systolischen Welle fällt die Kurve zum Nullpunkt ab (0, auch opening point). Der diastolische Kurventeil beginnt mit der frühdiastolischen schnellen Füllungswelle (RFW = rapid filling wave), die im F-Punkt endet. Ihr folgt die langsame Füllungswelle (SFW = slow filling wave) und letzterer schließlich wieder die präsystolische Vorhofwelle. Der 1. Differentialquotient zeigt je eine kleine positive Welle zum Zeitpunkt der schnellen Füllungs- und der *a*-Welle. Die maximale Geschwindigkeit der Kraftentwicklung ($df/dt_{max} - f$ = force) fällt in die Periode der isometrischen Kontraktion, deren Beginn durch den Steilanstieg von df/dt_{max} markiert wird (*t*). Das negative Maximum (df/dt_{min} = maximale Geschwindigkeit der Relaxation) liegt bei schmalem Kurvengipfel in der Mesosystole, bei breitem Kurvengipfel um den Zeitpunkt des Aortenklappenschlusses (Abb. 77a).

Die entwickelte Kraft zum Zeitpunkt von df/dt_{max} wird als IF (instantaneous force), zum Zeitpunkt von df/dt_{min} als IR (instantaneous relaxation) bezeichnet. Die Höhe von IF kann sowohl vom Beginn des Steilanstieges (IF_U) als auch von der Nullinie (IF_0) gemessen werden (Abb. 77b).

Mit Hilfe der Bezugskriterien des EKG, PKG und der Karotispulskurve können die Zeitintervalle des Herzzyklus ausgemessen werden (Abb. 77c). *Q* (EKG) bis *U* — elektromechanische Intervall, *U-E* und *U-I* — isometrische Kontraktionsperiode, Q-df/dt_{max}, t-df/dt_{max}, *I-i* (Karotis) — Austreibungzeit, IIA-0 — isometrische Relaxation. Zum Zwecke der Vergleichbarkeit der Ergebnisse aus verschiedenen Zentren wurden von Kesteloot und Denef (1976) Standardisierungsvorschläge unterbreitet, die zwar noch nicht einheitlich angewandt werden, aber bei weiterer Verbreitung dieser Methode international Beachtung finden sollten (Tab. 15, Abb. 77d und 77e).

In unseren früheren Arbeiten benutzten wir wie auch andere Autoren (Gleichmann, 1968; Dübel 1975) die ältere Nomenklatur. Wir möchten sie auch für die Darstellung der Ergebnisse, die wir mittels Halbleiterdehnmeßstreifen-PA erarbeiteten, beibehalten. Unter Anwendung des Puls-Phono-Wandlers (Verlagerungs-PA) wurde von uns die Nomenklatur nach Kesteloot und Denef verwandt.

5.4.2.1.3. Meßfehler und methodische Grenzen

Häufigste Fehler sind Artefaktkurven (schmaler Kurvengipfel), die dann resultieren, wenn die Kraft des Herzspitzenstoßes „verkantet" auf dem Abtaststift des Pulsabnehmers aufgenommen wird, oder wenn der größte Anteil des Herzspitzenstoßes hinter einer Rippe liegt. Solche Kurven sollten keinesfalls ausgewertet werden (Abb. 78a). So werden die *methodischen Grenzen* des Verfahrens vor allem von Faktoren bestimmt, die die Tastbarkeit des Herzspitzenstoßes beeinflussen. Nur wenn dieser einwandfrei palpabel ist, gelingt es nach entsprechender Aneignung der Technik, verwertbare Apexkardiogramme zu registrieren. Dies ist bei etwa 70—90% der untersuchten Patienten der Fall.

Technische Probleme können im Zusammenhang mit der Filterung und der Verstärkung auftreten. Das obere Frequenzlimit des Filters für das differenzierte Signal sollte bei etwa 40-50 Hz liegen. Damit gelingt eine formgetreue Aufzeichnung des Differentialquotienten. Eine Phasenverzögerung existiert in diesem Bereich nicht.

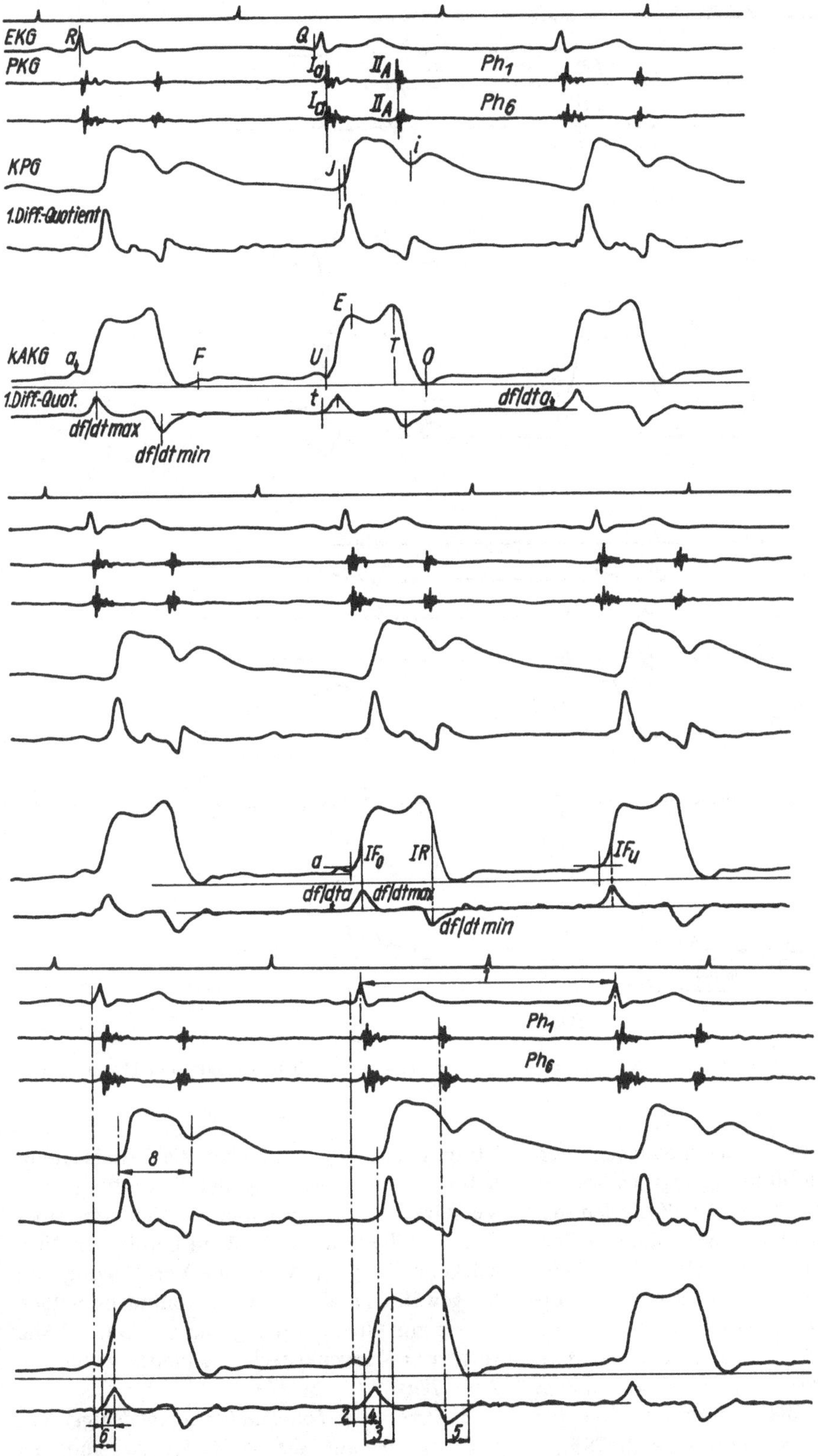

Abb. 77a, b, c. mittels Halbleiterdehnmeßstreifen-Pulsabnehmer registriertes kAKG (1 – R-R-Intervall; 2 – Q-U; 3 – U-E; 4 – U-I; 5 – IIA-0; 6 – Q-df/dt_{max}; 7 – t-df/dt_{max}; 8 – I-Ii)

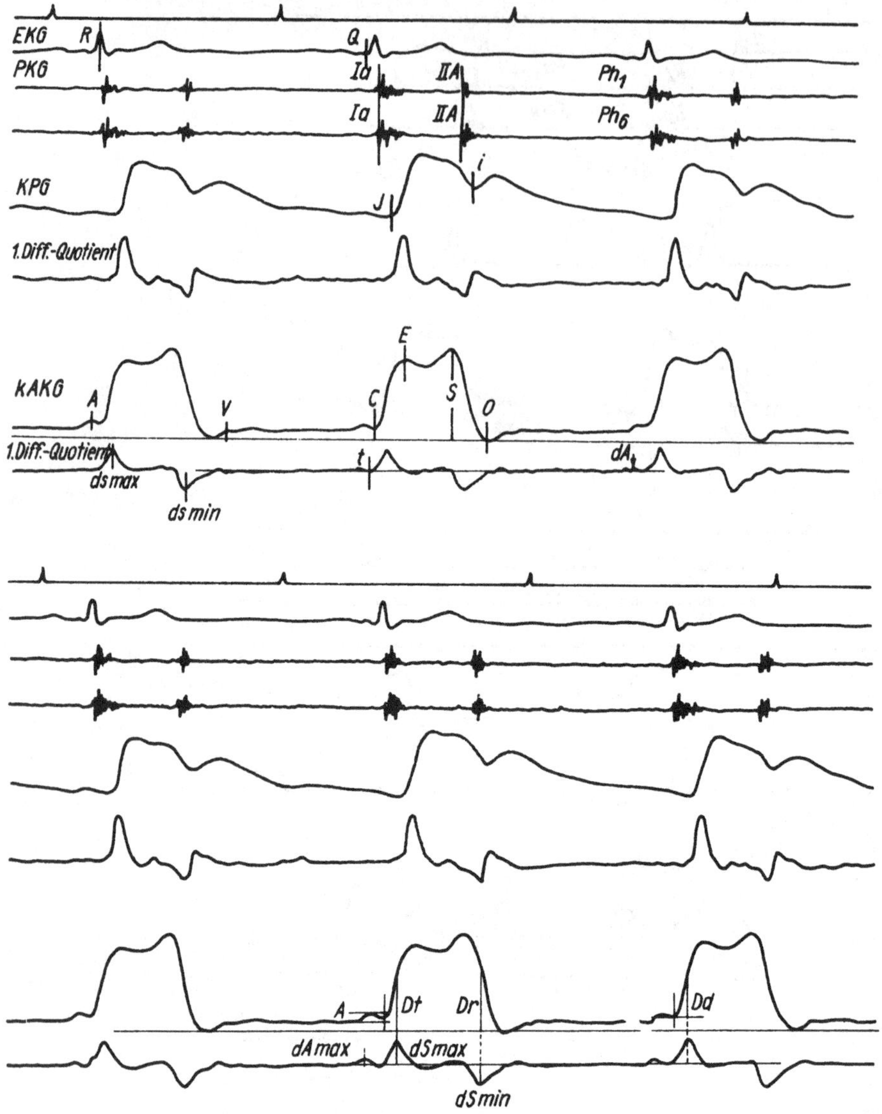

Abb. 77d–e. mittels Puls-Phonowandler registriertes kAKG (Nomenklatur nach KESTELOOT und DENEF – vgl. Tab. 15)

Durch Wahl einer unterschiedlichen Verstärkung bzw. Dämpfung gelingt es, die *a*-Welle, die *F*-Welle sowie die Kriterien des 1. Differentialquotienten besser darzustellen. Dazu wird zum Beispiel die Dämpfung beim UM 111 von 0,1 — unter dieser erfolgt die Eichung — auf 0,03 umgeschaltet. Jetzt entsprechen 10 *p* nicht mehr 3 cm, sondern 10 cm. Auch umgekehrt kann bei sehr hohen Kurvenausschlägen die Dämpfung von 0,3 gewählt werden (10 *p* = 1 cm) — (Abb. 78b).

Unter Anwendung des Puls-Phono-Wandlers und des Pulsverstärkers 859 (eingebaut im Mingograph 82) kann über die Wahlschalter 0 bis 32 eine Änderung der Dämpfung bzw. Verstärkung vorgenommen werden. Bei einer Schreibhöhe von 1 $X = 2$ cm beträgt die Verstärkerstellung $^1/_8$, wird eine Verstärkung von $^1/_4$ gewählt (1 $X = 4$ cm), kommt es jedoch häufig zur Übersteuerung und zur Darstellung verzerrter Kurvenkriterien (Schleuderzacken — Abb. 78c).

Weitere, vom Untersucher unabhängige Einflußfaktoren auf die AKG-Kurve sind die Schwingungsfähigkeit des Thorax, die Dicke der Thoraxwand, die Weite der Interkostal-

Tabelle 15. Darstellung der Nomenklaturen zur Beschreibung des kAKG

Bezeichnung	**Nomenklatur**	
	Bisherige Nomenklatur	**nach Kesteloot und Denef (1976)**
Vorhofwelle	a-Welle	A-Welle
Systolische Welle	S-Welle	S-Welle
Diastolische Welle	D-Welle	D-Welle
Schnelle Füllungswelle	RF-Welle	F-Welle
Steilanstieg	U-Punkt	C-Punkt
Austreibungspunkt	E-Punkt	E-Punkt
Nullpunkt	0-Punkt	0-Punkt
Ende der schnellen Füllungswelle	F-Punkt	V-Punkt
1. Differentialquotient	df/dt_a	dA
	$\frac{df/dt_a}{a}$	nA
	df/dt_{max}	dS_{max}
	df/dt_{min}	dS_{min}
	IF_o	Dt
	IF_u	Dd
	IR	Dr
	$\frac{df/dt_{max}}{IF}$	nS

Legende: Die Abkürzungen der Merkmale des 1. Differentialquotienten resultieren für die bisherige Nomenklatur aus der Messung der Geschwindigkeit der Kraftentwicklung bzw. der Relaxation (F = force, R = relaxation). Für die Nomenklatur nach Kesteloot und Denef (1976) wurde die Geschwindigkeit der „Verlagerung" des Herzspitzenstoßes herangezogen (Anwendung von Verlagerungspulsabnehmer).
D = displacement
Dt = displacement total
Dd = displacement developed
Dr = displacement relaxation
nA bzw. nS = normalisierter Index für die Geschwindigkeit des Differentialquotienten der a-Welle bzw. der systolischen Welle

räume, Narben nach Thorakotomie und die Dicke des vorgelagerten Lungengewebes. Dazu kommen Veränderungen der intrakardialen Hämodynamik zu verschiedenen Registrierzeitpunkten.

Ungeklärte Probleme bestehen weiterhin in der Wertung der Dämpfung an der Brustwand, der Bedeutung der Distanz Herz—Brustwand und der jeweiligen korrespondierenden Herzwandstellen an der Brustwand bei Wiederholungsuntersuchungen. Die Tatsache, daß Zeitintervalle besser reproduzierbar sind als Amplitudenkriterien, wird unter anderem daraus erklärt, daß die zeitliche Zuordnung der betreffenden Kurvenpunkte relativ konstant bleibt, die Voraussetzung für gut reproduzierbare Amplitudenhöhen — nämlich die Registrierung an gleicher Herzwandstelle — aber nicht gewährleistet ist (Fuchs, 1964).

5.4.2.1.4. Reproduzierbarkeit der Methode

Zur Überprüfung der Reproduzierbarkeit apexkardiographischer Meßwerte unter Verwendung des *Halbleiterdehnmeßstreifen-Pulsabnehmers* führten wir Doppeluntersuchungen im Abstand von einer Woche an 10 unbehandelten Hypertonikern durch (Untersuchungen an Normalpersonen liegen von Dübel — 1975 — vor) — (Tab. 16).

Signifikante Unterschiede ergaben sich im Paarvergleich nur für die Zeitintervalle R-R-Abstand im EKG und $Q - df/dt_{max}$. Die Variabilitätskoeffizienten der Doppeluntersuchung schwanken für die wichtigsten Kontraktilitätskriterien zwischen 7 und 20%, insbesondere für $t - df/dt_{max}$ und df/dt_{max}/IF ist die Streuung der Doppeluntersuchung vertretbar. Zur Überprüfung der Reproduzierbarkeit unter Anwendung des *Verlagerungspulsabnehmers* wurde an 21 Normalpersonen eine dreimalige Registrierung des kAKG vorgenommen. Der

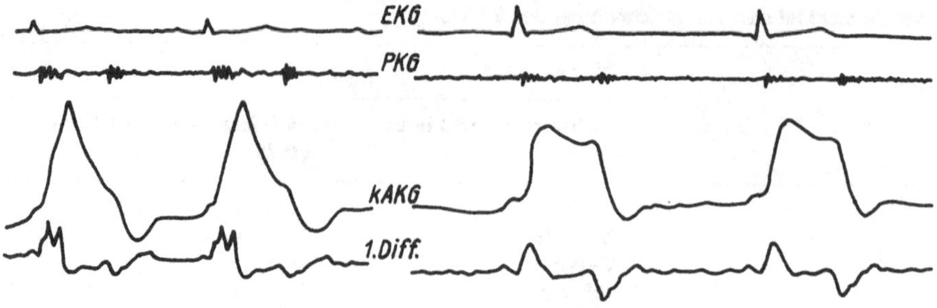

Abb. 78 a. Kalibrierte und differenzierte Apexkardiogramme, Artefaktkurve links, normales AKG rechts

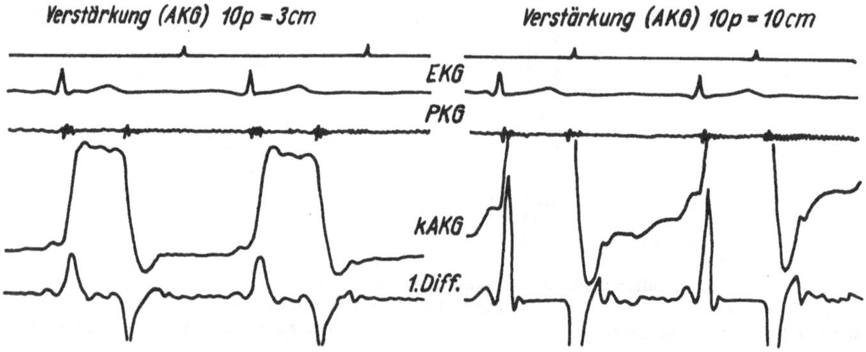

Abb. 78b. Kalibriertes Apexkardiogramm, aufgenommen mittels Halbleiterdehnmeßstreifen-Pulsabnehmer und Gleichstromverstärker mit unterschiedlichen Verstärkungen

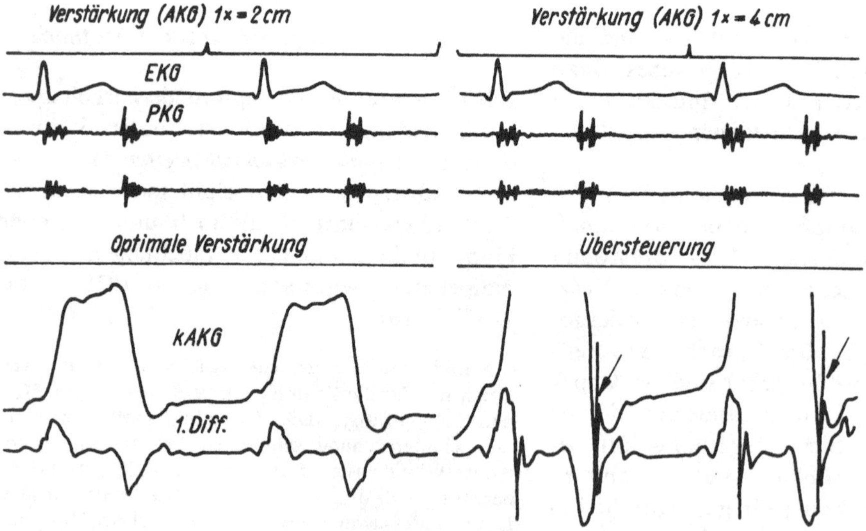

Abb. 78c. Kalibriertes Apexkardiogramm, aufgenommen mittels Puls-Phono-Wandler und Wechselstromverstärker, links optimale Verstärkung, rechts Übersteuerung

Tabelle 16. Prüfung der Reproduzierbarkeit des kalibrierten Apexkardiogrammes an 10 Hypertonikern — Doppeluntersuchungen im Verlaufe einer Woche

Merkmal	1. Untersuchung $\bar{x} \pm s$	2. Untersuchung $\bar{x} \pm s$	S^1	V%
R-R-Abstand (s)	0,834 ± 0,081	0,920 ± 0,095	0,095	5,4
Q-U (ms)	67,1 ± 12,7	58,0 ± 12,1	10,9	17,4
U-E (ms)	90,0 ± 13,3	87,0 ± 15,9	15,8	18,8
II_A-0 (ms)	131 ± 14,0	137 ± 21,7	17,0	12,6
T (*p*)	28,1 ± 10,3	25,9 ± 8,9	5,8	21,5
a(*p*)	1,3 ± 1,0	0,7 ± 0,34	0,87	87
df/dt_{max}	402 ± 245	357 ± 133	104	27,4
df/dt_{min}	255 ± 129	220 ± 121	87	36,6
$Q - df/dt_{max}$	107 ± 6,7	98,5 ± 7,8	7,7	7,5
$t - df/dt_{max}$	43 ± 7,9	45 ± 11,5	8,9	20,2
$df/dt_{max}/IF_0$	20,4 ± 4,4	20,1 ± 2,9	3,7	18,3
$df/dt_{min}/IR$	28,5 ± 15,8	25,8 ± 7,9	8,2	15,1

S^1 Streuung der Doppeluntersuchung

zeitliche Abstand zwischen der ersten und zweiten Untersuchung betrug durchschnittlich 8,8 ± 2,1 Monate. Die Durchführung der dritten Untersuchung erfolgte einen Tag nach der zweiten Untersuchung. Dieser Ansatz wurde bewußt gewählt, um eventuell zu den Anteilen der biologischen und methodischen Streuung Stellung zu nehmen. Die Untersuchungen und Auswertungen der kAKG erfolgten durch einen Untersucher. Zur Auswertung gelangten 23 Variable. Die Prüfung auf Signifikanz mittels Paarvergleich ergab, daß beim Vergleich zwischen der ersten und zweiten Untersuchung nur für die Austreibungszeit (*I — i*) und die Blutdruckwerte gesicherte Unterschiede bestanden. Zwischen den Werten der ersten und dritten Untersuchung bestanden signifikante Unterschiede nur im Zeitintervall II*A*-0 und in den Blutdruckwerten. Schließlich ergaben sich bei der dritten Untersuchung im Vergleich zur zweiten signifikante Unterschiede für II*A*-0 und für die Gesamthöhe *S*, für die *A*-Welle und für *nS*/*Dd* (Abb. 79 a–d).

Von entscheidender Bedeutung für die Beurteilung der Reproduzierbarkeit von Meßwerten ist das Verhältnis der Streuung der Werte zwischen den einzelnen Probanden (interindividuelle Streuung) und der intraindividuellen Streuung der Merkmale der Normalpersonen bei Mehrfachuntersuchungen. Wenn die interindividuelle Streuung bei einer Untersuchung signifikant größer ist als die intraindividuelle Streuung bei Wiederholungsun-

Tabelle 17. Zeitintervalle, ermittelt an Normotonikern
Gruppe I — Probanden, die mittels Halbleiterdehnmeßstreifen-PA untersucht wurden ($n = 162$)
Gruppe II — Probanden, die mittels Verlagerungs-PA untersucht wurden ($n = 89$)

Merkmal	Gruppe I $\bar{x} \pm s$	V%	Gruppe II $\bar{x} \pm s$	V%	PI:II
R — R-Abstand (s)	0,831 ± 0,145	17,5	0,888 ± 0,131	14,8	<0,01
H — F (min^{-1})	74,4 ± 13,1	17,5	69,1 ± 10,1	14,7	<0,01
Q — U (ms) (*Q — C*)	49,2 ± 17,5	35,5	33,8 ± 18,0	54,0	<0,01
U — E (ms) (*C — E*)	101 ± 29,1	28,7	113 ± 20,9	18,5	<0,01
U — I (ms) (*C — I*)	81,3 ± 20,0	24,5	94,7 ± 22,1	23,3	<0,01
II_A — 0 (ms)	130 ± 16,3	12,5	108 ± 19,7	18,1	<0,01
I — *i* (ms)	298 ± 29,6	9,9	303 ± 15,3	5,1	n. s.
$Q - df/dt_{max}$ (ms) ($Q - dS_{max}$)	104 ± 21,3	20,5	82,6 ± 20,8	25,2	<0,05
$t - df/dt_{max}$ (ms) ($t - dS_{max}$)	55,1 ± 15,2	27,5	58,9 ± 11,0	19,3	<0,05

tersuchungen, kann von guter Reproduzierbarkeit gesprochen werden. Von den insgesamt 23 Kriterien konnten wir bei 12 AKG-Daten eine größere interindividuelle als intraindividuelle Streuung ermitteln. Darunter waren die Kontraktilitätskriterien *nS/Dt*, *t-dS*$_{max}$, *nA*, *C-I*, *I-i*, II*A*-0. Am Beispiel von *nS/Dt* und *t-dS*$_{max}$ ist die Streuung der Werte um die Identitätsgerade dargestellt (Abb. 80) — (ausführliche Darstellung der Ergebnisse siehe Linss et al., 1980).

5.4.2.2. *Normalwerte*

Zur Normwertermittlung untersuchten wir 162 Probanden (Gruppe I) mittels Halbleiterdehnmeßstreifen-PA und 98 Probanden (Gruppe II) mittels Verlagerungs-PA (Tab. 17). Die Meßergebnisse der Probandengruppe I sind als Referenzwerte für die Daten bei arterieller Hypertonie herangezogen worden und dort dargestellt (vgl. auch Tab. 18). Für die Probandengruppe II sollen einige wichtige Merkmale, getrennt nach Geschlecht, graphisch dargestellt werden (Abb. 81). Mit Hilfe der multiplen Korrelationsanalyse konnte gezeigt werden, daß der Einfluß der Variablen Geschlecht, Alter, Größe und Gewicht auf die Zeitintervalle und die Kontraktilitätsmerkmale zu vernachlässigen ist. Unsere Ergebnisse belegen, daß es aufgrund der Streuung mechanokardiographischer Kriterien zumindest für die sogenannten Kontraktilitätsmerkmale nicht sinnvoll ist, einen wahren Normbereich (2 s-Grenze) aufzustellen. Das gilt sogar auch für den 1 s-Bereich (Tab. 18 und 19). Damit kann die Entscheidung, ob ein solcher Wert er-

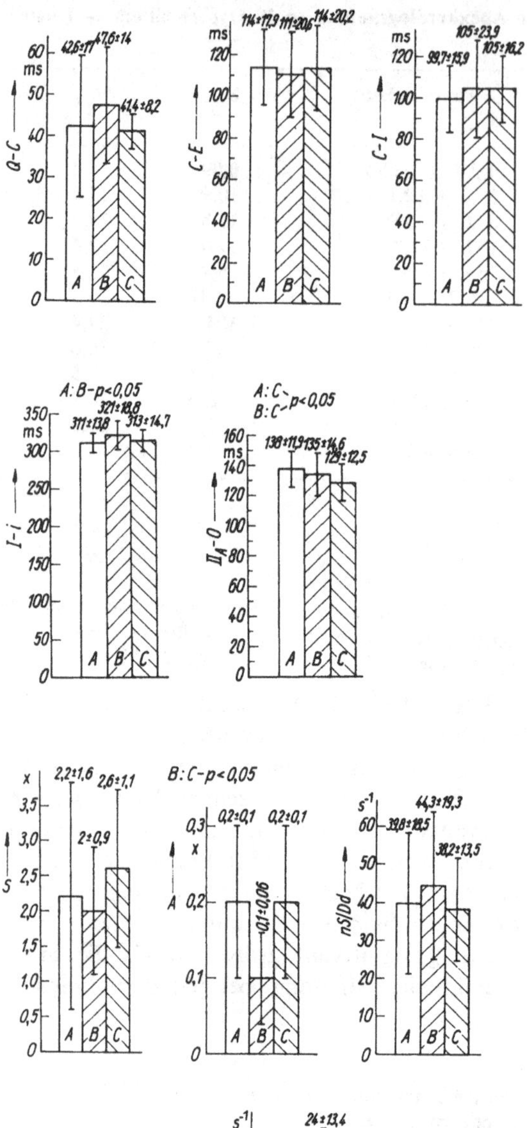

Abb. 79 a—d. Apexkardiographische Kriterien bei dreimaliger Registrierung (s. Text): A — 1. Registrierung; B — 2. Registrierung; C — 3. Registrierung
a) Zeitintervalle der isometrischen Kontraktion
b) Austreibungszeit und isometrische Relaxation
c) und d) Amplituden- und Kontraktilitätskriterien

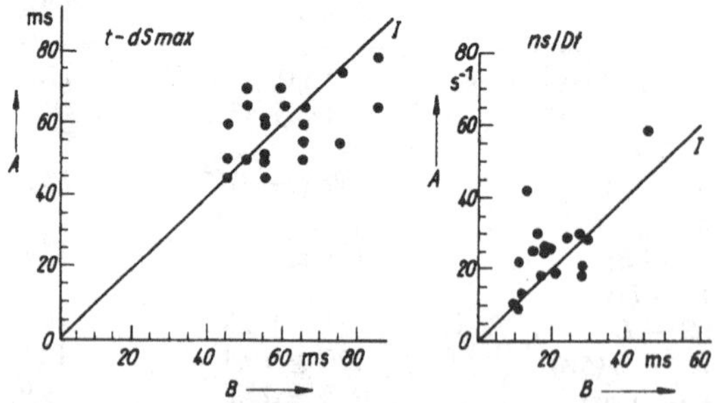

Abb. 80. Einzelmeßwerte von t-dS$_{max}$ und nS/Dt bei Wiederholungsuntersuchungen
I — Identitätsgerade; A — 1. Untersuchung; B — 2. Untersuchung (8,8 ± 2,1 Monate nach der 1. Untersuchung)

Tabelle 18. Amplituden- und Kontraktilitätskriterien bei 162 Normalpersonen - Untersuchungen mittels Halbleiterdehnmeßstreifen-PA

Merkmal	$\bar{x} \pm s$	V%	1 s-Bereich
$T^1(p)$	17,4 ± 8,1	46,3	8,3 — 25,5
$a(p)$	1,36 ± 0,8	60,7	0,6 — 2,2
$IF_0(p)$	11,4 ± 5,1	44,3	6,3 — 16,5
$IR(p)$	7,1 ± 4,2	58,6	2,9 — 11,3
df/dt_{max} (p/s)	189 ± 93,7	49,7	95,3 — 283
df/dt_{min} (p/s)	158 ± 96,8	61,5	61,2 — 255
a/T (%)	8,2 ± 4,0	49,0	4,2 — 12,2
$df/dt_{max}/IF_0$ (s^{-1})	17,5 ± 6,6	37,3	10,9 — 24,1
$df/dt_n/a$ (s^{-1})	30,0 ± 17,4	58,6	12,6 — 47,4
$df/dt_{min}/IR$ (s^{-1})	24,7 ± 11,1	44,8	13,6 — 35,8
$df/dt_{max}/T$	11,5 ± 4,2	36,3	7,3 — 15,7

T^1 = Gesamtamplitude der systolischen Welle des AKG

höht oder erniedrigt ist, nur in Einzelfällen vorgenommen werden.

So sollten apexkardiographische Meßwerte an definierten Gruppen von Herz-Kreislaufgesunden nicht im Sinne von Normalwerten verallgemeinert werden, da neben der bereits genannten *methodischen Streuung* die erhebliche *biologische Variabilität* von noch größerer Bedeutung sein dürfte. Es empfiehlt sich aus unserer Sicht daher, bei Untersuchungen von Patientengruppen für die Aussage über Veränderungen von mechanokardiographischen Merkmalen die Ergebnisse mit denen einer sinnvoll zusammengestellten Kontrollgruppe zu vergleichen.

Tabelle 19. 1s-Bereiche für mechanokardiographisch ermittelte Zeitintervalle[1]

Merkmal	Gruppe I	Gruppe II
$Q - U$ (ms) $(Q - C)$	31,7 — 66,7	14,8 — 50,8
$U - E$ (ms) $(C - E)$	71,9 — 130	92,1 — 134
$U - I$ (ms) $(C - I)$	61,3 — 101	72,6 — 117
$II_A - 0$ (ms)	88,3 — 128	114 — 146
$I - i$ (ms)	268 — 328	288 — 318
$Q - df/dt_{max}$ (ms) $(Q - dS_{max})$	82,7 — 125	61,8 — 103
$t - df/dt_{max}$ (ms) $(t - dS_{max})$	39,9 — 70,3	47,8 — 69,9
$df/dt_{max}/IF_0$ (nS/Dt)	11,7 — 30,6	14,0 — 30,0

[1] Gruppeneinteilung s. Tab. 17

Bezüglich der Beurteilung von *Zeitintervallen* möchten wir aus unseren Ergebnissen schlußfolgern, daß hier aufgrund der biologischen Varianz, aber auch der unterschiedlichen Registriersysteme, Vergleiche zwischen verschiedenen Untersuchungsgruppen schwierig sind. Dies trifft zu, obwohl die Mittelwerte und Schwankungsbereiche unserer Zeitmessungen mit denen anderer Autoren weitgehend übereinstimmen, zum Beispiel mit den Ergebnissen von Denef et al. (1975) und Kumar und Spodick (1979). Bezüglich der *Amplitudenkriterien* und der Merkmale des *1. Differentialquotienten* sind die Werte nur für Untersuchungen mit gleichartigen Pulsabnehmersystemen zu vergleichen. Bei Kraft-PA, wie dies zum Beispiel der Halbleiterdehnmeßstreifen-PA nach Witte darstellt, ist der Durchmesser des Aufnahmestempels von außerordentlicher Bedeutung (6 mm) und müßte eigentlich bei der Darstellung von Meßwerten mit angegeben werden. Gleichmann et al. (1968), die mit Drahtdehnmeßstreifen-PA arbeiteten (Stempeldurchmesser 3 mm), ermittelten ebenfalls an Herz-Kreislaufgesunden Meßwerte, die etwa drei- bis viermal kleiner sind als die von uns mitgeteilten Amplitudenkriterien. Ursachen dafür sind neben anderen methodischen Problemen — unterschiedliche Vorbelastung an der Thoraxwand — die verschiedenen Pulsabnehmercharakteristika. Bezüglich der Ergebnisse mit Verlagerungs-PA können unsere mit denen von Denef et al. (1975) verglichen werden. Die Autoren benutzten dieselbe Technik wie wir.

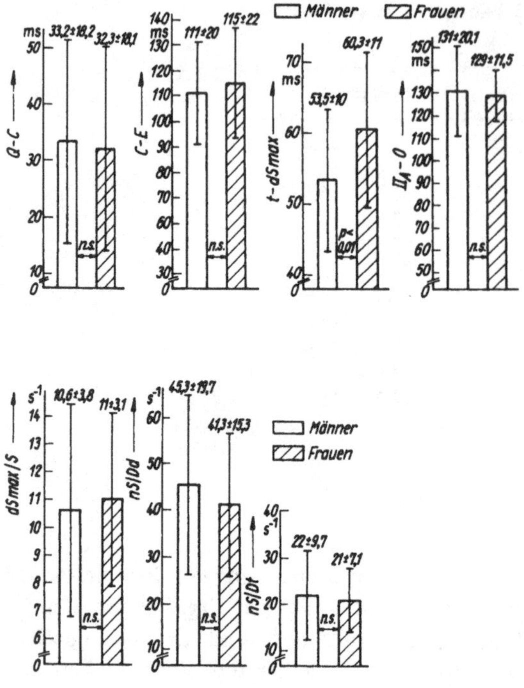

Abb. 81a—b. Apexkardiographische Meßwerte ($\bar{x} \pm s$) bei Normalpersonen, n = 98; Untersuchungen mittels Verlagerungs-Pulsabnehmer
a) Zeitintervalle
b) Kontraktilitätskriterien

5.4.2.3. *Ergebnisse bei arterieller Hypertonie*

In den vergangenen 13 Jahren untersuchten wir mehrere Hypertonikergruppen mit unterschiedlicher Fragestellung, wie Verhalten der Parameter unter akuter Pharmakagabe, oraler Langzeittherapie wie auch unter Handdynamometerbelastung. Dabei konnten wir die apexkardiographischen Meßergebnisse bei einem Teil der Hypertoniker mit Resultaten der quantitativen Radiokardiographie, Echokardiographie, Impedanzkardiographie und Einschwemmkathetertechnik in Beziehung setzen. Unsere Untersuchungen, die primär der umfassenden pathophysiologischen Charakterisierung des Hypertonieherzens vor und unter verschiedenen therapeutischen Bedingungen dienten, wurden stets komplex, dem jeweiligen Entwicklungsstand unserer methodischen Ausrüstung entsprechend, durchgeführt. Hier sollen im wesentlichen die *apexkardiographischen Kriterien* isoliert dargestellt werden, wobei jedoch für die Interpretation auch Ergebnisse der anderen nichtinvasiven Untersuchungen herangezogen werden.

5.4.2.3.1. *AKG-Meßwerte in Beziehung zum Hypertonieschweregrad und zur Nierenfunktion*

An 162 Normotonikern (vgl. Tab. 18) — 105 Männern und 57 Frauen — und 257 Hypertonikern — 175 Männern und 82 Frauen — wurden vergleichende apexkardiographische Untersuchungen durchgeführt. Die Aufteilung der Hypertoniker erfolgte nach WHO-Stadien. Die Patienten standen unter keiner antihypertensiven oder herzwirksamen Therapie.

— Herzfrequenz und Zeitintervalle

Das *elektromechanische Intervall* (*Q-U*) war bei Hypertonikern unabhängig von den WHO-Stadien signifikant länger als bei Normotonikern, die Dauer der *isometrischen Kontraktionsperiode* dagegen bei Hypertonikern der Stadien I und II (*U-I*) bzw. des Stadiums III (*U-E*) signifikant kürzer als bei den Normotonikern. Der *Quotient aus Präejektionsperiode und Austreibungszeit* (*Q-I*/*I-i*) war bei den Hypertonikern signifkant größer als bei Normotonikern. Eine nichtsignifikante Größenzunahme des Quotienten vom Stadium I zum Stadium III war zu verzeichnen (vgl. S. 125). Die *isometrische Relaxationsperiode* (II*A*-0) wird bei Hypertonikern signifikant verlängert gefunden, wobei die Verlängerung dieser Periode mit dem Schweregrad der Hypertonie zunimmt (Abb. 82a). Der Quotient aus isometrischer Kontraktion und Relaxation ist bei Hypertonikern signifikant kleiner als bei Normotonikern (Abb. 82b). Das *Intervall vom Beginn der elektrischen Depolarisation* bis df/dt_{max} ist bei Hypertonikern unabhängig vom Schweregrad verlängert (Abb. 82c). Demgegenüber ist das Zeitintervall vom *Beginn der isometrischen Kontraktion bis* df/dt_{max} bei Hypertonikern signifikant kürzer, wobei eine Abhängigkeit vom Schweregrad nachweisbar ist (Abb. 82d).

— Amplituden- und Kontraktilitätskriterien

Die *Gesamtamplitude T* und die *a-Welle* sind bei Hypertonikern signifikant größer als bei

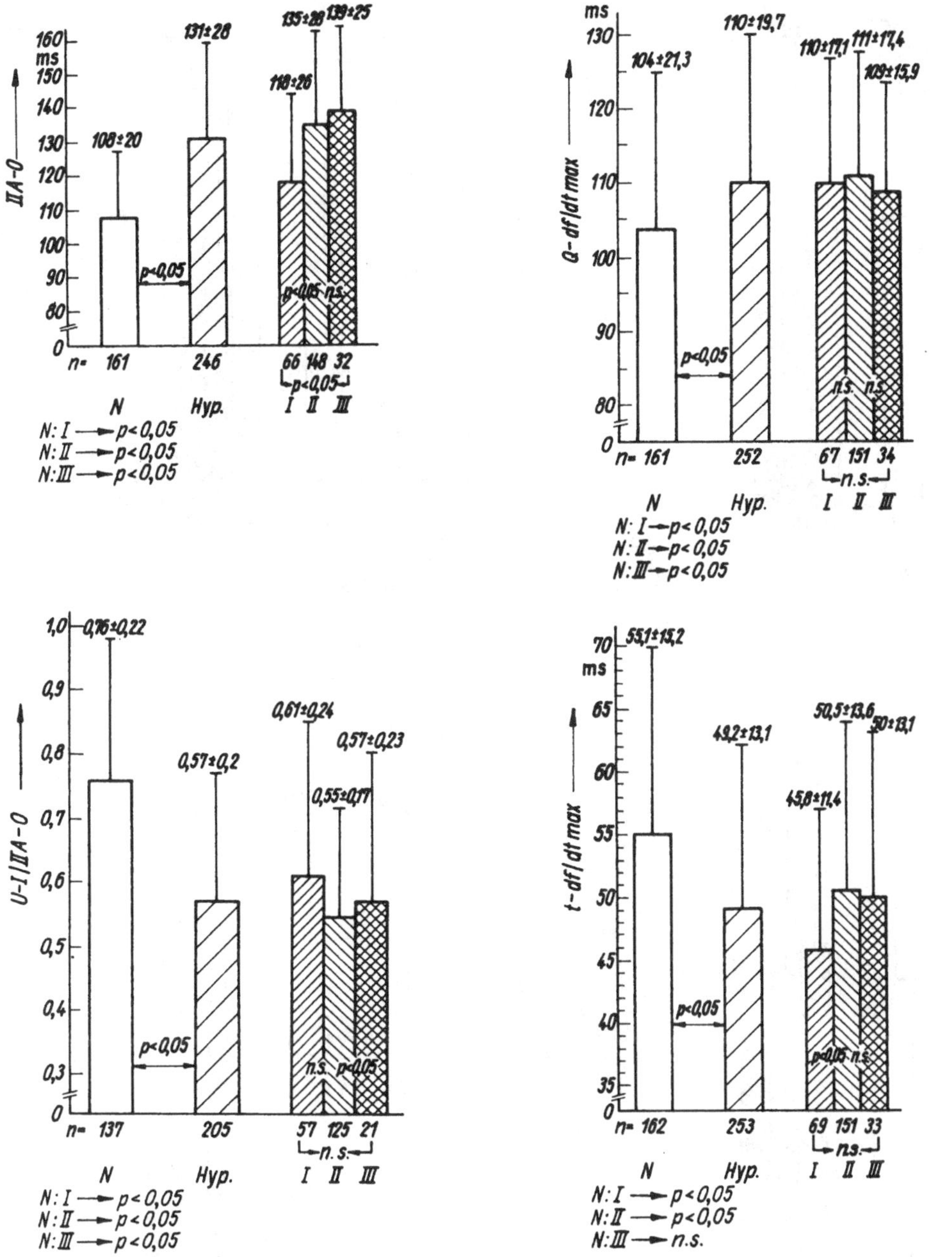

Abb. 82a—d. Apexkardiographische Kriterien bei Hypertonikern und Normotonikern; Untersuchungen mittels Dehnmeßstreifen-Pulsabnehmer
Alter der Normotoniker: 33,1 ± 8,2 Jahre, Alter der Hypertoniker: 39,4 ± 11,4 Jahre.
a) IIA-0 b) U-I/IIA-0 c) Q-df/dt_{max} d) t-df/dt_{max}

Normotonikern. Das gilt auch für den *Quotienten a/T* (Abb. 83a). Die *maximale Geschwindigkeit der Kraftentwicklung* sowie der *Quotient df/dt*$_{max}$*/T* als Ausdruck der Relation zwischen Geschwindigkeit der Kraftentwicklung und Gesamtamplitude wie auch der *Quotient df/dt*$_{max}$*/IF* wird bei Hypertonikern signifikant größer gefunden als bei Normotonikern (Abb. 83b—d). Bei Patienten mit normaler bzw. pathologischer Nierenfunktion ergeben sich keine signifikanten Unterschiede für die apexkardiographischen Meßwerte.

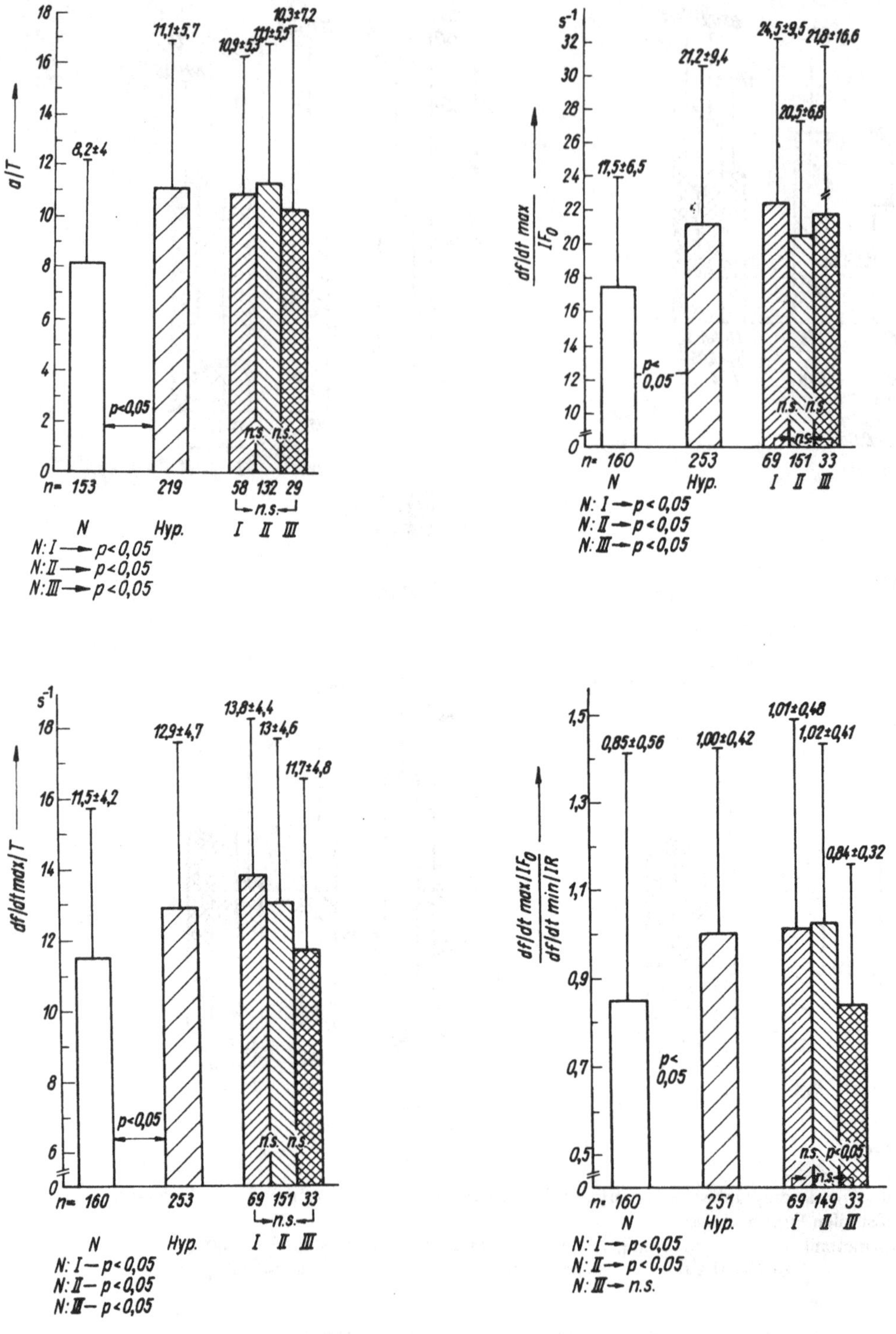

Abb. 83a–d. Amplituden und Kontraktilitätskriterien bei Hypertonikern und Normotonikern; Untersuchungen mittels Dehnmeßstreifen-Pulsabnehmer

a) a/T
b) $df/dt_{max}/T$
c) $df/dt_{max}/IF_0$
d) $\frac{df/dt_{max}/IF_0}{df/dt_{min}/IR}$

5.4.2.3.2. Apexkardiographische Meßwerte unter differenzierter Pharmakotherapie

Das Verhalten der Zeitintervalle des Herzzyklus und apexkardiographischer Kontraktilitätskriterien wurde **während akuter Gabe** folgender Pharmaka überprüft (PURFÜRST, 1984): Infukoll 6%ig, Furosemid, Nitroglyzerin, Propranolol, Strophanthin. Untersucht wurden insgesamt 49 männliche Hypertoniker. Charakterisierung der Patienten und detailliertes methodisches Vorgehen s. Kap. 5.1., S. 52 und Kap. 6., S. 149. Die mechanokardiographischen Untersuchungen wurden vor und während der maximalen Wirkung der Pharmaka durchgeführt:

- In der 30. Minute der Infukoll-Infusion
- 4—6 Minuten nach sublingualer Verabreichung von 1,6 mg Nitroglyzerin
- 15—20 Minuten nach intravenöser Verabreichung von Furosemid
- 15 Minuten nach intravenöser Injektion von 5 mg Propranolol
- 15 Minuten nach intravenöser Injektion von 0,5 mg Strophanthin

Durch die akute Veränderung der Vor- und Nachlast unter den genannten Pharmaka wurden die apexkardiographischen Kontraktilitätskriterien nichtsignifikant verändert. Lediglich unter Nitroglyzerin-Gabe deutet sich eine Verbesserung und unter Propranolol-Applikation eine Verschlechterung der kontraktilen Herzfunktion an. Die isovolumetrische Relaxationsperiode konnte nach Furosemid und Infukoll verlängert gefunden werden. Furosemid führte zur Verminderung des venösen Rückstroms, damit zum möglichen Abfall des linksventrikulären Füllungsdruckes, dadurch wäre die Verlängerung von IIA-0 erklärbar. Mittels Volumenbelastung durch Infukoll kann eine Demaskierung der verminderten Compliance erfolgen. Dies würde ebenfalls eine Verlängerung der isometrischen Relaxationsperiode mit sich bringen. Aber auch nach Gabe von Propranolol und Strophanthin resultierte eine Verlängerung von II*A*-0 (Abb. 84a—d).

Zur **Langzeittherapie** führten wir Untersuchungen an Patienten mit *hyperkinetischem Herzsyndrom* durch, die unter Therapie mit Talinolol (Cordanum®) standen, desweiteren

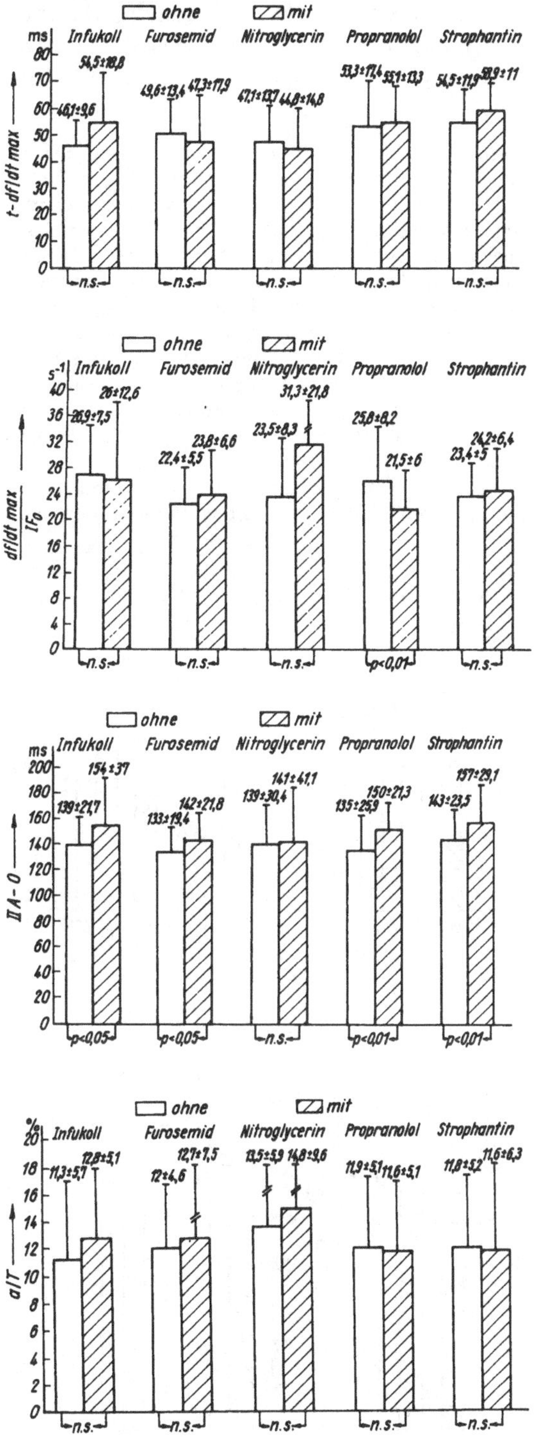

Abb. 84a—d. AKG-Kriterien unter akuter Pharmakabelastung
a) $t\text{-}df/dt_{max}$
b) $df/dt_{max}/IF_0$
c) IIA — 0
d) a/T

an *Hypertonikern*, die mit Clonidin (Haemiton®) und Diisopropylamin (Disotat®) bzw. Diisopropylamin/Propranolol behandelt wurden.

An 15 Patienten mit hyperkinetischem Herzsyndrom (6 Männer, 9 Frauen, mittleres Alter 30 ± 8 Jahre) wurde Talinolol über einen Zeitraum von durchschnittlich 14 Monaten verabreicht (4 bis 17 Monate). Die Tagesdosis des Medikamentes lag zwischen 150 und 400 mg, im Mittel betrug sie 250 mg. Vor Therapie waren die Kontraktilitätskriterien der isometrischen Phase in Richtung einer gesteigerten Kontraktilität verändert, unter Therapie konnte eine Normalisierung erreicht werden. Die isometrische Relaxationsperiode wurde unter Therapie nichtsignifikant verlängert. Die volumetrischen Größen wie auch der periphere Widerstand normalisierten sich (Abb. 85).

An 23 Hypertonikern überwiegend des Stadiums II (WHO) führten wir Verlaufsuntersuchungen unter oraler Clonidin-Therapie durch (LINSS et al., 1977). Die mittlere Tagesdosis von Clonidin betrug 0,450 mg (0,150 – 0,9 mg). Die Therapiedauer betrug im Mittel 4 Wochen. Die Kontraktilitätsparameter der isometrischen Phase zeigten im Mittel keine signifikanten Veränderungen. In Einzelfällen war ein Trend sowohl zur Kontraktilitätsabnahme ($n = 6$) als auch zum -anstieg ($n = 5$) erkennbar (Abb. 86). Dabei bestand kein Zusammenhang zwischen diesen Kriterien und dem individuellen unterschiedlichen Ausmaß der Blutdrucksenkung. Die bereits vor Therapie verlängerte isometrische Relaxationsperiode (137 ± 27 ms) nahm unter Therapie weiter zu (149 ± 28 ms).

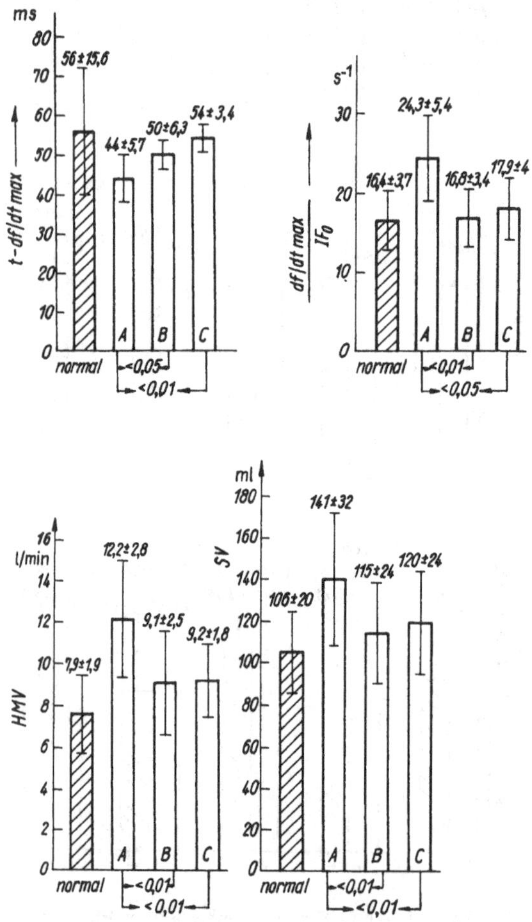

Abb. 85 a—b. Apexkardiographische Kriterien (a) und volumetrische Größen (b) ($\bar{x} \pm s$) vor (A) und unter Behandlung (B — nach vier Wochen, C — nach einem Jahr) mit dem Beta-Rezeptorenblocker Cordanum HMV — Herzminutenvolumen; SV — Schlagvolumen

Im Zusammenhang mit der gleichzeitig angewandten Radiokardiographie (MOHNIKE et al., 1977) konnten wir damit zeigen, daß bei den hier gewählten Clonidin-Dosen die zentrale und periphere Hämodynamik in Richtung hypokinetische Regulation verändert wurde, die Pumpfunktion und Kontraktilität jedoch nicht wesentlich beeinträchtigt waren, wobei mit der angewandten Methodik eine individuelle Beurteilung und Therapieführung möglich war.

In einer Studie an 13 Hypertonikern (WHO-Stadium II) — 8 Männer, 5 Frauen, mittleres Alter 40,5 ± 4,2 Jahre — wurde zunächst Diisopropylamin, anschließend das Kombinationspräparat Propranolol/Dihydalazin und daran anschließend die Kombination Propranolol/Diisopropylamin über mehrere Wochen verordnet. Die apexkardiographischen Kontraktilitätskriterien zeigten im Mittel und auch bei Beachtung der Einzelwerte keine signifikanten Veränderungen unter den verschiedenen Therapieformen (Abb. 87).

5.4.2.3.3. *Kalibrierte Apexkardiographie unter isometrischer Belastung*

Unter dynamischer Belastung ist die Durchführung der kAKG nicht möglich. Auch unmittelbar nach dynamischer Belastung ist die Streuung der apexkardiographischen Werte hoch, da der Herzspitzenstoß in dieser Situation nicht durchweg gut palpabel ist. Wir überprüften deshalb die Möglichkeit, ob durch Anwendung der von DONALD et al. (1967) angegebenen isometrischen Belastung in Verbindung mit der kAKG latente Störungen der kontraktilen Herzfunktion bei Hypertonikern zu erkennen sind. Zu diesem Zwecke untersuchten wir 49 unbehandelte Hypertoniker

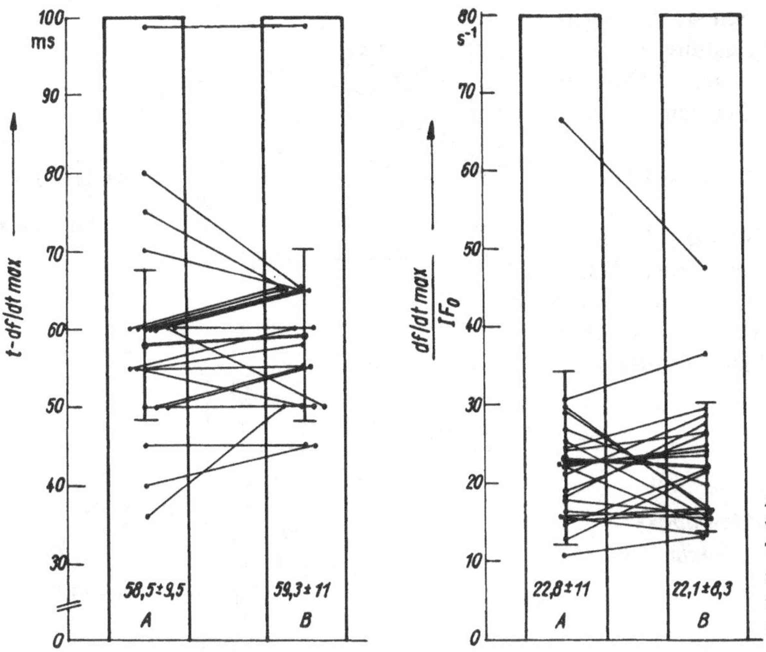

Abb. 86. Kontraktilitätskriterien vor (A) und unter Haemiton-Therapie (B)
n = 23; 12 Männer, 11 Frauen; mittleres Alter: 38,1 ± 5,3 Jahre

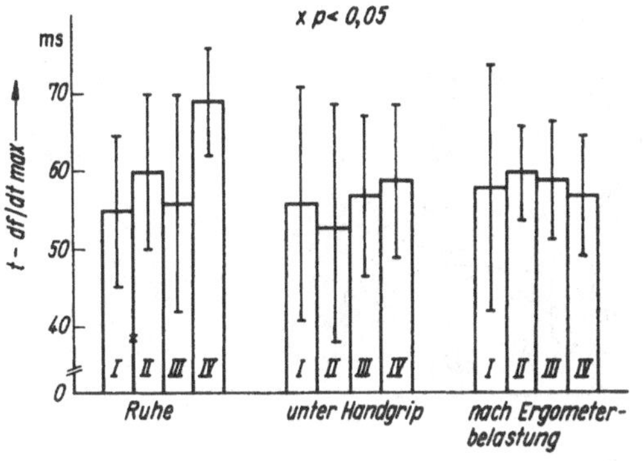

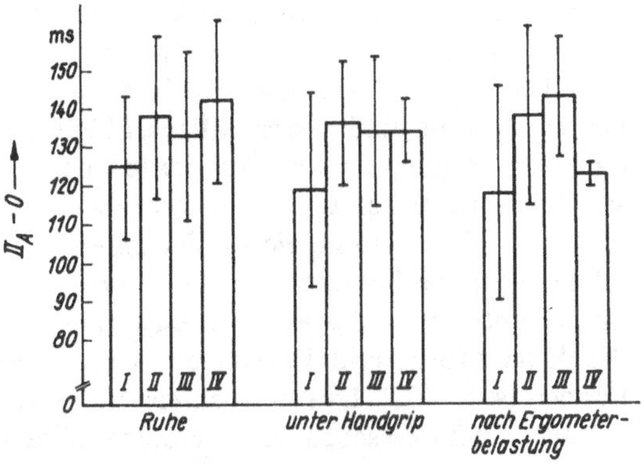

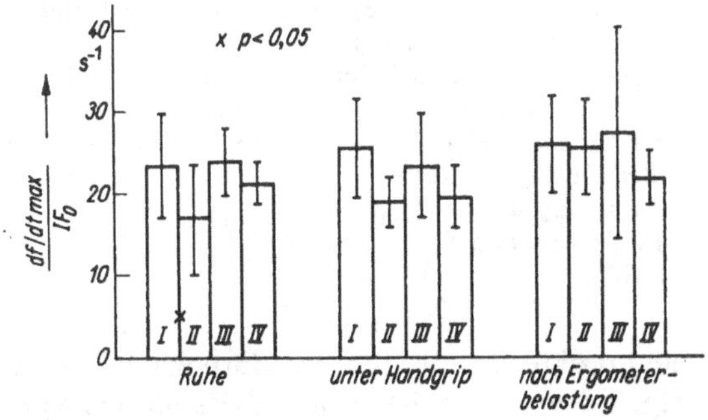

Abb. 87a—c. Kontraktilitätskriterien vor Therapie (I), unter Gabe von Diisopropylamin (II — 300-800 mg/die über 5,3 ± 2,2 Wochen), Propranolol/Dihydralazin (III — 75 mg Propranolol/75 mg Dihydralazin über 7,7 ± 2,6 Wochen) und Propranolol/Diisopropylamin (IV — 75 mg Propranolol/600 mg Diisopropylamin über 6,6 ± 2,8 Wochen)

a) t-df/dt_{max}

b) df/dt_{max}/IF

c) IIA-0

und 32 Normotoniker (Pilgrim, 1980). Die bei Hypertonikern bereits in Ruhe gesteigerten *Kontraktilitätskriterien* zeigten unter Handdynamometerbelastung eine Veränderung in Richtung Kontraktilitätssteigerung, die der bei Normotonikern entspricht (Abb. 88a).

Die *a-Welle* und der *a/T-Quotient* sind bei Hypertonikern in allen Untersuchungen signifikant erhöht. Unter Handdynamometerbelastung ergeben sich jedoch ebenfalls keine signifikanten Unterschiede zu Normotonikern (Abb. 88b). Die *isometrische Relaxationsperi-*

ode ist bei Hypertonikern regelhaft verlängert. Unter Handdynamometerbelastung resultiert bei Hypertonikern eine Tendenz zur Verkürzung, bei Normotonikern dagegen zur Verlängerung (Abb. 88c).

Die Regulationsmechanismen wurden bereits im Kapitel 3. dargestellt (s. S. 28). Hier ist von Interesse, daß der Anstieg des linksventrikulären Füllungsdruckes unter Handdynamometerbelastung bei Hypertonikern wahrscheinlich größer ist als bei Normotonikern. Dies würde die Veränderung des Zeitintervalls IIA-0 erklären.

5.4.2.3.4. Praktische Bedeutung apexkardiographischer Ergebnisse bei Hypertonie

Die Vielfalt der beschriebenen Veränderungen mag zunächst verwirren. Die Ergebnisse gestatten jedoch im Zusammenhang mit anderen nichtinvasiven Methoden eine approximative Einschätzung der kontraktilen Herzfunktion bei Hypertonie und lassen Rückschlüsse zur kardialen Regulation und Adaptation bei dieser Erkrankung zu. Es zeigen sich aber auch eindeutig die Grenzen dieses Verfahrens, vor allem, wenn die Faktoren beachtet werden, die an der Entstehung des AKG beteiligt sind und die Kurvenform und Parameter beeinflussen können (s. S. 102). Es soll noch einmal betont werden, daß zwischen den Kontraktilitätskriterien der linksventrikulären Druckkurve und denen des kalibrierten und differenzierten Apexkardiogrammes signifikante Korrelationen bestehen (Tab. 20, Abb. 89).

1. Abschätzung des linksventrikulären enddiastolischen Druckes

Aufgrund nachgewiesener Zusammenhänge zwischen Höhe der *a*-Welle bzw. des *a/T*-Quotienten und dem linksventrikulären enddiastolischen Druck (Rios und Massumi, 1965; Tavel et al., 1965; Voigt und Friesinger, 1970; Silvestre et al., 1975) hat es nicht an Versuchen gefehlt, mit Hilfe dieser Methode den linksventrikulären enddiastolischen Druck unblutig abzuschätzen. Dabei ergibt sich, daß bei einem Quotienten *a/T* von >15% meist

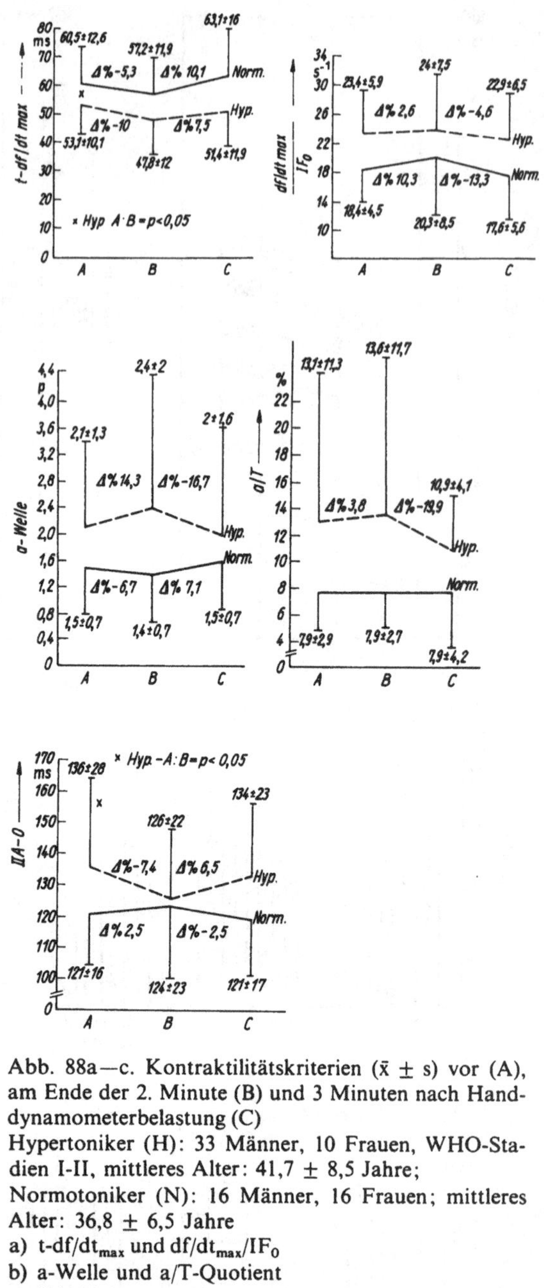

Abb. 88a—c. Kontraktilitätskriterien ($\bar{x} \pm s$) vor (A), am Ende der 2. Minute (B) und 3 Minuten nach Handdynamometerbelastung (C)
Hypertoniker (H): 33 Männer, 10 Frauen, WHO-Stadien I-II, mittleres Alter: 41,7 ± 8,5 Jahre;
Normotoniker (N): 16 Männer, 16 Frauen; mittleres Alter: 36,8 ± 6,5 Jahre
a) t-df/dt_{max} und df/dt_{max}/IF_0
b) a-Welle und a/T-Quotient
c) IIA-0

ein erhöhter enddiastolischer Druck (>12 mm Hg) zu erwarten ist. Ein *a/T*-Verhältnis von <15% schließt jedoch einen erhöhten linksventrikulären Füllungsdruck nicht aus. In unseren Untersuchungen fanden wie einen *a/T*-Quotienten von >15% bei etwa 20% der untersuchten Hypertoniker. In Untersuchungen von Purfürst et al. (1979) an 84 Hypertonikern ergaben sich keine signifikanten Korrelationen

Tabelle 20. Korrelatives Verhalten der Kontraktilitätskriterien des kAKG mit Merkmalen der linksventrikulären Druckkurve[1]

Autoren	Merkmal	Korrelationskoeffizient (r)	Signifikanz
J. L. FINKER et al. 1976	$t - df/dt_{max} : t - dp/dt_{max}$	0,68	$p < 0{,}001$
	$df/dt_{max}/IF : dp/dt_{max}/IP$	0,75	$p < 0{,}001$
B. F. DENEF et al. 1976	$df/dt_{max}/IF : dp/dt_{max}$	0,69	$p < 0{,}001$
	$df/dt_{max}/IF$: Austreibungsfaktor	0,66	$p < 0{,}001$
	$df/dt_{max}/IF : V_{CEmax}$	0,76	$p < 0{,}001$
F. VAN DE WERF et al. 1976	$df/dt_{max}/IF : dp/dt_{max}$	0,76	$p < 0{,}001$
M. MOTOMURA et al. 1973	$df/dt_{max}/IF : dpdt_{max}/IP$	0,71	$p < 0{,}001$
	$df/dt_{max}/IF : V_{CEmax}$	0,88	$p < 0{,}001$
	$df/dt_{max}/IF : df/dt/P$	0,81	$p < 0{,}001$
	$df/dt_{max}/IF$: Austreibungsfraktion	0,56	$p < 0{,}001$

[1] Die Nomenklatur der Merkmale wurde verändert, um eine einheitliche Bezeichnung in der Tabelle zu wählen.

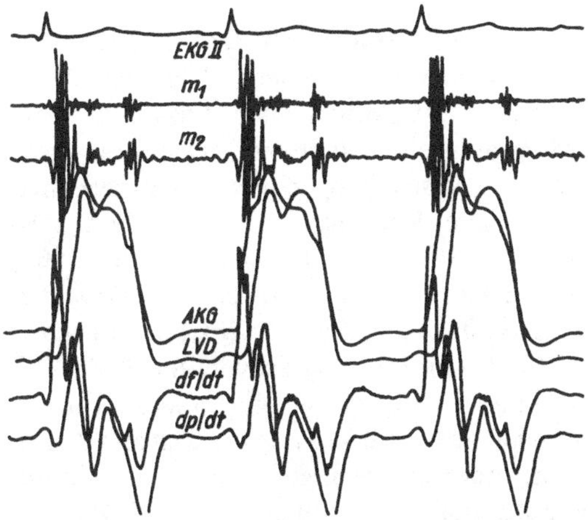

Abb. 89. Simultane Registrierung der ventrikulären Druckkurve und des Apexkardiogramms beim Menschen (nach WITTE und HEUBLEIN: Bibliotheca Cardiologica **33** (1975), 133)
EKG — Elektrokardiogramm; AKG — Apexkardiogramm; LVD — linksventrikuläre Druckkurve; df/dt — Geschwindigkeit der Kraftentwicklung (AKG); dp/dt — Druckanstiegsgeschwindigkeit (LVD)

zwischen a/T und dem diastolischen Pulmonalarteriendruck. Zum Mitteldruck in der A. pulmonalis bestand eine schwach signifikante Korrelation. Zwischen der radiokardiographisch gemessenen Pumpfunktion und der *a*-Welle bzw. dem a/T-Quotienten bestanden keine signifikanten Zusammenhänge.

In neuerer Zeit beschrieben MORTARINO et al. (1981) die Möglichkeiten der Bestimmung des linksventrikulären enddiastolischen Drukkes mittels AKG durch den Vergleich der Höhe der *a*-Welle zur diastolischen Gesamthöhe *D* (Distanz zwischen dem Nullpunkt und dem Steilanstieg des AKG) sowie dem Vergleich der *a*-Wellendauer und der Dauer der schnellen Füllungswelle. Sie konnten an einer großen Patientenzahl und unter Anwendung dieser Kriterien sicher zwischen linksventrikulärem enddiastolischen Druck von < 12 mm Hg (< 1,6 kPa) bzw. > 12 mm Hg (> 1,6 kPa) trennen.

MANOLAS et al. (1979) fanden, daß der Quotient aus *a*-Welle und Höhe der diastolischen Welle (*D*) eng mit der spezifischen Compliance des linken Ventrikels ($\Delta V/\Delta P \cdot V$) korreliert ($r = -0{,}87$, $n = 29$).

Für die Praxis kann bezüglich der *a*-Welle und des a/T-Quotienten folgendes geschlußfolgert werden:

— Die Werte für die *a*-Welle zeigen die größten Streuungen von allen AKG-Kriterien. Die *a*-Welle fehlt bei Vorhofflimmern, kann aber auch bei Sinusrhythmus (bis zu 25%) fehlen.
— Einflußfaktoren auf die Höhe der *a*-Welle sind:
  - Atriale Funktion — Vorhofkontraktion
  - Linksventrikulärer diastolischer Druck
  - Linksventrikuläres Ventrikelvolumen zu Beginn der atrialen Kontraktion
  - Linksventrikuläre Compliance

Deshalb ist die *a*-Welle erhöht bei: arterieller Hypertonie, hypertrophischer Kardiomyopathie und chronischer IHK (oft erst unter handgrip).

— a/T-Quotient $>15\%$: brauchbares Kriterium als Hinweis auf erhöhten linksventrikulären Füllungsdruck.

2. Bewertung von Zeitintervallen der isovolumetrischen Phase des Herzens und Erfassung von Kontraktilitätskriterien

Seit den Arbeiten von REALE (1967) und später von VETTER et al. (1972), MOTOMURA et al. (1973), WILLEMS et al. (1975), WITTE und HEUBLEIN (1975), DENEF et al. (1976), KESTELOOT (1976), VAN DER WERF et al. (1976) wurden die signifikanten Korrelationen zwischen den Kriterien des 1. Differentialquotienten des AKG und der LVD sowie zu hämodynamischen Meßwerten mehrfach bestätigt (vgl. Tab. 20). Dabei haben sich als günstigste apexkardiographische Kriterien das Zeitintervall vom Beginn der isometrischen Kontraktion bis zum Gipfelpunkt des 1. Differentialquotienten — $t\text{-}df/dt_{max}$ — und der Quotient df/dt_{max}/IF erwiesen. Eine Verkürzung des Zeitintervalls $t\text{-}df/dt_{max}$ bei gleichzeitiger Zunahme des Quotienten df/dt_{max}/IF bedeutet Steigerung der Kontraktilität bzw. Inotropiezunahme. Diese Indices gelten als unabhängig von der Nachlast. Sie sind auch in der Praxis geeignet, Veränderungen der kontraktilen Herzfunktion unter verschiedenen Bedingungen reproduzierbar zu erfassen. Es sind jedoch folgende Gesichtspunkte zu beachten:

— Es besteht zwar Synchronität mit der linksventrikulären Druckkurve bezüglich des Beginns des Steilanstieges, aber der apexkardiographisch gemessene Austreibungspunkt liegt später, als dies dem wahren Beginn der Austreibungsphase entspricht (MANOLAS et al., 1976; VENCO et al., 1977).
— Diese Kriterien sind meßtechnisch gut bestimmbar und zeigen eine brauchbare Reproduzierbarkeit.
— Einflußfaktoren für die isometrische Kontraktionsphase sind:

● Kontraktile Herzfunktion
● Wandspannung
● Nachlast (Vorlast)
● Muster der Wandbewegung
● Ventrikuläre Auswurfrate

Für die Praxis können die Kriterien der isovolumetrischen Phase zu folgenden Fragestellungen herangezogen werden:

— Für eine zeitliche Markierung des Druckablaufs im linken Ventrikel.
— Für Kontraktilitätsmessungen bei definierten Gruppen von Herz-Kreislaufkranken unter akuter oder chronischer medikamentöser Intervention (meist als Modelluntersuchungen zur Erfassung pathophysiologischer Regulationsvorgänge und zur Bewertung inotroper Wirkungen von Medikamenten).

3. Apexkardiographische Meßpunkte und Parameter der Austreibungsphase

Nach unseren Erfahrungen sind aufgrund der sehr variablen systolischen Welle des AKG und der sie beeinflussenden Faktoren apexkardiographische Meßwerte, gemessen während der Austreibungsphase, nicht geeignet, intrakardiale Vorgänge zu beschreiben. ANTANI et al. (1979) und BERNARDINI et al. (1981) konnten jedoch mittels AKG die linksventrikuläre Austreibungsfraktion (EF) und die mittlere Faserverkürzungsgeschwindigkeit (mVcf) bestimmen (Abb. 90). Sie gingen dabei von der Tatsache aus, daß etwa zum Zeitpunkt von E keine oder nur geringe Dimensionsänderungen auftreten und der linke Ventrikel den enddiastolischen Diameter einnimmt und zum Zeitpunkt der Aortenkomponente des II. Herztones der Ventrikel sich in der Endsystole befindet und beim Beginn der ventrikulären Relaxation die Ventrikeldimension ihr Minimum erreicht hat. Ein Vergleich der mittels AKG gewonnenen Werte mit denen angiokardiographischer und echokardiographischer Messungen wurde bei 35 Patienten mit chronisch-ischämischer Herzkrankheit vorgenommen. Die Korrelationen sind überraschend gut. Zwischen der angiokardiographisch und der apexkardiographisch ermittelten EF resp. mVcf betrugen die Korrelationskoeffizienten 0,89 resp. 0,96.

Trotz sorgfältiger Registrierung der AKG hängen die Werte nach unseren Erfahrungen mehr von der sehr komplex beeinflußten systolischen AKG-Welle (Thoraxform, Weite der Interkostalräume) ab, als von den intra-

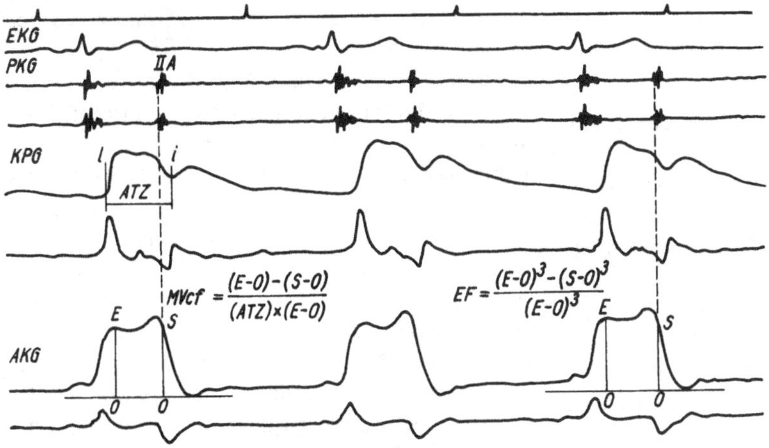

Abb. 90. Ermittlung der zirkumferentiellen Faserverkürzungsgeschwindigkeit (mVcf) und der Austreibungsfraktion (EF) aus dem Polymechanogramm (nach methodischem Vorgehen von ANTANI et al., 1979)

kardialen Vorgängen (Dimensionen). Zeigt die systolische Welle einen spätsystolischen Gipfel (vgl. Abb. 77), werden zum Beispiel zu niedrige Werte für die EF und mVcf gemessen, so daß solche AKG für diese Messungen nicht herangezogen werden dürfen.

4. Kriterien der isovolumetrischen Relaxationsphase

Die apexkardiographisch gemessene isometrische Relaxation kann in eine Gesamtrelaxation (II*A*-0) und eine frühe Relaxation (II*A*-I*R*) eingeteilt werden. Diese Zeitperiode stellt eine wichtige Determinante der diastolischen Herzfunktion dar MANOLAS et al., 1975, 1977, 1981). Schwierigkeiten bereitet nicht selten die exakte Bestimmung des 0-Punktes im AKG. Außerdem konnten PREWITT et al. (1975) mittels vergleichender kineangiographischer, apexkardiographischer und echokardiographischer Untersuchungen zeigen, daß die Mitralklappenöffnung dem Nullpunkt des AKG vorausgeht und dieser besser mit der Zeit der maximalen Geschwindigkeit der Auswärtsbewegung der Herzwand korreliert. So nimmt die Ventrikeldimension bereits vor dem Nullpunkt wieder zu (VENCO et al., 1977). Trotz dieser methodischen Einschränkungen gilt, daß Parameter der isometrischen Relaxationszeit gut mit dem $dp/dt_{\min}$ des linken Ventrikels und der Austreibungszeit korrelieren (MANOLAS et al., 1975, 1981).

Bei *Hypertonie* fanden wir das Zeitintervall II*A*-0 stets verlängert. Zu gleichen Ergebnissen kamen auch andere Autoren (AROYE et al., 1978; SHAPIRO und BEEVERS, 1983). Unter Beachtung der Einflußfaktoren (vgl. Abb. 8, S. 20) kann die verlängerte isometrische Relaxationsphase bei Hypertonie Ausdruck einer verminderten Dehnbarkeit des linken Ventrikels bei Massenzunahme sein. So deuten einerseits die Befunde der isometrischen Kontraktionsphase auf eine normale oder gesteigerte Herzfunktion bei Hypertonie hin, andererseits wird die verlängerte isometrische Relaxationsperiode als Zeichen zur Tendenz der gestörten diastolischen Funktion gewertet, d. h. die gesteigerte produktive Arbeit wird durch eine verlängerte konsumptive „Erholung" realisiert. Dies kann zugleich als Kompensationsmechanismus zur Aufrechterhaltung eines sinnvollen Gleichgewichtes der Herzfunktion aufgefaßt werden, mit dem Ziel, die Nettoarbeit normal zu halten.

In neuerer Zeit wird ein sogenannter *diastolischer Amplituden-Zeit-Index* zur Ermittlung der linksventrikulären diastolischen Funktion herangezogen (MANOLAS und RUTISHAUSER, 1981). Es handelt sich um den Quotienten aus einem frühen diastolischen Zeitintervall und einer späten diastolischen Aplitudenvariablen.

$$\mathrm{DATI} = \frac{\sqrt{A\mathrm{II} - U}/\mathrm{II}A - 0}{A/D}$$

(AII-U = Diastolendauer; IIA-0 = isometrische Relaxation; A = Höhe der a-Welle; D = Höhe der diastolischen Welle)

Dieser Index zeigt eine gute Korrelation mit der linksventrikulären Compliance und dem $dp/dt_{\min}$.

Bezüglich der Bewertung der Relaxationsphase ergeben sich folgende Hinweise für die Praxis:

- Das Intervall II*A*-0 entspricht nicht exakt der isometrischen Relaxation.
- Der Nullpunkt ist oft schwer zu ermitteln.
- Die frühe Relaxation (II*A*-I*R*) oder der Druck-Amplituden-Zeitindex spiegeln wahrscheinlich die diastolische Funktion besser wider als II*A*-0.
- Eine verlängerte isometrische Relaxationsperiode sollte nur unter Berücksichtigung der *a*-Welle oder des *a*/*D*-, *A*/*T*-Quotienten bzw. der Nachlast und des zentralen Blutvolumens pathophysiologisch bewertet werden. Bei Hypertonie ist sie meist Ausdruck einer vermehrten Muskelmasse (mit verminderter Dehnbarkeit).

Zusammenfassend lassen sich die **Anwendungsgebiete der kAKG** (Polymechanokardiographie) wie folgt präzisieren:

- Erfassung von Zeitintervallen und Kontraktilitätskriterien der isometrischen Kontraktions- und Relaxationsperiode.
- Ermittlung der systolischen Zeitintervalle.
- Abschätzung des linksventrikulären Füllungsdruckes und der diastolischen Dehnbarkeit des Ventrikels.
- Zeitliche Markierung des linksventrikulären Druckablaufes (ergänzende Informationen zu anderen nichtinvasiven Verfahren).
- Bewertung der inotropen Wirkung von Medikamenten und Verlaufskontrollen der Herzfunktion bei Herz-Kreislaufkrankheiten unter Therapie.

Wenn auch die *Hauptdomäne* der *kalibrierten Apexkardiographie* die *Beschreibung von Kontraktilitätskriterien ist*, können mit dieser Methode *allein* jedoch *keine umfassenden Aussagen* abgeleitet werden, da neben methodischen Problemen auf wichtige Determinanten der Herzfunktion wie Muskelmasse, Herzgröße, intrakardialer Druck und Volumetrie verzichtet werden muß. Desweiteren ist es aufgrund der erheblichen Streuung mechanokardiographischer Kriterien nicht sinnvoll, einen wahren Normalbereich aufzustellen. Auch die Entscheidung, ob ein apexkardiographischer Wert pathologisch erhöht oder erniedrigt bzw. verlängert ist, kann nur in Einzelfällen vorgenommen werden.

Die Ergebnisse der letzten Jahre belegen zugleich die Notwendigkeit einer weiteren Entwicklung und Standardisierung der kAKG und geben Anlaß, vor unbegründetem Optimismus bei der Interpretation mechanokardiographischer Merkmale zu warnen. Durch äußerste Sorgfalt bei der Registrierung und Auswertung der Kurven — unter Berücksichtigung einer standardisierten Aufnahmetechnik und Ausschluß von Patienten mit schlecht palpablem Herzspitzenstoß —, durch genügende Erfahrung mit ständiger praktischer Tätigkeit und durch Berücksichtigung der methodischen Grenzen kann jedoch die kAKG zur Herzfunktionsbeurteilung beitragen. Es sei noch einmal darauf hingewiesen, daß beim Einsatz dieses Verfahrens auch in der medizinischen Praxis stets simultan andere nichtinvasive oder semiinvasive Verfahren zur Anwendung kommen sollten wie Radiokardiographie, Echokardiographie, Impedanzkardiographie und Einschwemmkathetertechnik.

5.4.3. Polymechanokardiographie

5.4.3.1. Systolische Zeitintervalle

Die Registrierung mechanokardiographischer Kurven erfolgt gegenwärtig fast ausschließlich als Polymechanokardiographie (vgl. Abb. 77, S. 107).

Als *klassische systolische Zeitintervalle* (STI) gelten die Präejektionsperiode (PEP), die linksventrikuläre Austreibungszeit (LVET) und die elektromechanische Systolendauer (*Q*-II*A*). Für die Ermittlung der Zeitintervalle ist die Registrierung eines AKG nicht unbedingt erforderlich. Besteht jedoch die Möglichkeit der Registrierung des kAKG, ergeben sich zusätzlich folgende Vorteile (vgl. auch Tab. 21):

1. Weitere Unterteilung der STI für die Präejektionsperiode in elektromechanisches Intervall und isometrische Kontraktion.
2. Bewertung der STI in Relation zu Zeitintervallen der Diastole, frühe und gesamte isometrische Relaxation und diastolischer Amplitudenzeitindex.

Tabelle 21. Systolische und diastolische Zeitintervalle

R-R-Abstand	Zeit zwischen zwei aufeinanderfolgenden *R*-Zacken im EKG
$Q - U$	Elektromagnetisches Intervall. Es beginnt mit der elektrischen Depolarisation (*Q*-Zacke im EKG) und endet mit dem Steilanstieg (*U*) des Apexdardiogrammes.
$Q - \mathrm{I}_n$	Umformungszeit. Zeit vom Beginn der *Q*-Zacke bzw. *R*-Zacke im EKG bis zur ersten hochamplitudigen Schwingung des I. Herztones im Phonokardiogramm des gleichen Herzzyklus.
$U - E$	Isovolumetrische Kontraktionszeit, gemessen vom Steilanstieg (*U*) bis zum *E*-Punkt im AKG.
$U - I$	Isovolumetrische Kontraktionszeit, gemessen vom Steilanstieg des AKG (*U*) bis zum Steilanstieg der Karotispulskurve (*I*).
$Q - I$	Präejektionsperiode (PEP). Das elektromechanische Intervall und die isometrische Kontraktion können als Präejektionsperiode zusammengefaßt werden.
$Q - I_{\mathrm{Korr.}}$	Q — I minus IIA — i Präejektionsperiode minus Pulswellenlaufzeit.
$I - i$	Linksventrikuläre Austreibungszeit (LVET). Zeit vom Beginn des Steilanstieges bis zur Inzisur (KPK).
$Q - \mathrm{II}_A$	Elektromechanische Systole. Zeit vom Beginn der *Q*-Zacke (bei Fehlen der *R*-Zacke) im EKG bis zur ersten hochamplitudigen Schwingung des II. Herztones (PKG).
$\mathrm{II}_A - \mathrm{I}_n$	Mechanische Diastole.
$\mathrm{I}_a - \mathrm{II}_A$	Mechanische Systolte.
$\mathrm{II}_A - 0$	Isometrische Relaxationsperiode. Zeit von der ersten hochamplitudigen Schwingung des II. Herztones bis zum Nullpunkt des AKG.

3. Bewertung der STI in Relation zu Kontraktilitätskriterien der isometrischen Phase.
4. Bewertung der STI in Relation zum enddiastolischen Ventrikeldruck — Höhe der *a*-Welle, *a*/*T*- bzw. *a*/*D*-Quotient.

Die Karotissphygmographie wird von uns bei arterieller Hypertonie nur zur Ermittlung der PEP und LVET registriert. Ihre Kalibrierung und Differenzierung bringt zwar zusätzliche Informationen, die jedoch kritisch bewertet werden müssen. Die aus dem 1. Differentialquotienten der Karotissphygmographie gezogenen indirekten Rückschlüsse auf die Herzfunktion sind aufgrund methodischer und biologischer Faktoren für die praktische kardiologische Diagnostik von untergeordneter Bedeutung (PURFÜRST et al., 1981).

Bei Anwendung der systolischen Zeitintervalle für die Herzfunktionsdiagnostik wird davon ausgegangen, daß Veränderungen in der Systole parallel gehen oder abhängig sind von Veränderungen in Hämodynamik, Pumpfunktion und/oder Myokardmechanik.

Die *Konstellation der klassischen systolischen Zeitintervalle bei Herzsuffizienz ist wie folgt*:

PEP = Verlängerung
LVET = Verkürzung
Q-II*A* = unverändert, ohne weiterführende Informationen für die Herzfunktionsbeurteilung, jedoch von Bedeutung in Beziehung zur elektrischen Systolendauer *Q-T* s. S. 128).

Bezüglich der *Frequenzabhängigkeit* der systolischen Zeitintervalle wurde von mehreren Autoren festgestellt, daß in Frequenzbereichen von 40—110 min^{-1} eine lineare Beziehung zu *Q*-II*A* und LVET besteht. Die linearen Regressionsgleichungen (WEISSLER et al., 1968; WILLEMS und KESTELOOT, 1967; LEWIS et al., 1975) gelten überwiegend für Normalpersonen. Untersuchungen an definierten Patientengruppen, zum Beispiel mit ischämischer Herzkrankheit und Hypertonie, zeigen jedoch, daß die Regressionsgleichungen, ermittelt an Normalpersonen, für Patienten mit Herz-Kreislaufkrankheiten nicht gültig sind. Aus diesem Grunde empfehlen wir, entweder für diese Gruppen neue Regressionsgleichungen zu ermitteln oder von einer Frequenzkorrektur ganz Abstand zu nehmen.

5.4.3.2. Ergebnisse bei arterieller Hypertonie

Die Präejektionsperiode (PEP) ist bei Hypertonikern im Vergleich zu Normotonikern signifikant verlängert, eine Beziehung zum Schweregrad besteht nicht. Demgegenüber ist die LVET verkürzt (Abb. 91). Daraus resultiert ein signifikant größerer Quotient PEP/LVET, der mit dem Hypertonieschweregrad (nichtsignifikant) zunimmt. Dies wäre Ausdruck einer Herzinsuffizienz, die jedoch bei diesen Hypertonikern durch andere nichtinvasive Verfahren (Radiokardiographie, Apexkardiographie, Ein-

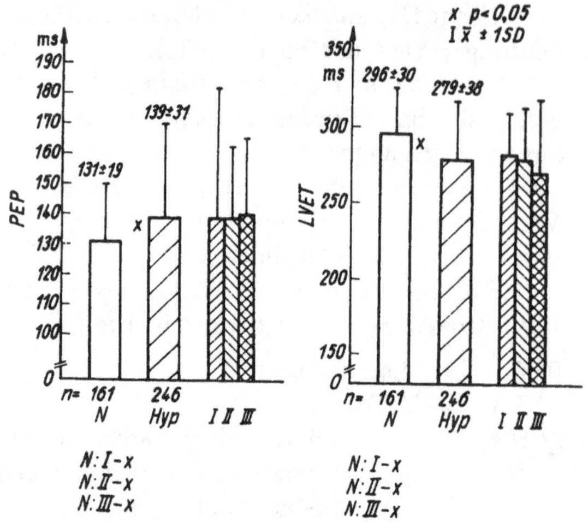

Abb. 91. Präejektionsperiode (PEP) und Austreibungszeit (LVET) (x̄ ± s) bei Normotonikern und Hypertonikern (Legende: vgl. Abb. 82)

schwemmkathetertechnik) ausgeschlossen werden konnte.

Während **akuter Pharmakagabe** (vgl. S. 117) erzielten wir folgende Ergebnisse:

— Infukoll-Infusion: Unveränderte PEP, signifikante Verlängerung von LVET und signifikante Abnahme des Quotienten PEP/LVET (Abb. 92a).

— Nitroglyzerin (1,6 mg sublingual): Signifikante Verkürzung der LVET. PEP unverändert, nichtsignifikanter Anstieg des Quotienten PEP/LVET (Abb. 92b).

— Furosemid: Signifikante Verlängerung von PEP, LVET unverändert, Ansteigen des Quotienten PEP/LVET (Abb. 92c).

— Propranolol: Signifikante Verlängerung von PEP und LVET sowie signifikanter Anstieg des Quotienten PEP/LVET (Abb. 92d).

— Strophanthin: Geringgradige Verlängerung der LVET und der PEP, nichtsignifikanter Anstieg des Quotienten PEP/LVET (Abb. 92e).

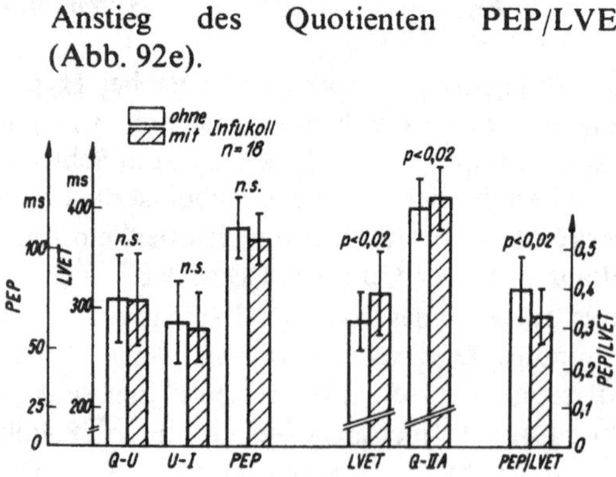

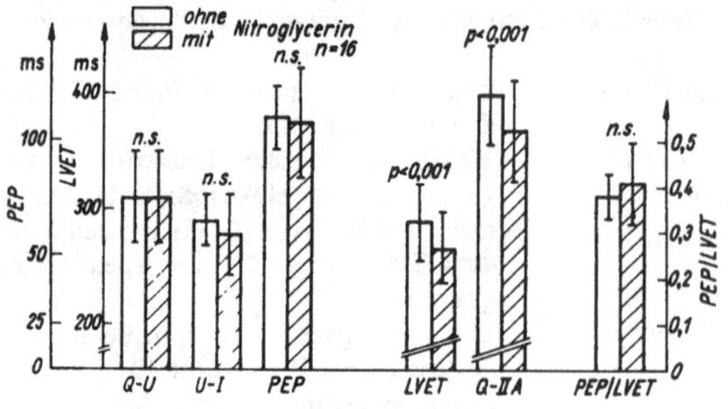

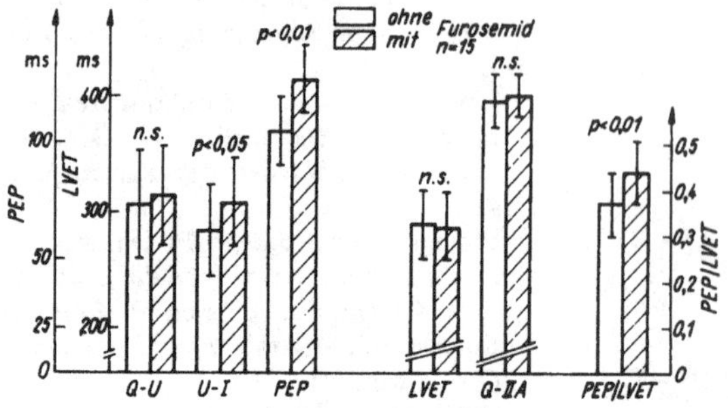

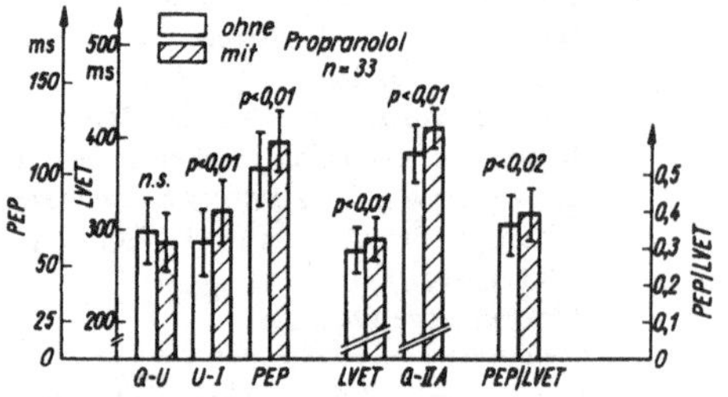

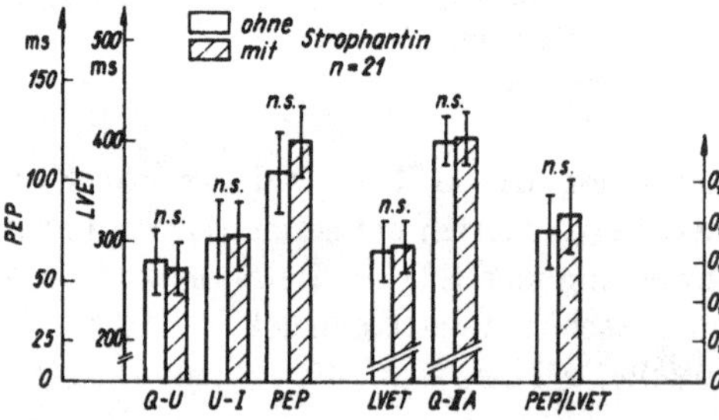

Abb. 92a—e. Elektromechanisches Intervall (Q-U), isometrische Kontraktionsperiode (U-I), Präejektionsperiode (PEP), linksventrikuläre Austreibungszeit (LVET), elektromechanische Systolendauer (Q-IIA) und Quotient PEP/LVET (x̄ ± s) unter akuter Pharmakagabe bei Hypertonikern

a) unter akuter Gabe von Infukoll 500 ml
b) Nitroglyzerin sublingual 0,9 ml
c) Furosemid intravenös 40 mg
d) Propranolol intravenös 5 mg
e) Strophanthin intravenös 0,5 mg

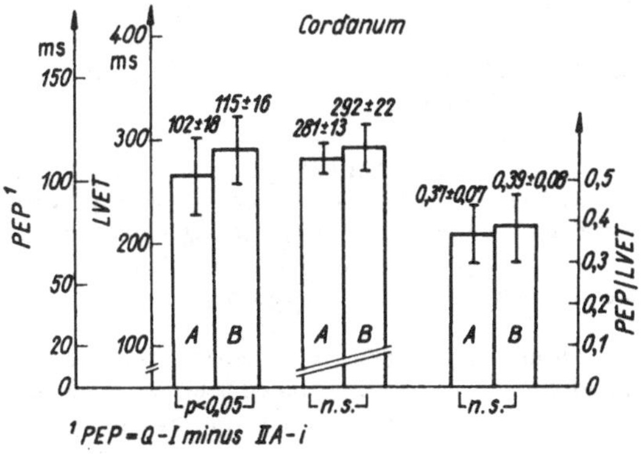

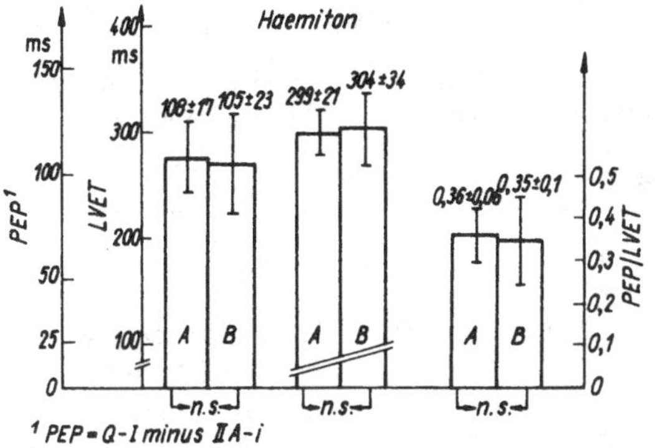

Abb. 93a—b. Verhalten von PEP, LVET und PEP/LVET unter Langzeitpharmakotherapie
a) Talinolol (Cordanum®) (A) vor Therapie, (B) nach durchschnittlich einem Jahr
b) Clonidin (Haemiton®) (A) vor Therapie, (B) nach durchschnittlich 4 Wochen

Unter **Langzeittherapie** *mit Talinolol* (Cordanum®) fanden wir eine Verlängerung der LVET und der PEP. Der Quotient PEP/LVET stieg signifikant an (Abb. 93a).

Eine mehrwöchige Clonidin-Therapie führte zu einer nichtsignifikanten Verlängerung der Austreibungszeit und der Präejektionsperiode. Der Quotient PEP/LVET nahm ebenfalls zu (Abb. 93b).

Die Therapie mit Diisopropylamin bzw. Propranolol/Dihydralazin und Propranolol/Diisopropylamin (vgl. S. 118) führte zu einer Verlängerung der PEP und der LVET sowie zu einem Anstieg des Quotienten PEP/LVET.

Unter **isometrischer Belastung** blieb die PEP bei Hypertonikern und Normotonikern gegenüber den Ausgangswerten unverändert. Die LVET verkürzte sich bei Hypertonikern nichtsignifikant, bei Normotonikern dagegen war sie unter Handdynamometerbelastung nichtsignifikant verlängert. Der Quotient PEP/LVET blieb in beiden Gruppen gleich.

5.4.3.3. Praktische Bedeutung der Ergebnisse

Für die Interpretation der Ergebnisse, die durch Messung der systolischen Zeitintervalle erhalten werden, ist die Analyse der *Einflußfaktoren* von Bedeutung (Tab. 22). Dies wird besonders bei der Bewertung der PEP und LVET bei Hypertonie sichtbar. Diese beiden Zeitintervalle werden bei den von uns untersuchten Hypertonikern primär durch die Druckerhöhung im großen Kreislauf, nicht durch die Herzfunktion verändert. Auch die akute Medikamentengabe wirkt durch Veränderungen von Vor- und Nachlast sowie intraventrikulären Druckverhalten auf die Dauer der STI. Als Ursache für die verlängerte LVET unter Infukoll-Gabe kann das höhere Schlagvolumen infolge der Volumenbelastung (wie beim gesteigerten venösen Rückfluß — s. Tab. 22) angesehen werden. Die damit verbundene PEP-Verkürzung war in unseren Untersuchungen nur angedeutet, möglicherweise durch den linksventrikulären Füllungsdruckanstieg als antagonistisch wirkenden Faktor. Am Beispiel Nitroglyzerin-Gabe wird der komplexe Einfluß verschiedener Determinanten der Hämodynamik und Herzfunktion auf die STI besonders deutlich. Das Verhalten der PEP-Dauer nach Nitroglyzerin ist durch gegensinnig wirkende Komponenten zu interpretieren: Verminderung des venösen Rückflußes verlängert dieses Zeitintervall, Abfall des arteriellen Blutdruckes führt zur Verkürzung desselben. Die Verkürzung der LVET ist hier durch Verminderung des venösen Rückflusses und durch den Anstieg der Herzfrequenz bedingt. Die PEP-Verlängerung unter Furosemid-Gabe ist durch eine Vorlastabnahme zu erklären. Unter Applikation von Propranolol konnte die negativ inotrope Wirkung durch die ermittelten Zeitintervalle belegt werden, nicht dagegen die positiv inotrope Wirkung des Strophanthins.

Unter Zugrundelegung der genauen hämodynamischen Messungen mittels Radiokardiographie und Einschwemmkathetertechnik (Purfürst, 1985) muß bezüglich der STI und der hier gewählten Versuchsanordnung der Schluß gezogen werden, daß mittels *STI allein*

Tabelle 22. Einflußfaktoren systolischer und diastolischer Zeitintervalle
(in Anlehnung an R. P. LEWIS et al., 1975)

Zeitintervall	Verlängerung	Verkürzung
Präejektionsperiode	durch: Verminderung des linksventrikulären dp/dt, Anstieg des enddiastolischen Druckes, Herzinsuffizienz, Anstieg des arteriellen Druckes, Verminderung des venösen Rückflusses (Orthostase), negativ inotrop wirksame Pharmaka	durch: Aortenklappenerkrankung, akuten Abfall des Blutdrucks, Anstieg des venösen Rückflusses, Schlagvolumenanstieg, positiv inotrop wirksame Pharmaka (Anstieg der Herzfrequenz)
Linksventrikuläre Austreibungszeit	Anstieg des venösen Rückflusses, Anstieg des Schlagvolumens, Anstieg des Blutdrucks, Aortenklappenerkrankung	Anstieg der Herzfrequenz, Verminderung des venösen Rückflusses, Verminderung des Schlagvolumens, positiv inotrop wirksame Pharmaka, negativ inotrop wirksame Pharmaka
Elektromechanische Systole	Linksventrikuläre Leitungsstörung, Aortenklappenerkrankung, akuter RR-Anstieg	Positiv inotrope Pharmaka, Anstieg der Herzfrequenz
$\frac{PEP}{LVET}$	Negativ inotrop wirksame Pharmaka, Verminderung des venösen Rückflusses linksventrikuläre Leitungsstörung, linksventrikuläre Funktionsstörung	Positiv inotrope Pharmaka, Anstieg des venösen Rückflusses, Aortenklappenerkrankung

die Bewertung der Herzfunktion bei Hypertonie und die *Erkennung von Störungen derselben erheblich eingeschränkt ist, wenn nicht volumetrische und/oder myokardmechanische Größen gleichzeitig mitgemessen werden.*

Das trifft auch für die Ergebnisse, die unter oraler Langzeittherapie gewonnen wurden, zu.

Demgegenüber besitzen bei IHK die Quotienten *PEP/LVET* und $Q\text{-}T > QS_2$ (Q-IIA) besondere Bedeutung für die Prognose der Erkrankung. Ihre Wertung als einfache und sensible prognostische Indices bei IHK wurden unter anderem von A. M. WEISSLER (1984) anhand der 5-Jahresüberlebensquote nachgewiesen. Diese ist am schlechtesten bei PEP/LVET-Werten über 0,5. Auch BOUDOULAS et al. (1982) fanden bei der Verlängerung von $Q\text{-}T$ in Beziehung zu Q-IIA eine 5-Jahresüberlebensrate bei Patienten mit IHK von 35%, während sie bei Patienten mit $QT \leqq Q$-IIA 91% betrug. Die Autoren messen dem zusätzlich ermittelten Quotienten PEP/LVET zusammen mit $Q - T > Q$-IIA besondere Bedeutung für die Beurteilung von 5-Jahresüberlebensraten bei. Der frequenzunabhängige PEP/LVET korreliert bei IHK und hypertoner Herzkrankheit hochsignifikant negativ mit der Austreibungsfraktion (THOMAS et al., 1972; BOUDOULAS et al., 1982). Segmentale Kontraktionsabnormitäten oder niedriger isovolumetrischer Druck können die Aussagen des Quotienten PEP/LVET verfälschen (BOUDOULAS et al., 1982). Die Autoren fanden, daß durch die simultane Messung der STI und die Anwendung der Echokardiographie der Irrtum, der auf segmentalen Kontraktionsabnormalitäten und niedrigen isovolumetrischen Drücke beruht, minimiert werden kann. Falls PEP/LVET und die prozentuale Diameterverkürzung im Echokardiogramm konkordant sind, beträgt die Übereinstimmung mit der Austreibungsfraktion 94% bei normaler Funktion des linken Ventrikels und 99% bei gestörter (BOUDOULAS et al., 1982).

Für die *praktische Anwendung* der systolischen Zeitintervalle können folgende Schlußfolgerungen gezogen werden:

- Mittels STI werden sowohl Veränderungen der Vor- und Nachlast als auch der Herzfunktion widergespiegelt, ohne daß eine klare Differenzierung durch die Zeitintervalle allein möglich ist.
- Bei der Bewertung sind stets die komplexen kardialen und extrakardialen Faktoren (Tagesrhythmik, Schwankungen von Tag zu Tag) einzubeziehen.
- Um die Aussagekraft der STI zu verbessern sollte, wenn möglich, ein kalibriertes und differenziertes Apexkardiogramm mit

registriert sowie mit anderen nichtinvasiven Methoden volumetrische Größen ermittelt werden.

- Unter Beachtung der genannten Faktoren besitzt die Analyse der STI bei Hypertonie Bedeutung zur Mitbeurteilung pathophysiologischer Vorgänge, zum Beispiel unter Belastung oder während therapeutischer Maßnahmen.
- Für Belastungsuntersuchungen mit Errechnung der Differenzwerte: Ruhe — definierte Belastungsstufe sowie für Langzeitbeobachtungen an gleichen Patienten sollten diese einfach zu ermittelnden Parameter herangezogen werden (intraindividuelle Langzeitvergleiche).
- Es wäre jedoch aus unserer Sicht zumindest bei Hypertonie falsch, die STI anstelle der sicher methodisch aufwendigeren und teuereren anderen nichtinvasiven Verfahren einzusetzen. Für Modelluntersuchungen mit verallgemeinerungsfähigen Ergebnissen für die Praxis können mit den zur Verfügung stehenden unblutigen Methoden wie Echokardiographie, Radiokardiographie, Impedanzkardiographie und Apexkardiographie sowie der semiinvasiven Einschwemmkathetertechnik die meisten kardialen Funktionsstörungen komplex und auch detailliert im Verlauf beurteilt werden. Aus dieser Sicht ist es einleuchtend, daß die Ermittlung der STI zwar zusätzlich Informationen zur Herzregulation liefern kann, jedoch isoliert angewandt einen geringen Stellenwert in Forschung und Praxis besitzt.
- Bei arterieller Hypertonie kann möglicherweise dem Quotienten PEP/LVET ein prädiktiver Wert bezüglich der Effektivität der Blutdrucksenkung durch Beta-Rezeptorenblocker beigemessen werden (Lit. s. DISTLER et al., 1978; VERDECCHIA et al., 1983). Im allgemeinen kann bei Quotienten PEP/LVET < 0,43 eine gute Ansprechbarkeit auf Beta-Blocker, > 0,47 eine verminderte Blutdrucksenkung durch diese Medikamente „vorhergesagt“ werden.

Literatur

ANTANI, A. J., H. H. WAYNE, and W. J. KUZMAN: Ejection phase indexes by invasive and noninvasive methods: An apexcardiographic, echocardiographic and ventriculographic correlative study. Amer. J. Cardiol. **43** (1979), 239—247

AROYE, M. A., S. RUBLER, and E. D. HOLFORD: Isovolumic relaxation time in normal subjects and patients with cardiac disease: Comparison of determinations made with echocardiographic techniques and apexcardiography. Angiology **29** (1978), 7—16

AUBERT, A. E., B. G. DENYS, H. DE GEEST, and H. KESTELOOT: Amplitude relations between left ventricular pressure and the apexcardiogram. Proceedings of the First European Conference on Mechanocardiography, Leuven, April 1981, p. 18

BERNARDINI, B., D. ASSANELLI, A. L. BARILLI, F. CUCCHINI, L. DEI CAS, C. MANOA, and J. BARAGAN: Ejection fraction and mean velocity of circumferential fiber shortening by apexcardiogram. Correlation with hemodynamic measurements. Proceedings of the First European Conference on Mechanocardiography, Leuven, April 1981, p. 19

BOUDOULAS, H., Y. H. SOHN, W. O'NEILL, R. BROWN, and A. M. WEISSLER: The QT > QS_2 Syndrome: A new mortality risk indicator in coronary artery disease. Amer. J. Cardiol. **50** (1982), 1229—1233

BOUDOULAS, H., P. GELERIS, CH. A. BUSH, R. P. LEWIS, P. K. FULKERSON, A. J. KOLIBASH, and A. M. WEISSLER: Assessment of ventricular function by combined noninvasive measures: Factors accounting for methodologic disparities. Int. J. Cardiol. **2** (1983), 493—501

CHAUVEAU, A., and E. J. MAREY: Determination graphic des rapports de la pulsation cardiaque avec les mouvements de l' oreillette et du ventricle obtenue on moyen d'un appereil anrégistreur. Gaz. med. Paris **31** (1861), 675—678

DENEF, B., H. DE GEEST, and H. KESTELOOT: Influence of changes in myocardial contractility on the height and slope of the calibrated apexcardiogram. Amer. J. Cardiol. **32** (1973), 662—669

DENEF, B., R. POPEYE, H. DE GEEST, and H. KESTELOOT: On the clinical value of calibrated displacement apexcardiography. Circulation **51** (1975), 541—551

DENEF, B., F. VAN DER WERF, H. DE GEEST, and H. KESTELOOT: On the clinical value of calibrated apexcardiography. Europ. J. Cardiol. **4/3** (1976), 398 (Abstr.)

DENYS, B. G., A. E. AUBERT, F. VAN DER WERF, H. DE GEEST, and H. KESTELOOT: Relationship between apexcardiogram, left ventricular pressure and wall stress. J. Biomed. Engng. **4** (1982), 9—16

DISTLER, A., H. J. KEIM, U. CORDES, T. PHILIPP, and H. P. WOLFF: Sympathetic responsiveness and antihypertensive effect of beta-receptor blockade in essential hypertension. Amer. J. Med. **64** (1978), 446—451

DONALD, K. W., A. R. LIND, D. FLUE, G. W. MCNICOL, P. W. HUMPHREYS, S. H. TAYLOR, and H. B. STANTON: Cardiovascular responses to sustained static contraction. Circ. Res. (Suppl. I) **20/21** (1967), 15 bis 32

DÜBEL, H. P., K. H. GÜNTHER und J. WITTE: Kalibrierte und differenzierte Apexkardiographie. 1. Mitteilung: Untersuchungen bei Herz-Kreislaufgesunden. Dt. Gesundh.-Wesen **30** (1975), 582—587

DÜBEL, H. P., K. H. GÜNTHER und J. WITTE: Kalibrierte und differenzierte Apexkardiographie. 2. Mitteilung: Untersuchungen zur Reproduzierbarkeit. Dt. Gesundh.-Wesen **30** (1975), 654—656

FINCKER, J. L., C. M. BRANDT, M. RAUSCHER, and P. ARNOLD: Evaluation of left ventricular function by means of apexcardiography and phonomechanography. Europ. J. Cardiol. **4/3** (1976), 399 (Abstr.)

FUCHS, G.: Die biophysikalischen Grundlagen der Mechanokardiographie. Arch. Kreisl. Forsch. **45** (1964), 33—131

GLEICHMANN, U.: Neues Verfahren zur Registrierung des Apexkardiogrammes. Habilitationsschrift, Düsseldorf 1968

GLEICHMANN, U., H. KREUZER, F. LOOGEN und K. H. WILKE: Quantitative Messung von Kraft und Geschwindigkeit der Kraftentwicklung im Apexkardiogramm. Z. ges. exp. Med. **145** (1968), 278—288

GÜNTHER, K. H.: Vergleichende extrakardiale und intrakardiale Phonokardiographie auf hämodynamischer Grundlage. VEB Akademie-Verlag, Berlin 1969

HOLLDACK, K. und D. WOLFF: Atlas und kurzgefaßtes Lehrbuch der Phonokardiographie und verwandter Untersuchungsmethoden. Georg-Thieme-Verlag, Stuttgart 1974

JOHNSON, J. M., W. SIEGEL, and G. BLOMQUIST: Characteristics of transducers used for recording the apexcardiogram. J. Appl. physiol. **31** (1971), 796—800

JUCHEMS, R.: Klinische Phonokardiographie. Kardiologische Diagnostik. Boehringer, Mannheim 1974

KESTELOOT, H., J. WILLEMS, and E. VAN VOLLENHOVEN: On the physical principles and methodology of mechanocardiography. Acta Cardiol. (Brux.) **24** (1969), 147—160

KESTELOOT, H., B. DENEF, J. WILLEMS, and H. DE GEEST: Relationships between the apexcardiogram and ventricular hemodynamics. Symposium de la Société Internationale de Cardiologie, Bordeaux 1973, Expansion Scientifique Francaise, S. 173—183

KESTELOOT, H.: On the clinical value of mechanocardiography. Europ. J. Cardiol. **4/3** (1976), 393—404

KESTELOOT, H., and B. DENEF: Proposals for standardization of nomenclature in apexcardiography. Europ. J. Cardiol. **4/3** (1976), 403 (Abstr.)

KESTELOOT, H.: The genesis of the apexcardiogram. Proceedings of the First European Conference on Mechanocardiography, Leuven, April 1981, p. 1

KUMAR, S., and D. H. SPODICK: Study of the mechanical events of the left ventricle by atraumatic techniques: Comparison of methods of measurement and their significance. Amer. Heart J. **80** (1970), 401—413

LEWIS, R. P., R. F. LEIGHTON, W. F. FORESTER, and A. M. WEISSLER: Systolic time intervals. In: WEISSLER, E. (ed): Noninvasive cardiology. Grune and Stratton, New York — London, 1974 pp. 301—368

LINSS, G.: Bewertung anamnestischer Angaben und unblutiger Kriterien von Hämodynamik und Herzfunktion bei arterieller Hypertonie unter Nutzung elektronischer Datenverarbeitung und Reduktion qualitativer und quantitativer Merkmale. Promotion Humboldt-Universität, Berlin 1975

LINSS, G., D. STRANGFELD, J. SCHMIDT, H. SIEWER U. LINSS, H. BRETSCHNEIDER und G. SCHUBERT: Ve laufsuntersuchungen zur Herzfunktion bei Patie ten mit hyperkinetischem Herzsyndrom unter Ther pie mit dem Beta-Rezeptorenblocker Cordanum. D Gesundh.-Wesen **32** (1977), 919—924

LINSS, G., D. STRANGFELD, J. FRILLE, G. SCHUBER J. SCHMIDT, W. MOHNIKE und J. MEISSNER: Die B einflussung bei Hypertonie unter einer Kurzze therapie mit Haemiton. Dt. Gesundh.-Wesen (1977), 961—965

LINSS, G., W. D. PURFÜRST, U. LINSS, S. ADAMEC J. FRILLE, H. P. DÜBEL und W. ZIMMERMANN: U tersuchungen zur Herzfunktion mittels kalibriert und differenzierter Apexkardiographie. 3. Mi teilung: Messungen an Normalpersonen und Übe prüfung der Reproduzierbarkeit des Verfahrens. D Gesundh.-Wesen **35** (1980), 1258–1265

LINSS, G., W. D. PURFÜRST und U. LINSS: Unters chungen zur Herzfunktion mittels kalibrierter un differenzierter Apexkardiographie bei Patienten m arterieller Hypertonie. Dt. Gesundh.-Wesen **36** (1981 609—615

LUISADA, A.: The heart beat, New York 1953

MAASS, H. und A. WEBER: Herzschallregistrierung mi tels differenzierender Filter. Eine Studie zur Her schallnormung. Cardiologia (Basel) **21** (1952), 77 bis 794

MANNHEIMER, E.: Kalibrierte Phonokardiographi Cardiologia **6** (1942), 281–302

MANOLAS, J., P. WIRZ, and W. RUTISHAUSER: Rela tionship between duration of systolic upstroke c apexcardiogram and internal indexes of myocardi function in man. Amer. Heart J. **91** (1976), 726—73

MANOLAS, J., W. RUTISHAUSER, P. WIRZ, and U. AR BENZ: Time relation between apexcardiogram an left ventricular events using simultaneous high-fidelit tracings in man. Brit. Heart J. **37** (1975), 1263—126

MANOLAS, J., H. P. KRAYENBÜHL, and W. RUTISHAU SER: Use of apexcardiography to evaluate left ventr cular diastolic compliance in human beings. Amer. Cardiol. **43** (1979), 939—945

MANOLAS, J., and W. RUTISHAUSER: Diastolic amplitud time index: A new apexcardiographic index of le ventricular diastolic function in human beings. Ame J. Cardiol. **48** (1981), 736—745

MOHNIKE, W., D. STRANGFELD, H. SIEWERT, J. SCHMID J. FRILLE, G. LINSS und H. BRETSCHNEIDER: Unte suchungen zur zentralen und peripheren Hämody namik bei Patienten mit stabiler Hypertonie unte oraler Therapie mit dem Hypotensivum Haemito Clonidin). Dt. Gesundh.-Wesen **33** (1977), 392—39

MORTARINO, G., G. VITALI, G. MACCHI, G. CORDA, G CALVERI, and M. ONOFRI: Assessment of left ventri cular diastolic pressure by apexcardiography. Pro ceedings of the First European Conference on Mech anocardiography, Leuven, April 1981, p. 64

MOTOMURA, M., M. OMAE, H. UEHATA, T. KUMATA T. YAGINUMA, A. WAKABAYASHI, and T. KONISHI: A apexcardiographic index ("peak DA/DT)/A" for th assessment of left ventricular function. Jap. Circulat. J. **37** (1973), 1355—1359

NILSSON, K. und O. THULESIUS: Ein Mikrophon zur gleichzeitigen Registrierung von Herzschall, Puls und Bezugs-EKG. Electromedica **2** (1976), 64—68

PAULUS, W. J., J. SALEMBIER, J. RUYS, R. BEEUWSAERT, and H. KESTELOOT: The relation between flow velocity across the mitral valve and the physiologic third heart sound. Proceedings of the Third European Conference on Mechanocardiography, Berlin 1983, p. 12 (Abstr.)

PILGRIM, M.: Das Verhalten von Blutdruck und Herzfunktion unter Handdynamometerbelastung bei Normotonikern und Hypertonikern — Untersuchungen mittels Apexkardiographie. Promotion A, Humboldt-Universität, Berlin 1980

PREWITT, T., D. GIBSON, D. BROWN, and G. SUTTON: The rapid filling wave of the apexcardiogram. Its relation to echocardiographic and cineangiographic measurements of ventricular filling. Brit. Heart J. **37** (1975), 1256—1262

PURFÜRST, W. D., G. LINSS, W. HUJER, K. H. GÜNTHER, D. STRANGFELD und H. SIEWERT: Die *a*-Welle im kalibrierten Apexkardiogramm bei Hypertonikern — Untersuchungen in Ruhe und bei Belastung — Cor et vasa **21** (1979), 249—259

PURFÜRST, W. D., G. LINSS, M. PILGRIM, W. HUJER, D. STRANGFELD und J. AUSTENAT: Das Verhalten von Blutdruck und Herzfunktion bei Hypertonikern und Normotonikern unter isometrischer Belastung. Dt. Gesundh.-Wesen **34** (1979), 491—496

PURFÜRST, W. D., G. LINSS, W. HUJER, J. FRILLE, E. DRESCHER und D. STRANGFELD: Untersuchungen zur Herzfunktion bei arterieller Hypertonie mittels kalibrierter und differenzierter Karotissphygmographie. Dt. Gesundh.-Wesen **36** (1981), 362—366

PURFÜRST, W. D.: Das Herz bei essentieller Hypertonie unter Anwendung gegensätzlicher Wirkstoffe zur Identifikation klinisch verdeckter myokardialer Funktionsstörungen als Grundlage differentialtherapeutischer Erwägungen. Promotion B, Humboldt-Universität, Berlin 1985

RADEMACHER, I., K. H. GÜNTHER, G. LINSS, D. STRANGFELD und W. R. DIETRICH: Hämodynamische Beziehungen diastolischer Extratöne bei Hypertonie. Dt. Gesundh.-Wesen **29** (1974), 641—646

REALE, A.: Evaluation of the contractile state of the human heart from the first derivative of the apexcardiogram. Circulation **36** (1967), 933—941

REDDY, P. S., F. MENO, E. I. CURTISS, and J. D. O'-TOOLE: The genesis of gallop sounds: Investigation by quantitative phono- and apexcardiography. Circulation **63** (1981), 922—933

RIOS, J. C., and R. A. MASSUMI: Correlation between the apexcardiogram and left ventricular pressure. Amer. J. Cardiol. **15** (1965), 647—655

SHAPIRO, L. M., and D. G. BEEVERS: Malignant hypertension: Cardiac structure and function at presentation and during therapy. Brit. Heart J. **49** (1983), 477—484

SHAVER, J. A.: Early diastolic events associated with the physiologic and pathologic S_3. Proceedings of the First Asian Conference on Mechanocardiography, Tokyo 1983, p. L6

SILVESTRE, A., G. SANDHU, K. B. DESSER, and A. BENCHIMOL: Slow filling period/Rapid filling period ratio in the apexcardiogram: Relation to the diagnosis of coronary artery disease. Amer. J. Cardiol. **42** (1978), 377—382

STADELMEYER, S., K. H. GÜNTHER, S. BÖTHIG und G. LINSS: Die Häufigkeit und das Verhalten diastolischer Extratöne bei 50- bis 54jährigen Männern einer großstädtischen Population. Dt. Gesundh.-Wesen **34** (1979), 204—211

TAVEL, M. E., R. W. CAMPBELL, H. FEIGENBAUM, and E. F. STEINMETZ: The apexcardiogram and its relationship to hemodynamic events within the left heart. Brit. Heart J. **27** (1965), 829—839

THOMAS, D., L. BASTA, and M. KIOSHOS: Factors influencing the validity of systolic time intervals in estimating left ventricular ejection fraction. Circulation (Suppl. II) **45/46** (1972), 230 (Abstr.)

VAN DER WERF, F., B. DENEF, J. PIESSENS, H. DE GEEST, and H. KESTELOOT: Comparison between invasive and noninvasive methods for evaluation of myocardial function. Europ. J. Cardiol. **4/3** (1976), 401 (Abstr.)

VAN DER WERF, F.: The genesis of the third heart sound. University of Leuven, Faculty of Medicine — Department of Pathophysiology, Division of Cardiology (geaggregeerde van het hoger onderwijs) 1982

VENCO, A., D. G. GIBSON, and D. J. BROWN: Relation between apexcardiogram and changes in left ventricular pressure and dimension. Brit. Heart J. **39** (1977) 117—125

VERDECCHIA, P., M. BRIGNOLE, G. DELFINO, C. QUEIROLO, G. DE MARCHI, and A. BERTULLA: Systolic time intervals as possible predictors of pressure response to sustained beta-adrenergic blockade in arterial hypertension. Hypertension **5** (1983), 140—146

VETTER, W. R., R. W. SULLIVAN, and K. H. HYATT: Assessment of quantitative apexcardiography. Amer. J. Cardiol. **29** (1972), 667—671

VOIGT, G. C., and G. C. FRIESINGER: The use of apexcardiography in the assessment of left ventricular diastolic pressure. Circulation **41** (1970), 1015—1024

WEISSLER, A. M., W. S. HARRIS, and C. D. SCHOENFELD: Systolic time intervals in heart failure in man. Circulation **37** (1968), 149—160

WEISSLER, A. M.: The prognostic value of systolic time intervals in coronary artery disease. First Asian Conference on Mechanocardiography, Tokyo 1983

WILLEMS, J., and H. KESTELOOT: The left ventricular ejection time. Its relation to heart rate, mechanical systole and some anthropometric data. Acta Cardiol. **22** (1967), 401—425

WILLEMS, J. L., H. DE GEEST, and H. KESTELOOT: On the value of apexcardiography for timing intracardiac events. Amer. J. Cardiol. **28** (1971), 59—66

WILLEMS, J. L., M. C. KYLE, H. C. PILLSBURY, and E. D. FREIS: First derivative of the apexcardiogram and systolic time intervals in evaluation of myocardial contractility in man. Amer. J. Cardiol. **36** (1975), 873—879

WITTE, J. und B. HEUBLEIN: Ein neuer Pulsabnehmer zur quantitativen Registrierung des Apexkardiogramms. Dt. Gesundh.-Wesen **26** (1971), 2047—2049
WITTE, J., and B. HEUBLEIN: The value of quantitative apexcardiography as compared to intracardiac functional diagnostics of the left ventricle. Bibl. Cardiol. **33** (1975), 133—137 — Karger, Basel
World Health Organization: Arterial hypertension and ischemic heart disease. Preventive aspects. WHO techn. Rep. Ser. **231** (1962)
World Health Organization: Arterial hypertension. WHO techn. Rep. Ser, **628** (1978)

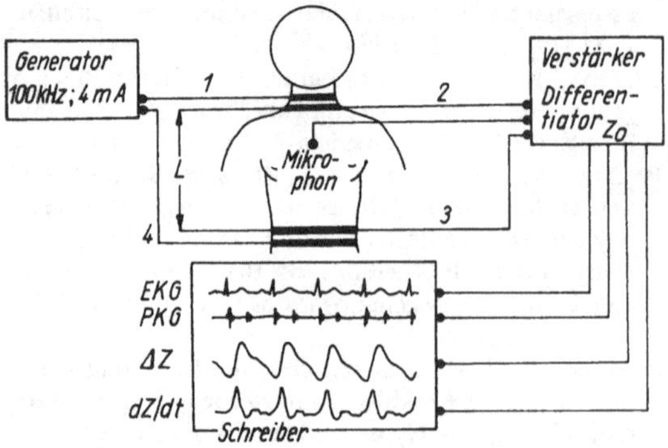

Abb. 94. Prinzip der Impedanzkardiographie

5.5. Impedanzkardiographie

B. M. EISENBERG

5.5.1. Methodik

Die Entwicklung der Impedanzkardiographie (syn.: Impedanzplethysmographie, Rheoplethysmographie, Thoraxrheographie, Leitfähigkeitsplethysmographie) begann mit den Untersuchungen von ATZLER und LEHMANN (1932), die transthorakale Impedanzänderungen im Verlauf eines Herzzyklus mittels eines kapazitiven Systems beobachteten. NYBOER et al. (1940, 1959) und KEDROW (1948) griffen die Idee auf und entwickelten eine Berechnungsformel zur Bestimmung des Schlagvolumens. Als Hemmnis einer breiteren klinischen Anwendung erwies sich aber der damalige technologische Entwicklungsstand. Erst als Mitte der sechziger Jahre mit der Entwicklung der Raumfahrt eine Methode zur einfachen noninvasiven Bestimmung hämodynamischer Größen unter den Bedingungen des kosmischen Fluges notwendig wurde, betrieben Arbeitsgruppen in der Sowjetunion und den USA die Entwicklung der Impedanzkardiographie weiter, jetzt aber auf der Grundlage einer neuen elektronischen Technologie. Diese Arbeiten fanden ihren Niederschlag in Geräteentwicklungen, die heute in der UdSSR und in den USA zur Verfügung stehen. In der DDR wurde vom Forschungszentrum des Kombinats VEB „Carl Zeiss" Jena ein System entwickelt, das nach ähnlichem Prinzip arbeitet (s. u.) und mit dem die nachfolgend dargestellten Ergebnisse erzielt wurden.

— *Prinzip der Methode*

Die Impedanzkardiographie beruht auf der Messung der herzaktionsabhängigen Änderung des Gesamtwiderstandes für einen hochfrequenten Wechselstrom (Impedanz) über dem Thorax. Das Meßprinzip ist in Abbildung 94 dargestellt. Über zwei äußere bandförmig um den Hals und die untere Thoraxapertur angebrachte Elektroden (1 und 4) wird mittels eines Konstantstromgenerators ein Wechselstrom angelegt. Über zwei weitere bandförmige Elektroden, die innerhalb der Generatorelektroden plaziert sind (2 und 3), wird die entstehende Wechselspannung, die sich proportional zu der zwischen ihnen liegenden Impedanz verhält, abgegriffen, verstärkt, differenziert und synchron mit dem Elektro- und Phonokardiogramm aufgezeichnet. Die ΔZ-Kurve zeigt einen charakteristischen Verlauf (Abb. 95), wobei die *A*-Welle der Präsystole, die C-Welle der Systole und die *V*-Welle der Protodiastole zuzuordnen sind. Die d*z*/d*t*-Kurve gibt den geschwindigkeitsbezogenen Ablauf der Impedanzänderung wieder; die in ihrem Verlauf

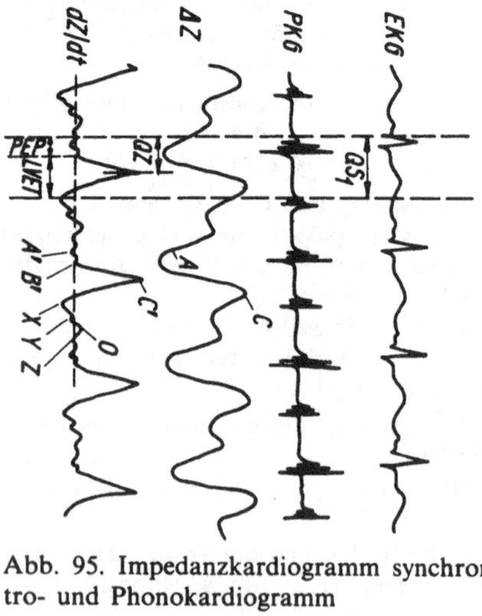

Abb. 95. Impedanzkardiogramm synchron zum Elektro- und Phonokardiogramm

eindeutig bestimmbaren Punkte *B'* und *X* sind kongruent mit der Öffnung bzw. dem Schluß der Aortenklappe und kennzeichnen somit Beginn und Ende der linksventrikulären Ejektionszeit.

— *Untersuchungsablauf*

Dem Patienten werden die Halselektroden so thoraxnahe wie möglich, die Thoraxelektroden so angelegt, daß die kaudale Meßelektrode in Höhe des palpablen Unterrandes des Processus xiphoideus plaziert ist. Es wird in jedem Fall auf einen möglichst vollständigen Kontakt geachtet, was durch das Elektrodenmaterial und die Integration in elastische Gummigurte begünstigt wird. Elektrodengele oder andere Kontaktmedien kommen nicht zur Anwendung. Der in die Berechnung des Schlagvolumens eingehende Abstand der Meßelektroden L wird als arithmetischer Mittelwert aus ventral und dorsal in der Mittellinie gemessenem Elektrodenabstand gebildet. Die Anlegung der EKG-Elektroden erfolgt in der für die Ableitung des Extremitäten-EKG typischen Anordnung; registriert wird Ableitung II. Lediglich bei den Belastungsuntersuchungen wird die Beinelektrode in der linken vorderen Axillarlinie zwischen Unterrand des Rippenbogens und Crista iliaca superior angelegt. Zur gleichzeitigen Registrierung des Phonokardiogramms (140 Hz, m_2) wird in Position 2 L 2 ein Mikrophon plaziert. Nach Eichung des Generatorstroms und der ΔZ-Aufzeichnung durch integrierte Eichvorrichtungen erfolgen die Registrierung der ΔZ- und dz/dt-Kurven synchron mit dem EKG und PKG mittels angeschlossenem Schreiber sowie der digitalisierten mittleren thorakalen Grundimpedanz *Zo*.

— *Meßgrößen*

Die *Bestimmung des Schlagvolumens* (SV) erfolgt auf der Grundlage der erstmals von KEDROW (1948) angegebenen Gleichung $\Delta Z/Z = \Delta V/V$, nach der die Änderung der Volumeneinheit eine analoge Änderung des Wechselstromwiderstandes zwischen den Elektroden bewirkt. BONJER et al. (1952) und KUBICEK et al. (1966) entwickelten diese Gleichung aufgrund theoretischer Überlegungen und praktischer Erfahrungen weiter in die Formel:

$$SV = Ro \cdot \frac{L^2}{Zo^2} \cdot dz/dt_{max} \cdot \mathrm{LVET},$$

wobei für die Abkürzungen gilt:

- *Ro* — spezifischer elektrischer Widerstand des strömenden Blutes,
- *L* — mittlerer Abstand der Meßelektroden,
- *Zo* — mittlere thorakale Grundimpedanz,
- dz/dt_{max} — maximale Geschwindigkeit der thorakalen Impedanzänderung und
- LVET — linksventrikuläre Ejektionszeit.

Die weitaus meisten Autoren führen heute die impedanzkardiographische Schlagvolumenbestimmung auf der Grundlage dieser Formel durch, wobei der Rechenaufwand durch online-Verarbeitung erheblich reduziert werden kann. Weitere mittels Impedanzkardiographie bestimmbare Funktionsgrößen sind:

- *Maximale Geschwindigkeit der thorakalen Impedanzänderung* (dz/dt_{max}),
- *Heather-Index* (HI), der den Quotienten aus dz/dt_{max} und dem frühsystolischen Zeitintervall *Q-Z* darstellt und
- *Mittlere systolische Ejektionsrate* (MSER), die als Quotient aus SV und LVET gebildet wird.

Alle drei Meßgrößen beschreiben den Funktionszustand des Herzens in der auxotonen Ejektionsphase.

Die ebenfalls meßbare *mittlere thorakale Grundimpedanz Zo* gibt den aktuellen Flüssigkeitsgehalt im Thorax wieder und zeigt mit hoher Empfindlichkeit ein beginnendes Lungenödem an (POMERANTZ et al., 1969; BERMAN et al., 1971; LUEPKER et al., 1973). Darüber hinaus können mittels Impedanzkardiographie die *systolischen Zeitintervalle* Präejektions- und linksventrikuläre Ejektionszeit bestimmt werden.

— *Wertigkeit*

Die Reproduzierbarkeit der angegebenen impedanzkardiographischen Meßgrößen kann nach den Untersuchungen von KUBICEK et al. (1966), LABABIDI et al. (1971), BETZ et al. (1978) und EISENBERG et al. (1984) als erwiesen gelten. KUBICEK et al. (1966) fanden sie dabei besser als bei der Farbstoffdilution, LABABIDI et al. (1971) fanden sie vergleichbar mit der des FICK'schen Prinzips, wenn die Neuanlegung der Elektroden in der angegebenen empfohlenen Weise mit nur wenig differierendem Elektrodenabstand erfolgte. NAGGAR et al. (1976) fanden sogar eine gute Reproduzierbarkeit ohne besondere Beachtung der Elektrodenlage. Nach unseren eigenen Ergebnissen (EISENBERG et al., 1984) reicht die anatomische Orientierung beim Anlegen der Elektroden (Halselektrode so thoraxnahe wie möglich, kaudale Meßelektrode in Höhe des palpablen Unterrandes des Processus xiphoideus) für eine gute Reproduzierbarkeit aus.

Bei *Vergleichsmessungen* zu invasiven Referenzverfahren werden für das Schlagvolumen von den meisten Autoren enge Korrelationen gefunden (Tab. 23). Das gilt insbesondere dann, wenn die Referenzmethode einen direkten Schlag-zu-Schlag-Vergleich erlaubt. Wir fanden beim Vergleich der Schlagvolumenbestimmung mit der Angiokardiographie und halbautomatischen Volumenbestimmung einen Korrelationskoeffizienten von $r = 0{,}87$ (Abb. 96a).

Die Gültigkeit der Parameter maximale Geschwindigkeit der thorakalen Impedanzänderung und Heather-Index zur Beurteilung der Herzfunktion in der auxotonen Ejektionsphase konnte von KUBICEK et al. (1970), SIEGEL et al. (1970), GOLIKOW et al. (1981) und PALEEW et al. (1982) belegt werden. Wir fanden signifikante Korrelationen zur angiokardiographisch bestimmten Ejektionsfraktion (Abb. 97; EISENBERG et al., 1984).

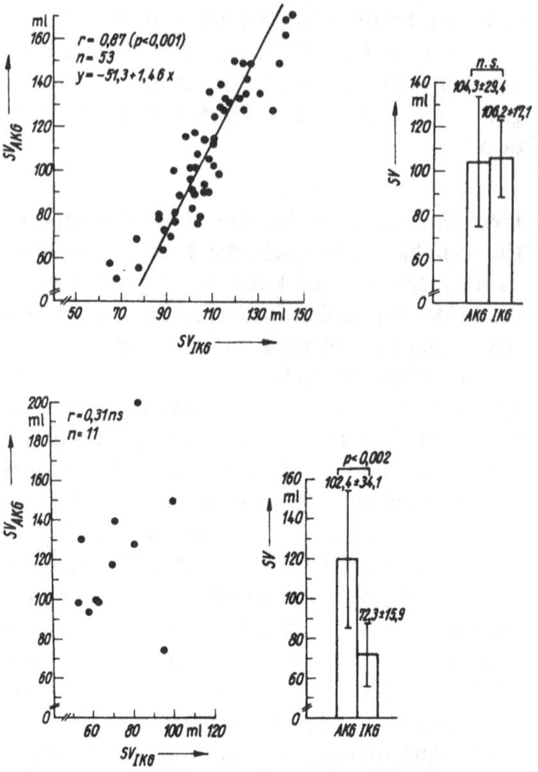

Abb. 96a—b. Korrelation der mittels Impedanz- und Angiokardiographie bestimmten Schlagvolumina zueinander. Rechter Teil der Abbildung $\bar{x} \pm s$.
a) bei Patienten mit ischämischer Herzkrankheit
b) bei Patienten mit Aortenklappeninsuffizienz

Analog zur Ejektionsfraktion korrelieren beide impedanzkardiographische Ejektionsphaseparameter signifikant negativ mit dem Grad der Ventrikelwandkinetikstörung und dem Ausmaß der Koronararteriensklerose

Tabelle 23. Korrelationen der Schlagvolumenbestimmung mittels Impedanzkardiographie und verschiedene Refernzverfahren

Autor	Referenzmethode	*r*	*n*
KUBICEK et al. 1968	elektromagnet. Flowmessung	0,94	50
KINNEN 1970	Farbstoffdilution	0,84	67
BAKER et al. 1971	elektromagnet. Flowmessung	0,92	214
LABABIDI et al. 1971	Farbstoffdilution	0,97	53
DEMANGE et al. 1972	Farbstoffdilution	0,85	66
RITZ et al. 1974	Farbstoffdilution	0,97	37
DENNISTON et al. 1976	Farbstoffdilution	0,90	38
GABRIEL et al. 1976	Thermodilution	0,85	86
KNAPP 1976	FICK'sches Prinzip	0,90	35
NECHWATAL et al. 1976	Thermodilution	0,68	57
STERNITZKE et al. 1978	FICK'sches Prinzip	0,70	62
KATZBERG et al. 1981	Farbstoffdilution	0,86	10
EISENBERG et al. 1984	Angiokardiographie	0,87	53

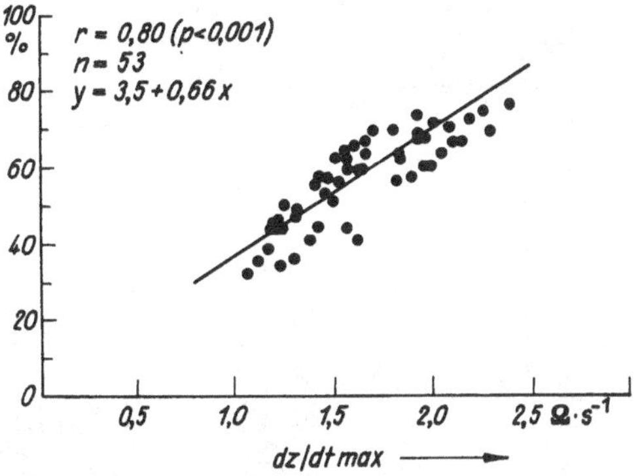

Abb. 97. Korrelation des Parameters dz/dt_{max} zur angiokardiographisch bestimmten Ejektionsfraktion

(Tab. 24). Diese Korrelation bleibt auch bei multipler Betrachtungsweise nachweisbar und ist als Ausdruck der morphologisch-funktionellen Determiniertheit der Parameter zu werten.

Die Eignung der Impedanzkardiographie zur Bestimmung der systolischen Zeitintervalle konnte in Vergleichsuntersuchungen zur Mechanokardiographie von RASMUSSEN et al. (1975), GOLLAN et al. (1978) und BALASUBRAMANIAN et al. (1978) und zur blutig registrierten Aortendruckkurve von EISENBERG et al. (1984) nachgewiesen werden.

Tabelle 24. Korrelationskoeffizienten impedanzkardiographischer Ejektionsphaseparameter zum Grad der linksventrikulären Kinetikstörung bei Patienten mit koronarer Herzkrankheit ($n = 53$)

	Koronarpunkte		Grad der Kinetikstörung	
dz/dt_{max}	−0,52	+++	−0,58	+++
HI	−0,50	+++	−0,59	+++
MSER	−0,35	++	−0,40	++

$+ p < 0{,}05$; $++ p < 0{,}01$; $+++ p < 0{,}001$

— Grenzen der Methode

Die umfassende Beurteilung der mechanischen Herzarbeit erfordert grundsätzlich die Messung ihrer beiden Determinanten Druck und Volumen. Da das Meßprinzip der Impedanzkardiographie aber nur die indirekte Bestimmung von Volumenänderungen erlaubt, ergibt sich daraus schon eine prinzipielle Einschränkung der Aussagefähigkeit. Die oben angeführten Vergleichsuntersuchungen zeigen aber, daß die impedanzkardiographischen Ejektionsphaseparameter als Ausdruck der Volumen-Zeit- bzw. Volumen-Geschwindigkeitsrelation eine orientierende, über die Volumenbestimmung hinausgehende Beurteilung der Herzarbeit ermöglichen.

Eine *methodische Begrenzung* stellt das Vorliegen von Pleuraergüssen dar, da die zugrunde liegenden Formeln nach KEDROW (1948) und KUBICEK et al. (1966) das Fehlen weiterer guter elektrischer Leiter im Meßsegment voraussetzen. Eine weitere Begrenzung ergibt sich aus der Tatsache, daß aufgrund des impedanzkardiographischen Meßprinzips nur solche Flüssigkeitsverschiebungen erfaßt werden, die das Meßsegment verlassen. Deshalb ist die Methode bei Vorliegen einer Aorten- bzw. Mitralinsuffizienz sowie von Shuntvitien nicht für die Schlagvolumenbestimmung geeignet (Abb. 96b) (LABABIDI et al., 1971; KNAPP, 1976; PALEEW et al., 1977; EISENBERG et al., 1984).

Die methodischen Einflußfaktoren für die Impedanzkardiographie sind in Tabelle 25 zusammengefaßt.

Tabelle 25. Methodische Einflußfaktoren auf die Impedanzkardiographie in der 4-Elektrodentechnik

Einflußfaktoren	Korrekturmöglichkeiten
Pleuraergüsse	klinischer und röntgenologischer Ausschluß
Aorten- und Mitralklappeninsuffizienz/Shuntvitien	Ausschluß anhand der Klinik, des EKG und PKG
Hämatokrit	Korrektur nach ZWYJAGINTSEW (1982)
Abstand der Meßelektroden	anatomisch orientierte Positionierung
Meßstromart	Wahl der geeigneten Stromart und -frequenz
Elektrodenmaterial, -breite und -form	Wahl entsprechend KINNEN (1965), KUBICEK (1966, 1967), FEDER (1968) und LÜDT (1973)

5.5.2. *Ergebnisse bei arterieller Hypertonie*

5.5.2.1. *Untersuchungen in Ruhe*

Mittels Impedanzkardiographie fanden wir Schlag- (SV) und Herzminutenvolumina (HMV) bei Hypertonikern gegenüber Herz-

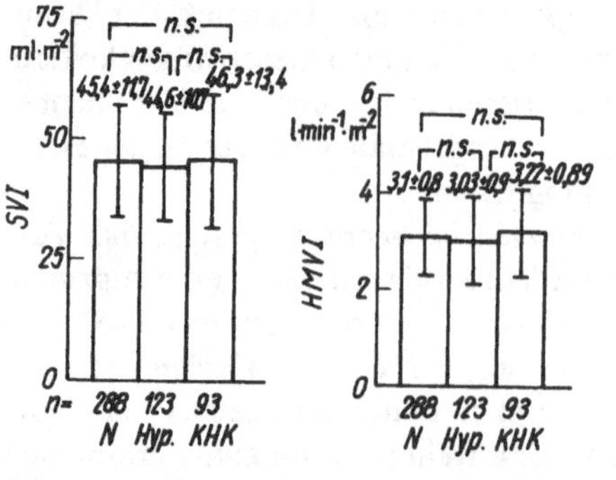

Abb. 98. Impedanzkardiographisch bestimmte Schlag- und Herzminutenvolumina (SVI bzw. HMVI) bei Herz-Kreislaufgesunden (N), Hypertonikern ohne (Hyp) und mit koronarer Herzkrankheit (KHK) in Ruhe

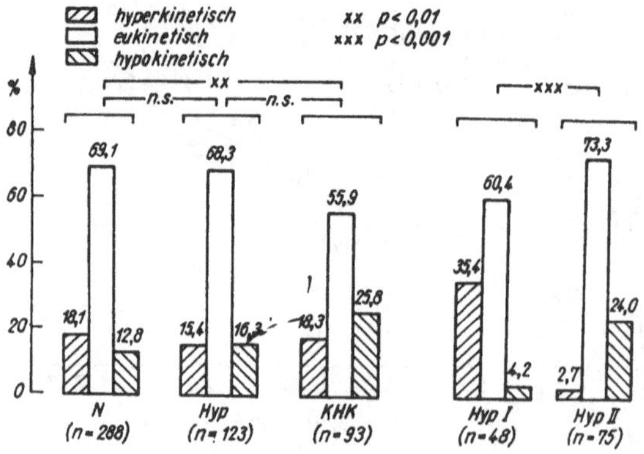

Abb. 100. Differenzierung von Herz-Kreislaufgesunden (N), sowie Hypertonikern ohne (Hyp) und mit koronarer Herzkrankheit (KHK) nach hämodynamischem Regulationstyp

Kreislaufgesunden im Mittel nicht signifikant verändert (Abb. 98). Ebenso waren die impedanzkardiographischen Funktionsparameter der auxotonen Ejektionsphase bei Hypertonikern nicht signifikant unterschiedlich, bei Patienten mit gleichzeitiger koronarer Herzkrankheit dagegen herabgesetzt (Abb. 99).

Differenziert man die Hypertoniker anhand des impedanzkardiographisch bestimmten HMV nach *hämodynamischem Regulationstyp*, so lassen sich 15,4% dem hyper-, 68,3% dem eu- und 16,3% dem hypokinetischen Typ zuordnen. Dabei sind alle drei Regulationstypen sowohl bei Hypertonikern des Stadiums I als auch des Stadiums II nach WHO und bei Hypertonikern mit gleichzeitig bestehender koronarer Herzkrankheit nachzuweisen; lediglich in der Häufigkeitsverteilung von hyper- und hypokinetischem Regulationstyp sind Unterschiede erkennbar (Abb. 100). Zu gleichartigen Ergebnissen mit anderen Untersuchungstechniken kamen bereits Eich et al. (1976), Nitschkoff und Bieleke (1966), Strangfeld (1970), Linss (1975, 1981) und Vollmar et al. (1980), die das HMV von Hypertonikern erhöht, normal oder erniedrigt fanden, ohne daß eine unbedingte Abhängigkeit von der Ätiologie oder vom klinischen Schweregrad nachweisbar war. Das statistisch gesicherte relative Überwiegen des hyperkinetischen Regulationstyps im Stadium I nach WHO bestätigt die obigen Ausführungen zur hämodynamischen Entwicklung der Hypertonie, nach denen in den Anfangsstadien der Erkrankung das HMV erhöht und der periphere Widerstand normal oder leicht erhöht sind und es bei weiterer Progredienz der Erkrankung zum allmählichen Abfall des Herzminutenvolumens und Anstieg des peripheren Widerstandes kommt (Bello et al., 1965; Eich et al., 1966; Sannerstedt und Sivertson, 1975; Linss, 1980).

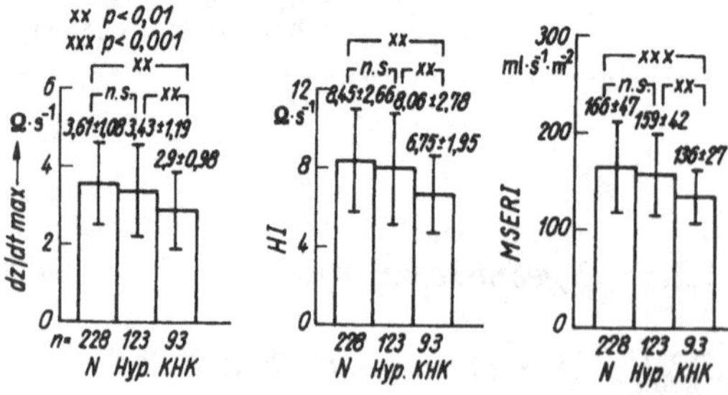

Abb. 99. Impedanzkardiographische Ejektionsphaseparameter bei Herz-Kreislaufgesunden (N) sowie Hypertonikern ohne (Hyp) und mit koronarer Herzkrankheit (KHK) in Ruhe

5.5.2.2. *Untersuchungen in Orthostase*

Nach den Untersuchungen von Barbey et al. (1966), Caesar und Hensel (1966) und de Marees (1970) ist zwischen einer Früh- und einer Spätphase der orthostatischen Regulation zu unterscheiden. Die *Frühphase* ist gekennzeichnet durch eine rasch ablaufende Umverlagerung von ca. 400—700 ml Blut infolge Schwerkraftwirkung in beide Beine (de Marees, 1976). Konsekutiv treten Verminderungen des venösen Rückflusses und des SV ein (BARBEY et al., 1966; STEVENS, 1966; DE MAREES, 1970; GAUER und LANGE, 1974), denen Erhöhungen der Frequenz und des peripheren Widerstandes entgegenwirken. Zusätzlich wird der venöse Rückstrom durch intermittierende Kontraktionen der Beinmuskeln verstärkt. Als Folge dieses Zusammenspiels ist die 40 bis 60 Sekunden nach Stehbeginn einsetzende orthostatische *Spätphase* durch das Bild der Kreislaufzentralisation mit erhöhtem totalen peripheren Widerstand, verringertem SV, verringerter Blutdruckamplitude bei gehaltenem Mitteldruck und erhöhter Herzfrequenz gekennzeichnet, wobei die Herzfrequenzerhöhung nicht die durch das verringerte SV bewirkte Herabsetzung des HMV zu kompensieren vermag (BARBEY et al., 1966; RIECKERT, 1972; BÖHM, 1973; CHOBANIAN, 1982). Wir konnten in impedanzkardiographischen Untersuchungen am Ende der orthostatischen Frühphase bei Herz-Kreislaufgesunden eine Verringerung des HMV um 28,4% und eine Erhöhung des totalen peripheren Widerstandes um 45,3% nachweisen. Gleichartige Ergebnisse fanden mit Kathetertechniken LAGERLÖF et al. (1951), DONALD et al. (1953), BEVEGARD et al. (1960) und SMITH et al. (1970). Dagegen ist bei Hypertonikern mit und ohne koronarer Herzkrankheit der orthostatisch bedingte Abfall des HMV signifikant geringer (Abb. 101); ebenso besteht ein signifikanter Unterschied im Orthostaseverhalten zwischen Hypertonikern des Stadiums I und denen des Stadiums II nach WHO. Bei Berücksichtigung des Regulationstyps nimmt die Orthostasereaktion vom hyper- über den eu- zum hypokinetischen Typ hin ab. Daraus geht hervor, daß *unbehandelte Hypertoniker* mit und ohne koronare Herzkrankheit eine *geringere Orthostasereaktion* der zentralen hämodynamischen Parameter aufweisen. Dabei scheint die Orthostasereaktion mit der relativen Einschränkung der Herzfunktion abzunehmen. Diese Ergebnisse können durch methodische Aspekte und Fragen der Patientenauswahl beeinflußt sein. Aber auch mit anderen Untersuchungstechniken und an anderen Untersuchungsgruppen wurden bereits ähnliche Beobachtungen gemacht. So fanden HOWARD und LEATHEART (1951) an Patienten mit manifester Linksherzinsuffizienz, ABELMANN und FAREEDUDDIN (1967, 1969) an Patienten mit koronarer Herzkrankheit und Hypertonie sowie ZAMBRANO und SPODICK (1974) an Patienten mit koronarer Herzkrankheit gleichartige Reaktionen und schlußfolgerten daraus auf eine *erhöhte Orthostasetoleranz Herzkranker*. Als mögliche Ursachen dafür sind bei Patienten mit relativ eingeschränkter Herzfunktion ein per se erhöhter totaler peripherer Widerstand und eine Venokonstriktion anzusehen, die nur eine begrenzte Erweiterung des peripheren Strombettes zulassen. Dafür spricht das von uns und auch den zitierten Untersuchern gefundene Verhalten des totalen peripheren Widerstandes. Weiterer Hinweis darauf ist die bei Patienten mit eingeschränkter Herzfunktion erhöhte Noradrenalin-Aktivität im Plasma (CHIDSEY et al., 1962). Nach SJÖSTRAND (1953) und DUKE et al. (1964) könnte ebenfalls ein vergrößertes Blutvolumen bei diesen Patienten für die erhöhte Orthostasetoleranz mit verantwortlich sein.

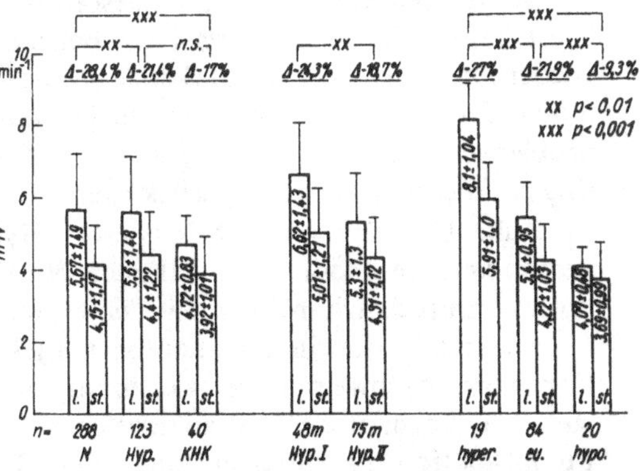

Abb. 101. Herzminutenvolumen in Orthostase bei Herz-Kreislaufgesunden (N) sowie Hypertonikern ohne (Hyp) und mit koronarer Herzkrankheit (KHK) sowie bei Hyp mit unterschiedlichem hämodynamischen Regulationstyp
hyper — hyperkinetisch; eu — eukinetisch; hypo — hypokinetisch

5.5.2.3. *Untersuchungen unter dynamischer Belastung*

In impedanzkardiographischen Untersuchungen unter *dynamischer Fahrradergometerbelastung im Liegen* fanden wir das HMV und die Ejektionsphaseparameter bei Hypertonikern des Stadiums I nach WHO gegenüber

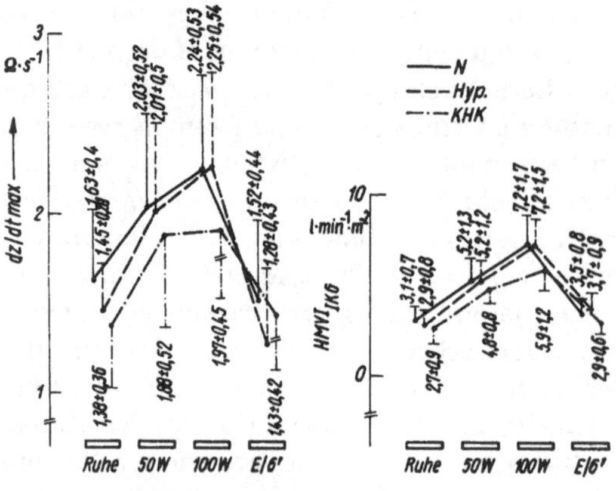

Abb. 102. Impedanzkardiographisch bestimmte Parameter dz/dt_{max} und Herzminutenvolumen (HMVI) unter dynamischer Belastung bei Herz-Kreislaufgesunden sowie bei Hypertonikern ohne und mit koronarer Herzkrankheit

Herz-Kreislaufgesunden nicht signifikant verändert; bei Patienten mit gleichzeitiger koronarer Herzkrankheit waren der Anstieg des HMV und der impedanzkardiographischen Ejektionsphaseparameter dagegen deutlich verringert (Abb. 102). Allgemein besteht allerdings gegenwärtig noch keine einheitliche Meinung zum Verhalten der Pumpfunktionsparameter unter dynamischer Belastung bei Hypertonie. Von verschiedenen Untersuchern (LORI und PRIEBE, 1975; LUND-JOHANSEN, 1973; SANNERSTEDT und SIVERTSON, 1975) wird bei Hypertonikern eine Tendenz zur Verkleinerung des Schlag- und Herzminutenvolumens unter Belastung gegenüber Normotonikern beschrieben. LINSS (1981) fand das Schlag- und Herzminutenvolumen unter Belastung gegenüber Normotonikern etwas erhöht. NECHWATAL (1975) und FRILLE (1978) fanden die Parameter der zentralen Hämodynamik bei Hypertonikern unter Belastung gegenüber Normotonikern im Mittel nicht verändert. Nach LORI (1981) ist für diese Differenzen möglicherweise der Schweregrad der Hypertonie von Bedeutung. SCHAUER et al. (1977) fanden eine Abnahme der Parameter der zentralen Hämodynamik mit dem Lebensalter der Hypertoniker, was LUND-JOHANSEN (1973) nicht bestätigen konnte. Unter Berücksichtigung des Vorkommens unterschiedlicher hämodynamischer Regulationstypen können diese differenten Ergebnisse auch durch die Patientenauswahl beeinflußt sein.

5.5.3. *Praktische Bedeutung der Ergebnisse*

Aus den obigen Ausführungen lassen sich für die klinische Praxis folgende Schlußfolgerungen ableiten:

1. Die Impedanzkardiographie ist zur hinreichend genauen Bestimmung des Schlag- und Herzminutenvolumens geeignet, wenn keine Klappeninsuffizienzen, Shuntvitien oder Pleuraergüsse vorliegen. Darüber hinaus ermöglichen die Funktionsparameter maximale Geschwindigkeit der thorakalen Impedanzänderung (dz/dt_{max}), Heather-Index (HI) und mittlere systolische Ejektionsrate (MSER) eine orientierende Beurteilung der auxotonen Ejektionsphase, wobei alle drei Parameter eine Abhängigkeit vom Schweregrad der Kinetikstörung des linken Ventrikels aufweisen. Bei Einhaltung der empfohlenen anatomisch orientierten Elektrodenplazierung läßt sich dabei eine gute Reproduzierbarkeit aller impedanzkardiographischer Meßgrößen erreichen.
2. Die Impedanzkardiographie ist störungsfrei in Ruhe, unter Orthostasebedingungen sowie unter isometrischer und dynamischer Belastung durchführbar. Ihr besonderer Wert besteht in der noninvasiven, beliebig wiederholbaren Schlag-zu-Schlag-Bestimmung, der für Patient und Untersucher unproblematischen Handhabung und dem geringen Aufwand an Verbrauchskosten.
3. In Ruhe läßt sich bei unbehandelten Hypertonikern der Stadien I und II nach WHO mittels Impedanzkardiographie eine normale Herzfunktion in der auxotonen Ejektionsphase nachweisen. Bei gleichzeitig bestehender koronarer Herzkrankheit kann die Pumpfunktion im Mittel in Ruhe ebenfalls noch normal sein. Die impedanzkardiographischen Parameter der auxotonen Ejektionsphase sind dagegen bei dieser Patientengruppe im Mittel verringert. Sie können im Einzelfall normal oder herabgesetzt sein, wobei eine signifikante Korrelation zum

Schweregrad der Koronararteriensklerose und der Ventrikelwandkinetikstörung besteht.

4. Unter dynamischer Belastung sind das impedanzkardiographisch bestimmte Herzminutenvolumen und die Parameter der auxotonen Ejektionsphase bei Hypertonikern des Stadiums I nach WHO gegenüber Herz-Kreislaufgesunden nicht signifikant verändert. Dagegen sind bei Hypertonikern mit gleichzeitig bestehender koronarer Herzkrankheit Herzminutenvolumen und die Parameter der auxotonen Ejektionsphase bei 100 Watt signifikant herabgesetzt, was als Ausdruck einer beginnenden Belastungsherzinsuffizienz gewertet werden kann.
5. Unbehandelte Hypertoniker ohne und mit koronarer Herzkrankheit zeigen gegenüber Herz-Kreislaufgesunden eine erhöhte Orthostasetoleranz, die mit fortschreitender Einschränkung der Herzfunktion zuzunehmen scheint. Mögliche Ursache dafür ist der bei diesen Patienten oft per se erhöhte periphere Widerstand.
6. Mittels Impedanzkardiographie ist eine Zuordnung der Hypertoniker zu verschiedenen hämodynamischen Regulationstypen möglich. Obwohl mit zunehmendem Schweregrad der Hypertonie prozentual der hyperkinetische Typ ab- und der hypokinetische Typ zunimmt, sind die drei Regulationsformen sowohl bei allen Hochdruckstadien als auch bei gleichzeitig bestehender koronarer Herzkrankheit vertreten. Da die Wirkung der zur Verfügung stehenden Antihypertensiva auf Hämodynamik und Herzfunktion bekannt ist, kann somit unter impedanzkardiographischer Kontrolle eine differenzierte, dem Regulationstyp des Patienten angepaßte antihypertensive Pharmakotherapie eingeleitet und weitergeführt werden, wobei neben einer effektiven Blutdrucksenkung eine eukinetische Regulation angestrebt werden sollte.

Literatur

ABELMANN, W. H., and K. FAREEDUDDIN: Circulatory response to upright tilt in patients with heart disease. Aerospace Med. **38** (1967), 60–63

ABELMANN, W. H., and K. FAREEDUDDIN: Increased tolerance of orthostatic stress in patients with heart disease. Amer. J. Cardiol. **23** (1969), 354–363

ATZLER, E. und G. LEHMANN: Über ein neues Verfahren zur Darstellung der Herztätigkeit. Arbeitsphysiologie **6** (1932), 636–652

BAKER, L. E., W. V. JUDY, L. E. GEDDES, F. M. LANGLEY, and L. E. HILL: The measurement of cardiac output by means of electrical impedance. Cardiovasc. Res. cent. Bull. **9** (1971), 135–145

BALASUBRAMANIAN, V., O. MATHEW, A. BEHL, S. TEWARI, and R. S. HOON: Electrical impedance cardiogram in derivation of systolic time intervals. Brit. Heart J. **40** (1978), 268–275

BARBEY, K., K. BRECHT und W. KUTSCHA: Über die orthostatische Sofortregulation. Med. Welt **17** (1966), 1648–1653

BELLO, C. T., R. W. SEVY, and C. HARAKEL: Varying hemodynamic patterns in essential hypertension. Amer. J. med. Sci. **250** (1965), 24–35

BERMAN, I., W. SCHEETZ, E. JENKINS, and H. HUFNAGEL: Transthoracic electrical impedance as a guide to intravascular overload. Arch. Surg. **102** (1971), 61 bis 64

BETZ, R., C. K. BASTANIER und R. MOCELLIN: Die Impedanzkardiographie als Methode zur quantitativen Bestimmung des Herzzeitvolumens? Vergleichende Messungen mit dem FICK'schen Prinzip. Basic Res. Cardiol. **72** (1977), 46–56

BEVEGARD, S., A. HOLMGREN, and B. JONSSON: The effect of body position on the circulation at rest and during exercise with special reference to the influence on the stroke volume. Acta Physiol. scand. **49** (1960), 279–298

BÖHM, C.: Hypotonie und orthostatisches Syndrom — Krankheitswert und Therapie aus der Sicht der Praxis. Internist **14** (1973), 511–520

BONJER, F. H., J. W. VAN DER BERG, and M. N. J. DIRKEN: The origin of the variations of body impedance occuring during the cardiac cycle. Circulation **6** (1952), 415–420

CAESAR, K. und G. HENSEL: Verhalten von Kreislauf und Elektrokardiogramm während der orthostatischen Sofortregulation. Med. Welt **17** (1966), 1834 bis 1842

CHIDSEY, C. A., D. C. HARRISON, and E. BRAUNWALD: Augmentation of the plasma norepinephrine response to exercise in patients with congestive heart failure. N. Engl. J. Med. **267** (1962), 650–653

CHOBANIAN, A. V.: Orthostatic hypotension. In: BRUNNER, H. R., and H. GAVRAS: Clinical hypertension and hypotension. M. Dekker, New York — Basel 1982, pp. 435–454

DEMANGE, J., J. PERNOD, G. HAGUENAUER, and J. COLIN: Mesure du debit cardiaque par pléthysmographie éléctrique thoracique localisée. Ann. Med. interne **123** (1972), 1019–1024

DENNISTON, J. C., J. T. MAHER, J. T. REEVES, J. C. CRUZ, A. CYMERMAN, and R. F. GROVER: Measurement of cardiac output by electrical impedance at rest and during exercise. J. Appl. Physiol. **40** (1976), 1–6

DONALD, K. W., J. M. BISHOP, G. CUMMING, and O. L. WADE: The effect of nursing positions on the cardiac output in man. Clin. Sci. **12** (1953), 199—203

DUKE, M., V. D. HERBERT, and W. H. ABELMANN: Hemodynamic effects of blood transfusion in chronic anemia. N. Engl. J. Med. **271** (1964), 975—978

EICH, R. H., R. P. CUDDY, H. SMULYAN, and R. H. LYONS: Hemodynamics in hypertension, a follow-up study. Circulation **34** (1966), 299—307

EISENBERG, B. M., G. LINSS, P. ROMANIUK und V. GLIECH: Die Wertigkeit der Impedanzkardiographie im Vergleich zur Angiokardiographie. Z. Klin. Med. (40) (1985), 657—659

FRILLE, J.: Zum Verhalten von Hämodynamik und Herzfunktion bei Patienten mit arterieller Hypertonie in Ruhe und unter ergometrischer Belastung sowie vor und unter antihypertensiver Therapie bei zusätzlicher Glykosidapplikation — Untersuchungen mittels nichtinvasiver Methoden. Promotion A, Humboldt-Universität, Berlin 1978

GABRIEL, S., J. H. ATTERHÖG, L. ORÖ, and L. G. EKELUND: Measurement of cardiac output by impedance cardiography in patients with myocardial infarction. Scand. J. clin. Lab. Invest. **36** (1976), 29—34

GAUER, O. H. und L. LANGE: Die Regulation des Niederdrucksystems. In: DENGLER, E.: Das Orthostasesyndrom. Schattauer-Verlag, Stuttgart 1974, S. 77 bis 98

GOLIKOW, A., V. ESTRIN, I. PUSCHKAR, N. MAIOROW und V. RYABININ: Die Untersuchung der Indices der zentralen Hämodynamik mittels tetrapolarer Rheographie (russ.). Kardiologija **20** (1980). 8, 52—56

GOLIKOW, A. P., V. A. RYABININ, N. I. MAIOROW, S. B. VANIEW und S. G. VORONINA: Die Untersuchung der Myokardkontraktilität beim Myokardinfarkt mit Hilfe noninvasiver Methoden (russ.). Klin. Medizina **59** (1981), 15—20

GOLLAN, F., P. KIZAKEWICH, and J. MCDERMOTT: Continous electrode monitoring of systolic time intervals during exercise. Brit. Heart J. **40** (1978), 1390 bis 1396

HOWARD, P., and G. L. LEATHEART: Changes in pulse pressure and heart rate induced by changes of posture in subjects with normal and failing hearts. Clin. Sc. 10 (1951), 521—524

KATZBERG, B., D. BARTELS, D. LUCAS und M. TISCHMEYER: Die Impedanzkardiographie. Dt. Gesundh.-Wesen **36** (1981), 54—58

KEDROW, A. A.: Versuch einer quantitativen Bestimmung der zentralen und peripheren Hämodynamik auf elektrometrischem Wege (russ.). Klin. Medizina (Moskau) **26** (1948), 5, 36—42

KNAPP, E.: Die Impedanzkardiographie. Wiener klin. Wochenschr. **88** (1976), 1—15

KINNEN, E.: Cardiac output from transthoracic impedance variations. Ann. N.Y. Acad. Sci. **170** (1970), 747—756

KUBICEK, W. G., J. KARNEGIS, R. PATTERSON, D. WITSOE, and R. MALTSON: Development and evaluation of an impedance cardiac output system. Aerosp. Med. **37** (1966), 1208—1212

KUBICEK, W. G., D. A. WITSOE, and R. P. PATTERSON: Development and evaluation of an impedance cardiographic system to measure cardiac output and other cardiac parameters. NASA Report Contract Nr. NAS 9-4500, NASA Manned Spacecraft Center, Houston, USA 1968

KUBICEK, W. G., R. P. PATTERSON, and D. A. WITSOE: Impedance cardiography as a noninvasive method of monitoring cardiac function and other parameters of the cardiovascular system. Ann. N.Y. Acad. Sci. 170 (1970), 724—732

LABABIDI, Z., D. A. EHMKE, R. E. DURNIN, P. E. LEAVERTON, and R. M. LAUER: Evaluation of impedance cardiac output in children. Pediatrics **47** (1971), 870 bis 879

LAGERLÖF, H., H. ELIASCH, L. WERKÖ, and E. BERGLUND: Orthostatic changes of the pulmonary and peripheral circulation in man. Scand. J. clin. Lab. Invest. **3** (1951), 85—88

LINSS, G.: Bewertung anamnesischer Angaben und unblutiger Kriterien von Hämodynamik und Herzfunktion bei arterieller Hypertonie unter Nutzung elektronischer Datenverarbeitung und Reduktion qualitativer und quantitativer Merkmale. Promotion B, Humboldt-Universität, Berlin 1975

LINSS, G., D. STRANGFELD, R. VOLLMAR, W. MOHNIKE, J. SCHMIDT und H. SIEWERT: Die Hämodynamik der arteriellen Hypertonie. 1. Mitteilung: Pathophysiologische Grundlagen und Ergebnisse von Ruheuntersuchungen. Dt. Gesundh.-Wesen **36** (1981a), 196 bis 199

LINSS, G., R. VOLLMAR, D. STRANGFELD, J. FRILLE, W. MOHNIKE, J. SCHMIDT und H. SIEWERT: Die Hämodynamik der arteriellen Hypertonie. 2. Mitteilung: Das Verhalten hämodynamischer Kriterien unter körperlicher Belastung. Dt. Gesundh.-Wesen **36** (1981b), 258—264

LORI, M. und U. PRIEBE: Arbeitsumstellung und Leistungsfähigkeit des Herz-Kreislaufsystems bei Frühformen der arteriellen Hypertoniekrankheit. Dt. Gesundh.-Wesen **30** (1975), 724—731

LORI, M.: Hämodynamik bei essentieller Hypertonie. In: BAUMANN, R., H. DUTZ und S. NITSCHKOFF: Arterielle Hypertonie — Diagnostik, Therapie und Prophylaxe. Akademie-Verlag, Berlin 1981, S. 619 bis 673

LUEPKER, R. V., J. R. MICHAEL, and J. R. WARBASSE: Transthoracical electrical impedance: Quantitative evaluation of a noninvasive measure of thoracic fluid volume. Amer. Heart J. **85** (1973), 83—93

LUND-JOHANSEN, P.: Hemodynamic alterations in essential hypertension. In: ONESTI, G., K. E. KIM, and J. H. MAYER (Eds): Hypertension — Mechanisms and management. Grune and Stratton, New York 1973, pp. 43—90

MAREES, H. DE: Veränderungen des Rumpfblutvolumens bei orthostatischer Kreislaufsofortregulation. Blutverschiebung, Venentonus und Temporalispuls bei orthostatischer Sofortregulation. Ärztl. Forsch. **24** (1970), 249—256

MAREES, H. DE: Zur orthostatischen Sofortregulation. Cardiology (Suppl. 1) **61** (1976), 78—90

NAGGAR, C. Z., D. B. DOBNICK, A. P. FLESSAS, B. J. KRIPKE, and T. J. RYAN: Accuracy of the stroke index as determined by the transthoracic electrical impedance method. Anesthesiology **42** (1976), 201 bis 205

NECHWATAL, W., E. KÖNIG, A. EVERSMANN und K. SALTNER: Untersuchungen zur Frage der Belastungsinsuffizienz bei Hypertonie. Z. Kardiol. **64** (1975), 375–379

NECHWATAL, W., P. BIER, A. EVERSMANN und E. KÖNIG: Die unblutige Bestimmung des Herzzeitvolumens mit der Impedanzkardiographie. Basic. Res. Cardiol. **71** (1976), 542–552

NITSCHKOFF, S. und G. BIELECKE: Hämodynamische Untersuchungen bei verschiedenen klinischen Stadien der arteriellen Hypertoniekrankheit. Dt. Gesundh.-Wesen **21** (1966), 865–869

NYBOER, J., S. BAGNO, A. BARNETT, and R. HALSEY: Radiocardiograms – the electrical impedance changes of the heart in relation to the electrocardiograms and heart sound. Amer. Soc. Clin. Inv. **19** (1940), 773–780

NYBOER, J.: Electrical impedance plethysmography. Charles C. Thomas, Springfield 1959

PALEEW, N. R. und I. M. KAEVITSER: Transthorakale Rheographie in der klinischen Untersuchung der Hämodynamik (russ.). Kardiologija **17** (1977), 6, 47–52

PALEEW, N. R., I. M. KAEVITSER und L. A. KUBLANOW: Das Integral- und Differentialrheogramm und der ventrikuläre Gradient und ihre diagnostischen Möglichkeiten (russ.). Kardiologija **22** (1982), 8, 25–28

POMERANTZ, M., B. BAUMGARTNER, J. LAURICHSON, and B. EISEMAN: Transthoracic electrical impedance for the early detection of pulmonary edema. Surgery **66** (1969), 260–265

RASMUSSEN, J. P., B. SORENSEN, and T. KANN: Evaluation of impedance cardiography as a noninvasive means of measuring systolic time intervals and cardiac output. Acta Anaesth. Scand. **18** (1975), 210–218

RIECKERT, H.: Das Orthostasesyndrom. Sandoz, Bern 1972

RITZ, R., G. BAITSCH und F. BURKHART: Unblutige kontinuierliche Messung des Herzminutenvolumens mittels Impedanz. Schweiz. med. Wochenschr. **104** (1974), 1589–1590

SANNERSTEDT, R., and R. SIVERTSON: Systemic and peripheral hemodynamics in latent arterial hypertension. In: MILLIEZ, P., and M. SAFAR: Recent advances in hypertension. Wissensch. Schriftenreihe Boehringer, Ingelheim 1975, pp. 195–216

SCHAUER, J., W. URBASZEK, K. GÜNTHER, H. PANKAU, M. BAASKE und D. BAASKE: Das Verhalten der kardiopulmonalen Funktion bei Hypertonikern unter Ergometerbelastung. Zschr. inn. Med. **32** (1977), 228–232

SIEGEL, J. H., M. FABIAN, CH. LANKAU, M. LEVINE, A. COLE, and M. NAHMAD: Clinical and experimental use of thoracic impedance plethysmography in quantifying myocardial contractility. Surgery **67** (1970), 907–917

SJÖSTRAND, T.: Volume and distribution of blood and their significance in regulating the circulation. Physiol. Rev. **33** (1953), 202–203

SMITH, J. J., J. E. BUSH, V. T. WIEDMEIER, and F. E. TRISTAN: Application of impedance cardiography to study of postural stress. J. appl. Physiol. **29** (1970), 133–137

STERNITZKE, N., H. SCHIEFFER, G. REITIG, W. HOFFMANN and L. BETTE: Determination of heart rate volume and contractility parameters using impedance cardiography in comparison with conventional methods during rest and ergometric exertion. Verh. Dtsch. Ges. Inn. Med. **81** (1975), 221–224

STEVENS, P. M.: Cardiovascular dynamics during orthostasis and the influence of intravascular instrumentation. Amer. J. Cardiol. **17** (1966), 211–215

STRANGFELD, D.: Die quantitative Radiokardiographie und ihre Anwendungsmöglichkeiten zur Feststellung hämodynamischer Veränderungen bei Patienten mit fortgeschrittener Niereninsuffizienz. Promotion B, Humboldt-Universität, Berlin 1970

VOLLMAR, R., G. LINSS, I. SCHÖPE, E. DRESCHER, G. FÜRST und W. ZIMMERMANN: Untersuchungen zur Hämodynamik bei Normotonikern und Hypertonikern mittels quantitativer Radiokardiographie. Dt. Gesundh.-Wesen **35** (1980), 2015–2021

ZAMBRANO, S. S., and D. H. SPODICK: Comparative responses to orthostatic stress in normal and abnormal subjects. Chest **65** (1974), 394–396

ZVYAGINTSEW, V. V.: Die Messung der spezifischen Impedanz des Blutes (russ.). Medizinskaja Techn. **5** (1982), 30–34

6. Einschwemmkathetertechnik

W. D. PURFÜRST

Bereits Ende des 19. Jahrhunderts ließen CHAUVEAU und MAREY beim Pferd einen Kautschukschlauch über die Vena jugularis in das rechte Herz einschwimmen. Im Jahre 1929 führte FORSSMANN im Selbstversuch einen Katheter über die Armvene in den rechten Vorhof ein. Später wurde durch COURNAND (1947) die Herzkatheterisierung zu einer Routinemethode in der prä- und postoperativen Vitiumdiagnostik. Druckmessungen im rechten Ventrikel und in der Pulmonalarterie ohne Röntgenkontrolle mit einem perkutan eingeführten Polyäthylenkatheter wurden erstmals von ZOHMAN und WILLIAMS jr. (1959) – zit. nach GÖRNANDT – beschrieben. Seit 1962 sind häufige Versuche unternommen worden, die Rechtsherzsondierung mit Plastikeinschwemmkathetern zu vereinfachen, und wenn möglich, dabei auch den Pulmonalkapillardruck (PCP) zu registrieren. Mit der Einführung weicher flexibler Einschwemmkatheter durch BEVEGARD et al. (1966) und GRANDJEAN (1967) wurde es möglich, Rechtsherzkatheteruntersuchungen ohne Röntgenkontrolle routinemäßig durchzuführen (Mikroherzkathetertechnik).

Mit der Einführung der Swan-Ganz-Balloneinschwemmkatheter im Jahre 1970 (SWAN et al., 1970) wurden ein weiterer wesentlicher Fortschritt in der Katheterdiagnostik erzielt und einige Nachteile der Mikrokathetertechnik überwunden.

Die *Rechtsherzeinschwemmkatheteruntersuchung ohne Röntgenkontrolle* ist heute eine Methode, die eine breite Anwendung in nahezu jedem größeren Krankenhaus und allen Intensivstationen oder sogar in ambulanten kardiologischen Einrichtungen routinemäßig erlaubt. Da die Technik leicht und ohne größere Belästigung für den Patienten durchführbar ist und wenig Aufwand erfordert, wird sie allgemein nicht mehr als invasives, sondern als semiinvasives Verfahren betrachtet. Wegen der höheren diagnostischen Relevanz sollte die Druckmessung in der A. pulmonalis nach Möglichkeit nur in Verbindung mit der Ergometrie angewandt werden (Ausnahme: kontinuierliche Druckregistrierung bei Schwerkranken auf Intensivstationen). Weiterhin ist sie mit Methoden zu kombinieren, die die Bestimmung volumetrischer Parameter in Ruhe und unter Belastung erlauben.

6.1. Methodik

Die Untersuchung sollte vorrangig am liegenden Patienten erfolgen. Als Zugangsweg zum Herzen wird allgemein die Vena basilica, und zwar möglichst am linken Arm gewählt. Nur in Ausnahmefällen (schlechte Venenverhältnisse) muß eine größere, zentral gelegene Vene punktiert werden (zum Beispiel die V. subclavia). Bei der Mikrokathetertechnik kommen dünne (Polyäthylen) Katheter von 120–150 cm Länge mit einem Außendurchmesser von ca. 1 mm und einem Innendurchmesser von über 0,5 mm mit aufgeschweißtem Luer-Lock-Ansatz zur Anwendung (zum Beispiel Typ Kardioflex oder Pulmokath, Fa. Vygon, Frankreich). Ohne Prämedikation nach vorheriger (fakultativer) Injektion eines Lokalanaesthetikums (Xylocitin® 1%ig) erfolgt die Venenpunktion unter aseptischen Kautelen mit einer Kanüle, deren Innendurchmesser größer ist als der Außendurchmesser der verwendeten Katheter. Zur Beurteilung einer einwandfreien Lage der Kanüle in der Vene sollte eine Spritze mit 0,9%iger Kochsalzlösung auf die Kanüle aufgesetzt werden. Nach deren Abnahme kann der Katheter leicht und ohne

Widerstand in das Gefäß eingeführt und seine Lage durch fortlaufende EKG-Beobachtung an einem Sichtgerät kontrolliert werden. Beim Auftreten von supraventrikulären bzw. ventrikulären Extrasystolen hat der Katheter den rechten Vorhof resp. den rechten Ventrikel erreicht. Zu diesem Zeitpunkt oder wenn 60 bis 70 cm des Katheters in das Gefäßsystem vorgeschoben wurden (beim Fehlen von Extrasystolen) wird der Druckwandler angeschlossen. Das gesamte System, einschließlich des Katheters, muß vorher mittels einer Lösung, bestehend aus 0,9%iger NaCl (mit 5.000 E Heparin auf 200 ml), sorgfältig luftblasenfrei gespült bzw. aufgefüllt werden. Die weitere Orientierung im Herzen erfolgt mittels fortlaufender Druckregistrierung an den für einzelne Herzabschnitte typischen Druckkurvenbildern (Abb. 103). Gleichzeitig ist eine ständige EKG-Kontrolle am Monitor notwendig (Gefahr lebensbedrohlicher Rhythmusstörungen). Im registrierfreien Intervall muß der Katheter regelmäßig über einen 3-Wegehahn mit der genannten Lösung gespült werden, um eine Thrombosierung zu vermeiden.

In einer Reihe von Fällen gibt es Schwierigkeiten bei der Katheterpassage vom rechten Herzen in die Pulmonalarterie. Die Katheterspitze kann in den rechten Ventrikel gleiten und dort hängenbleiben mit der Gefahr gehäufter ventrikulärer Extrasystolen bis zum Kammerflimmern und der Knotenbildung beim weiteren Vorschieben. Begünstigt wird dies durch dilatierte rechte Ventrikel und/oder stark erhöhter Pulmonalisdrücke. Bei allen Passageschwierigkeiten sollte der Katheter bis in den Vorhof zurückgezogen und ein neuer Plazierungsversuch in die A. pulmonalis unternommen werden.

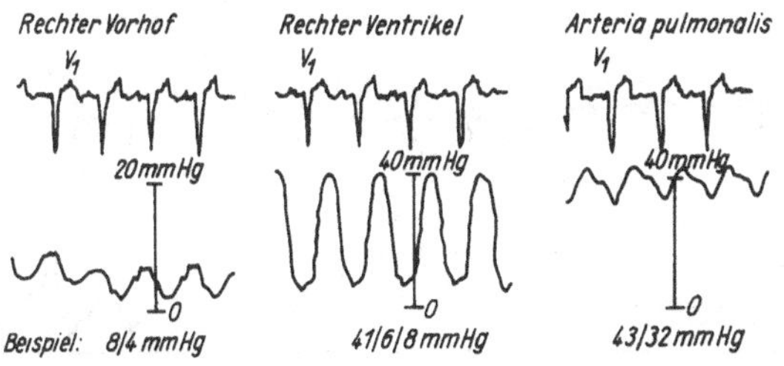

Abb. 103. Typische Druckkurven des rechten Vorhofs, des rechten Ventrikels und der A. pulmonalis

An Stelle des Mikrokatheters werden heute zunehmend *Ballonkatheter* nach Swan-Ganz in den Größen 4F—7F verwendet (Edwards Laboratories, Santa Ana, Californien/USA). Zur Einführung dieser doppellumigen Katheter ist die Venenpunktion nach der Seldinger Technik erforderlich. Gegenüber den Mikrokathetern haben die Swan-Ganz-Ballonkatheter einige Vorteile. Sie bestehen in

— der Kontrastgebung bei im Einzelfall notwendiger Durchleuchtung (zum Beispiel im Zusammenhang mit Komplikationen),
— der Möglichkeit zur Blutentnahme alternierend mit der Druckmessung und Spülung,
— dem Vorhandensein eines über das zweite Lumen aufblasbaren Ballons an der Katheterspitze, die dadurch verdeckt und „abgepolstert" wird.

Dies wiederum führt zur
— Verminderung der Verletzungsgefahr am Endokard und Gefäßendothel,
— Reduzierung der Extrasystolie und damit lebensbedrohlicher Herzrhythmusstörungen,
— Verbesserung der Schwimmeigenschaften des Katheters im Blutstrom,
— sicheren Messung des Pulmonalkapillardrucks, da ein peripherer Gefäßast praktisch immer verschlossen werden kann.

In letzter Zeit kommen teilweise schon dreilumige Katheter zum Einsatz, mit denen zusätzlich das Herzminutenvolumen nach der Thermodilutionsmethode gemessen werden kann. Dabei endet das dritte Lumen im rechten Vorhof und dient der Indikatorinjektion. In der Nähe der Katheterspitze (in der A. pulmonalis gelegen) befindet sich der Thermistor für die Messung der Bluttemperatur.

Eine weitere Entwicklung auf dem Gebiet der Rechtsherzkatheterisierung ist mit *Dreifachlumen-Fieberoptik-Balloneinschwemmkathetern* erreicht worden. Es wird Licht bestimmter Wellenlänge über Fieberoptikfasern bis an die Katheterspitze geleitet. Die Intensität des im Blut reflektierten Lichtes wird mit einem Reflexionsspektralphotometer gemessen. Damit können nach dem Prinzip der Reflexionstensiometrie Farbstoffverdünnungskurven und daraus das HMV bestimmt werden. Als Indikator kann Indozyaningrün über das dritte Lumen in den rechten Vorhof injiziert werden.

Als *Druckwandler* kann unter anderem ein Statham-Transducer Typ P 37 B oder der Wandler B 101 des VEB Meßgerätewerke Zwönitz (DDR) eingesetzt werden. Vor jeder Untersuchung werden elektrische sowie mechanische Eichungen mittels eines Quecksilbermanometers durchgeführt und die Null-Linie registriert. Zur Aufzeichnung der Druckkurven simultan mit einer EKG-Ableitung dient entweder ein 8-Kanal-Düsendirektschreiber (Mingograph 81 der Firma Elema-Schoenander, Schweden) respektive ein 3-NEK-1 (2) bzw. ein 6-NEK-3 (4) des VEB Meßgerätewerke Zwönitz.

Die intravasalen Druckwerte werden routinemäßig auf atmosphärischen Druck (= Null-Druck) bezogen. Da es sich um ein flüssigkeitsgefülltes System handelt, müssen der innere (Katheterspitze) und der äußere Bezugs-Nullpunkt (= Meßpunkt) auf annähernd gleicher Höhe liegen. Als Meßpunkt wird ein Niveau 5 cm dorsal des Angulus sterni — entsprechend der Höhe des rechten Atriums — gewählt und der Mittelpunkt der Anschlußstelle des Druckwandlers an den Katheter (Hähnchenspitze) sowie der Nullpunkt des Quecksilbermanometers danach justiert.

Durch die Atmung werden die Pulmonalisdrücke beeinflußt. Sie folgen damit den intrapleuralen Druckschwankungen. So kann zum Beispiel der diastolische Pulmonalisdruck während der Inspiration 3—5 mm Hg (0,4 bis 0,65 kPa) abnehmen (WELLER, 1975). Da der sogenannte transmurale Druck, bei dem es sich um die Differenz zwischen dem intravasalen Druck (gegen den atmosphärischen Druck gemessen) und dem intrapleuralen handelt, beim Menschen nur durch aufwendige Verfahren erfaßt werden kann, wird die Druckregistrierung entsprechend den Empfehlungen GEBHARDTS (1967) in endexspiratorischer Apnoe durchgeführt. Zu diesem Zeitpunkt ist die Differenz zwischen dem intrapleuralen Druck und dem registrierten sehr klein (< 1 mm Hg, < 0,133 kPa). Änderungen sollen nicht mehr auftreten.

Während *dynamischer Belastung* sind die atemabhängigen Veränderungen des intrapleuralen Drucks und demzufolge die Schwankungen des Pulmonalisdrucks beträchtlich. Aus diesem Grunde werden 10 aufeinander folgende systolische bzw. diastolische Pulmonalisdrücke gemittelt. Dieses Vorgehen wurde von KÜHN et al. (1971) durch unterschiedliche Registrier- und Auswertetechniken überprüft und für die Praxis als ausreichend genau erkannt (Abb. 104). Der pulmonale Mitteldruck wird aus dem diastolischen Druck zuzüglich 0,45 × Druckamplitude (Differenz zwischen diastolischem und systolischem Druck) berechnet. Nach WELLER (1975) liefern elektrisch integrierte Aufzeichnungen irreale Werte.

Neben den intrathorakalen Druckschwankungen beeinflussen zahlreiche andere Faktoren, biologische (pathophysiologische) und apparativ-technische (methodische), die Pulmonalisdruckkurven. Apparativ-technische (methodische) Einflüsse, die den Meßvorgang verfälschen können, ergeben sich unter anderem aus

- der mechanischen Druckübertragung mittels Katheter,
- der Wandlung innerhalb des mechanoelektrischen Systems,
- dem Registriersystem selbst.

Speziell bei der Anwendung von Mikrokathetern ergeben sich die in der Tabelle 26 dargestellten Einflußfaktoren.

Tabelle 26. Einflußfaktoren auf die Pulmonalisdruckmessung mittels Mikrokatheter

1.	Dämpfung der Druckwerte durch Luft im System Katheter-Druckwandler
2.	Schleuderbewegungen durch klappennahe Katheterlage während Kammerbewegungen und Strömungsturbulenzen
3.	Kurvendeformierungen durch Anliegen der Katheterspitze an der Gefäßwand
4.	Wechselnde Kurvenbilder durch Lagerung der Katheterspitze in Klappennähe

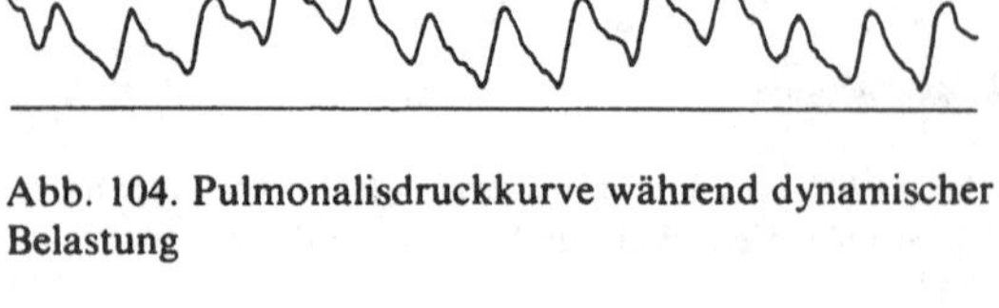

Abb. 104. Pulmonalisdruckkurve während dynamischer Belastung

Weitere Einzelheiten über Fehlerquellen wurden von WELLER (1975) und SCHMIDT (1980) ausführlich beschrieben.

Von Bedeutung sind die engen funktionellen Beziehungen und gegenseitigen Beeinflussungen des diastolischen Pulmonalisdruckes zu anderen biologischen Größen. Außer vom Funktionszustand des linken Herzens wird seine Höhe vom pulmonalen Blutfluß und vom pulmonalen Gefäßwiderstand bestimmt.

Für die kardiologische Funktionsdiagnostik mit Mikroherzkathetern ist Voraussetzung, bedeutsame, relativ häufige Krankheitsbilder, die den Gefäßwiderstand der pulmonalen Strombahn erhöhen können, mit einfachen Methoden zu erfassen. Zumeist handelt es sich dabei um Krankheitsbilder, die durch Obstruktion der Atemwege oder durch Gefäßquerschnittsreduktion verursacht werden. Sie können — zumindest qualitativ — durch gezielte Anamnese, Thorax-Röntgenaufnahme, Lungenfunktionsprüfungen (Ganzkörperplethysmographie und andere), Blutgasanalyse und pH-, Hb- sowie Hämatokritbestimmung im Blut erkannt werden. Die genannten Untersuchungen sind demnach als Vorfelddiagnostik zu Pulmonalisdruckmessungen und der richtigen Interpretation ihrer Ergebnisse unabdingbar.

Neben der Erfassung der Rechtsherzdynamik besteht der Wert der Einschwemmkatheteruntersuchung insbesondere in der Abschätzung der *linksventrikulären Füllungsdrücke* (enddiastolische Drücke, LVEDP). Der LVEDP spielt für die Beurteilung der Funktion des linken Ventrikels insbesondere in der Früherkennung von Herzfunktionsstörungen und der Wirksamkeit von Kompensationsmechanismen eine entscheidende Rolle. Im Verlauf der Diastole findet nämlich ein Druckausgleich zwischen linkem Ventrikel, linkem Vorhof, Pulmonalvenen und durch das Lungenkapillarsystem hin bis zur Pulmonalarterie statt. Vorausgesetzt, daß keine Mitralstenose vorliegt, entsprechen sich der enddiastolische linksventrikuläre Ventrikeldruck und der Pulmonalkapillardruck. Falls der pulmonale Gefäßwiderstand normal ist, liegt auch der diastolische Pulmonalisdruck (Apd) auf gleichem Niveau (KALTENMAN et al., 1966; FALIKOV und RESNEKOV, 1970; GÜNTHER et al., 1972; RAHIMTOOLA et al., 1972; MERX et al., 1973; BRANDT, 1977). Die engen Beziehungen zwischen Pulmonalkapillardruck und Apd kommen auch in einem hohen Korrelationskoeffizienten ($r = 0{,}95$; GÖRNANDT, 1980) zum Ausdruck. Dies ist von besonderer Bedeutung, denn mit Mikrokathetern gelingt es relativ selten, den pulmonalen Kapillardruck zu registrieren. In diesem Zusammenhang erscheinen Mitteilungen in der Literatur von Interesse, die über einen gesteigerten pulmonalen Gefäßwiderstand bei Hypertonikern gegenüber Normotonikern berichten (OCKENGA et al., 1969; HEIMBURG et al., 1971; ATKINS et al., 1977; OLIVARI et al., 1978). Es sollen auch korrelative Beziehungen zwischen pulmonalem Widerstand und gesamtem peripheren Widerstand bestehen.

OCKENGA et al. (1969) sehen die Ursache für den erhöhten pulmonalen vaskulären Widerstand in bronchokonstriktorischen Reflexmechanismen, die infolge kapillärer Kongestion bei hypertoniebedingter Störung der linksventrikulären Funktion über Bronchialarterien ausgelöst werden. Demgegenüber vermuteten OLIVARI et al. (1978) eine gemeinsame Pathogenese der Vasokonstriktion im großen und im kleinen Kreislauf, also unabhängig von der linksventrikulären Funktion. Da die genannten Autoren keine simultanen Druckmessungen in der A. pulmonalis und dem linken Ventrikel durchführten und den pulmonalen Gefäßwiderstand aus pulmonalem Mitteldruck und Herzminutenvolumen errechneten, scheinen diese Hypothesen zum gegenwärtigen Zeitpunkt noch nicht hinreichend begründet. PARSI et al. (1982) führten simultane Messungen bei Hypertonikern mit ischämischer Herzkrankheit durch. Ihre Ergebnisse sprechen eher gegen einen erhöhten pulmonalen Gefäßwiderstand.

Hinsichtlich der graduellen Übereinstimmung der Absolutwerte zwischen LVEDP und Apd sind die in der Literatur mitgeteilten Befunde uneinheitlich. Von einigen Autoren wird eine gute Übereinstimmung (in bestimmten Druckbereichen) beobachtet (KALTENMAN et al., 1966; MERX et al., 1973; WESTERMANN et al., 1973). Dabei schwanken die Druckbereiche bis 17 mm Hg (2,2 kPa) bei KALTENMAN et al. (1966) und bis 25 mm Hg (3,3 kPa) bei WESTERMANN et al. (1973). Es wird heute jedoch allgemein akzeptiert, daß gerade *erhöhte linksventrikuläre enddiastolische Drücke* durch *Pulmonalisdruckmessung eher unterschätzt werden* (FALIKOV und RESNEKOV, 1970; RAHIMTOOLA et al., 1972; BONZEL et al., 1975, 1976; PARSI et al., 1982). Unter den Bedingungen einer linksventrikulären Funktionsstörung mit erhöhtem Füllungsdruck ist der Druckausgleich zwischen linkem Herzen und Pulmonaliskreislauf infolge verstärkter Vorhofkontraktion nicht mehr gegeben. In diesen Fällen repräsentiert der diastolische Pulmonalisdruck den Druck in der linken Herzkammer vor der *a*-Welle (diese gilt als Ausdruck der Vorhofkontraktion).

Die *Indikationen* für eine Einschwemmkatheteruntersuchung sind:

- Erfassung von Funktionsstörungen des linken Ventrikels in Ruhe und unter Belastung
- Verdacht auf pulmonale Hypertonie
- Diagnose eines Trikuspidal- bzw. eines pulmonalen Klappenfehlers
- Verlaufsbeobachtungen nach kardiochirurgischen Eingriffen
- Hämodynamische Überwachung auf Intensivstationen

Einschwemmkatheteruntersuchungen sollten nicht isoliert durchgeführt, sondern mit Bestimmung volumetrischer Parameter (HMV, SV) und möglichst mit der Ergometrie kombiniert werden.

Bei der Rechtsherzkatheterisierung mittels Mikrokathetertechnik kann es zu einer Reihe von *Komplikationen* kommen, die durch die Venenpunktion oder durch den Katheter selbst verursacht werden (Tab. 27).

Tabelle 27. Mögliche Komplikationen bei Rechtsherzeinschwemmkatheteruntersuchungen

1. Durch den Katheter:
Extrasystolie
Kammerflattern
Kammerflimmern
Knotenbildungen
Katheteramputation

2. Durch die Venenpunktion:
Luftembolie
Bakterielle Infektionen
Thrombosierungen
Pneumo- bzw. Hämatothorax bei Punktionen der V. subclavia

Als *obere Grenze des Normbereiches* für den diastolischen Pulmonalisdruck gelten 12 mm Hg (1,6 kPa) in Ruhe und 18 (20) mm Hg (2,3/2,7 kPa) während dynamischer Belastung im Liegen. Die Grenzwerte für den pulmonalen Mitteldruck sind: 18 (20) mm Hg (2,3/2,7 kPa) in Ruhe und 30 mm Hg (4,0 kPa) während Belastung.

6.2. Ergebnisse bei arterieller Hypertonie

In diesem Abschnitt werden Ergebnisse von komplexen Untersuchungen zur Herzfunktion und Hämodynamik mittels Einschwemmkathetertechnik und Radiokardiographie dargestellt, die an 170 männlichen Hypertonikern durchgeführt wurden* (vgl. Kap. 5.1.3.3, S. 52).

Das Lebensalter der untersuchten Hypertoniker lag zwischen 25 und 63 Jahren, im Mittel bei 44,6 ± 9,1 Jahren; ihre Hochdruckkrankheit war 7,3 ± 6,2 Jahre bekannt. Dem WHO-Stadium I konnten 61, dem Stadium II 52 und dem Stadium III 57 Fälle zugeordnet werden. Aus den Ergebnissen der Anamneseerhebung und des Belastungs-EKG ergibt sich, daß insgesamt bei 64 Hypertonikern (37,6 %) eine koinzidierende ischämische Herzerkrankung angenommen werden konnte.

Die Druckmessungen in der A. pulmonalis erfolgten mittels Einschwemmkathetertechnik jeweils in Ruhe und in der 5. Minute auf jeder Belastungsstufe (steady state). Dynamische Belstungen wurden als symptomlimitierter Test in liegender Position an einem Fahrradergometer der Firma Lode (Groningen/Holland) durchgeführt. Die Belastungen wurden jeweils alle 6 Minuten um 25 Watt gesteigert. Die volumetrischen Parameter wurden mittels Radiokardiographie ermittelt (s. Kap. 5.1.2.2., S. 40).

6.2.1. Ergebnisse in Ruhe und während dynamischer Belastung

Von den 170 komplex untersuchten Probanden mit essentieller Hypertonie hatten nur 151 gut auswertbare Pulmonalisdruckkurven, die der nachfolgenden Darstellung zugrunde liegen.

Der *diastolische Pulmonalisdruck* (Apd) beträgt in Ruhe im Mittel 10,4 ± 3,9 mm Hg (1,4 ± 0,5 kPa). Werden als obere Normgrenze 12 mm Hg (1,6 kPa) angenommen, so haben 39 Hypertoniker (25,7 %) pathologisch erhöhte Druckwerte und 112 normale. Ihre Mittelwerte betragen 15,3 ± 2,9 mm Hg (2,0 ± 0,3 kPa) bzw. 8,7 ± 2,6 mm Hg (1,2 ± 0,3 kPa). Die

* Die Untersuchungen erfolgten gemeinsam mit Dr. med. W. HUJER, Medizinische Klinik, Bereich Medizin der Humboldt-Universität zu Berlin.

Unterschiede sind mit p < 0,001 statistisch signifikant. Da die gleichzeitig ermittelten Herzminutenvolumina im Durchschnitt der Gruppen jeweils im Normbereich liegen, besteht bei Hypertonikern mit erhöhten Apd-Werten eine Beeinträchtigung der Herzfunktion entsprechend dem Stadium II nach ROSKAMM und REINDELL, d. h. es liegen gestörte Fluß-Druck-Beziehungen in Ruhe vor, und in Einzelfällen bestehen sogar Funktionsstörungen des Stadiums III.

Bei Aufgliederung der Hypertonikergruppe nach der *Höhe des Blutdruckniveaus* wird deutlich, daß die Apd mit zunehmender Höhe des Blutdruckniveaus ansteigen und damit die Häufigkeit gestörter Fluß-Druck-Beziehungen zunimmt.

Werden die Ergebnisse in *Abhängigkeit vom WHO-Stadium* der Hochdruckkrankheit analysiert, ist zu erkennen, daß die Apd-Mittelwerte statistisch nicht different voneinander sind:

WHO-Stadium I 10,4 ± 4,0 mm Hg (1,4 ± 0,5 kPa), $n = 56$,
WHO-Stadium II 9,8 ± 3,8 mm Hg (1,3 ± 0,5 kPa), $n = 46$,
WHO-Stadium III 10,8 ± 3,9 mm Hg (1,4 ± 0,5 kPa), $n = 49$,

Hypertoniker, die anamnestisch eine typische Belastungs-Angina pectoris (Definition nach WHO) angaben, unterschieden sich hinsichtlich ihrer diastolischen Pulmonalisdruckwerte in Ruhe nicht von denen, die subjektiv beschwerdefrei sind (9,9 ± 3,9 mm Hg/1,3 ± 0,5 kPa gegenüber 10,3 ± 3,9 mm Hg/1,4 ± 0,5 kPa). Im Gegensatz dazu bestehen im Mittel Unterschiede ($p < 0,05$) der Apd-Werte in Abhängigkeit von EKG-Veränderungen, die im Sinne einer koinzidierenden Ischämie gedeutet werden. Bei Hypertonikern mit normalem Ruhe-EKG werden im Durchschnitt 9,6 ± 3,7 mm Hg (1,3 ± 0,5 kPa) und bei Hochdruckpatienten mit pathologischem EKG-Befund 11,3 ± 3,9 mm Hg (1,5 ± 0,5 kPa) registriert.

Beziehungen der Resultate zur Hypertoniedauer (die naturgemäß nicht der wirklichen Hypertoniedauer entspricht) und den Ergebnissen „einfacher" Untersuchungen - wie Augenfundusbeurteilung, Röntgen-Thorax-Befund und Herzminutenvolumenbestimmung - bestehen nicht.

Während *dynamischer Belastung* (durchschnittliche Leistung: 91,1 ± 31,7 Watt steigt der Apd in der untersuchten Hypertonikergruppe im Mittel um 6,0 ± 6,8 mm Hg (0,8 ± 0,9 kPa) an. Die Druckzunahme erfolgt nahezu ausschließlich auf der 1. Belastungsstufe (25 Watt) und verändert sich mit steigender Belastung nur noch unwesentlich. So beträgt der initiale Druckanstieg in der Gesamtgruppe bereits 5,5 ± 5,8 mm Hg (0,7 ± 0,8 kPa). Diese Beobachtung gilt uneingeschränkt für alle Hypertoniker, unabhängig vom Krankheitsstadium und dem Vorhandensein möglicher sekundärer Organkomplikationen.

Es bestehen sichere Beziehungen zwischen der Höhe des Apd-Anstiegs und dem Blutdruckniveau (Abb. 105). Mit Zunahme des arteriellen Blutdruckniveaus steigt der Apd im Mittel während Belastung deutlich höher an.

Bei Hypertonikern mit *pathologischen Apd-Werten in Ruhe* steigen die Drücke während der Ergometrie im Mittel auf 22,8 ± 10,7 mm Hg (3,0 ± 1,4 kPa) bei 50 Watt, also über den oberen Normwert von 18 mm Hg (2,4 kPa) an (Abb. 106).

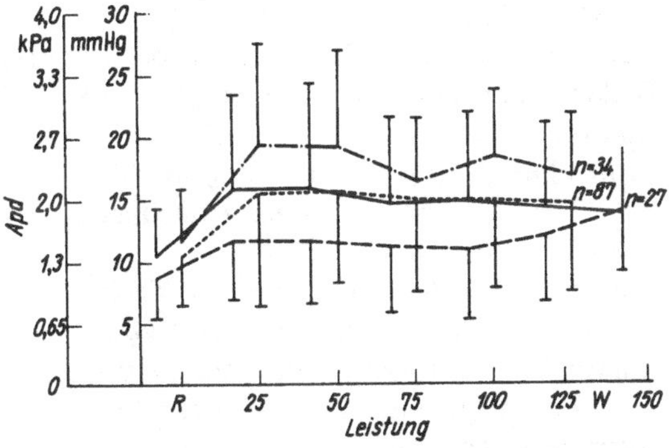

Abb. 105. Verhalten der diastolischen Pulmonalisdrücke (Apd) während dynamischer Belastung in der Gesamtgruppe und in Beziehung zur Höhe des Blutdruckniveaus ($\bar{x} \pm s$)
———— Gesamtgruppe
.—.—.— Blutdruckniveau: 152,4 ± 14,2/96,3 ± 9,0 mm Hg (20,3 ± 1,9/12,8 ± 1,2 kPa), mittlere Leistung: 94,3 ± 33 Watt;
. . . . Blutdruckniveau: 162,9 ± 15,9/104,0 ± 11,5 mm Hg (21,7 ± 2,1/13,9 ± 1,5 kPa), mittlere Leistung: 98,7 ± 27,5 Watt;
—.—.—.—. Blutdruckniveau: 189,1 ± 24,8/116,4 ± 13,3 mm Hg (25,2 ± 3,3/15,5 ± 1,8 kPa), mittlere Leistung: 72,1 ± 33,1 Watt

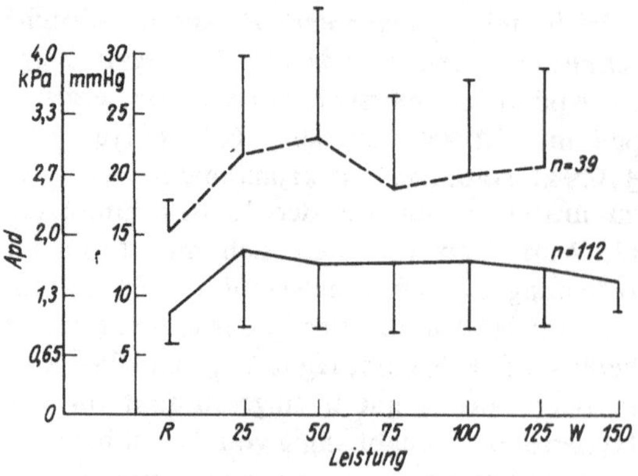

Abb. 106. Verhalten der diastolischen Pulmonalisdrücke (Apd) während dynamischer Belastung in Beziehung zur Höhe des Ruhewertes

———— $Apd_{Ruhe} \leqq 12{,}0$ mm Hg ($\leqq 1{,}6$ kPa);
- - - - - - - - $Apd_{Ruhe} \geqq 12{,}0$ mm Hg ($\geqq 1{,}6$ kPa);

Der Druckabfall zwischen 50 und 75 Watt in Abbildung 106 ist nur dadurch vorgetäuscht, daß die Fälle mit besonders hohen Apd bei 50 Watt Abbruchkriterien erreichen und lediglich diejenigen zu einer höheren Leistung fähig waren, die nur eine leichte Füllungsdruckzunahme aufwiesen.

Von den 112 Probanden mit normalen Apd Werten in Ruhe haben lediglich 15 einen Apd-Wert während dynamischer Belastung von > 18 mm Hg (> 2,4 kPa).

Der Apd auf der 50 Watt-Stufe bei Hypertonikern mit normalen Ausgangswerten beträgt im Durchschnitt 12,4 ± 5,2 mm Hg (1,7 ± 0,7 kPa) gegenüber 22,8 ± 10,8 mm Hg (3,0 ± 1,4 kPa) bei erhöhten Ruhedruckwerten ($p < 0{,}001$).

Wird von *Abbruchursachen der Ergometrie* ausgegangen, dann ist zu erkennen, daß Hypertoniker, die während der Belastung etwa 85% der altersentsprechenden maximalen Herzfrequenz erreichen oder wegen muskulärer Erschöpfung den Belastungstest beenden, ein normales Verhalten des diastolischen Pulmonalisdrucks aufweisen. Unter ihnen sind nur Einzelfälle mit pathologisch erhöhten Apd-Werten in Ruhe und/oder während der Ergometrie. Hypertoniker, deren arterielles Blutdruckniveau während körperlicher Arbeit zum Abbruch der Untersuchung führte, zeigen ein ähnliches Resultat. Zwischen beiden Gruppen bestehen keine signifikanten Differenzen. Es handelt sich bei diesen Probanden zumeist um Fälle mit relativ niedrigen Ausgangswerten und stärkerem (hyperkinetischen) Ansteigen des arteriellen Blutdruckes durch die dynamische Belastung. Demgegenüber haben Hochdruckpatienten, bei denen die Belastung ein Angina-pectoris-Syndrom auslöst und/oder zu EKG-Veränderungen infolge myokardialer Ischämie führt, erwartungsgemäß einen signifikant höheren Anstieg des linksventrikulären Füllungsdrucks und somit des Apd (Abb. 107).

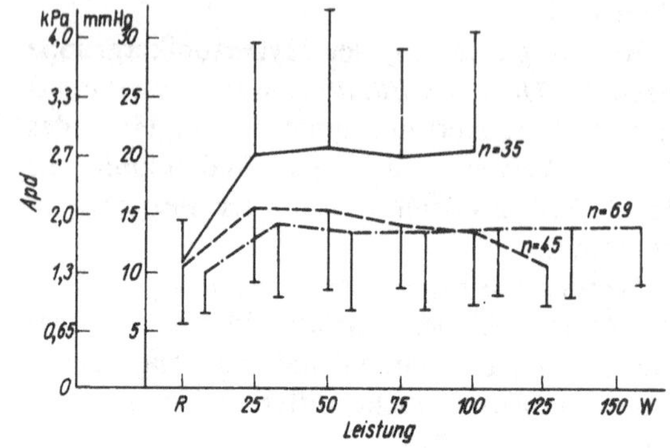

Abb. 107. Verhalten der diastolischen Pulmonalisdrücke (Apd) in Abhängigkeit von den Abbruchursachen der Ergometrie

———— Angina pectoris-Syndrom (Definition nach WHO) und/oder EKG-Veränderungen als Ausdruck einer Myokardischämie (mittlere Leistung: 70,0 ± 30,0 Watt);
– – – – – Bludruckanstieg systolisch > 230 mm Hg und/oder diast. > 125 mm Hg (mittlere Leistung: 82,5 ± 27,5 Watt):
–·–·–·–·– Sonstige nichtkardiovaskuläre Abbruchursachen, z. B. muskuläre Erschöpfung (mittlere Leistung: 110,0 ± 22,5 Watt).

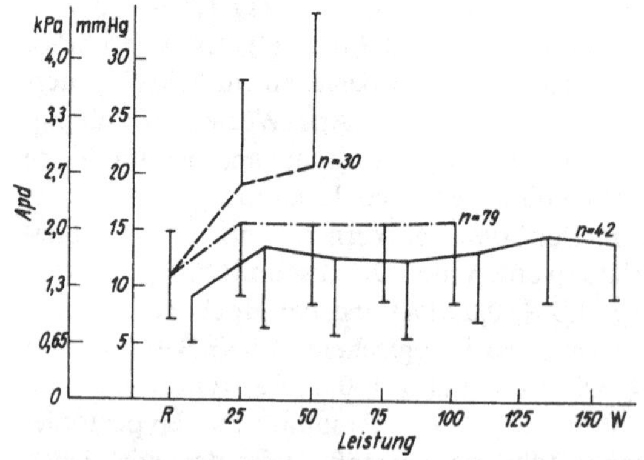

Abb. 108. Verhalten der diastolischen Pulmonalisdrücke (Apd) bei unterschiedlichen Leistungen während des Belastungstests

– – – – – – 25/50 Watt
–·–·–·–· 75/100 Watt
———— 125/150 Watt

Unter Zugrundelegung der ergometrisch ermittelten Leistungen kann festgestellt werden, daß der diastolische Druckanstieg in der A. pulmonalis um so größer je geringer die Leistung ist (Abb. 108).

6.2.2. *Bei koinzidierender ischämischer Herzkrankheit*

Hypertoniker mit Verdacht auf eine *zusätzliche ischämische Herzkrankheit* haben nicht nur eine signifikant geringere Leistung, sondern auch einen höheren Druckanstieg in der A. pulmonalis während dynamischer Belastung (Abb. 109). Ähnliche Resultate werden auch beobachtet, wenn die Hochdruckpatienten nach den WHO-Stadien getrennt analysiert werden.

Pathologisch erhöhte Apd ebenso wie LVEDP weisen nur auf das Vorliegen einer Funktionsstörung des linken Ventrikels hin. Eine pathogenetische Differenzierung der zugrunde liegenden Mechanismen - verminderte Dehnbarkeit und/oder Kontraktionsinsuffizienz - ist allein aus den Druckwerten nicht möglich. Erst die komplexe Untersuchung unter Einbeziehung von volumetrischen Parametern und in Kombination mit pharmakologischen Tests erlaubt eine bessere Beurteilung der Regulation des Hypertonieherzens und seiner Adaptation an körperliche Belastung sowie eine Abgrenzung verschiedener pathogenetischer Mechanismen der veränderten Ventrikelfunktion.

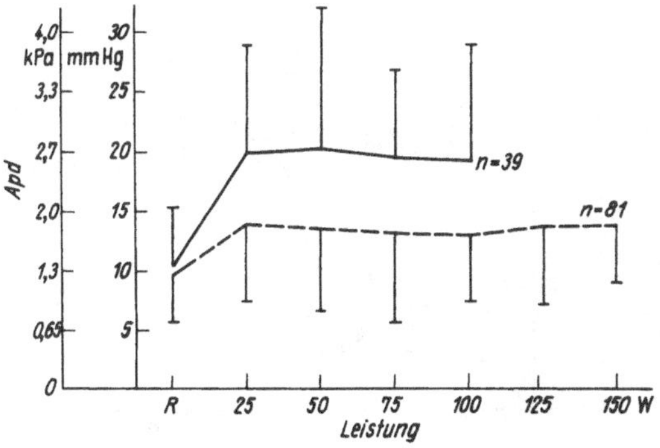

Abb. 109. Verhalten der diastolischen Pulmonalisdrücke (Apd) während dynamischer Belastung in Beziehung zu einer koinzidierenden ischämischen Herzkrankheit
——— mit IHK
- - - - - - - ohne IHK
(Kriterien der IHK: Befund im Belastungs-EKG)

6.2.3. *Unter differenzierter akuter Pharmakaapplikation*

Der Untersuchungsablauf wurde im Kap. 5.1.3. dargestellt.

6.2.3.1. *Nach Applikation von Furosemid*

Der diastolische Druck in der A. pulmonalis (Apd) und damit der linksventriluläre Füllungsdruck läßt in Ruhe im Mittel nach intravenöser Gabe von 40 mg Furosemid (Furesis®) eine Tendenz zu niedrigeren Werten erkennen. Unter dynamischer Belastung mit 50 Watt ist dieser Trend eher noch etwas deutlicher.

So wurden Apd-Werte in Ruhe von 7,2 ± 3,8 mm Hg (1,0 ± 0,5 kPa) im Vorversuch ohne Pharmakaeinfluß registriert. Nach Diuretikagabe fiel dieser Wert im Mittel um 1,2 ± 3,5 mm Hg (0,15 ± 0,5 kPa) in Ruhe und um 1,9 ± 4,0 mm Hg (0,25 ± 0,5 kPa) während 50 Watt ab.

Werden die Einzelergebnisse betrachtet (Abb. 110), dann ist zu erkennen, daß Hypertoniker mit (leicht) erhöhten Apd in Ruhe nach Furosemid mit einer deutlicheren Drucksenkung (4—10 mm Hg/0,5—1,3 kPa) reagierten. Demgegenüber verhalten sich normale Füllungsdrücke eher uncharakteristisch.

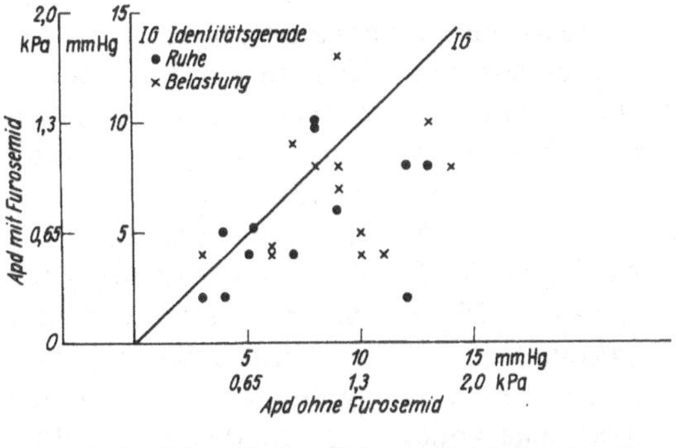

Abb. 110. Diastolische Pulmonalisdrücke (Apd) in Ruhe und während 50 Watt Belastung ohne und mit Furosemid — n = 15; WHO-Stadien I — n = 8, II — n = 3, III — n = 4; Alter: 42,9 ± 6,7 Jahre

Hämodynamische Veränderungen nach intravenöser Furosemid-Gabe sind schon vor Einsetzen der Diurese zu beobachten. Bereits BIAGI und BAPAT (1976) und BHATIA et al. (1969) beschrieben eine Besserung der Lungenstauung bzw. eine Abnahme des pulmonalen Blutvolumens vor der Diurese, die gewöhnlich 10 - 15 Minuten nach der Injektion beginnt und 30 Minuten danach ihr Maximum erreicht. Infolgedessen wird *initial ein primär vaskulärer Effekt* an dem kapazitiven Gefäßsystem, der zu einem venösen pooling führt, postuliert (SCHENK et al., 1976). Als Ursache dieses dilatatorischen Wirkungsmechanismus wird eine Beeinflussung des extra/intrazellulären Natriumgradienten der glatten Gefäßmuskelzellen diskutiert (MERTZ, 1970).

Zu den gewählten Zeitpunkten der Nachuntersuchungen nach Injektion von Furosemid (15 Minuten in Ruhe und zwischen der 25. und 30. Minute während Belastung) sind sowohl die mögliche Venendilatation als auch die Volumendepletion wirksam. Weitere Wirkungsmechanismen sind an der Verminderung des venösen Blutrückstromes zum Herzen und damit an der diastolischen Entlastung des Ventrikels nach Applikation von Furosemid im Akutversuch beteiligt.

Auf die Bedeutung der Ausgangswerte für den zu erwartenden Furosemid-Effekt wiesen bereits LAL et al. (1969) hin. Bei den untersuchten Hypertonikern die mit nur einer Ausnahme den leichten bzw. mittelschweren Krankheitsstadien zuzurechnen sind, werden diese Zusammenhänge einerseits an der deutlich stärkeren Senkung erhöhter Apd-Werte nach Furosemid und andererseits an den signifikant negativen korrelativen Beziehungen zwischen akut medikamentös induzierter Veränderungen und den Ausgangswerten in der Voruntersuchung erkennbar. Normale Werte verhielten sich nach Gabe von Furosemid uncharaktetistisch, demgegenüber werden erhöhte proportional zu ihrem Ausgangswert gesenkt.

Analog zu den Resultaten der Arbeitsgruppe SCHENKS (1976) an Patienten mit koronarer Herzkrankheit wurde der Anstieg des Apd unter dynamischer Belastung in dem untersuchten Hypertonikerkollektiv durch das Pharmakon *nicht* beeinflußt. Es trat lediglich eine Parallelverschiebung zu niedrigeren Werten auf. NECHWATAL et al. (1978) berichtete dagegen über signifikant geringere Anstiege des Apm während Belastung bei Patienten mit ischämischer Herzkrankheit (wobei wesentlich höhere Belastungen im Vergleich zu uns und der Arbeitsgruppe SCHENK gewählt wurden.

6.2.3.2. Nach Nitroglyzerin-Applikation

Erwartungsgemäß werden nach Nitroglyzerin *alle Drücke* in der A. pulmonalis und der pulmonale Gefäßwiderstand *signifikant gesenkt*. Diese Wirkung ist gleichermaßen in Ruhe und unter dynamischer Belastung zu beobachten.

Im Vorversuch ohne Pharmakaeinfluß wurden Apd-Werte von 10,8 ± 3,5 mm Hg (1,4 ± 0,5 kPa) in Ruhe bzw. 17,0 ± 7,6 mm Hg (2,3 ± 1,0 kPa) unter Belastung gemessen. Nach Nitrangin-Applikation war eine Senkung der Werte in Ruhe um 3,0 ± 4,1 mm Hg (0,4 ± 0,5 kPa) und unter Belastung um 5,1 ± 4,0 mm Hg (0,7 ± 0,5 kPa) zu verzeichnen.

Die Senkung der Apd-Werte ist unabhängig vom Ausgangswert. Normale Drücke werden ebenso gesenkt wir pathologisch erhöhte (Abb. 111).

Alle bisher in der Literautur mitgeteilten Untersuchungsergebnisse an Normalpersonen oder Patienten mit koronarer Herzkrankheit stellten einheitlich diesen (sekundären) Effekt organischer Nitrate, und zwar unabhängig vom pathogenetischen Mechanismus der Druckerhöhung heraus. Ganz gleich, ob der Füllungs-

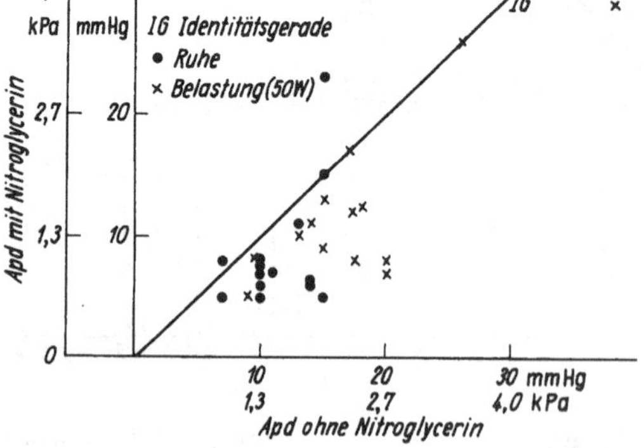

Abb. 111. Diastolische Pulmonalisdrücke (Apd) in Ruhe und während 50 Watt Belastung ohne und mit Nitroglyzerin (Einzelergebnisse) — n = 16; WHO-Stadien I — n = 7, II — n = 5, III — n = 4; Alter: 45,3 ± 9,0 Jahre

druck direkt (invasiv) gemessen (AMENDE et al., 1979; SIMON et al., 1980) oder indirekt aus dem Verhalten des diastolischen Pulmonalisdrucks (bzw. PCP) abgeleitet wurde (FANTANI et al., 1979; WESTERMANN et al., 1980).

Noch eindrucksvoller nahm der Apd während dynamischer Belastung unter Nitroglyzerin-Einfluß ab. Vergleichbar mit EVERLING (1978) hatten die Hochdruckpatienten einen im Mittel geringeren belastungsbedingten Anstieg des Apd. Dieses Verhalten zeigt, daß belastungsbedingte gegenregulatorische Mechanismen (so zum Beispiel eine erhöhte Katecholaminfreisetzung und nachfolgende Venenkonstriktion infolge Muskelarbeit) offenbar nicht ausreichen, das pharmakologisch verursachte venöse Blut-pooling zu durchbrechen.

Zusätzlich zu der venösen und arteriellen Dilatation sind auch direkte pharmakologische Einflüsse auf die pulmonale Strombahn nachgewiesen (FANTANI et al., 1979; WESTERMANN et al., 1980; KOBER et al., 1981). Ausdruck dieser Wirkungskomponente ist das Verhalten des Aps und Apm sowie des vaskulären pulmonalen Widerstandes. Unter Belastung nahm der aus Apm und HMV errechnete pulmonale Gefäßwiderstand nach Einnahme von Nitroglyzerin nicht weiter ab. Es erfolgte sogar ein geringer Anstieg des vorher pharmakologisch gesenkten Widerstandes.

6.2.3.3. *Nach Infusion von Dextran 6 %ig*

Die Apd-Werte steigen nach der Infusion von Dextran (Infukoll®) bei den untersuchten Hypertonikern in Ruhe und bei Belastung signifikant an. Die Ruhe-Druckwerte steigen von 11,8 ± 2,7 mm Hg (1,6 ± 0,4 kPa) — vor Infusion, auf 16,2 ± 6,0 mm Hg (2,2 ± 0,8 kPa) — nach Infusion an. Dieser Anstieg ist während dynamischer Belastung noch deutlicher (Abb. 112).

Gleiches Verhalten wie der Apd lassen auch der Apm und der Aps nach Volumeninfusion erkennen. Entgegen der regelmäßig festzustellenden Abnahme des pulmonalen Gefäßwiderstandes als Folge körperlicher Belastung führt Infukoll zu höheren (errechneten) vaskulären Widerständen.

In Verbindung mit den volumetrischen Parametern SV, EDV und der daraus errechneten EF kann die Herzfunktion individuell beur-

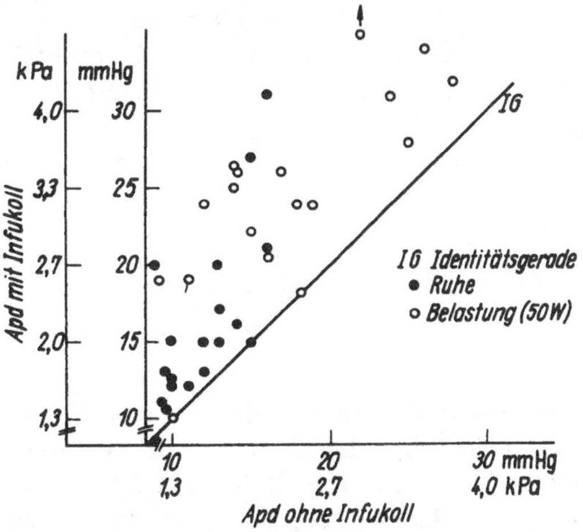

Abb. 112. Diastolische Pulmonalisdrücke (Apd) in Ruhe und während 50 Watt Belastung ohne und mit Dextran (Einzelergebnisse) — n = 18; WHO-Stadien I — n = 10, II — n = 3, III — n = 5; Alter: 45,3 ± 9,7 Jahre

teilt werden. Verschiedene Arbeitsgruppen bewerten die Herzfunktion zum Beispiel nach dem Quotienten $\Delta SV/\Delta Apd$ (bzw. $\Delta LVEDP$) - (GREENE et al., 1974; FUMAGALLI et al., 1977; RAPHAEL et al., 1977). Höhere Quotienten weisen auf eine gute Adaptation, insbesondere auf volle kompensatorische Wirksamkeit des Frank Starling-Mechanismus nach Volumenbelastung hin. Umgekehrt kann bei inadäquatem oder ausbleibendem SV-Anstieg bei hohem ΔApd und damit niedrigem Quotienten auf gestörte Fluß-Druck-Beziehungen geschlossen werden. Ihr pathogenetischer Mechanismus (herabgesetzte Compliance, „Erschöpfung“ der sogenannten Vorlastreserve mit möglicher Demaskierung latenter Herzfunktionsstörungen bis hin zur Herzinsuffizienz) kann aus dieser Funktion nicht hergeleitet werden, wie dies auch in den Resultaten GREENES et al. (1974) an Herzinfarktpatienten zu erkennen ist.

Durch die gleichzeitige Analyse der individuellen Beziehungen $\Delta SV/\Delta EDV$ kann die Pathogenese gestörter Fluß-Druck-Beziehungen besser differenziert weden. In den Fällen mit veränderten Fluß-Volumen-Beziehungen, d. h. ungenügendem SV-Anstieg bei deutlicher Zunahme des *EDV* ist zu erwägen, daß der Frank-Starling-Kompensationsmechanismus zur Aufrechterhaltung einer normalen Pumpfunktion voll ausgeschöpft ist. Andererseits kann aus Änderungen der Beziehungen *Apd/EDV* (Ruhe → Belastung) nach Infukoll-Infusion in Einzelfällen auf eine geringere Compliance bzw. höhere Steifigkeit der Ventrikel dieser Hypertoniker geschlossen weden.

6.2.3.4. *Nach Applikation von Propranolol (Obsidan®)*

Nach akuter Propranolol-Gabe ergibt sich in Ruhe keine signifikante Änderung der Apd-Werte (10,0 ± 3,6 mm Hg/1,3 ± 0,50 kPa vor und 9,7 ± 4,9 mm Hg/1,3 ± 0,6 kPa nach Propranolol). Unter dynamischer Belastung mit 50 Watt im steady state kommt es nach Applikation von Propranolol zu einem signifikanten Anstieg von Apd, Apm und Aps sowie des pulmonalen vaskulären Widerstandes. Aus diesem Verhalten ergibt sich eine höhere belastungsbedingte Zunahme der Pulmonalisdrücke unter dem Einfluß von Propranolol (Abb. 113).

Kausal kommen für diese Druckveränderungen nach Beta-Blockade zwei Mechanismen in Betracht. Sie dürften einerseits Ausdruck höherer linksventrikulärer enddiastolischer Drücke infolge herabgesetzter Kontraktionskraft sein und andererseits durch höhere pulmonale Gefäßwiderstände modifiziert werden.

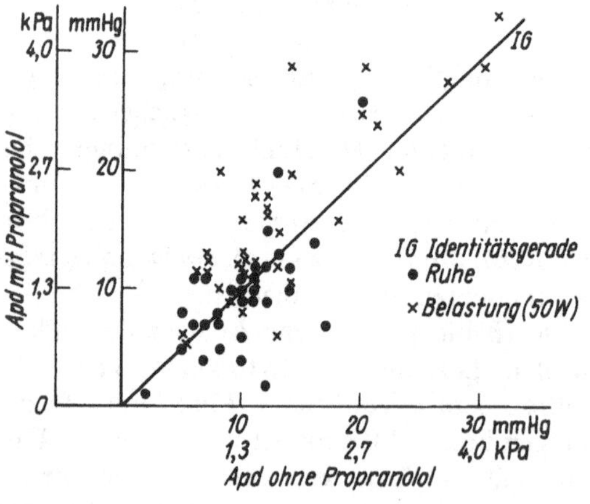

Abb. 113. Diastolische Pulmonalisdrücke (Apd) in Ruhe und während 50 Watt Belastung ohne und mit Propranolol (Einzelergebnisse) — n = 39; WHO-Stadien I — n = 14, II — n = 16, III — n = 9; Alter: 42,0 ± 7,6 Jahre

Letzteres ist auf Blockade der Beta-2-Rezeptoren und konsekutiv höherem prä- und postsynaptischen Alpha-Rezeptorentonus in den Lungengefäßen zurückzuführen. Es kommt dadurch sogar zu einem weiteren Anstieg des pulmonalen Gefäßwiderstandes unter Belastung. Im Zusammenhang damit steigen auch der Aps und Apm an.

Einige Autoren fanden in ihren Versuchen keine Zunahme des Füllungsdrucks nach Propranolol-Gabe (Wolfson et al., 1966; Jebavy et al., 1979). Bislang konnte diese Diskrepanz in den Befunden nicht befriedigend geklärt werden. Unterschiedliche Methodik, variable Beta-Blockerdosierungen und vor allem die Heterogenität der Patientenkollektive sind nur einige Faktoren, die die Ergebnisse beeinflussen könnten.

Nach Entzug adrenerger Impulse werden höhere linksventrikuläre enddiastolische Drücke unter körperlicher Arbeit in diesen Berichten generell als Ausdruck herabgesetzter Inotropie und Inanspruchnahme des Frank-Starling-Mechanismus zur Aufrechterhaltung adäquater Fördervolumina gewertet. Der zusätzliche Einfluß der Ventrikeldehnbarkeit auf das Füllungsdruckverhalten nach Propranolol läßt sich bislang nicht eindeutig abgrenzen, denn es gibt Hinweise auf eine Zunahme der enddiastolischen Wandsteifigkeit bei gleichzeitiger Verringerung des passiven elastischen Steifheitskoeffizienten nach beta-blockierenden Substanzen (Amende et al., 1976; Bubenheimer, 1978). Ob dies nur bei vorgeschädigten oder auch bei normalen Ventrikeln eintritt, ist zum gegenwärtigen Zeitpunkt noch nicht endgültig geklärt. Anhand der veränderten Beziehungen EDV/Apd unter dynamischer Belastung in dem untersuchten Hypertonikerkollektiv nach akuter Beta-Rezeptorenblockade ist eine herabgesetzte Compliance zumindestens zu vermuten.

6.2.3.5. *Nach g-Strophanthin-Injektion*

Strophanthin bewirkt in der analysierten Hypertonikergruppe einen Abfall des diastolischen Pulmonalisdrucks in Ruhe und während Belastung mit 50 Watt (Abb. 114). Die Mittel-

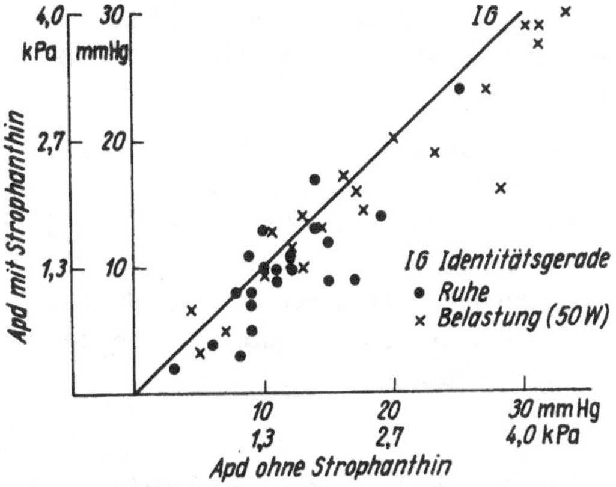

Abb. 114. Diastolische Pulmonalisdrücke (Apd) in Ruhe und während 50 Watt Belastung ohne und mit Strophanthin (Einzelergebnisse) — n = 23; WHO-Stadien I — n = 6, II — n = 10, III — n = 7; Alter: 43,4 ± 10,1 Jahre

werte der Hochdruckpatienten fielen in Ruhe von 11,6 ± 4,6 mm Hg (1,5 ± 0,6 kPa) auf 9,7 ± 4,8 mm Hg (1,3 ± 0,6 kPa) und bei 50 Watt von 17,5 ± 9,0 mm Hg (2,3 ± 1,2 kPa) auf 16,2 ± 7,8 mm Hg (2,2 ± 1,0 kPa) ab.

Bei pathologisch erhöhten Drücken in Ruhe und/oder während dynamischer Belastung ist eine Tendenz zu größeren Drucksenkungen nachzuweisen. Statistisch zu sichern ist dies nur für die Belastungsuntersuchungen. Hinsichtlich einer differenzierten Beurteilung der Strophanthinwirkung unter Belastung bei Hypertonikern mit gestörter Fluß-Druck-Beziehung ergibt sich, daß nur einige von ihnen mit einer deutlichen Drucksenkung reagieren. Dieses differente Verhalten pathologischer Fluß-Druck-Beziehungen unter Strophanthin-Gabe ist Ausdruck einer unterschiedlichen Pathogenese dieser Störung. Am latent insuffizienten Herzen (mit kompensatorisch erhöhten Füllungsdrücken bei verminderter Kontraktionsreserve) verbessern positiv inotrop wirkende Pharmaka die Myokardfunktion und senken dadurch gleichzeitig die enddiastolischen Ventrikeldrücke. Bei ischämiebedingter Drucksteigerung hingegen sind Glykosideffekte auf diesen Parameter nicht zu erwarten, denn bislang wurde ein Einfluß von Digitalis auf die Ventrikeldehnbarkeit — auch unter pathologischen Bedingungen — nicht beobachtet. Neben den beschriebenen Ergebnissen hinsichtlich des Apd kommt es zu gleichgerichteten Veränderungen des Aps, des Apm und des pulmonalen vaskulären Widerstandes. Diese Befundkonstellation legt den Verdacht auf einen reduzierten Blutrückstrom zum Herzen nahe. Ursache könnte eine Dilatation venöser Gefäßgebiete oder die von Ross jr. et al. (1960) beschriebene Vasokonstriktion von Lebervenen mit vermehrter Blutfüllung im Pfortadergebiet sein.

6.2.3.6. *Applikation von Propranolol in Kombination mit g-Strophanthin*

Unter dem gleichzeitigen Einfluß negativ und positiv inotrop wirkender Pharmaka ist der Apd bei den untersuchten Hypertonikern nicht wesentlich verändert, und zwar sowohl in Ruhe als auch unter Belastung (Abb. 115 a—d).

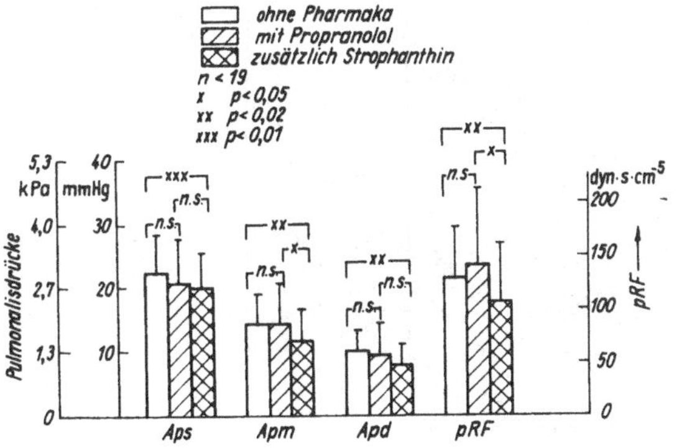

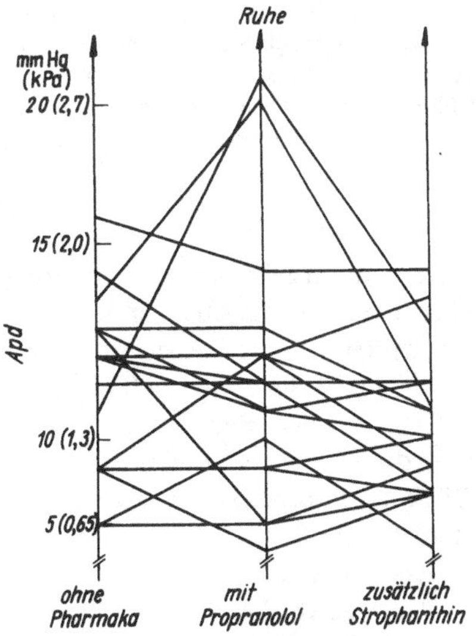

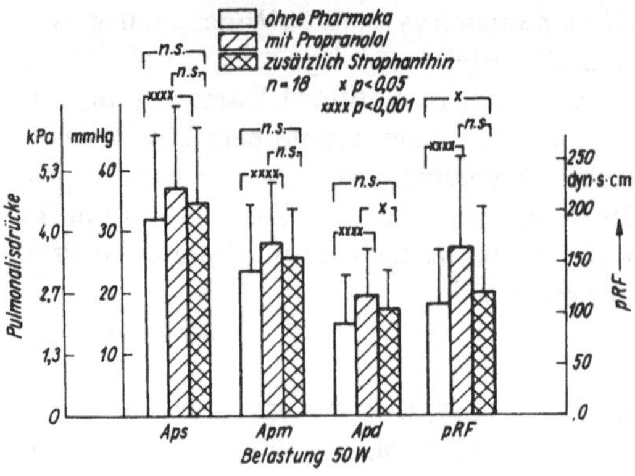

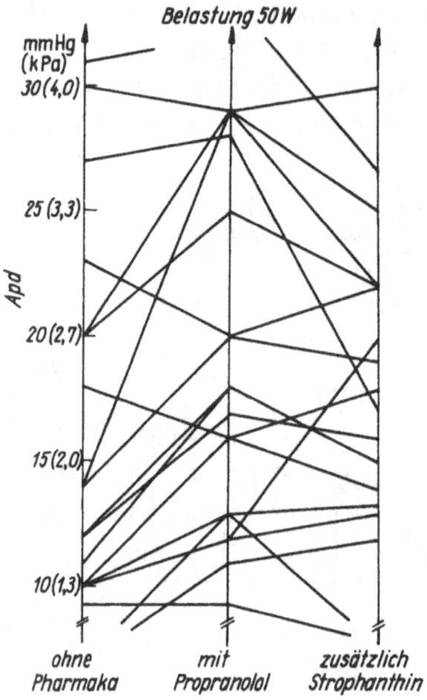

Abb. 115a—d. Diastolische Pulmonalisdrücke (Apd) mit Propranolol und zusätzlich Strophanthin in Ruhe (a) ($\bar{x} \pm s$), (b) Einzelergebnisse und unter 50 Watt Belastung (c) ($\bar{x} \pm s$), (d) Einzelergebnisse — n = 19 (Ruhe) bzw. 18 (Belastung), Alter: 41,9 ± 8,6 Jahre

Die Untersuchungsergebnisse in dem analysierten Hypertonikerkollektiv sind vergleichbar mit denen anderer Arbeitsgruppen an Patienten mit unterschiedlichen Herzkrankheiten. Dabei ist es ohne Bedeutung, ob der Füllungsdruck direkt gemessen wurde (HORWITZ et al., 1977, an Hunden) oder indirekt aus dem Verhalten des Apd bzw. Pulmonalkapillardruck abgeleitet wurde (NECHWATAL et al., 1977a, 1977b; OEFF et al., 1979). Die Tatsache, daß nach Strophanthin die Werte des Apd aus dem Vorversuch, also vor Beta-Rezeptorenblockade, nicht erreicht wurden, läßt sich wie folgt deuten:

— Die herabgesetzte Inotropie ist im Einzelfall nicht vollständig normalisiert worden.
— Andere Effekte des Propranolols, wie kardiodepressive, von der Beta-Blockade unabhängige oder die veränderte Myokarddehnbarkeit bleiben durch Strophanthin unbeeinflußt.

6.3. Praktische Bedeutung der Ergebnisse

Zusammenfassend kann festgestellt werden:

1. Pharmakologische Tests in Ruhe liefern bei Hypertonikern zunächst nur begrenzte Informationen über das Vorliegen sowohl einer koinzidierenden ischämischen Herzkrankheit als auch einer Herzinsuffizienz. Erst die Kombination mit dynamischer Belastung ermöglicht einen besseren Einblick in Veränderungen der Herzfunktion.
2. Der diastolische Pulmonalisdruck als Parameter des linksventrikulären Füllungsdrucks (und die Ejektionsfraktion) erweisen sich besonders im pharmakologischen Test als wertvolle Kriterien der Herzfunktion, die Aussagen zu latenten Störungen derselben erlauben.
3. Anhand des Verhaltens pathologisch erhöhter Pulmonalisdrücke während dynamischer Belastung unter Strophanthin kann eine Differenzierung zugrunde liegender pathologischer Mechanismen erfolgen. Bei Senkung der Füllungsdrücke nach Strophanthin ist eine latente Herzinsuffizienz zu diskutieren. Anderenfalls muß eher von ischämiebedingter Zunahme der myokardialen Steifigkeit ausgegangen werden.
4. Schlußfolgerungen:
Mittels der Pulmonalisdruckmessung (in Verbindung mit der Radiokardiographie) kann — besonders unter dem akuten Einfluß verschiedener Pharmaka in Kombination mit dynamischer Belastung — bei Hypertonie die Leistungsbreite des linken Ventrikels näher beschrieben werden. Sie ermöglicht auch, eine koinzidierende Myokardischämie und/oder latente Störungen der Herzfunktion nachzuweisen.

Literatur

AMENDE, J., R. SIMON und P. LICHTLEN: Druck-Volumen-Beziehungen bei Patienten mit koronarer Herzkrankheit. Verh. dt. Gesellsch. Kreislaufforsch. **42** (1976), 193—196

AMENDE, J., R. SIMON, W. P. HOOD jr., and P. R. LICHTLEN: The effect of the beta-blocker atenolol and nitroglycerin on left ventricular function and geometry in man. Circulation **60** (1979), 836—849

ATKINS, J. M., H. C. MITCHELL, and W. A. PETTINGER: Increased pulmonary vascular resistance with systemic hypertension. Amer. J. Cardiol. **39** (1977), 802—807

BEVEGARD, S., B. JONSSON, and I. KARLÖF: A percutaneous technique for catheterisation of the pulmonary artery without fluoroscopy. Brit. Heart J. **28** (1966), 842—844

BHATIA, M. L., I. SINGL, S. C. MANCHANDA, P. K. KHANNA, and S. B. ROY: Effect of furosemide on pulmonary blood volume. Brit. med. J. **2** (1969), 551 bis 552

BIAGI, R. W., and B. N. BAPAT: Furosemide in acute pulmonary oedema. Lancet **1** (1967), 849

BONZEL, T., H. SCHMIDT, U. SIGWART, H. M. MERTENS und U. GLEICHMANN: Beziehungen zwischen linksventrikulärem enddiastolischen Druck und Pulmonalarteriendruck in Ruhe und unter Belastung bei simultaner Messung. Med. Welt **26** (1975), 1724—1725

BONZEL, T., H. SCHMIDT, U. SIGWART, H. M. MERTENS und U. GLEICHMANN: Pulmonalarteriendrücke und linksventrikulärer enddiastolischer Druck in Ruhe und unter dynamischer Belastung. Z. Kardiol. **65** (1976), 1088—1108

BRANDT, D.: Einschwemmkatheteruntersuchungen zur Beurteilung der linksventrikulären Funktion. Therapiewoche **27** (1977), 3704—3712

BUBENHEIMER, P.: Die Parallelität zwischen den Effekten des körperlichen Trainings und denen der Beta-Rezeptorenblockade. Cardiology (Suppl. I) **63** (1978), 17—20

EVERLING, F. B., O. A. BECK, K. L. SCHULTE und H. HOCHREIN: Wirkungsvergleich von Digitalis und Nitroglyzerin bei der koronaren Herzkrankheit mit Belastungsinsuffizienz. Dt. med. Wochenschr. **103** (1978), 561—566

FALICOV, R. E., and L. RESNEKOV: Relationship of the pulmonary artery end-diastolic pressure to the left ventricular end-diastolic and mean filling pressure in patients with and without left ventricular dysfunction. Circulation **42** (1970), 65—73

FANTANI, F., P. DABIZZI, F. FRANCHI, A. MICHELLUCI, and L. PADELETTI: Hemodynamic effects of nitroglycerin. Intern. J. clin. Pharmacol. Biopharm. **17** (1979), 449—552

FUMAGALLI, C., A. VANNUCCI, N. MARCHIONNI, G. BERTINI and R. PINI: L'infusione di espansori di volume plasmatico nella valutazione della funzione ventricolare sinistra. Gior. Ital. Cardiol. **7** (1977), 233—234

GEBHARDT, W.: Zur Dynamik des gesunden und kranken menschlichen Herzens. Forum cardiol. **10** (1967), 1—10

GÖRNANDT, L.: Rechtsherz-Einschwemmkatheteruntersuchung. In: ROSKAMM, H. und H. REINDELL (Hrsg.): Herzkrankheiten — Pathophysiologie, Diagnostik, Therapie. Springer-Verlag, Berlin — Heidelberg — New York 1982, S. 358—365

GRANDJEAN, T.: Une microtechnique du cathétérisme cardiaque droit practicable au lit du malade sans contrôle radioscopique. Cardiologia (Basel) **51** (1967), 184—192

GREENE, H. L., D. T. KELLY, D. R. TAYLOR, and B. PITT: Hemodynamic effects of plasma volume expansion and prognostic implications in acute myocardial infarction. Circulation **49** (1974), 106—114

GÜNTHER, K. H., CH. HENNING und E. LOHR: Die Aussagefähigkeit des diastolischen Pulmonalisdruckes für den linksventrikulären Füllungsdruck. Dt. Gesundh.-Wesen **27** (1972), 1253—1255

HEIMBURG, P., D. BEHRENS und J. NEUBAUR: Untersuchungen zum Verhalten des Pulmonalkreislaufs bei arterieller Hypertonie. Klin. Wochenschr. **49** (1971), 594—597

HORWITZ, L. D., J. M. ATKINS, and M. S. SAITO: Effect of digitalis on left ventricular function in exercise dogs. Circulation Res. **41** (1977), 744—750

JEBAVY, P., J. RESSL, and R. JANDOVA: The effect of propranolol on left ventricular function at rest and during exercise in patients with ischemic heart disease. Jap. Heart J. **20** (1979), 261—270

KALTENMAN, A. J., W. H. HERBERT, R. J. CONROY, and CH. E. KOSSMANN: The gradient in pressure across the pulmonary vascular bed during diastole. Circulation **34** (1966), 377—384

KOBER, G., R. GROSSMANN, W. SCHULZ und M. KALTENBACH: Durchmesseränderungen der kleinen arteriellen und venösen Lungengefäße unter Nitroglyzerin. Z. Kardiol. **70** (1981), 547—554

KÜHN, P., M. NIEDERBERGER und H. RICHTER: Zur Beurteilung der Myokardfunktion. Kombination von Mikrokatheterismus und Mechanokardiographie. Z. Kreislaufforsch. **60** (1971), 827—835

LAL, S., J. G. MURTAGH, A. M. POLLOCK, E. FLETSCHER, and P. F. BINNION: Acute hemodynamic effects of furosemide in patients with normal and raised left atrial pressures. Brit. Heart J. **31** (1969), 711—717

MERTZ, D. P.: Zum Mechanismus einer akuten antihypertensiven Wirkung durch pharmakologischen Natriumentzug. Klin. Wochenschr. **48** (1970), 187 bis 189

MERX, W., W. BLEIFELD, P. HANRATH, K. W. HEINRICH und H. NOWAK: Akuter Myokardinfarkt. IV. Beziehungen zwischen linksventrikulärem Füllungsdruck und diastolischem Pulmonalisdruck. Z. Kardiol. **62** (1973), 835—845

NECHWATAL, W., E. KÖNIG, J. ISBARY und H. GREDING: Hämodynamische Interaktion von Propranolol und Digitalis bei Patienten mit Hypertonie. Z. Kardiol. **66** (1977a), 572—577

NECHWATAL, W., J. ISBARY, H. GREDING und E. KÖNIG: Die Wirkung von Digitalis auf Beta-Blocker-induzierte hämodynamische Veränderungen bei Patienten mit Hypertonie. Verh. dt. Gesellsch. Kreislaufforsch. **43** (1977b), 221—222

NECHWATAL, W., E. KÖNIG, H. GREDING und J. ISBARY: Die Wirkung von Furosemide auf Hämodynamik, Belastungs-EKG und Belastungstoleranz von Patienten mit Angina pectoris. Z. Kardiol. **67** (1978), 116—121

OCKENGA, T. H., K. PABST, F. H. HERTLE und H. G. JUST: Das Druckverhalten im Lungenkreislauf bei arterieller Hypertonie. In: ULMER, W. T.: Verh. Ges. Lungen-Atmungsforschung Bd. 2, Lungenkreislauf, Springer-Verlag, Berlin — Heidelberg — New York 1969, S. 123—129

OEFF, M., O. A. BECK und H. HOCHREIN: Einfluß von Digitalis auf die Pindololwirkung bei Koronarkranken mit Belastungsherzinsuffizienz. Dt. med. Wochenschr. **104** (1979), 98—103

OLIVARI, M. T., C. FIORENTINI, A. POLESE, and M. GUAZZI: Pulmonary hemodynamics and right ventricular function in hypertension. Circulation **57** (1978), 1185 bis 1190

PARSI, R. A., E. LUDWIG, H. J. PECH und B. HEUBLEIN: Beziehungen zwischen den Druckwerten im kleinen Kreislauf und dem enddiastolischen Druck des linken Ventrikels bei chronischer IHK und akutem Myokardinfarkt. Dt. Gesundh.-Wesen **37** (1982), 11—15

RAHIMTOOLA, S. H., H. S. LOEB, A. EHSANI, Z. SINNO, R. CHUQUIMIA, R. LAL, K. M. ROSEN, and R. M. GUNNAR: Relationship of pulmonary artery to the left ventricular diastolic pressure in acute myocardial infarction. Circulation **46** (1972), 283—287

ROSKAMM, H., H. WEIDEMANN, B. MEINECKE, J. PETERSEN und H. REINDELL: Die Diagnostik einer beginnenden Herzinsuffizienz mit Hilfe eines Einschwemmkatheterverfahrens. Z. Kreislaufforsch. **59** (1970), 119—138

ROSKAMM, H., und H. REINDELL: Herzkrankheiten — Pathophysiologie, Diagnostik, Therapie. Springer-Verlag, Berlin — Heidelberg — New York 1982

ROSS, J. jr., E. BRAUNWALD, and J. A. WALDHAUSEN: Studies on digitalis: II. Extracardiac effects on venous return and on the capacity of the peripheral vascular bed. J. clin. Invest. **39** (1960), 937—942

SCHENK, K. E., G. BIAMINO, E. R. v. LEITNER und R. SCHRÖDER: Wirkung von Nitroglyzerin, Furosemid und Ethacrynsäure auf die Hämodynamik in Ruhe und unter ergometrischer Belastung bei Patienten mit koronarer Herzerkrankung. Z. Kardiol. **65** (1976), 15—22

SCHMIDT, P. K. H.: Untersuchungen zum differentialdiagnostischen Stufenprogramm bei Hypertonie. Promotion B, Humboldt-Universität, Berlin 1980

SIMON, G., H. H. DICKHUTH und J. KREUL: Auswirkungen von Beta-Rezeptorenblockade auf invasiv und echokardiographisch ermittelte hämodynamische Größen. Z. Kardiol. **69** (1980), 75—80

SWAN, H. J. C., W. GANZ, I. FORRESTER, H. MARCUS, G. DIAMOND, and D. CHONETTE. Catheterization of the heart in man with use of a flow-directed balloon-tipped catheter. New Engl. J. Med. **283** (1970), 447—451

WELLER, W.: Registrierung und Auswertung von Blutdruckkurven der Arteria pulmonalis unter Berücksichtigung einiger Fehlerquellen. Z. Kardiol. **64** (1975), 68—83

WESTERMANN, K. W.: Die pulmonale Hypertonie bei erworbenen Herzfehlern und Herzinsuffizienz. Internist **14** (1973), 443—447

WOLFSON, S., R. A. HEINLE, M. V. HERMAN, H. G. KEMP, J. M. SULLIVAN, and K. GORLIN: Propranolol and angina pectoris. Amer. J. Cardiol. **18** (1966), 345—352

7. Wertung der angewandten nichtinvasiven Verfahren bei arterieller Hypertonie

B. M. Eisenberg, L. Pahl und G. Linss

Die quantitative Erfassung kardiodynamischer Größen ist für die Diagnostik, Differentialtherapie, Verlaufskontrolle und Prognose von Herz-Kreislaufkrankheiten von anerkannter Bedeutung. Dabei kann davon ausgegangen werden, daß eine möglichst umfassende Beurteilung der Herzfunktion nur dann gegeben ist, wenn ein repräsentativer Teil der Determinanten der mechanischen Herzarbeit erfaßt wird. Dies sind im wesentlichen neben der intravaskulären Homöostase die Pumpfunktion und die Myokardmechanik (vgl. Kap. 2. S. 15).

Als Parameter zur *quantitativen Beurteilung der Hämodynamik* und *Pumpfunktion* haben sich dabei neben den arteriellen Drücken im wesentlichen das Schlag- und Herzzeitvolumen als geeignet erwiesen (Mason, 1969; Just, 1976; Kaltenbach und Roskamm, 1980; Urbaszek und Modersohn, 1983). Zur Beurteilung der Vorlast hat sich die Messung des linksventrikulären enddiastolischen Druckes (Bühlmann, 1958; Burton, 1969; Bussmann, 1974) bzw., mit gewissen Einschränkungen, des diastolischen Pulmonalarteriendruckes (Günther et al., 1971b; Urbaszek et al., 1976) und des enddiastolischen Ventrikelvolumens (Krayenbühl et al., 1968; Mehmel et al., 1981) in der Praxis bewährt. Eine globale Beurteilung der Nachlast ist durch Ermittlung des totalen und pulmonalen Gefäßwiderstandes (Urbaszek et al., 1970, 1983), näherungsweise mittels Bestimmung des systolischen arteriellen Druckes, möglich.

Am *schwierigsten* erweist sich in der Praxis die *Beschreibung* der *Kontraktilität*, die zweckmäßigerweise herzphasengerecht erfolgt (Strobeck und Sonnenblick, 1981; Karliner, 1981). Die modellhafte Anwendung der Kraft-Geschwindigkeitsbeziehung auf die isometrische Kontraktionsphase des Herzens setzt allerdings voraus, daß sich die Ventrikelgeometrie nicht ändert und keine effektive Muskelverkürzung stattfindet. Unter diesen Bedingungen ist als *Maß der Kontraktilität die maximale Verkürzungsgeschwindigkeit des kontraktilen Elements* V_{max} *bei der Belastung 0* definiert (Karliner, 1980). Da diese in vivo nicht meßbar ist, wurden Parameter entwickelt, die eine näherungsweise Beurteilung der Kontraktilität zulassen. So gelten als *geeignete Parameter* der Präejektionsphase die *maximale Druckanstiegsgeschwindigkeit* dp/dt_{max} bzw. der *Quotient aus maximaler Druckanstiegsgeschwindigkeit* und *instantanem Druck* $dp/dt_{max}/IP$ sowie das *Zeitintervall vom Beginn des Druckanstiegs bis zum Erreichen der maximalen Druckanstiegsgeschwindigkeit* $t - dp/dt_{max}$ (Lichtlen et al., 1969; Krayenbühl, 1969; Mason et al., 1969, 1970; Strauer, 1973). Für die Beurteilung der Ejektionsphase eignen sich die *Ejektionsfraktion* (Krayenbühl et al., 1968; Just et al., 1972; Pech et al., 1975), *die mittlere Faserverkürzungsgeschwindigkeit* (Krayenbühl, 1969; Karliner et al., 1971; Just et al., 1972; Strauer, 1973) sowie die *mittlere systolische Ejektionsrate* (Peterson et al., 1974; Just, 1976), wobei die angeführten Parameter aufgrund ihrer Phasenzuordnung auch in gewissem Sinne die Pumpfunktion mitbeschreiben. Da sie sich nicht direkt von der Kraft-Geschwindigkeitsrelation herleiten, sind sie nur im übertragenen Sinne als Kontraktilitätskriterien aufzufassen (Quinones et al., 1976). Eine Beurteilung der Relaxations- und Füllungsphase ist mit Hilfe der Geschwindigkeit des Druckabfalls im linken Ventrikel dp/dt_{min} bzw. des Quotienten aus dp/dt_{min} und instantanem Druck (Cohn et al., 1972; Strauer, 1973) und der mittleren diastolischen Einstromgeschwindigkeit (Amende et al., 1976; LEVINE und GAASCH, 1978; URBASZEK und MODERSOHN, 1983) möglich. Die Bewertung der isometrischen Kontraktilitätsparameter setzt allerdings ihre störungsfreie Registrierung mittels Katheter-Tipmanometer voraus.

Die Beschreibung der *Synergie der Kontraktion* erfolgt mit Hilfe verschiedener Meßmethoden im Rahmen der Interventionsventrikulographie bzw. anderer adäquater Verfahren (Übersicht bei URBASZEK, 1983).

Die vorstehend angeführten Ergebnisse wurden mit Hilfe invasiver Untersuchungstechniken gewonnen. Eine invasive Diagnostik zur Erlangung dieser Daten ist aber bei arterieller Hypertonie ohne gleichzeitige koronare Herzkrankheit nicht indiziert. Deshalb wurden auf der Grundlage nichtinvasiver Verfahren Parameter entwickelt, die mit hinreichender Genauigkeit eine Beurteilung der mechanischen Herzfunktion auch im Verlauf gestatten (vgl. Kap. 5. S. 35).

Welche Idealforderungen sind dabei theoretisch an die angewandten Methoden und an den Informationsgehalt zu stellen? Die Idealmethode sollte die nichtinvasive beliebig wiederholbare Messung des bzw. der wichtigsten Parameter mit geringer Fehlerbreite ermöglichen, ohne daß der apparative und personelle Aufwand zu groß sind und eine besondere Erfahrung erforderlich ist. Der Idealparameter sollte die zuverlässige Erkennung einer Störung der mechanischen Herzfunktion zum frühest möglichen Zeitpunkt garantieren. Ein Vergleich dieser formulierten theoretischen Anforderungen mit dem zur Verfügung stehenden Untersuchungsrepertoire zeigt, daß es gegenwärtig weder den Idealparameter noch die Idealmethode zur Untersuchung der Herzfunktion gibt.

Die von uns angewandten Verfahren quantitative Radiokardiographie, Echokardiographie, Apexkardiographie und Impedanzkardiographie sowie die Einschwemmkathetertechnik haben methodisch-bedingte Vor- und Nachteile, was bei einer differenzierten Anwendung beachtet werden sollte. Außerdem ist beim Einsatz der verschiedenen Verfahren in der Praxis, wie bereits oben festgestellt, der erforderliche materielle und personelle Aufwand von Bedeutung.

7.1. Vor- und Nachteile der angewandten nichtinvasiven Verfahren

Die Einsatzmöglichkeiten der angewandten noninvasiven Verfahren in der klinischen Praxis sind in Tabelle 28 gegenübergestellt.

7.1.1. Quantitative Radiokardiographie

Die quantitative Radiokardiographie in Form der Einzelsondentechnik ermöglicht die Be-

Tabelle 28. Einsatzmöglichkeiten der angewandten noninvasiven Verfahren in der klinischen Praxis

	RKG (Einzelsonde)	RKG (Kamera)	UKG	IKG	AKG	PAP
Pumpfunktion	+	+	+	+	0	(+)
Kontraktile Herzfunktion						
• auxotone Phase	+	+	+	+	0	0
• isometrische Phase	0	0	(+)	0	+	0
• Preload	(+)	(+)	(+)	0	(+)	+
Morphologie						
• Wandkinetik	0	+	+	(+)	0	0
• Klappenkinetik	0	0	+	0	(+)	0
• Muskelmasse	0	(+)	+	0	0	0
• Koronarperfusion	0	+	(+)	0	0	0
Ruhe	+	+	+	+	+	+
Belastung						
• dynamisch	+	+	0	+	0	+
• isometrisch	+	+	+	+	+	+
• Orthostase	+	+	(+)	+	(+)	0

stimmung der Pumpfunktion und der Myokardmechanik in der auxotonen Ejektionsphase. Sie ist in Ruhe, unter dynamischer und isometrischer Belastung sowie in Orthostase durchführbar. Ihre besondere Bedeutung besteht darin, daß mit ihrer Hilfe die praktisch bedeutsame *Ejektionsfraktion* in Ruhe und unter den verschiedenen Belastungsformen bestimmt werden kann. Sie liefert nur bedingt Informationen zur Beurteilung der isometrischen Funktionsphasen des Herzens und der Vorlast.

Bei Durchführung der quantitativen Radiokardiographie mittels Gamma-Kamera ergeben sich mehrere methodische Vorteile gegenüber der Einzelsondentechnik. Zum einen ist das Problem einer vollständigeren Untergrunderfassung und -korrektur mit dieser Technik besser gelöst, zum anderen ermöglicht die Gamma-Kamera über die angeführten Einsatzmöglichkeiten hinaus auf der Grundlage der Binnenraum- und Myokardszintigraphie eine funktionell-morphologische Beurteilung der Wandkinetik und Muskelmasse sowie der Koronarperfusion.

7.1.2. Echokardiographie

Die Echokardiographie erlaubt eine Darstellung von Kontur, Struktur und Kinematik des Herzens und macht auf diese Weise eine funktionell-morphologische Flächenanalyse des Herzens möglich. Die herzphasengetriggerte Darstellung der Herzhöhlen und -klappen gestattet eine Analyse der Wand- und Klappenkinetik ebenso wie die Bestimmung wesentlicher Kenngrößen der Pumpfunktion und Myokardmechanik sowie der Myokardmasse. Bei guter Qualität der auf diese Weise gewonnenen nichtinvasiven Ventrikulogramme stehen die Messungen der Ventrikelgrößen und -volumina denen der Angiokardiographie nicht nach.

In ausgewählten Fällen kann mit dem Echokardiogramm direkt (sichtbare Stammstenosen) und für die Mehrzahl der Untersuchungen indirekt (über die Wandkinetik) zur Koronarfunktion Stellung genommen werden.

Die mit *Sektor-Scan-Technik* möglichen Projektionsebenen gestatten eine Darstellung aller vier Herzhöhlen in einer Ebene mit Beurteilung der Morphologie und Funktion der septalen Strukturen in ihrer gesamten Ausdehnung. Der *kombinierte Einsatz von 2d-Echokardiographie mit M-Mode-Technik* gestattet eine quantitative Dimensionsmessung (Wandstärken und Ventrikeldurchmesser) mit hoher Genauigkeit. Dabei werden die methodischen Probleme der isolierten eindimensionalen Echokardiographie für die exakte Bestimmung der Herzfunktion deutlich vermindert.

Weitere *Anwendungsgebiete* reichen von angeborenen Herzfehlbildungen über erworbene Herzklappenfehler, den Nachweis von Vegetationen, intrakardialen Raumforderungen (Thromben, Tumoren), die Diagnostik von Perikard- und Myokarderkrankungen bis zur Kontrolle der Funktion von Klappenprothesen, um nur die wichtigsten zu nennen.

Ein besonderer Stellenwert ergibt sich für die Echokardiographie in der nichtinvasiven Verlaufsbeurteilung bei medikamentöser oder chirurgischer Therapie von Herzerkrankungen. Echokardiographische Untersuchungen sind in Ruhe, unter isometrischer und pharmakologischer Belastung durchführbar. Bei dynamischer Belastung bestehen sehr eng gezogene Anwendungsgrenzen und methodische Hindernisse, die einen breiten Einsatz nicht erlauben.

Versuche, dabei dem Problem der stabilen Schallkopflage durch intraoesophageale Plazierung beizukommen und unter dynamischer Belastung bessere Resultate zu erzielen, sind wegen der nicht unerheblichen Alterierung der Patienten praktisch nur schwer zu realisieren und heben gewissermaßen einen wesentlichen Vorteil der Echokardiographie (nichtbelastendes Verfahren) wieder auf. Die Verfahren der Ultraschalldiagnostik des Herzens erfahren mit dem Einsatz von Kontrastechomethoden sowie der Impuls-Doppler-Echographie eine wesentliche Bereicherung, weil die Bestimmung des intrakavitären Strömungsprofils an definierten Abschnitten des Herzens und an den zu- und abführenden Gefäßen und die Ermittlung von Druckgradienten einen wesentlichen Aussagegewinn zur Kennzeichnung der Hämodynamik des Herzens erbringen.

Die Integration von moderner Rechentechnik in die Ultraschalldiagnostikgeräte erlaubt eine noch subtilere Analyse der Ventrikelfunktion, die auch regionale Funktionen mit hoher Präzision bestimmen läßt.

7.1.3. Impedanzkardiographie

Die Impedanzkardiographie ermöglicht eine Bestimmung der Pumpfunktion und eine orientierende Beurteilung der Myokardmechanik in der auxotonen Ejektionsphase. Sie ist in Ruhe, unter isometrischer und dynamischer Belastung sowie unter Orthostasebedingungen einsetzbar. Besondere Bedeutung hat die Methode wegen der Möglichkeit der Schlag-zu-Schlag-Bestimmung und der beliebigen Wiederholbarkeit, auch in kurzen Abständen. Sie liefert keine Informationen über die isometrischen Herzphasen, die Vorlast sowie die Morphologie des Herzens. Eine Beurteilung der Wandkinetik ist nur in beschränktem Maße für die Herzvorderwand mit besonderer Elektrodentechnik möglich. Als Mangel muß angesehen werden, daß sie zwar eine orientierende Beurteilung der Ejektionsphase, nicht aber die direkte Bestimmung der Ejektionsfraktion zuläßt. Die methodischen Einflußfaktoren auf die Impedanzkardiographie sind in Tabelle 25 (S. 135) dargestellt.

7.1.4. Kalibrierte und differenzierte Apexkardiographie

Die kalibrierte und differenzierte Apexkardiographie beschreibt den Funktionszustand des Herzens in der isometrischen Kontraktions- und Relaxationsphase und ermöglicht eine relative Abschätzung des linksventrikulären enddiastolischen Druckes und somit der Vorlast. Besondere Bedeutung erwächst aus der Möglichkeit der zeitlichen Markierung des linksventrikulären Druckablaufes und der Bewertung der Inotropiewirkung von Pharmaka. Ihre Eignung hinsichtlich der Bestimmung volumetrischer Größen und Parameter der auxotonen Ejektionsphase muß aufgrund theoretischer Überlegungen und praktischer Erfahrungen als fraglich gelten. Eine Beurteilung der Klappenkinetik des linken Ventrikels ist möglich; weitere morphologische Informationen sind von der Methode nicht zu erwarten.

Der Wert der Methode wird vor allem durch das Problem der standardisierten Ableitung des Herzspitzenstoßes beschränkt. Die kontaktlose Kraftübertragung mittels Lasertechnik, die in Ansatzpunkten bereits vorhanden ist, wird durch Beseitigung dieses Problems wesentlich zur Qualifizierung der Methode beitragen.

7.1.5. Einschwemmkathetertechnik

Die Einschwemmkathetertechnik in der von uns geübten Form erlaubt die Messung der Drücke in der A. pulmonalis. Da der diastolische Pulmonalisdruck weitgehend dem linksventrikulären enddiastolischen Druck entspricht, ist somit eine Beurteilung der Vorlast bzw. der Herzfunktion möglich. Weitere Informationen sind in Form der Druckmessung nicht zu erhalten. Die Methode ist in Ruhe sowie unter allen Belastungsformen durchführbar und sollte mit volumetrischen Messungen kombiniert werden.

7.2. Nutzen-Aufwand-Relationen der angewandten noninvasiven Verfahren

Das Verhältnis von Nutzen zum Aufwand muß in Anbetracht der Kostenentwicklung auf medizinisch-technischem Gebiet beim Einsatz funktionsdiagnostischer Methoden unbedingt berücksichtigt werden. Für Methoden zur Untersuchung der Herzfunktion wird der Nutzen durch praxisrelevante Aussagen zur Funktion und Morphologie des Herzens bzw. zur Koronarperfusion definiert. Dem steht der Aufwand in Form der Grundinvestitionen, des Verbrauchsmaterials und der erforderlichen Erfahrung des Untersuchers gegenüber (Tab. 29). In eine Nutzen-Aufwand-Betrachtung ist außerdem die Eignung medizinischer Geräte für die interdisziplinäre Nutzung mit einzubeziehen.

Für die *Radiokardiographie* mittels Einzelsondentechnik sind mittlere Grundinvestitionen erforderlich; die Verbrauchsmaterialkosten (Radiopharmaka) sind als hoch einzuschätzen. Die notwendige Erfahrung läßt sich, wie bei allen graphischen Verfahren, relativ schnell aneignen. Eine Nutzung über die kar-

Tabelle 29. Aufwand und Nutzen der angewandten noninvasiven Verfahren

	RKG (Einzelsonde)	RKG (Kamera)	UKG	IKG	AKG	PAP
Kosten						
• Grundinvestition	++	++++	+++	++	+	+
• Verbrauchsmaterial	+++	++++	++	+	+	++
„Know how"	++	++	++++	+	++	+++
Aussage für die Praxis						
• Herzfunktion	+++	++++	+++	++	++	++
• Morphologie	0	+++	++++	0	0	0
• Koronarperfusion	0	+++	++	0	0	0
Interdisziplinäre Nutzung	+	+++	+	+	0	+

diologische Diagnostik hinaus ist in größerem Maße lediglich für erforderliche Blutvolumenbestimmungen in Intensivmedizin und Nephrologie zu erwarten.

Demgegenüber erfordert die Radiokardiographie mittels Gamma-Kamera einen sehr hohen Kostenaufwand sowohl hinsichtlich der Grundinvestitionen als auch des Verbrauchsmaterials, letzteres insbesondere, wenn die Myokardperfusion untersucht wird (Thallium). Die notwendige Erfahrung läßt sich aufgrund der integrierten Rechentechnik ebenfalls relativ schnell aneignen. Dem stehen sowohl ein sehr hoher Aussagewert für die Praxis als auch eine breite interdisziplinäre Nutzung in Form vielfältig möglicher Perfusionsuntersuchungen anderer Organsysteme gegenüber.

Die *Echokardiographie* in derzeit optimaler Variante (Sector scan in Kombination mit gepulstem Doppler und integrierter Rechentechnik) erfordert ebenfalls eine sehr hohe Grundinvestition, aber nur mittlere Kosten für Verbrauchsmaterial (photosensibles Papier bzw. Filmmaterial). Ihre sichere Durchführung setzt eine sehr große praktische Erfahrung voraus. Diese wird üblicherweise erst nach mindestens halbjährlicher täglicher echokardiographischer Praxis erreicht. Die Methode ermöglicht ebenfalls die Erfassung eines sehr großen Umfangs von Informationen zur Funktion und Morphologie des Herzens, ist aber aufgrund ihres Meßprinzips in der Diagnostik der Koronarperfusion der Gamma-Kamera unterlegen. Eine interdisziplinäre Nutzung ist möglich (Oberbauch-, Schilddrüsen-, Nierensonographie), setzt aber das Vorhandensein verschiedener Schallköpfe voraus. Modernste Geräte sind oft aus kommerziellen Gründen so ausgelegt, daß damit nur die spezifische Diagnostik eines Organs oder Organsystems optimal möglich ist.

Die *Impedanzkardiographie* erfordert mittlere Investitions- und geringe Verbrauchsmaterialkosten (Papier). Für ihre Durchführung ist keine wesentliche praktische Erfahrung nötig; die Untersuchung ist vergleichbar mit der EKG-Ableitung und kann vom mittleren medizinischen Personal selbständig durchgeführt werden. Die Methode ermöglicht die Bestimmung einiger Herzfunktionsgrößen, darunter des praktisch wichtigen Herzzeitvolumens, erbringt aber keine Informationen zur Morphologie und Koronarperfusion. Eine Nutzung über die kardiologische Diagnostik hinaus ist für Durchblutungsmessungen im Bereich der Extremitäten möglich.

Für die *kalibrierte und differenzierte Apexkardiographie* sind geringe Grundinvestitions- und Verbrauchsmaterialkosten erforderlich. Ihre exakte Durchführung setzt mehr praktische Erfahrung voraus als dies meist gefordert wird. Die Methode ermöglicht die Beurteilung der isometrischen Herzfunktionsphasen, erbringt aber keine Informationen zur Pumpfunktion und zur auxotonen Ejektionsphase sowie zur Morphologie und Koronarperfusion. Eine interdisziplinäre Nutzung ergibt sich für die Praxis nicht.

Für die Messung des Pulmonalarteriendrukkes mittels *Einschwemmkathetertechnik* sind mittlere Grundinvestitions- und Verbrauchsmaterialkosten (Katheter, Infusionslösungen) nötig. Die Methode erfordert ein hohes Maß an Erfahrung. Sie ermöglicht eine indirekte Bestimmung des linksventrikulären enddiastolischen Druckes, eine Beurteilung der Morphologie und Koronarperfusion ist nicht möglich. Das Verfahren wird über die kardiologische Diagnostik hinaus auch in der Pulmologie genutzt.

7.3. Indikationsbereiche

Der differenzierte Einsatz der angewandten noninvasiven Verfahren in der klinischen Praxis setzt nicht nur Kenntnisse über die Vor- und Nachteile sowie die Nutzen-Aufwand-Relation voraus. Daneben ist es notwendig, sich auf der Grundlage bekannter pathophysiologischer Zusammenhänge Klarheit darüber zu verschaffen, welche Parameter für die Diagnostik, Therapie und Prognose der anhand der Anamnese und klinischen Untersuchung vermuteten Erkrankung wichtig sind. Im Interesse eines vertretbaren ökonomischen Aufwandes geht es darum, nicht so viel wie mögliche, sondern so viel wie nötige Informationen zu erheben. Nachfolgend werden deshalb für die beiden klinisch und epidemiologisch bedeutsamsten kardiovaskulären Erkrankungen, die *Hypertonie* und die *koronare Herzkrankheit*, differenzierte Indikationen für den Einsatz der angewandten noninvasiven Verfahren vorgeschlagen (Tab. 30).

7.4. Entwicklungstendenzen in der nichtinvasiven kardiologischen Funktionsdiagnostik

Mit der breiten Einführung der Mikroelektronik und Rechentechnik konnten in den letzten Jahren vorhandene noninvasive Verfahren vervollkommnet und neue bildgebende Verfahren entwickelt werden. Zu diesen Methoden gehören die digitale Subtraktionsangiokardiographie, die Computer-, axiale Myokard-Emissions- und Nuklearmagneto-Resonanztomographie.

7.4.1. Digitale Subtraktionsangiokardiographie

Dieses Verfahren wurde ursprünglich als digitale Subtraktionsangiographie in erster Linie zur Darstellung peripherer Gefäße entwickelt. Es beruht auf der elektronischen Subtraktion des störenden Bildhintergrundes mit anschließender Kontrastverstärkung des Differenzbildes. Dabei wird die Leeraufnahme des interessierenden Gefäßabschnittes („Maske“) digital abgespeichert, diese Leeraufnahme von dem nach Kontrastmittelapplikation angefertigten Füllungsbild subtrahiert, das so entstehende Differenzbild digital verstärkt und über einen Digital-Analog-Wandler in ein Fernsehbild zurückverwandelt. Auf diese Weise gelingt es, bei intravenöser Kontrastmittelapplikation eine verwertbare Kontrastierung der A. carotis (Chilcote et al., 1981; Seyferth et al., 1982), der peripheren Gefäße (Crummy et al., 1981) und der A. renalis (Smith et al., 1982) zu erreichen. Da identische Positionen und gleiche Intensität der Hintergrundstrukturen im Masken- und Füllungsbild wesentliche Voraussetzungen für eine befriedigende Bildgüte sind, ergeben sich bei der Untersuchung des Herzens und der Herzwandgefäße methodische Probleme. Mit entsprechender EKG-Triggerung gelingt es aber, sogar nach intravenöser Applikation unter dynamischer Belastung verwertbare Bilder des linken Ventrikels aufzuzeichnen (Spiller et al., 1983; Engels et al., 1982). Das Verfahren

Tabelle 30. Differenzierter Einsatz der angewandten noninvasiven Verfahren

	RKG (Einzelsonde)	RKG (Kamera)	UKG	IKG	AKG	PAP
Hypertonie						
• Erstuntersuchung	++	0	+++	++	0	0
• Verlaufskontrolle	+	0	+++	++	0	0
Koronare Herzkrankheit						
• Vorfelddiagnostik	++	+++	+++	0	++	+++
• akuter Myokardinfarkt	+	+++	+++	++	0	+++
• Verlaufskontrolle	++	++	++	+	+	+

eignet sich somit zur Bestimmung des endsystolischen und enddiastolischen Ventrikelvolumens, damit zur Ermittlung des Herzminutenvolumens und der Ejektionsfraktion sowie zur Untersuchung der Wandkinetik des Herzens in Ruhe und unter Belastung. Eine Beurteilung der Koronarmorphologie ist wegen der angeführten Probleme nur eingeschränkt möglich.

7.4.2. Computertomographie des Herzens

Die Computertomographie ist ein Verfahren zur überlagerungsfreien Abbildung der örtlichen Verteilung des Röntgenstrahlenschwächungsvermögens und somit der Gewebsdichte innerhalb der untersuchten Transversalschicht und ermöglicht auf diese Weise nicht nur eine kontrastreiche Weichteildarstellung, sondern auch eine unmittelbare quantitative Auswertung. Moderne Geräte mit scan-Zeiten im Sekundenbereich ermöglichen sowohl die Erkennung von Gewebsveränderungen des Herzmuskels als auch eine relativ genaue Bestimmung der Ventrikelgrenzen (ROGALSKY und HAHN, 1982).

Intravenöse Injektionen eines Kontrastmittels führen zur Erhöhung der Dichte des Myokards, wodurch eine regionale Beurteilung der Myokardperfusion erreicht werden soll (SANDRING et al., 1983). Auch wenn daraus eine Eignung der Beurteilung der myokardialen Funktion abgeleitet wird (LIPTON et al., 1978) und Aussagen zum geweblichen Myokardzustand und somit zur Infarkt- und Narbendiagnostik möglich sein sollen (CARLSSON et al., 1980), muß diesem Aussagespektrum mit Skepsis begegnet werden. Offenbar sind die Resultate nicht so ermutigend, daß die vergleichsweise aufwendige und kostspielige Technik mit relativ großen Kontrastmittelmengen den Einsatz für diese Fragestellung rechtfertigen. Das trifft auch auf die Versuche der Beurteilung der Koronarperfusion zu (SIEMERS et al., 1978; SANDRING et al., 1983).

Der Einsatz der Kardio-Computertomographie ist überall da indiziert, wo ihre Möglichkeit der Densitätsbestimmung einen Informationsgewinn gegenüber der Ultraschalldiagnostik darstellt und wo die topographisch-anatomischen Beziehungen eines kardialen Befundes zu den Umgebungsorganen aufzuhellen sind. Die Möglichkeiten der morphologischen und funktionellen Analysen des Herzens haben auch überall dort ihre Rechtfertigung, wo diskrepante Ergebnisse zwischen Angiokardiographie und Ultraschallkardiographie bestehen oder im Ultraschall keine ausreichende Information zu gewinnen ist.

7.4.3. Axiale Myokard-Emissionstomographie

Dieses Verfahren wird als Emissionstomographie mit konventionellen Nukliden, aber auch mit positronen-emittierenden Isotopen durchgeführt.

— *Myokard-Emissionstomographie mit konventionellen Nukliden*

Da die konventionelle Myokardszintigraphie planar in verschiedenen Projektionen durchgeführt wird, sind Darstellungsgüte und topographische Zuordnung relativ begrenzt. Dieses Problem wird durch die Emissionscomputertomographie gelöst, bei der der Detektor der Gamma-Kamera um die Längsachse des Körpers rotiert. Eine Orientierung der kardialen Schnittbilder nach dem geometrischen Bezugspunkt Herzachse erfordert eine aufwendige Rechentechnik, da die Herzachse von der Körper- und somit Rotationsachse des Detektors sowohl in der Frontal- als auch Saggitalebene abweicht. Das linksventrikuläre Myokard stellt sich dann bei Bezug auf die Herzachse so real dar, daß anhand der einzelnen Schnitte eine sehr gute topographische Zuordnung zu Myokardarealen möglich ist. Dieses sehr kostenintensive Verfahren liefert somit alle funktionellen und morphologischen Informationen, die mittels Gamma-Kamera gewonnen werden können, in topographisch eindeutiger Zuordnung (GRÖTENHERDT, 1983). Das Problem der tiefenabhängigen örtlichen Auflösung und der unterschiedlichen Aktivitätsabschwächung durch das Körpergewebe zwischen Herz und Detektor bleibt aber bestehen.

— *Positronen-Emissionstomographie*

Bei diesem Verfahren werden als Indikatoren positronen-emittierende Isotope mit sehr kurzer Halbwertszeit verwendet, die physiologisch aktiv sind und an Stoffwechselvorgängen im entsprechenden Organ teilnehmen. Der wesentliche Vorzug des Verfahrens ist neben der absoluten Quantifizierbarkeit der Indikatorkonzentration im Organ vor allem in der Möglichkeit des Einblicks in myokardiale Stoffwechselvorgänge zu sehen. So gelingt es, die regionale Myokardfunktion dreidimensional mit ^{11}C- oder ^{15}O-markiertem Kohlenmonoxyd (PHELPS, 1977) die regionale Myokardperfusion mit ^{15}O-markiertem H_2O (ALLAN et al., 1981) und ^{13}N-markiertem Ammoniak (PHELPS, 1977) sowie regionale Stoffwechselvorgänge im Myokard (freie Fettsäuren, Glukose, Aminosäuren; Übersicht bei SCHÖN et al., 1983) zu bestimmen. *Erstmals besteht somit die Möglichkeit der gleichzeitigen Untersuchung von Funktion, Perfusion und Stoffwechselvorgängen des Herzens.* Berücksichtigt man, daß zahlreiche Herzerkrankungen auf Störungen im Zell- und metabolischen Bereich zurückzuführen sind, eröffnen sich somit für eine mögliche Früherkennung pathologischer Zustände große Perspektiven (ALLAN et al., 1981; WISENBERG et al., 1981; SCHÖN et al., 1983). Der Kostenaufwand ist allerdings wegen der bisher für die Nuklidaufbereitung noch notwendigen Zyklotrone erheblich; zur Zeit gibt es erfolgversprechende Versuche, dieses Verfahren durch Bereitstellung von Generatoren zur Herstellung positronenemittierender Isotope kostengünstiger zu gestalten.

7.4.4. Die Nuklearmagnetoresonanz-Tomographie (NMR-Technik)

Das Phänomen der Kernmagnetresonanz ist schon seit 1946 bekannt, wurde aber zunächst nur für die Strukturauflösung chemischer Verbindungen zur Anwendung gebracht.

Das Phänomen nutzt den Effekt, daß infolge eines eigenen Drehimpulses bestimmter Atomkerne eine magnetische Ausrichtung oder Formierung dieser Atomkerne im Organismus erfolgt. Beim Menschen geschieht dies überwiegend mit den Atomkernen des Wasserstoffs. Vorbedingung ist eine ungerade Zahl von Kernbestandteilen und Protonen.

Nach Applikation eines Hochfrequenzimpulses ändert sich die Richtung in einem inhomogenen Magnetfeld. In der anschließenden Relaxationsphase stellt sich die ursprüngliche Magnetisierungsrichtung wieder ein. Dabei wird von den Protonen in der Hochfrequenzspule ein Signal induziert proportional zur Protonenzahl. Die Analyse dieses Resonanzsignals und seiner Anteile ermöglicht eine Analyse der örtlichen Verteilung der untersuchten Atomkerne.

Dieses Verfahren wurde 1973 erstmals von LAUTERBUR technisch gemeistert und in der Folgezeit für den klinischen Einsatz vorbereitet.

Ziel anfänglicher Versuche war die Analyse der Verteilung von Wasserstoffatomkernen und damit vor allem des Wassers im biologischen Objekt.

Wesentlicher sind aber für die Praxis Analysen des chemischen Umfeldes des Wassers in den Geweben. Das gelingt aus der Messung der Relaxationszeiten.

Praktisch geschieht dies, indem der Patient in ein homogenes Magnetfeld gebracht wird und mittels Gradientenspulen eine Anregung der Protonen in verschiedenen Gewebsschichten erfolgt. Bei einer Vielzahl von Projektionsebenen und Wiederholung der Meßvorgänge wird mit Hilfe computerisierter Rechentechnik ein Bild aufgebaut. Das Bild widerspiegelt die differente Protonendichte im untersuchten Bereich (BROWN, 1982; BUCHALI et al., 1983). Als Vorteil erweist sich, daß sowohl Knochen als auch Luft ein geringes bzw. kein Signal ergeben und somit im Unterschied zur Ultraschalldiagnostik und zur Röntgentechnik nicht als Störgrößen negativ auf die Bilderzeugung einwirken.

Bei der Messung von biologischem Material mit Eigenbewegung tritt als Besonderheit zutage, daß solcherart angeregte Atomkerne in Bereiche anderer Feldstärke und Resonanzeigenschaften kommen und somit ein vermindertes Resonanzsignal aussenden (Beispiel: sich bewegende Körperflüssigkeiten).

Der *prinzipielle Vorteil der NMR-Technik* im Vergleich zu anderen bildgebenden tomographischen Verfahren besteht darin, daß *über die bildliche Information hinaus Einblicke in den Organmetabolismus auf molekulärer Ebene möglich sind.*

Für die Anwendung der NMR am Herzen

ist die Aufnahmezeit von ca. 3 Minuten, ähnlich wie bei der Szintigraphie, für die Gewinnung von unverzeichneten Bildern ein Handicap.

Ischämische Areale sind im Myokard aufgrund der lokalen Ödembildung durch die Wassereinlagerung erfaßbar (WILLIAMS et al., 1980). Bei Signalverstärkung mit Manganoxid lassen sich minderperfundierte Areale besser von gut perfundierten differenzieren.

Messungen des natürlichen Phosphorisotops ^{31}P erlauben bei Analyse des Resonanzspektrums eine Aussage über die Konzentration von ATP, ADP, Kreatinphosphat, anorganischem Phosphat u. a. im Myokard.

Aus ihren Relationen sind ebenfalls Anhaltspunkte für ischämische Veränderungen zu gewinnen. Darüber hinaus ist eine Messung des intrazellulären pH möglich.

Einem solchen Einsatz in vivo stehen aber einige technische Probleme gegenwärtig noch entgegen (stärkere Magnetfelder, supraleitende Magneten, hoher Zeitaufwand), so daß sich über die Reliabilität des Verfahrens am Herzen noch kein schlüssiges Urteil treffen läßt (MANSFIELD et al., 1982). Fortschritte in der Aussage sind durch den Einsatz von ^{19}Fluor und von ^{23}Natrium zu erwarten.

Bei Nutzung geeigneter Triggertechniken können mittlerweile auch Schichtbilder des Herzens in Zeitintervallen von ca. 50 ms erzeugt werden, die eine Darstellung des Herzmuskels in verschiedenen Phasen des Herzzyklus gestatten. Verwendung findet hierfür eine sogenannte echoplanare Methode. Es bleibt abzuwarten, ob sich diese Modellversuche auch auf den Menschen anwenden lassen.

Literatur

ALLAN, R. M., T. JONES, and C. C. G. RHODES: Quantitation of myocardial perfusion in man using 15-oxygen and positron tomography. Amer. J. Cardiol. 47 (1981), 481—487

AMENDE, J., D. J. COLTART, and W. RUTISHAUSER: Contraction and relaxation phase in coronary heart disease measured by pressure — derived parameters. In: LICHTLEN, P. R.: Coronary angiography and Angina pectoris. Thieme-Verlag, Stuttgart 1976

BROWN, P. W.: Business leaders hear predictions on imaging's future. Diagnostic imaging, May 1982, pp. 46—74

BUCHALI, K., H. FLADE und H. J. CORRENS: Anwendung der Kernmagnetresonanzmessung am Menschen. Dt. Gesundh.-Wesen **38** (1983), 1989—1995

BÜHLMANN, A.: Direkte Blutdruckmessung beim Menschen. Springer-Verlag, Berlin 1958

BURTON, A. C.: Physiologie und Biophysik des Kreislaufs. Schattauer-Verlag, Stuttgart 1969

BUSSMANN, W. D.: Kontraktilitätsreserve des linken Ventrikels unter körperlicher und pharmakologischer Belastung bei verschiedenen Herzerkrankungen. Habilitationsschrift, Goethe-Universität zu Frankfurt/M. 1974

CARLSSON, E., M. J. LIPTON, C. G. SKIÖLDEBRAND, W. H. BERNINGER und R. W. REDINGTON: Erfahrungen mit der Computer-Tomographie bei der in vivo-Herzdiagnostik. Radiologe **20** (1980), 44—49

CHILCOTE, W. A., M. T. MODIC, and W. PAVLICEK: Digital subtraction angiography of the carotid arteries: a comparative study in 100 patients. Radiology **139** (1981), 287—293

COHN, P. E., A. J. LIEDKE, J. SERUR, E. H. SONNENBLICK, and C. W. URSCHEL: Maximal rate of pressure fall (peak negative d*p*/d*t*) during ventricular relaxation. Cardiovasc. Res. **6** (1972), 263—267

CRUMMY, A. B., C. M. STROTHER, R. P. LIEBERMAN, M. F. STIEGHORST, J. F. SACKETT, M. M. WOJTOWYCZ, R. A. KRUGER, W. D. TURNIPSEED, D. L. ERGUN, C. H. SHAW, C. A. MISTRETTA, and F. F. RUZICKA: Digital video subtraction angiography for evaluation of peripheral vascular disease. Radiology **141** (1981), 33—41

DOW, P.: Dimensional relationships in dye-dilution curves from humans and dogs, with an empirical formula for certain troublesame curves. J. appl. Physiol. **7** (1955), 399-405

ENGELS, P. H. C., J. W. LUDWIG, and L. A. J. VERHOEVEN: Left ventricle evaluation by digital video subtraction angiocardiography. Radiology **144** (1982), 471—476

FORSEL, E. T., J. DE LAYRE, and J. S. INGWALL: Potential of nuclei other than protons in NMR imaging. NMR imaging symp., Nashville 1980

FÜRST, G., R. VOLLMAR, G. LINSS, E. DRESCHER und I. SCHÖPE: Untersuchungen zur Hämodynamik bei Normotonikern und Hypertonikern mittels quantitativer Radiokardiographie. Dt. Gesundh.-Wesen **35** (1980), 1973—1976

GOLDMAN, M. R., E. R. FORSEL, J. S. INGWALL, and G. M. POHOST: Use of fluorine — 19 NMR for evaluation of ischemic and infarcted myocardium. NMR imaging symp., Nashville 1980

GRÖTENHERDT, F.: Axiale Myokard-Emissionstomographie. Röntgenstrahlen **50** (1983), 28—31

GÜNTHER, K. H., P. K. H. SCHMIDT, D. STRANGFELD und D. LUCAS: Rechtsherzkatheterisierung ohne Röntgenkontrolle. Dt. Gesundh.-Wesen **26** (1971), 1070—1075

JUST, H., P. LIMBOURG, M. E. PARKER, K. F. LANG und P. SCHÖLMERICH: Kontraktions- und Förderleistung koronarkranker Herzen. Korrelationen mit koronarographischen und ventrikulographischen Befunden. Verh. Dtsch. Ges. Kreislaufforsch. **38** (1972), 329—339

JUST, H.: Herzkatheterdiagnostik. Boehringer-Schriftenreihe: Kardiologische Diagnostik, Darmstadt 1976

KALTENBACH, M. und H. ROSKAMM: Vom Belastungs-EKG zur Koronarangiographie. Springer-Verlag, Berlin — Heidelberg — New York 1980

KARLINER, J. S., J. H. GAULT, D. ECKBERG, C. B. MULLIUS, and J. ROSS: Mean velocity of fiber shortening: A simplified measure of left ventricular myocardial contractility. Circulation **44** (1971), 323—327

KARLINER, J. S., K. L. PETERSON, and J. ROSS: Left ventricular myocardial mechanics: systolic and diastolic function. In: GROSSMAN, W.: Cardiac catheterization and angiography. Lea and Febiger, Philadelphia 1980, pp. 245—297

KARLINER, J. S.: Assessment of isovolumic and ejection phase indices of left ventricular performance. Herz **6** (1981), 195—208

KRAYENBÜHL, H. P., W. D. Bussmann, M. Turina, and E. LÜTHY: Is the ejection fraction an index of contractility? Cardiologia **53** (1968), 1—12

KRAYENBÜHL, H. P.: Die Dynamik und Kontraktilität des linken Ventrikels. Bibliotheca Cardiologica, S. Karger, Basel 1969

LAUTERBUR, P. G.: Image formation by induced local interactions: examples employing nuclear magnetic resonance. Nature **242** (1973), 190—191

LEVINE, H. J., and W. H. GAASCH: Diastolic compliance of the left ventricle. Mod. Concepts cardiovasc. dis. **42** (1978), 95—102

LICHTLEN, P. R., P. C. BAUMANN, and H. ALBERT: The role of left ventricular abnormalities in exercise induced performance in patients with severe coronary artery disease. Cardiologia **54** (1969), 295—302

LIPTON, M. J., T. HAYASHI, D. BOYD, and E. CARLSSON: Measurement of left ventricular cast volume by computer tomography. Radiology **127** (1978), 419 bis 425

MANSFIELD, P., R. J. ORDIDGE, R. R. RZEDZIAN, M. DOYLE, and D. GUILFOYLE: Dynamic imaging by NMR. Proc. of 3. World Congr. Nucl. Med., Paris 1982, pp. 3573—3576

MASON, D. T.: Usefulness and limitations of the rate of rise of intraventricular pressure (dp/dt) in the evaluation of myocardial contractility in man. Amer. J. Cardiol. **23** (1969), 516—521

MASON, D. T., J. F. SPANN, and R. ZELIS: Quantification of the contractile state of the human heart. Amer. J. Cardiol. **26** (1970), 248—255

MEHMEL, H. C., B. STOCKINS, K. RUFFMANN, F. SCHWARZ und W. KÜBLER: Die endsystolische Druck-Volumen-Beziehung als Parameter der linksventrikulären Funktion. Herz **6** (1981), 209—216

PECH, H. J., J. WITTE, R. A. PARSI, P. ROMANIUK und S. JENSSEN: Bewertung der Herzfunktion. Dt. Gesundh.-Wesen **30** (1975), 1633—1639

PETERSON, K. L., D. SKLOVEN, P. LUDBROOK, J. B. UTHER, and J. ROSS: Comparison of isovolumic and ejection phase indices of myocardial performance in man. Circulation **49** (1974), 1088—1094

PHELPS, M. E.: Emission computed tomography. Sem. nucl. Med. **7** (1977), 337—365

QUINONES, M. A., W. H. GAASCH, and J. K. ALEXANDER: Influence of acute changes in preload, afterload, contractile state and heart rate on ejection and isovolumic indices of myocardial contractility in man. Circulation **53** (1976), 294—302

ROGALSKY, W. und R. HAHN: Kardioaufnahmetechnik mit dem Somatom. Electromedica **2** (1982), 51—55

SCHÖN, H. R., H. R. SCHELBERT und M. E. PHELPS: Positronen-Computertomographie: Eine neue Methode zur quantitativen Bestimmung von Stoffwechsel und Funktion des Herzens. Nucl. Med. XXII/4 (1983), 171—180

SEYFERTH, W., P. MARHOFF und E. ZEITLER: Digitale Subtraktionsangiographie: Diagnostischer Stellenwert und Risiko. Electromedica **2** (1982), 60—68

SIEMERS, P. T., C. A. HIGGENS, W. SCHMIDT, W. ASHBURN, and P. HAGAN: Detection, quantitation and contrast enhancement of myocardial infarction utilizing computerized axial tomography: Comparison with histochemical staining and 99m-Tc-Pyrophosphate imaging. Invest. Radiol. **13** (1978), 103—110

SIEWERT, H., D. STRANGFELD, R. A. PARSI, B. HEUBBLEIN, A. BOCK, H. J. CORRENS, H. J. PECH, R. VOLLMAR und H. BRETTSCHNEIDER: Der Einfluß der Untergrundkorrektur auf die Werte der Austreibungsfraktion des linken Herzens. Nuklearmed. Symp., Reinhardsbrunn 1979, Schriftenreihe Internat. Tag., Fa. Isokommerz 1979

SMITH, C. W., A. C. WINFIELD, and R. R. PRICE: Evaluation for digital venous angiography for the diagnosis of renovascular hypertension. Radiology **144** (1982), 51—57

SPILLER, P., T. FISCHBACH, J. JEHLE, A. LANBER, B. PÖLITZ, F. K. SCHMIEL und F. LOOGEN: Zuverlässigkeit der digitalen Subtraktionsangiokardiographie zur Beurteilung der linksventrikulären Funktion unter körperlicher Belastung. Z. Kardiol. **72** (1983), 681 bis 687

STRANGFELD, D.: Nuklearkardiologische Diagnostik. In: URBASZEK, W., und D. MODERSOHN: Funktionsdiagnostik des Herzens. VEB Gustav-Fischer-Verlag, Jena 1983, S. 227—249

STRAUER, B. E.: Kriterien zur Beurteilung der Myokardkontraktilität am hypertrophierten und insuffizienten Herzen. Klin. Wschr. **51** (1973), 307—321

URBASZEK, W., L. SCHÜREN, K. GÜNTHER, D. MODERSOHN und H. PANKAU: Die Bedeutung der fortlaufenden Registrierung des Gefäßwiderstandes. Z. inn. Med. **31** (1970), 700—706

URBASZEK, W.: Hämodynamische Aspekte bei der kardialen Funktionsbeurteilung mit Hilfe systolischer Zeitintervalle. Z. inn. Med. **31** (1976a), 513—520

URBASZEK, W., J. SCHAUER, K. GÜNTHER, D. MODERSOHN, H. PANKAU und H. ACHENBACH: Zur Interpretation des pulmonalarteriellen Druckes bei ischämischer Herzkrankheit. Dt. Gesundh.-Wesen **31** (1976b), 195—200

URBASZEK, W. und D. MODERSOHN: Funktionsdiagnostik des Herzens. VEB Gustav-Fischer-Verlag, Jena 1983

WILLIAMS, E. S., J. I. KAPLAN, F. THATHCHER, G. ZIMMERMANN, and S. B. KOEBEL: Prolongation of proton spin lattice relaxation times in regionally ischemic tissue from dog hearts. J. Nucl. Med. **21** (1980), 446 bis 453

WISENBERG, G., H. R. SCHELBERT, and E. J. HOFFMANN: In vivo quantitation of regional myocardial blood flow by positron emission computed tomography. Circulation **63** (1981), 1248—1253

8. Beziehungen zwischen Hämodynamik und Morphologie

D. WALLRABE

Bei unbehandeltem Hochdruck einer jeden Genese treten zeitabhängige Veränderungen des gesamten kardiovaskulären Systems auf, die ihrerseits zur Progredienz des Hochdruckgeschehens beitragen. Chronisch gesteigerter arterieller Druck bedeutet für Herz und Strombahn im wesentlichen eine erhöhte mechanische Belastung, auf die sie mit *strukturellen Veränderungen* reagieren. Alternative Vorstellungen zu den druckbedingten kardialen und vaskulären Umbauten gehen dahin, daß die strukturellen Veränderungen der Strombahn eine Reaktion auf die für nahezu jede Hochdruckform typische Volumenexpansion sei. Dabei wird das flußprotektive Langzeitautoregulationsprinzip zum Anlaß einer zunehmenden Verkleinerung des Gefäßquerschnittes (LEDINGHAM, 1971; COLEMAN et al., 1971; COWLEY, 1980).

Die druckbedingte Reaktion der mesenchymalen Struktur des gesamten Herz-Kreislaufsystems besteht in umfassenden hypertrophischen Wandumbauten des Herzens, der großen Arterien, Arteriolen sowie des venösen Systems. Die Veränderungen der Gefäßgeometrie sind sowohl für die lokale wie auch systemische Hämodynamik, aber auch für die Herzfunktion nicht rückwirkungsfrei.

Die morphologische Reaktion des Herz-Kreislaufsystems, die ursprünglich das Kontraktionsvermögen des Herzens und der Widerstandsgefäße an die gesteigerte Arbeitsbelastung anzupassen vermag, erweist sich bei länger bestehendem Hochdruck nicht mehr als „adaptiv", sondern als vielmehr den Hochdruck weiter verstärkend. In dem Maße, wie die generalisiert auftretenden Gefäßveränderungen in Organsystemen, die an der Druck- und Volumenregulation beteiligt sind, zunehmen, werden kompensatorische Rückkopplungen ineffektiver; im Falle der dynamischen Widerstandskontrolle tritt sogar ein positiver feedback-Mechanismus auf. Aus dem veränderten Verhältnis des blutdruckhomöostatischen Systems resultiert schließlich eine progrediente Steigerung des totalen peripheren Widerstandes und damit des Blutdruckniveaus.

8.1. Die Adaptation der Widerstandsgefäße — hämodynamische Konsequenzen

Die druckbelastete Strombahn mit ihrem durch Wandumbauten veränderten Querschnitt enthält eine Reihe von Veränderungen mit erheblichen hämodynamischen Folgen:

- Der Fluß-Widerstand ist im Verhältnis zum arteriellen Druck zu hoch, selbst unter den Bedingungen einer maximalen Dilatation (JOHANSSON, 1977).
- Es besteht eine „scheinbare" Hyperreaktivität der arteriolären Strombahn gegenüber pressorischen humoralen, hormonalen oder mechanischen Reizen (FOLKOW et al., 1970; LAIS et al., 1974). Die Hyperreaktivität ergibt sich nach dem HAGEN-POISEUILLEschen Gesetz allein dadurch, daß der Gefäßradius verringert ist. „Scheinbar" wird diese Hyperreaktion deshalb genannt, weil sie nicht wie bei „echter" Hyperreaktivität auf intrinsischen glattmuskulären Störungen beruht.
- Die maximale vasokonstriktorische Kraftentfaltung ist gesteigert (FOLKOW et al., 1970; LUNDGERN, 1974).

Wenngleich innerhalb der Einzelkomponenten noch gewisse Unklarheiten bestehen, kann die Konzeption von der *druckbedingten strukturellen vaskulären Adaptation*, die durch FOLKOW

(1970) und seinem Arbeitskreis vertreten wird, auch als histologisch gesichert gelten. Morphologische Untersuchungen ergaben bei hypertonen Patienten und bei tierexperimentellem Hochdruck Mediahypertrophie der Widerstandsgefäße (FURUYAMA, 1962; BRODY und ZIMMERMANN, 1976), zelluläre Hyperplasie (BEVAN et al., 1976), Fibrose, Wasser- und Elektrolyteinlagerungen (sog. water logging) — (TOBIAN und BINION, 1952).

Die beschriebenen morphologischen und daraus resultierenden funktionellen Veränderungen der präkapillären Widerstandsgefäße wurden in Analogie zur *funktionellen Autoregulation*, die einen akuten vaskulären Regulationsvorgang darstellt, als *strukturelle Autoregulation* bezeichnet; sie wird derzeit als eine wesentliche Komponente der Langzeitautoregulation aufgefaßt.

Die allmählich zunehmende Verringerung des Gefäßlumenquerschnittes der Widerstandsgefäße mit der funktionellen Konsequenz für den totalen und lokalen peripheren Widerstand ist Resultat der Organismus-Umweltauseinandersetzung.

Die Progredienz der mesenchymalen Reaktion wird durch den Grad der Streßexposition sowie durch die genetisch determinierte Anpassungsgüte zentralnervaler reizverarbeitender Strukturen und/oder der vaskulären Zielstruktur bestimmt. Die chronische, intensive Organismus-Umweltauseinandersetzung mit Aktivierung der Streßreaktion involviert die Tatsache, daß der über die Zeit integrierte mittlere arterielle Druck die arterielle Strombahn kritisch belastet. Erhöhte Streßexposition bewirkt auf diese Weise hypertone Zustände, die jedoch geringeren Grades sind und oftmals nur von kurzer Dauer.

Systeminhärente Faktoren, wie eine genetisch fixierte pathologische zentralnervale Reizverarbeitung als besondere Streßsensibilität (LINSS, 1975; VAN EIFF, 1976; BAUMANN et al., 1977) — im Tierexperiment als überschießendes Abwehrverhalten (OKAMOTO, 1972; FOLKOW, 1975) und /oder ein gleichfalls genetisch determinierter hyperaktiver struktureller Gefäßumbau auf Erhöhung des transmuralen Druckes (FOLKOW et al., 1958, 1971) vermögen die Umwelt-Analoge-Balance beträchtlich zu verschieben und den Hochdruckprozeß wesentlich zu beschleunigen oder in seiner Intensität zu verstärken. Die Entwicklung der *hypertrophischen Adaptation des Herzens*, der *Arterien* und *Arteriolen* kann derart intensiv sein, daß sie für einen primären Auslösungsmechanismus gehalten werden kann.

Die linksventrikuläre Hypertrophie und die der Widerstandsgefäße kann bei Ratten in weniger als 2—3 Wochen nach drastischem Blutdruckanstieg komplett sein (LUNDGREN, 1974). Beim Menschen mit einer wesentlich geringeren Stoffwechselrate dauert der Umbauprozeß möglicherweise Wochen bis zu Monaten. Die Geschwindigkeit der Reaktion ist offensichtlich von einer genetischen Disposition abhängig, wobei Individuen mit einer „mesomorphen Konstitution" zu besonders aktivem Gefäßumbau inklinieren (FOLKOW und NEIL, 1971).

Wie in tierexperimentellen Untersuchungen nachgewiesen werden konnte, fiel der vaskuläre Umbauprozeß nach Auslösung einer renalen Hypertonie bei spontan hypertonen Ratten (SHR) weitaus stärker aus als bei ursprünglich normotonen Kontrollratten (LUNDGREN, 1974; FOLKOW, 1978).

Nach wirkungsvoller und anhaltender Blutdruckreduktion durch pharmakologische und andere Maßnahmen konnte bei Ratten innerhalb von 2—3 Wochen eine mehr oder weniger komplette Rückbildung der hypertrophischen Veränderungen erreicht werden (LUNDGREN, 1974).

Bei länger bestehendem Hochdruck ist die Regression von Wandumbauten schwerer zu erreichen, denn zur reinen Muskelzellhypertrophie kommt im Verlauf der Hypertonie weniger gut rückbildungsfähiges Kollagen und anderes Bindegewebsmaterial (WOLINSKI, 1972).

Extrapolationen aus den dargestellten Tierexperimenten für die klinische Praxis können nichts anderes bedeuten, als daß eine *antihypertensive Therapie so früh als nur möglich einsetzen muß, bevor nicht mehr rückbildungsfähige Umbauten eine Widerstandssenkung nahezu unmöglich machen.*

8.2. Die linksventrikuläre Hypertrophie — hämodynamische Konsequenzen

Die *kardiale Hypertrophie* ist gleichfalls eine Manifestation der umfassenden strukturellen Adaptation des gesamten Herz-Kreislaufsystems. Die linksventrikulären Wandumbauten sind gleichwohl das Resultat eines erhöhten afterloads (Widerstandssteigerung) als auch preloads, d. h. einer zunehmenden Druck-wie auch Volumenbelastung. Die funktionelle Konsequenz ist hier — anders als auf vaskulärer Ebene — ein sinnvoller Anpassungsprozeß, der dem Herzen eine größere Kraftentfaltung ermöglicht (vgl. auch Kap. 2. S. 21).

Der Adaptationsvorgang involviert systolische wie auch diastolische Funktionseigenschaften. Nach dem LAPLACE'schen Gesetz impliziert die linksventrikuläre Hypertrophie für die myokardiale Faser einen geringeren Grad der diastolischen Vordehnung auf jeder enddiastolischen Druckstufe. Da jedoch der Grad der Vordehnung und weniger der enddiastolische Druck die Kontraktilität determinieren, wird die Frank-Starling-Kurve für das druckbelastete, hypertrophierte Herz nach rechts verschoben. Das Ausmaß der Rechtsverschiebung ist weitgehend proportional dem Grad der Wandhypertrophie (HALLBÄCK-NORDLANDER et al., 1979).

Bezieht man Zustände gleicher diastolischer Vordehnung und homeometrischen Autoregulation auf die Herzwanddurchmesser, ergibt sich für den hypertrophierten Ventrikel immer eine größere Kontraktilität (FOLKOW, 1982).

Die veränderte Frank-Starling-Beziehung müßte normalerweise das Schlagvolumen reduzieren, wenn nicht wirkungsvolle Kompensationsmechanismen, zum Beispiel in Form eines erhöhten linksventrikulären Füllungsdruckes und/oder einer gesteigerten inotropen Stimulation des Herzens wirksam werden.

Tatsächlich tritt im Laufe des Hochdruckgeschehens ein Zentralisationseffekt auf, der eine *Volumenverschiebung in den kardiopulmonalen Kreislauf* zur Folge hat. Da auch das venös-kapazitive System strukturell adaptiert, verringert sich dessen Compliance (SIMON, 1976; FOLKOW und NILSSON, 1980), wodurch bei weitgehend unverändertem Volumen der venöse Druck ansteigt und die linksventrikuläre Füllung verbessert wird (HARALDSON et al., 1981). Die Möglichkeiten der *sympathikoadrenalen Kompensation* der zum Teil verminderten diastolischen Compliance sind offenbar begrenzt, da zwar nervaler Einfluß auf das kapazitive System eine wirkungsvolle Blutverteilung zu induzieren vermag, aber gleichzeitig auch durch Vasokonstriktion auf der Seite der Widerstandsgefäße das afterload vergrößert.

Möglicherweise ist die strukturelle Adaptation des Herzens und der arteriellen wie auch venösen Strombahn der Grund für den *hochdrucktypischen zeitabhängigen Phasenwechsel* einer initialen Hyperzirkulation mit erhöhtem in einen Zustand mit normalem bis subnormalem Herzzeitvolumen bei gesteigertem totalen peripheren Widerstand.

8.3. Folgen der vaskulären Umbauten für die renale Langzeitregulation des arteriellen Druckes

Die Erhaltung eines hohen Blutdruckes ist nach Auffassung von FOLKOW et al. (1977) weniger vom totalen peripheren Widerstand als vielmehr vom *Widerstand in der Nierenstrombahn abhängig*. Diese Auffassung ist kompatibel mit dem Postulat von GUYTON et al. (1971), daß eine verminderte renale Ausscheidungskapazität für Salz und Wasser eine Drucksteigerung hervorruft, die eine mögliche Volumenexpansion zu korrigieren vermag. Wenn eine inverse Beziehung zwischen erhöhtem präglomerulärem Widerstand und glomerulärer Filtration besteht, muß mit hoher Wahrscheinlichkeit angenommen werden, daß mit dem präkapillären Gefäßumbau im Nierenstromgebiet ein druckperpetüierendes Prinzip in Form eines resettings der Druck-Diurese wirksam wird.

FOLKOW et al. (1977) konnten nachweisen, daß die strukturelle Autoregulation der präkapillären Gefäße als generalisierter, druckabhängiger Prozeß auch die präglomerulären Teile der Nierenstrombahn einschließt und zum Anlaß einer Verstellung der Druck-Diurese-Beziehung auf ein höheres Blutdruckniveau wird.

Hinsichtlich der renalen Ausscheidungsfunktion und eines resettings der Druck-Diurese-Beziehung ist das Verhältnis des prä- zum postglomerulären Widerstand weitaus bedeutsamer als der totale renale Widerstand, denn je größer dieses Verhältnis, desto geringer die glomeruläre Filtration. Tatsächlich fand man bei 3—4 Monate alten SH-Ratten ein erhöhtes prä/postglomeruläres Widerstandsverhältnis auf der Basis einer Mediahypertrophie (GÖTHBERG et al., 1976; FOLKOW et al., 1977; COLLIS und VAN-HOUTTE, 1977).

Für gleiche arterielle Drucke lag bei adulten SH-Ratten der glomeruläre Kapillardruck um 25-30 mmHg (3,3 - 4,0 kPa) niedriger als bei normotonen Kontrolltieren. Zur Sicherung einer ausreichenden glomerulären Filtrationsrate muß somit das Druckniveau angehoben werden bzw. die Druck-Diurese in Richtung höherer Drucke verschoben werden.

8.4. Kurzzeit-Barorezeptorenreflexe

Infolge einer verringerten Distensibilität des linken Herzens wird der Arbeitsbereich kardialer Mechanorezeptoren in Bereiche höheren diastolischen Druckes verlegt (THOREN et al., 1979). Die durch diese nichtmyelinisierten Fasern vermittelte Reflexbradykardie und allgemeine sympathische Hemmung, welche besonders die sympathische Kontrolle der Niere einschließt, wird durch diese Verstellung in ihrer Wirkung abgeschwächt.

Das im Zusammenhang mit dem Hochdruckgeschehen auftretende Barorezeptorresetting des sinus caroticus wurde bisher fast ausschließlich als Adaptation der Pressorrezeptoren infolge Veränderungen der visko-elastischen Eigenschaften durch umfassende Umbauten der arteriellen Strombahn interpretiert (AARS, 1968) Bei Elastizitätseinbuße der A. carotis sind höhere endosinuale Drucke für gleichgroße afferente Entladungen der sensorischen Elemente notwendig (SLEIGHT et al., 1975). Die Kurve der Entladungsfrequenz gegen den Druck ist nach rechts verschoben (MC CUBBIN et al., 1956).

Die *hämodynamische Konsequenz* einer *verminderten sympathikoinhibitorischen Wirksamkeit* durch hypertonielle strukturelle Adaptation im Bereich des Pressorrezeptorfeldes der Carotisbifurkation besteht in einer Steigerung des totalen peripheren Widerstandes und geringerer Hemmung des sympathischen kardialen Antriebs.

Der Beitrag des „verstellten" Barorezeptorreflexes für den peripheren Widerstand ist nach GUYTON et al. (1970) zu vernachlässigen, da ein kurzzeitregulierendes System dauerhaft keinen Einfluß auf die Strombahn auszuüben vermag. Diese Auffassung ist bei isolierter Betrachtung aller blutdruckhomöostatischer Systeme prinzipiell richtig, doch durch Interaktion mit dem Langzeitregler Niere vermögen auch kurzzeitregulatorische Systeme nicht zu vernachlässigende Wirkungen auch hinsichtlich einer Langzeitregulation auszuüben.

So scheint der Nachweis eines erheblichen sympathischen Einflusses auf die Niere nach Aufhebung der sinukarotikalen Pufferung gesichert zu sein. BACELLI et al. (1976) fanden nach Deafferentation des Sinusnerven bei Katzen eine deutliche renale Widerstandssteigerung durch sympathische Vasokonstriktion. Die Folgen einer chronischen oder chronisch intermittierenden Widerstandssteigerung in der Nierenstrombahn für die Regulation der Volumenhomöostase und damit die Langzeitregulation des arteriellen Druckes liegen auf der Hand.

8.5. Druckfolgen in der Hirnstrombahn

In Abhängigkeit von Schwere und Dauer des Hochdruckes erfährt die Hirnstrombahn gleichfalls morphologische Veränderungen, deren Auswirkungen die *zerebrale Autoregulation* des Blutflusses betreffen.

Normalerweise wird in einem Druckbereich von 60 — 150 mm Hg (8 — 20 kPa) die zerebrale Perfusion durch Autoregulation gesichert (OLESEN, 1973).

Befunde an Pavianen (JONES et al., 1976) und am Menschen (STRANDGAARD, 1976) ergaben, daß wahrscheinlich als Folge struktureller Adaptation (JOHANSSON, 1977) sowohl die untere als auch die obere Grenze des Autoregulationsbereiches nach oben, d. h. in den Bereich höheren Druckes, verschoben wird. Die untere Grenze des Bereiches ebenso wie der geringste tolerierte Blutdruck korrelieren eng mit dem Ruheblutdruck.

Die druckbedingten Veränderungen der lokalen Hämodynamik sind zunächst ohne Folgen für den systemischen Kreislauf.

Bei den meisten Patienten mit schwerer unbehandelter Hypertonie liegt das Blutdruckniveau weit über der unteren Grenze des Autoregulationsbereiches, gleichfalls auch oberhalb des geringsten tolerierten Druckes.

Eine akute Steigerung des mittleren arteriellen Druckes über 160 mm Hg (< 21,3 kPa) *vermag die Autoregulation zu* durchbrechen und den *zerebralen Blutfluß* beträchtlich zu steigern. Es konnte nachgewiesen werden, daß die hypertone Enzephalopathie auf einer Hyperperfusion und einer Durchbrechung der Blut-Hirn-Schranke beruht (FARRAR et al., 1976; GOTTSTEIN, 1977), nicht jedoch allein auf primärer Vasokonstriktion und Ischämie (DINSDALE et al., 1974).

Wenn auch die Verschiebung des autoregulatorischen Operationsbereiches zunächst ohne Folgeerscheinungen bleibt, muß jedoch für blutdrucksenkende Maßnahmen mit Konsequenzen für die zerebrale Perfusion gerechnet werden.

Wegen der Rechtsverschiebung des Punktes, bis zu dem die Autoregulation einen normalen Blutfluß aufrechtzuerhalten vermag, kann eine Blutdrucksenkung um ca. 55% im Rahmen einer antihypertensiven Behandlung bereits eine mäßige zerebrale Ischämie mit entsprechender Symptomatik auslösen.

Für eine jede Hochdruckpharmakotherapie folgt daraus, bei schwerer Hypertonie nur eine *vorsichtige* und *ausgesprochen langsame* Normalisierung des Druckes zu versuchen (kontrollierte Blutdrucksenkung), weil damit gerechnet werden muß, daß die untere Grenze des Autoregulationsbereiches wegen vaskulärer degenerativer Veränderungen irreversibel erhöht bleibt. Anders bei Patienten mit rückbildungsfähigen strukturellen Veränderungen der zerebralen Strombahn. Hier ist eine Drucksenkung bis in den Normbereich möglich. Unter dem Aspekt der zerebralen Perfusion sollte jedoch eine Normalisierung eines erhöhten Blutdruckes immer nur allmählich herbeigeführt werden.

8.6. Schlußbemerkungen

Die strukturelle Adaptation der arteriellen und venösen Strombahn an eine Druckbelastung hat nicht nur schwerwiegende Folgen für den systemischen Widerstand, der erheblich anzusteigen vermag, sondern auch für nahezu alle Organsysteme, die an der Blutdruckregulation beteiligt sind.

Ein resetting des blutdruckhomöostatischen Systems hat weitreichende Konsequenzen, welche die renale Kontrolle der kardiovaskulären Füllung betreffen, wie auch die von Niederdruck- und Hochdrucksystem ausgehende reflektorische Kontrolle des efferenten sympathischen und parasympathischen Einflusses auf das Herz, die Widerstands- und kapazitiven Gefäße.

Der einfache Prozeß lokalen Gewebeumbaues auf gesteigerte Druckbelastung wird wegen umfassender hämodynamischer Konsequenzen zum entscheidenden Trigger der Hochdruckperpetuierung und progredienten Druckerhöhung.

Literatur

Aars, H.: Aortic baroreceptor activity in normal and hypertensive rabbits. Acta physiol. scand. **72** (1968), 298–309

Bacelli, G., R. Albertini, G. Mancia, and A. Zanchetti: Interactions between sino-aortic reflexes and cardiovascular effects of sleep and emotional behaviour in the cat. Circ. Res. **38**, Suppl. II (1976), II–30

Baumann, R., W. Schnabel und H. Ziprian: Klinisch-experimentelle Untersuchungen der Wirkung eines definierten psychoemotionalen Stresses bei der arteriellen Hypertonie Jugendlicher. In: Baumann, R. und K. Hecht: Streß, Neurose und Herz-Kreislauf. VEB Deutscher Verlag der Wissenschaften, Berlin 1977, S. 43–52

Bevan, R. D., E. van Marthers, and I. A. Bevan: Hyperplasie of vascular smooth muscle in experimental hypertension in the rabbit. Circ. Res. **38**, Suppl. II (1976), II-58-II-62

Brody, M. I., and B. G. Zimmermann: Peripheral circulation in arterial hypertension. Prog. Cardiovasc. Dis. **18** (1976), 323–340

Coleman, T., H. I. Granger, and A. C. Guyton: Whole body circulatory autoregulation and hypertension. Circ. Res. **28**, Suppl. II (1971), II-76

Collis, M. G., and P. M. Vanhoutte: Vascular reactivity of isolated perfused kidneys from male and female spontaneously hypertensive rats. Circ. Res. **41** (1977), 759–767

Cowley, A. W.: The concept of autoregulation of total blood flow and its role in hypertension. In: Laragh, J. H. (ed.): Topics in hypertension. Yorke Medical books, 1980, pp. 184–200

Dinsdale, H. B., D. M. Robertson, and R. A. Haas: Cerebral blood flow in acute hypertension. Arch. Neurol. **31** (1974), 80–87

Eiff, van, A. W.: Die Bedeutung des Zentralnervensystems und der weiblichen Sexualhormone für die Hypertonie. In: Zeitler, E. (Hrsg.): Hypertonie – Risikofaktor in der Angiologie. Verlag G. Witzstrock, Baden-Baden 1976, S. 32

Farrar, J. K., J. K. Jones, D. I. Graham, S. Strandgaard, and E. T. MacKenzie: Evidence against cerebral vasospasm during acutely induces hypertension. Brain Res. **104** (1976), 176–180

Folkow, B., G. Grimby, and O. Thulesius: Adaptive structural changes of the vascular walls in hypertension and their relation to the control of the peripheral resistance. Acta Physiol. scand. **44** (1958), 255–272

Folkow, B., M. Hallbäck, Y. Lundgren, and L. Weiss: Background of increased flow resistance and vascular reactivity in spontaneously hypertensive rats. Acta Physiol. scand. **80** (1970), 93–106

Folkow, B., and E. Neil: Circulation. Oxford University Press, New York – London – Toronto 1971, p. 578

FOLKOW, B., M. HALLBÄCK, Y. LUNDGREN, R. SIVERTSSON, and L. WEISS: Importance of adaptive changes in vascular design for establishment of primary hypertension studied in man and in spontaneously hypertensive rats. Circ. Res. **32**, **33** (Suppl. 1) (1973), I-2-I-16

FOLKOW, B.: Central neuro-hormonal mechanisms in spontaneously hypertensive rats compared with human essential hypertension. Clin. Sci. Mol. Med. **48**, Suppl. 2 (1975), 205—214

FOLKOW, B., G. GÖTHBERG, S. LUNDIN, and S. F. RICKSTEN: Structural "resetting" of the renal vascular bed in spontaneously hypertensive rats (SHR). Acta Physiol. Scand. **100** (1977), 270—272

FOLKOW, B.: Cardiovascular structural adaptation; its role in the initiation and maintenance of primary hypertension. The Fourth Volhard Lecture. Clin. Sci. Mol. Med. **55** (1978), 3—22

FOLKOW, B., and H. NILSSON: Structurally reduced compliance of the venous capacitance side in spontaneously hypertensive rats (SHR). Acta Physiol. Scand. **110** (1980), 215—223

FOLKOW, B., and M. HALLBÄCK-NORDLANDER: Interaction between functional and structural elements in primary hypertension. In: AMERY, A., R. FAGARD, P. LIJNEN, and J. STRAESSEN (ed.): Hypertensive cardiovascular disease: Pathophysiology and treatment. Martinus Nijhoff Publishers, The Hague — Boston — London 1982, pp. 231—248

FURUYAMA, M.: Histometrical investigations of arteries in reference to hypertension. Tohoku J. Exp. Med. **76** (1962), 388—414

GÖTHBERG, G., M. HALLBÄCK, S. LUNDIN, S. E. RICKSTEN, and B. FOLKOW: A comparison of renal flow resistance in normotensive control rats and spontaneously hypertensive rats (SHR). Clin. Exp. Pharmacol. Physiol. **14**, Suppl. 3 (1976), 79

GOTTSTEIN, U.: Zerebrale Hämodynamik bei arteriellem Hochdruck und Hochdruckkrise sowie unter dem Einfluß therapeutischer Blutdrucksenkung. Verh. dt. Ges. Kreislaufforsch. **43** (1977), 61—74

GUYTON, A. C., T. G. COLEMAN, I. D. BOWER, and H. I. GRANGER: Circulatory control in hypertension. Circ. Res. **26/27**, Suppl. II (1970), II-135

GUYTON, A. C., T. G. COLEMAN, A. W. COWLEY, and K. W. SCHEEL: Autoregulation of the total systemic circulation and its relation to control of cardiac output and arterial pressure. Circ. Res. **28** (1971), 93 bis 97

HALLBÄCK-NORDLANDER, M., E. NORESSON, and P. THOREN: Hemodynamic consequences of left ventricular hypertrophy in spontaneously rats. Amer. J. Cardiol. **44** (1979), 986—993

HARALDSON, B., H. NILSSON, and B. FOLKOW: Structurally reduced distensibility of cardiovascular "low pressure" compartments in primary hypertension, as studied in spontaneously hypertensive rats (SHR). Acta Physiol. Scand. **112** (1981), 473—480

JOHANSSON, B. B.: Cerebrovascular permeability to protein after bicuculline and amphetamine administration in spontaneously hypertensive rats. Acta Neurol. Scand. **56** (1977), 397—405

JONES, J. V., W. FITCH, E. T. MACKENZIE, S. STRANDGAARD, and A. M. HARPER: Lower limit of cerebral blood flow autoregulation in experimental renovascular hypertension in the baboon. Circ. Res. **39** (1976), 555—557

LAIS, L. T., R. A. SHAFFER, and M. I. BRODY: Neurogenic and humoral factors controlling vascular resistance in the spontaneously rat. Circ. Res. **35** (1974), 764—774

LEDINGHAM, I. M.: Mechanisms in renal hypertension. Proc. R. Soc. Med. **64** (1971), 409—413

LINSS, G.: Bewertung anamnesischer Angaben und unblutiger Kriterien von Hämodynamik und Herzfunktion bei arterieller Hypertonie unter Nutzung elektronischer Datenverarbeitung und Reduktion qualitativer und quantitativer Merkmale. Promotion B, Humboldt-Universität, Berlin 1975

LUNDGREN, Y.: Adaptive changes of cardiovascular design in spontaneous and renal hypertension. Acta Physiol. Scand. **1**, Suppl. 408 (1974), 1—62

MCCUBBIN, I. W., I. H. GREEN, and I. H. PAGE: Baroreceptor function in chronic renal hypertension. Circ. Res. **4** (1956), 205—210

OKAMOTO, K.: Spontaneous hypertension. Igaku Shoin Ltd., Tokyo 1972

OLESEN, J.: Quantitative evaluation of normal and pathologic cerebral blood flow regulation to perfusion pressure. Changes in man. Arch. Neurol. **28** (1973), 143—149

SIMON, G.: Altered venous function in hypertensive rats. Circ. Res. **38** (1976), 412—418

SLEIGHT, P., I. L. ROBINSON, D. E. BROOKS, and P. M. REES: Carotid baroreceptor resetting in the hypertensive dog. Clin. Sci. molec. Med. **48** (1975), 261S bis 263S

STRANDGAARD, S.: Autoregulation of cerebral blood flow in hypertensive patients. Circulation **53** (1976), 720—727

THOREN, P., E. NORESSON, and S. E. RICKSTEN: Resetting of cardiac C-fibre endings in spontaneously hypertensive rats. Acta Physiol. Scand. **107** (1979), 13—18

TOBIAN, L., and I. T. BINION: Tissue cations and water in arterial hypertension. Circulation **5** (1952), 754 bis 758

WOLINSKY, H.: Long-term effects of hypertension on the rat aortic wall and their relation to concurrent aging changes. Circ. Res. **30** (1972), 301—309

9. Beziehungen zwischen Hämodynamik und humoralen pressorischen und depressorischen Systemen bei arterieller Hypertonie

B. Wallrabe, G. Linss und B. M. Eisenberg

Man kann näherungsweise den arteriellen Blutdruck als das Nettoresultat zweier antagonistisch wirkender humoraler Systeme auffassen, die mit Ausnahme des sympathikoadrenalen überwiegend renalen Ursprungs sind.

Es scheint, daß die hauptsächliche Wirkung sowohl des prohypertensiven Renin-Angiotensin-Aldosteron-Systems (RAAS) wie auch der antihypertensiven vasodilatatorischen renalen Gewebshormone auf den systemischen Blutdruck durch ihren Einfluß auf die renal realisierte Volumenhomöostase gegeben ist.

Die isolierte Änderung eines der Systeme wird normalerweise durch Adaptation des gegensätzlich wirkenden aufgefangen oder in seiner biologischen Wirkung moduliert. Obwohl die genauen Interaktionen dieser humoralen Systeme zur Zeit noch nicht als aufgeklärt gelten können, muß man annehmen, daß sowohl synergistische wie auch antagonistische Effekte bezüglich der Salz- und Wasserbalance und bei der Einstellung des Gefäßwiderstandes bestehen.

Die Aufrechterhaltung des renal glomerulären Gleichgewichtes durch die humoralen Systeme ist Voraussetzung für die Regulation der Volumenhomöostase des Organismus unter Beibehaltung eines normalen Blutdruckes.

9.1. Hämodynamik und Renin-Angiotensin-Aldosteron-System

9.1.1. Physiologisch-pathophysiologische Voraussetzungen

Renin wird normalerweise als Reaktion auf verminderte renale Perfusion, entweder durch Abfall des renalen Blutflusses oder durch Verminderung des systemischen arteriellen Druckes abgegeben. Der Freisetzungsmechanismus wird dabei durch (a) Verringerung des Dehnungsdruckes in den afferenten Arteriolen, ferner (b) durch Verminderung der Natriumkonzentration an der macula densa und (c) durch gesteigerte sympathikoadrenale Aktivität getriggert.

Renin selbst besitzt keine physiologischen Eigenwirkungen, es wirkt vielmehr enzymatisch auf ein zirkulierendes Plasmaprotein, dem in der Alpha$_1$-Globulinfraktion des Plasmas wandernden Angiotensinogen und setzt dadurch das inaktive Dekapeptid Angiotensin I frei.

Aus dem Dekapeptid wird hauptsächlich in der Lunge und den peripheren Blutgefäßen durch ein „converting enzyme" das Oktapeptid Angiotensin II hydrolysiert, welches die eigentlich wirksame Form darstellt (Abb. 116). Die Komponenten, die zur Angiotensin II-Bildung notwendig sind, finden sich auch im Hirn, ihre Bedeutung ist derzeit noch nicht sicher.

Angiotensin II hat folgende *kardiovaskuläre Wirkungen*, die für die Hämodynamik der arteriellen Hypertonie unmittelbare oder mittelbare Bedeutung besitzen:

- Verstärkung der myogenen Aktivität der Widerstandsgefäße mit resultierender Kontraktion.
- Steigerung der Reaktivität der Widerstandsgefäße gegenüber zirkulierendem und freigesetzten Noradrenalin.
- Erleichterung der adrenergen neuroeffektorischen Interaktion durch Beschleunigung der Noradrenalinsynthese. Steigerung seiner Freisetzung durch nervale Impulse und Verzögerung seines Verschwindens aus dem synaptischen Spalt durch Hemmung des re-uptake in der Nervenendigung.

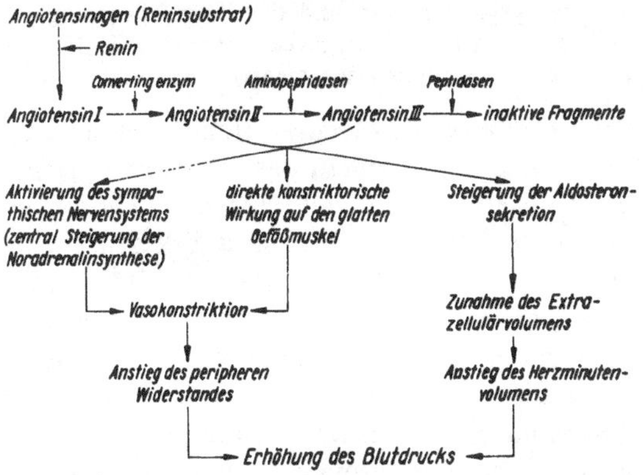

Abb. 116. Pressorische Wirkungen des Renin-Angiotensin-Aldosteron-Systems

— Verstärkung der ganglionären Neurotransmission und damit der Freisetzung von Katecholaminen aus der sympathischen Nervenendigung sowie dem Nierenmark.
— Durchdringung der Bluthirnschranke und Stimulation von Neuronen distinkter Hirnregionen wie den periventrikulären Strukturen der präoptischen Region des vorderen Hypothalamus (AV3V-Region). Aus der Anregung dieser Hirnstruktur resultiert eine pressorische Wirkung, wobei das RAAS eine positive feedback-Wirkung auf das sympathikoadrenale System ausübt.

Darüber hinaus beeinflußt Angiotensin II die Natriumresorption im proximalen Tubulus direkt. Außerdem stimuliert es die Ausschüttung von Aldosteron und ADH und löst Durst aus.

Ein Teil der Angiotensinwirkungen wird heute einem weiteren Spaltprodukt — dem Angiotensin III — zugeschrieben (Goodfriend und Peach, 1975).

Die Folgen des Aktivitätszustandes des RAAS betreffen neben der Wirkung auf den systemischen und renalen Gefäßwiderstand stets auch die Größe des extrazellulären Flüssigkeitsvolumens (EZF). Wegen der engen Kopplung des volumenhomöostatischen Prozesses mit der renalen Langzeitregulation des arteriellen Druckes gewinnt das System somit entscheidenden Einfluß auf das Blutdruckniveau. Durch bevorzugt intrarenale Wirkungen des RAAS, welche in einer Minderung der glomerulären Filtration infolge Steigerung des renokortikalen Gefäßwiderstandes bestehen, ferner in einem natriumkonservierenden Effekt durch Einfluß auf den tubulären Natriumreabsorptionsprozeß sowie in einer intensiven Aldosteronstimulation vermag das RAAS die renale exkretorische Kapazität für Wasser und Kochsalz drastisch herabzusetzen und das Körperflüssigkeitsvolumen erheblich zu erweitern.

Die Veränderungen der Plasmareninaktivität verhalten sich normalerweise reziprok zum extrazellulären Flüssigkeitsbestand (Coleman, 1980).

Eine Einengung des EZF-Volumens induziert einen Aktivitätszuwachs der RAA-Achse zum Ausgleich der Volumenminderung durch gesteigerte Natriumretention auf zellulärer und glomerulärer Ebene. Umgekehrt wird bei Expansion des Plasmavolumens die Reninfreisetzung supprimiert. Diese Reziprozität impliziert eine bedeutsame *negative feedback-Kontrolle der Niere* zur Stabilisierung des Körperflüssigkeitsbestandes und damit des systemischen Blutdruckes. Eine jede Minderung der Ausscheidungskapazität der Niere für Salz und Wasser mit konsekutiver Expansion des EZF- und Plasmavolumens wird zum Anlaß einer Volumenkorrektur (bzw. der Natriumbilanz), die eine Suppression des natriumkonservierenden RAAS und eine Blutdrucksteigerung involviert.

Wegen der strengen Proportionalität zwischen arteriellem Druck und renaler Exkretion (Selkurt, 1951) wirkt die Blutdrucksteigerung einer Volumenexpansion entgegen. Eine chronische Einschränkung der renalen Exkretionsfunktion muß notwenig eine Verschiebung der Druck-Diurese-Kurve nach rechts — in Bereiche höherer Drucke — zur Folge haben Guyton et al., 1972).

Eine *hochdruckpathogenetische Bedeutung des RAAS* kann nur für den Fall angenommen werden, daß das System die Druck-Diurese auf ein höheres Blutdruckniveau zu verschieben vermag.

Prinzipiell ist das möglich durch die Angiotensinwirkung auf die präglomerulären Widerstandsgefäße und damit auf die glomeruläre Filtration sowie über die Aldosteron vermittelte tubuläre Natriumresorption (Guyton, 1975).

Erfahrungsgemäß tritt das nur bei relativ wenigen, seltenen Hochdruckformen auf. Dazu gehören

— die maligne Hypertonie (Laragh et al., 1972),

– bestimmte Formen renovaskulären Hochdruckes (VAUGHAN und LARAGH, 1975),
– das Reninom,
– der primäre Hyperaldosteronismus (VAUGHAN und LARAGH, 1975) und
– der Hochdruck bei Anwendung oraler Kontrazeptiva (LARAGH et al., 1976).

Ob die essentielle Hypertonie als mäßiger Reninismus den beschriebenen Pathomechanismus zu triggern vermag, ist bis gegenwärtig noch strittig.

9.1.2. Vasokonstriktion — Volumenhypothese Der renovaskuläre Hochdruck

Seit es H. GOLDBLATT et al. (1934) mittels einseitiger Stenosierung einer Nierenarterie beim Hund gelungen war, ein gut reproduzierbares Hochdruckmodell zu schaffen, welches sich später als reninbedingt erwiesen hatte, fehlte es nicht an Versuchen, die Teilnahme des RAS für nahezu jede Hochdruckform nachzuweisen.

Erst die Entwiclung exakter Methoden der Renin- bzw. Angiotensinbestimmung durch BOUCHER et al. (1964) sowie die Möglichkeit einer verläßlichen Blockierung des Systems erlaubten, die hochdruckpathogenetische Bedeutung dieses pressorischen humoralen Systems richtig einzuschätzen. Mit der von LARAGH (1973) inaugurierten *Renin-Natriumprofilierung* sollte der Nachweis des relativen Beitrages von Vasokonstriktion und Volumen an der Hochdruckentstehung durch die Wirkung des RAAS nachgewiesen werden.

Wird an eine Nierenarterie des Hundes oder der Ratte ein Clip angelegt und die kontralaterale Niere entfernt, erweist sich der entstehende Hochdruck als natrium- bzw. volumenabhängig (GAVRAS et al., 1973) – (Ein-Nieren-Goldblatt-Modell). Renin ist weitgehend supprimiert, die plasmatischen Reninspiegel sind normal bis niedrig. Die Anwendung von Blockern des RAS führt zu keiner nennenswerten Blutdrucksenkung, hingegen der Einsatz von Diuretika. Wird durch Salzdepletion oder Anwendung von Saluretika das Volumen zu sehr eingeengt, wird reaktiv die Reninsekretion aktiviert; die volumenabhängige Hochdruckform geht in eine reninabhängige über. GAVRAS et al. (1973) wiesen darauf hin, daß erst eine Kombination von Volumendepletion und Angiotensinblockade wirkungsvoll den Blutdruck zu senken vermag.

Die Volumenerweiterung infolge stark eingeschränkter Ausscheidungskapazität der stenosierten Niere induziert einen Druckanstieg bis zu einem neuen Äquilibrierungspunkt, an dem NaCl-Zufuhr und -Ausscheidung ausgeglichen sind und der dann erwartungsgemäß auf höherem Druckniveau liegen muß (Druck-Diurese-Verschiebung nach rechts).

Das *Ein-Nieren-Modell* findet seine Entsprechung bei Patienten mit *einseitiger Nierenarterienstenose und gleichzeitiger Erkrankung der kontralateralen Niere*, so daß letztlich eine erhebliche Einbuße der Ausscheidungsfunktion gegeben ist. Eine andere pathologische Möglichkeit besteht beim Hochdruck durch *bilaterale Nierenerkrankungen und reduzierter Nierenmasse.* Bei dieser Hochdruckform treten normale bis subnormale Reninwerte auf. Sie reagieren oft auf alleinige Natriumrestriktion.

Eine Pharmakotherapie mit Diuretika ist angezeigt, doch muß häufig durch eine zusätzliche Angiotensinblockade ein reaktiver Anstieg des Angiotensin II-Spiegels unterdrückt werden.

Durch die einseitige Ausbildung eines Gradienten mittels eines Clips bei intakter kontralateraler Niere (2-Nieren-Goldblatt-Modell) entwickelt sich ein Hochdruck, der offenbar durch das RAS, d. h. durch eine dominierende Vasokonstriktion erhalten wird (BRUNNER et al., 1971). Die Blockade des RAS mit Angiotensinanaloga (zum Beispiel Saralasin) oder einem Converting-Enzyme-Inhibitor (zum Beispiel Captopril oder Teprotide) führte zu einer deutlichen Blutdrucksenkung. Die Blutdruckerhöhung ermöglicht in der normalen Niere eine nahezu vollständige Kompensation der einseitig eingeschränkten Ausscheidungskapazität, was beim 1-N-Modell wegen fehlender kontralateraler Niere nicht möglich ist.

Das 2-Nieren-Goldblatt-Modell entspricht der unilateralen renovaskulären Hypertonie des Menschen. Hierbei besteht eine positive Korrelation zwischen Blutdruckhöhe und der PRA.

Dieser Befund hat jedoch nur geringe diagnostische Diskriminanz, da erhöhte PRA-Werte ebenfalls bei einer Reihe anderer Hypertonieformen gefunden wurden (Tab. 31).

Eine supprimierte Reninsekretion in der kontralateralen Niere kann als ein wichtiger Hinweis auf deren Intaktheit gelten. Ein solcher Befund ist jedoch nur durch seitengetrennte PRA-Bestimmung aus dem Nierenvenenblut zu erheben. Wenn die auf diese Weise bestimmte Reninaktivität zwischen beiden Seiten größer als2 : 1 und in der nichtbeteiligten Niere die PRA supprimiert ist, ist eine chirurgische Korrektur aussichtsreich. Die meisten Patienten mit kurabler unilateraler renovaskulärer Hyper-

Tabelle 31. Plasma-Renin-Aktivität (PRA) unter verschiedenen pathophysiologischen Bedingungen modifiziert nach KAPLAN, 1980)

Verminderte PRA	Erhöhte PRA
Expandiertes Flüssigkeitsvolumen Tierexperimentell: 1-N-Goldblatt-Modell — Mineralokortikoidexzeß • Primärer Hyperaldosteronismus • Desoxykortikosteronexzeß 18-hydroxy-DOC exzeß — Low-renin essentielle Hypertonie — Verminderung des Nierengewebes • Anephrischer Zustand • Zunehmendes Alter • Chronische volumenabhängige Nierenerkrankung	Eingeschränktes Flüssigkeitsvolumen — Reduziertes Flüssigkeitsvolumen Salzrestriktion Flüssigkeitsverluste: • durch Diuretika induziert • bei Salzverlustniere Vermindertes effektives Plasmavolumen: • Orthostase • Nebenniereninsuffizienz Katecholaminexzeß Hypokaliämie High-renin essentielle Hypertonie Reninsezernierende Tumoren Verminderter renaler Perfusionsdruck • Therapie mit peripheren Vasodilatatoren • Renovaskuläre Hypertonie • Maligne Hypertonie • Reninabhängige chronische Nierenerkrankungen • Bartter-Syndrom Tierexperimentell: 2-N-Goldblatt-Modell

tonie haben erhöhte Reninspiegel (VAUGHAN, 1975). Die Anwendung von Blockern des RAS (Beta-Blocker, Converting-Enzyme-Inhibitoren sowie Angiotensinanaloga) bei dieser Hypertonieform ist angezeigt.

Die beiden aus dem tierexperimentellen renovaskulären Hochdruck deduzierten pathogenetischen Muster sollten nicht nur auf den renalen Hochdruck beschränkt bleiben, sondern als universales Prinzip für das ganze Spektrum vom renalen über den essentiellen bis zum adrenalen Hochdruck anwendbar sein. (Abb. 117). Nach der *bipolaren Vasokonstriktions-Volumen-Hypothese* wurde eine Klassifizierung des arteriellen Hochdrucks nach dem Grad der Abhängigkeit vom RAS vorgenommen (LARAGH, 1973). Danach sollte die PRA invers mit der Größe des Plasmavolumens bzw. dem Herzzeitvolumen und direkt mit dem Grad der Vasokonstriktion, d. h. dem peripheren Widerstand korrelieren. Bei der malignen Hypertonie wird der Hochdruck durch angiotensinbedingte Vasokonstriktion ausgelöst — bei reninunabhängigen Formen wie der „low renin"-Hypertonie oder dem primären Hyperaldosteronismus triggert die Volumenexpansion das Hochdruckgeschehen.

Diese Hypothese fand durchaus nicht ungeteilte Anerkennung. TARAZI (1976), FAGARD et

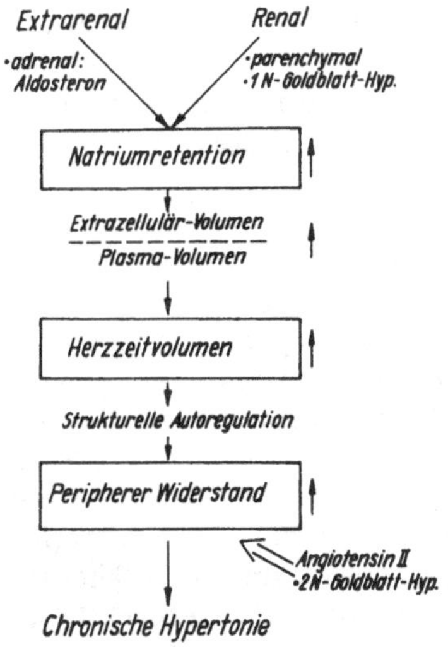

Abb. 117. Entwicklung einer chronischen Hypertonie durch Volumenexpansion
Zwei experimentelle Hochdruckmodelle repräsentieren den Volumen-Vasokonstriktions-Pathomechanismus.

al. (1977), LONDON et al. (1977) und SCHALEKAMP et al. (1977) konnten in ihren Untersuchungen die reziproke Beziehung zwischen PRA und Körperflüssigkeitsvolumen bzw. die direkte Proportionalität von Widerstand und dem Aktivitätszustand des RAS nicht bestätigen. Die vier Studien ergaben vielmehr, daß mit zunehmender plasmatischer Reninkonzentration der periphere Widerstand progressiv abnahm. Die Beziehung erwies sich somit genau umgekehrt, wie nach der Vasokonstriktions Volumen-Hypothese voraussagbar.

THURSTON und SWALES (1976) halten eine Klassifizierung der arteriellen Hypertonie unter dem Gesichtspunkt eines erhöhten, mittleren oder erniedrigten Plasmareningehaltes für willkürlich. Die Unterschiede sollten eher methodische Verschiedenheiten reflektieren.

9.1.3. Die Bedeutung des RAS für die essentielle Hypertonie

Auch die essentielle Hypertonie erfuhr eine Interpretation auf der Grundlage des Widerstands-Volumenprinzips. Die Renin-Natriumprofilierung bei essentiellen Hypertonikern hatte ergeben, daß in Hinsicht auf den plasmatischen Reningehalt 16% der essentiellen Hypertoniker übernormale Werte aufwiesen, 37% hingegen erniedrigte und 57% normale (BRUNNER et al., 1972). Es wurde versucht, für jede dieser Subgruppierung die ätiologische oder pathogenetische Bedeutung des RAS nachzuweisen.

KAPLAN (1977) geht davon aus, daß die Reninkonzentrationen einer Normalverteilung unterliegen mit Überwiegen der niederen Reninwerte. Eine Abgrenzung von Gruppen mit normalen und niedrigen Reninwerten sei weitgehend artefiziell und allein von der Bestimmungsmethode abhängig (THURSTON und SWALES, 1976). *Die pathogenetische Bedeutung des RAS für den essentiellen Hochdruck ist gegenwärtig noch nicht bekannt.* Immerhin fällt eine Einschränkung der normalen feedback-Hemmung zwischen Blutdruck und Reninfreisetzung bei Hypertonikern mit „normalen" Reninspiegeln auf (LUCAS et al., 1974). Auch die Hemmung der Reninsekretion gegenüber exogen zugeführten Angiotensin scheint bei primärer Hypertonie gestört zu sein (WILLIAMS et al., 1978). Außerdem fällt eine erhöhte Sensitivität gegenüber exogenem Angiotensin auf, sowohl hinsichtlich seiner vasokonstriktorischen Wirkung als auch in Bezug auf die Aldosteronsynthese (KISCH et al., 1976). Das erklärt möglicherweise auch den normalen Aldosteronspiegel in Gegenwart verringerter Reninkonzentrationen (RE et al., 1978). In der Mehrzahl der Fälle reagiert Aldosteron jedoch unauffällig gegenüber supprimierenden Reizen (KEM et al., 1978).

Durch die Anwendung von Converting-Enzyme-Inhibitoren (CEI) versprach man sich, den relativen Beitrag von Vasokonstriktion und Volumenfaktoren an der Genese der primären Hypertonie nachweisen zu können. Die CEI senken bei Hypertonikern den Blutdruck um 5—15%. Es ist zu erwarten, daß der blutdrucksenkende Effekt von CEI in den Fällen besonders günstig ist, bei denen initial hohe Renin-Aldosteron-Spiegel auftreten. Die Wirkung wird zudem noch wesentlich größer auf eine reaktive Reninstimulation durch Salzrestriktion oder Orthostase (GAVRAS et al., 1978).

Möglicherweise hat das RAAS bei Hypertonikern mit hoher oder leicht zu induzierender Reninaktivität eine gewisse pathogenetische Relevanz. Bei der überwiegenden Mehrzahl der Fälle mit normalen oder erniedrigten Reninspiegeln ist das RAS für die arterielle Hypertonie wahrscheinlich pathogenetisch zu vernachlässigen.

Die prognostische und pharmakotherapeutische Einschätzung der essentiellen Hypertonie, die man auf der Grundlage der Reninprofilierung glaubte vornehmen zu können, erwies sich als *unzutreffend.* Die ungünstige Prognose, die man wegen des vaskulotoxischen Effektes von Renin bei Formen mit hoher PRA stellte, ist nicht berechtigt. Die Prognose scheint weit weniger von der PRA abzuhängen als vielmehr vom Alter der Patienten und der Dauer des Hochdrucks (KAPLAN, 1975).

Eine gezielte Pharmakotherapie auf der Basis des Reninstatus erfüllte nicht die gestellten Erwartungen (WOODS et al., 1976). Eine gewisse Zweckmäßigkeit zeigten jedoch differentialtherapeutische Empfehlungen (BÜHLER et al., 1972) bezüglich der Behandlung der high-renin-Hypertonie mit Beta-Blockern und der low-renin-Hypertonie mit Saluretika.

9.1.4. Die „low renin" essentielle Hypertonie

Volumensensitiver Hochdruck, dessen Ursache in einem Mineralokortikoidexzeß bestehen soll, ist die logischste Erklärung dieser Hochdruckform mit erniedrigtem Plasmareninspiegel.

Hinsichtlich des Nachweises sowohl der Volumenexpansion als auch des Hypermineralokortikoidismus liegen jedoch höchst unterschiedliche Befunde vor, so daß diese pathophysiologische Interpretation fragwürdig erscheint. Es wurden ferner Einwände gegen die low renin essentielle Hypertonie (LREH) als nosologische Einheit erhoben. Der Zustand mit niedrigen Reninwerten sei lediglich ein Bereich innerhalb der normal verteilten PRA. Eine gegenwärtig überzeugende Erklärung der LREH geht davon aus, daß für die im Vergleich zum supprimierten Renin relativ hohen Aldosteronkonzentrationen ein anderer Trigger als das Renin-Angiotensin-System vorhanden sein müsse.

Die Ursachen der Volumenexpansion durch Aldosteronstimulation und direkter Einfluß auf den renalen Natriumreabsorptionsprozeß werden zum Teil in einem *anomalen Dopaminstoffwechsel vermutet* (Wilson und Carey, 1981). Dopamin könnte das gemeinsame Prinzip darstellen, welches auf adrenalem und renalem Niveau die Volumenhomöostase kontrolliert.

Sobald die Dopaminaktivität chronisch abfällt, wird die Aldosteronsektretion gesteigert und auf diese Weise indirekt die Natriumretention ausgelöst. Andererseits besteht auch ein direkter natriumkonservierender Effekt (Abb. 118).

Für die Volumenexpansion spricht die Tatsache, daß durch die Anwendung von Diuretika erfolgreich der erhöhte Blutdruck gesenkt zu werden vermag.

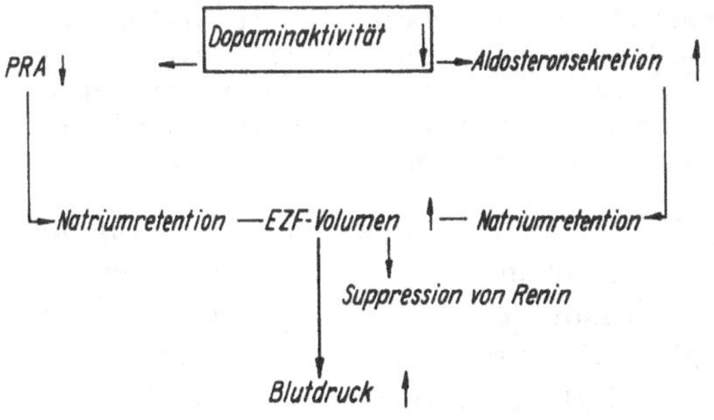

Abb. 118. Mögliche renale und adrenale Mechanismen, durch welche die verminderte dopaminerge Aktivität zur Erweiterung des EZF-Volumens und Hochdruck führt. Die PRA ist supprimiert (modifiziert nach Wilson, 1981).

9.2. Hämodynamik und Kallikrein-Kinin-System

Kallikreine sind proteolytische Enzyme, welche aus Kininogen, dem Plasma Alpha-Globulinsubstrat, vasoaktive Kinine bilden (Abb. 119).

Kinine sind höchst wirksame endogene Vasodilatatoren (Coleman, 1971). Hinsichtlich des Ortes ihrer Bildung unterscheidet man plasmatische Kinine hepatischen Ursprungs von glandulären Kininen, welche in Speicheldrüsen sowie der Niere gebildet werden. Die Wirkung der Kinine auf die Hämodynamik kann im wesentlichen auf zwei Mechanismen beruhen:

1. Dem direkten vasodilatatorischen Effekt, der zu einer Verringerung des totalen peripheren Widerstandes, aber über eine reflektorische Frequenzsteigerung auch zur Zunahme des Herzzeitvolumens führt (McGiff und Nasjletti, 1976).
2. Der Zunahme der Glomerulusfiltration und Erhöhung der Natrium- und Wasserexkretion (Mills et al., 1976).

Der Einfluß des Kallikrein-Kinin-Systems (KKS) auf die Volumen- und Blutdruckhomöostase ist jedoch äußerst komplex und nicht selten bidirektional. Hinsichtlich seiner kardiovaskulären und renalen Wirkungen für die Regulation des systemischen Blutdruckes gibt es viele widersprechende Befunde. Trotz nachweislicher hämodynamischer Veränderungen, die aus unterschiedlichen Aktivitätszuständen

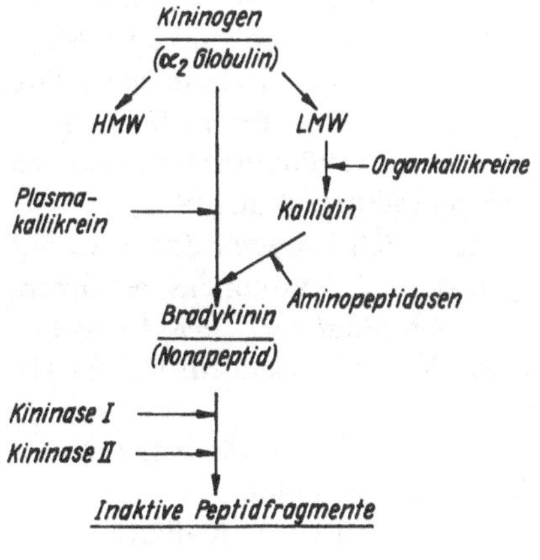

Abb. 119. Bildung und Abbau von Bradykinin
HMW-Kininogen — hochmolekulares Kininogen;
LMW-Kininogen — niedermolekulares Kininogen.

dieses Systems resultieren, ist ein möglicher *ätiologischer oder pathogenetischer Zusammenhang mit der arteriellen Hypertonie gegenwärtig noch spekulativ.*

Eine Kinininfusion in die A. renalis bewirkt eine ausgeprägte renale Vasodilatation, Steigerung des Blutflusses sowie eine drastische Natriurese und Diurese (STEIN et al., 1972). Der vasodilatatorische Effekt der Kinine wird zum Teil durch die Prostaglandine vermittelt (McGIFF et al., 1975). Es ist gegenwärtig noch unklar, ob die Natriurese bzw. Diurese durch die vasodilatatorische Wirkung des KKS vermittelt wird oder durch direkten Einfluß der Kinine auf die tubuläre Natriumreabsorption (STEIN et al., 1972) oder über eine Änderung des osmotischen Gradienten (CARRETERO und SCICLI, 1978).

Converting-Enzyme-Inhibitoren (CEI) bewirken eine Kininase-Hemmung mit zunehmender endogener Kininkonzentration und konsekutiv gesteigertem Urinfluß und erhöhter Natriumexkretion (NASJLETTI et al., 1975). Jeder Einfluß auf die Natrium- und Wasserausscheidung bewirkt Veränderungen des EZF-Volumens und ist damit nicht ohne hämodynamische Konsequenzen für den systemischen Blutdruck.

Die Kallikrein-Kinin-Ausscheidung scheint invers mit der Natriumbilanz zu korrelieren. Bei Salzrestriktion ist die Kallikreinexkretion erhöht (MARGOLIUS et al., 1974), ebenso steigt dabei die plasmatische Kininkonzentration an (WONG et al., 1975).

Die Bedeutung erhöhter plasmatischer Kininkonzentrationen und Urinausscheidung nach Natriumrestriktion hinsichtlich der Blutdruckregulation ist noch unklar. Möglicherweise beruht die verminderte vaskuläre Sensitivität gegenüber Angiotensin II bei Salzrestriktion auf dem erhöhten plasmatischen Bradykininspiegel (WONG et al., 1975).

Da sowohl das KKS als auch das RAS auf Veränderungen des EZF-Volumens reagieren, läßt sich daraus ein *physiologischer Antagonismus* hinsichtlich der Gefäßweiteeinstellung ableiten.

Das gleiche gilt auch für die natriumretinierende Mineralokortikoide, welche die Synthese des natriuretischen Kallikreins zu steigern vermögen (MARGOLIUS et al., 1976). Es muß angenommen werden, daß eine mineralokortikoidbedingte Synthesesteigerung des Kallikreins die natriumretinierende Wirkung von Nebennierenrindenhormonen begrenzt.

Kallikrein vermittelt einerseits aus Kininogen, andererseits aus Prorenin die Bildung von Peptiden mit gegensätzlicher Wirkung als auch der Natriurese-Diurese.

Die *bidirektionale Wirkung von Kallikrein* durch Aktivierung sowohl des RAS als auch des KKS sichert eine normale Gewebedurchblutung bei steigendem Systemdruck (SEALEY et al., 1980).

Die Plasmakinine korrelieren positiv mit der PRA (WALLRABE, 1984), während die Urinkallikreinausscheidung direkt proportional der Mineralokortikoidaktivität ist (MERSEY et al., 1979).

Es besteht gleichfalls eine funktionelle Kopplung des renalen KKS mit dem Prostaglandin-System. Bradykinin vermag der Prostaglandinsynthese durch Aktivierung der Phospholipase A zu steigern (McGIFF et al., 1976). Indomethazin reduziert deutlich den vasodilatatorischen Effekt des Bradykinins in der isoliert perfundierten Kaninchenniere (McGIFF et al., 1975).

Möglicherweise hat lokal gebildetes Kallikrein durch Stimulation von PGI_2 einem lokal wirkenden, nicht durch Lungenpassage inaktiviertem Prostaglandin einen nicht nur flüchtigen Einfluß auf den arteriellen Blutdruck.

Das *Bartter-Syndrom* kann als klinisches Beispiel für die Blutdruckkontrolle durch die Balance (bzw. Imbalance) des RAAS, der dilatatorischen Wirkung des KKS und des Prostaglandinzyklus gelten.

Diese recht seltene Erkrankung ist gekennzeichnet durch eine Hyperreninämie, Hyperangiotensinämie, einen Hyperaldosteronismus und eine hypokaliämische Alkalose bei normalem Blutdruck. Das Blutdruckniveau kann annähernd im Normbereich gehalten werden, weil gleichzeitig mit dem hyperaktivem RAS die plasmatische und Urinkallikreinaktivität erhöht ist.

Bei essentiellen Hypertonikern ist offenbar die Urinkallikreinexkretion geringer als bei normotonen Individuen (MARGOLIUS et al., 1972). Die verminderte Urinkallikreinaktivität reflektiert möglicherweise ein Defizit an vasodepressorischen Kininen.

Die orale Substitution von Kallikrein bei essentiellen Hypertonikern erwies sich als erfolgreich bei Senkung des arteriellen Druckes (STUMPE et al., 1980). Dieser Befund scheint die Hypothese zu stützen, daß *eine der Hochdruckursachen in einer Imbalance von vasopressorischem und depressorischem System zu bestehen scheint.*

9.3. Hämodynamik und Prostaglandine

Durch die synthetisierende Aktivität der Cyclooxygenase werden aus Arachidonsäure die biologisch äußerst aktiven Prostaglandine gebildet (HAMBERG, 1974). Durch die Wirkung von Isomerasen und Reduktasen entstehen aus den Endoperoxiden die primären Prostaglandine PGE_2, $PGF_{2\alpha}$ und PGD (Abb. 120).

Ferner wurden Enzyme beschrieben, welche aus den PG-Endoperoxiden die prostaglandinähnlichen Verbindungen der Thromboxane sowie die Prostazykline synthetisieren. Die meisten Stimuli, welche die Synthese von Prostaglandinen triggern, wie beispielsweise eine renale Minderdurchblutung, nervale Reize, Noradrenalin, Angiotensin II, Bradykinin oder Vasopressin wirken letztlich über eine *Anregung der Phospholipase A.*

Die Synthese der vasodilatatorischen Prostaglandine der E-Serie sowie des Prostazyklins konnte auch in den Gefäßwandungen verschiedener Stromabschnitte nachgewiesen werden (GIMBRONE et al., 1975). Auslösende Reize der vaskulären Bildung von PGE und PGI sind Angiotensin II sowie die Katecholamine. Beide vasodilatatorischen Substanzen vermögen die pressorische Wirkung von A III abzuschwächen bzw. die Neurotransmission zu dämpfen (HEDQUIST, 1974).

Aufgrund der fast völligen Inaktivierung der Prostaglandine bei Lungenpassage können diese ubiquitären Fettsäurederivate nur am Ort ihrer Bildung oder in deren unmittelbaren Nähe wirksam sein. Ein Bluttransport renal gebildeter Prostaglandine zu verschiedenen Zielorganen innerhalb des Kreislaufzyklus ist entgegen früheren Annahmen nicht möglich. Daraus ergeben sich auch beträchtliche Schwierigkeiten der Prostaglandinbestimmung, da sie nach einer Wirkdauer von Sekunden bis Minuten bereits am Ort ihrer Bildung durch Dehydrogenasen inaktiviert werden, nicht gespeichert, sondern nur bei Bedarf syntheti-

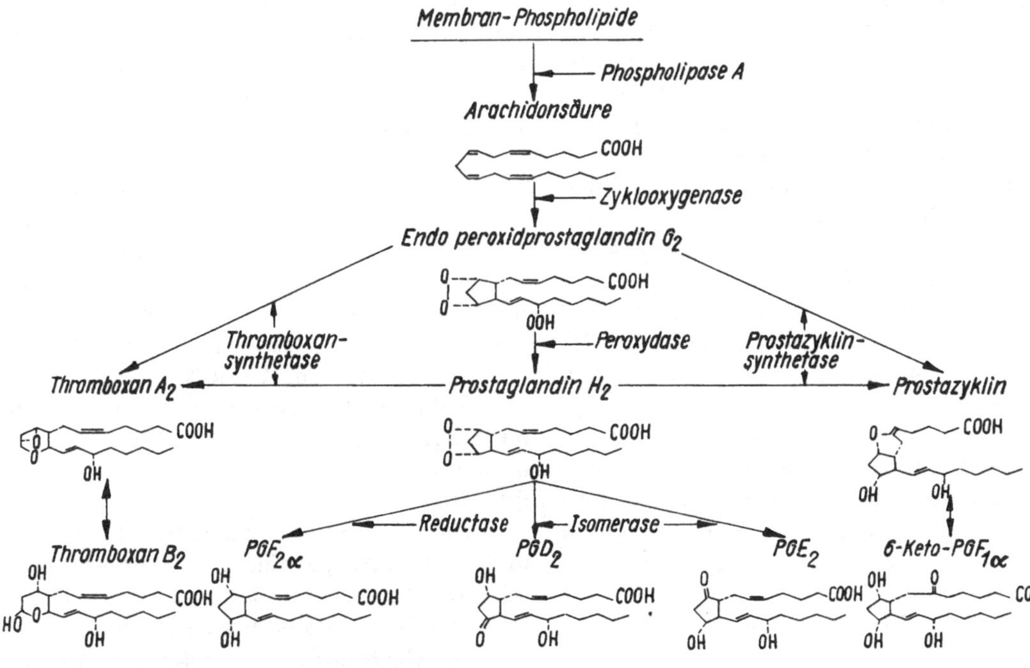

Abb. 120. Umwandlung von Arachidonsäure in Prostazyklin (PGI), Prostaglandine E_2, $F_{2\alpha}$ und D_2 sowie Thromboxane (TXA_2, TXB_2).
(in Anlehnung an J. GREVEN: Prostaglandine. Med. Klin. **74** (1979), 591—596)

siert werden und bei Eintritt in die Blutbahn bereits nach einmaliger Lungenpassage zum größten Teil ihre Wirkung verlieren.

Sowohl die vaskulärem wie auch renalen Prostaglandine sind physiologischerweise an der Blutdruckregulation beteiligt; die Hauptwirkung geht offenbar von den renalen aus. Die Blockierung der Prostaglandinsynthese durch Indomethazin steigert den peripheren Widerstand und in geringem Maße auch den Blutdruck (WENNMALM, 1978). Bei oraler Anwendung von Prostaglandinpräkursoren, zum Beispiel Arachidonsäure, trat bei einer kleinen Gruppe von Hypertonikern nur eine leichte Blutdrucksenkung auf (COMBERG et al., 1978).

Die relativ geringen Blutdruckveränderungen sowohl nach Stimulation oder Blockade des PG-Systems schließen keineswegs die große Bedeutung der vasodilatatorischen Prostaglandine bei der Regulation des arteriellen Drukkes aus.

Die PG-Hemmung involviert sowohl verminderte Synthese der vasokonstriktorischen $PGF_{2\alpha}$ und Thromboxane, als auch die Suppression des RAS und einen Abfall der Plasmanoradrenalinkonzentration (PATAK et al., 1975; LARSSON et al., 1974; DÜSING et al., 1980). Im Gegensatz dazu stimuliert der PG-Präkursor Arachidonsäure genau wie PGE_2 oder PGI die renale Reninsekretion und aktiviert damit einen höchst wirkungsvollen Pressorkomplex (WERNING et al., 1977).

$PGF_{2\alpha}$ scheint eher eine inhibitorische Wirkung auf die Reninsekretion auszuüben (WEBER et al., 1976). *Die hämodynamische Wirkung* von intrarenal applizierten vasodilatatorischen Prostaglandinen wie PGE_2 und PGI, aber auch des Präkursors Arachidonsäure resultiert in einem Nettoanstieg des Nierenblutflusses, des Urinflusses sowie in einer gesteigerten Natriurese.

Eine Verminderung des renalen Perfusionsdruckes hat nicht nur eine kompensatorische Steigerung der Prostaglandine zur Folge, sondern gleichzeitig auch eine Aktivierung des RAS. Die gleichzeitige Bildung der Antagonisten erlaubt eine Blutdrucksteigerung, ohne daß der renale Blutfluß vermindert wird (ROMERO und STRONG, 1977) — (Abb. 121).

Unter den Bedingungen einer chronischen NaCl-Belastung mit Volumenexpansion tritt durch Aktivierung der PGE_1-9-Ketoreduktase eine Gleichgewichtsverschiebung zwischen vasodilatatorischem PGE_2 zugunsten von $PGF_{2\alpha}$, der pressorisch wirkenden PG-Komponente auf (WEBER und MANN, 1977).

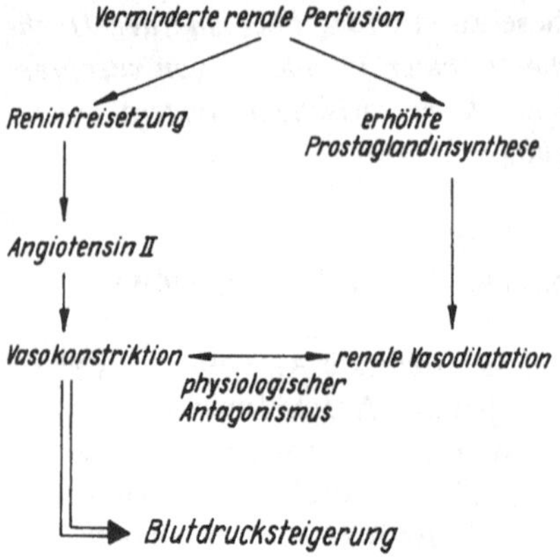

Abb. 121. Wechselwirkung zwischen dem Prostaglandin- und dem Renin-Angiotensin-System

Umgekehrt führt eine negative Natriumbilanz zur Synthesesteigerung von PGE_2 und relativem Mangel an $PGF_{2\alpha}$ bei Aktivierung des natriumkonservierenden RAS. Der Nachweis von PGE_2-9-Ketoreduktase in den Gefäßwänden macht es nicht unwahrscheinlich, daß unter den Bedingungen einer Salzrestriktion durch einen ähnlichen Mechanismus auch die vaskuläre PGE_2-Synthese gesteigert wird und dadurch pressorische Effekte reaktiv erhöhten Angiotensins am Rezeptor gepuffert werden. Umgekehrt wird bei einer Minderung der vaskulären PGE_2-Aktivität die Pufferkapazität gegenüber Angiotensin II eingeschränkt (Abb. 122). Zudem wird die Neurotransmission nur ungenügend gedämpft und die PGE_2 feedback-Hemmung der Katecholaminfreisetzung ineffektiv (HEDQUIST, 1974).

PACE-ASCIAK und CARRARA (1978) fanden, daß in Aorten spontan hypertoner Ratten im Vergleich zu normotonen Kontrolltieren bevorzugt das vasodilatatorische PGI_2 gebildet wird.

Auch diese Reaktion reflektiert die Bedeutung der Prostaglandine zur Kompensation oder Adaptation auf erhöhte pressorische Reize oder gesteigerten transmuralen Druck.

Zahlreiche Einzelbefunde zusammenfassend, lassen sich hinsichtlich der hämodynamischen Wirkungen in Anlehnung an FÖRSTER (1981) folgende Schlußfolgerungen treffen:

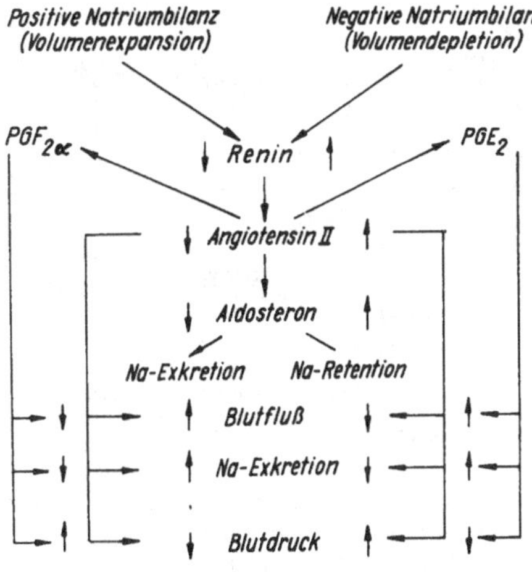

Abb. 122. Physiologischer Antagonismus von Angiotensin II und Prostaglandin E_2
Hypothetisches Schema der Wechselwirkung vom Renin-Angiotensin-System und dem Prostaglandin-System bei Salzbelastung und Salzrestriktion

1. PGA_2, PGE_2 und PGI bewirken unmittelbar oder mittelbar über eine veränderte Gefäßreaktivität eine Vasodilatation und somit eine Herabsetzung des totalen peripheren Widerstandes. Dabei scheint eine enge antagonistische Beziehung zum Angiotensin I, II und Renin sowie ein synerger Effekt zum Bradykinin zu bestehen, wobei die Prostaglandine wahrscheinlich sogar als Mediatoren und Modulatoren des Kallikrein-Kinin-Systems wirken.
2. $PGF_{2\alpha}$ bewirkt demgegenüber eine Venokonstriktion und Erhöhung des totalen peripheren Widerstandes sowie über den verstärkten venösen Reflux eine Steigerung des Herzzeitvolumens.
3. PGA_2, PGE_2 und PGI bewirken durch direkte Wirkung an der Niere eine verstärkte Natriurese, $PGF_{2\alpha}$ eine Natriumretention.

Abschließend ist festzustellen, daß die Art des Ineinandergreifens dreier verschiedener humoraler Systeme mit verschiedenen biologischen Wirkungen eine Art *gegenseitiger Kontrolle* impliziert. Eine isolierte Änderung eines Systems wird durch Adaptation eines anderen aufgefangen bzw. in seiner biologischen Wirkung moduliert. Obwohl die genauen Interaktionen dieser Systeme noch längst nicht in allen Einzelheiten aufgeklärt werden konnten, muß man annehmen, daß sowohl *synergistische* wie auch *antagonistische* Effekte bezüglich der Salz- und Wasserbalance wie auch hinsichtlich der Einstellung des Gefäßwiderstandes bestehen.

Es ist durchaus folgerichtig, in einem *Ungleichgewicht der prohypertensiven und antihypertensiven humoralen Systeme die Ursache für erhöhten oder erniedrigten Blutdruck zu vermuten.* Bisher gibt es nur extrem wenige Beispiele, wie das Reninom, den primären Hyperaldosteronismus, das Bartter-Syndrom oder die familiäre Hyperbradykininämie (STREETEN et al., 1972), bei denen eine primäre Aktivierung des jeweiligen humoralen Systems zur chronischen Blutdruckänderung führt.

In der weitaus größten Anzahl der Fälle von arterieller Hypertonie sind die Veränderungen des pressorischen wie auch depressorischen Systems *sekundärer* Natur und stellen Anpassungsreaktionen zur Senkung eines aus verschiedenen Ursachen erhöhten Blutdruckes dar.

9.4. Ergebnisse bei arterieller Hypertonie

B. M. EISENBERG und G. LINSS

Um zu prüfen, ob bei gleichzeitiger Betrachtung hämodynamischer und humoraler Parameter unter verschiedenen Bedingungen charakteristische Befundmuster bei Hypertonie nachweisbar sind, haben wir 23 unbehandelte Hypertoniker der WHO-Stadien I und II komplex untersucht und die Befunde 10 Normotonikern gegenübergestellt. Die Untersuchungen erfolgten in Ruhe und nach 6minütiger 50 Watt-Fahrradergometerbelastung im Liegen, vor und nach oraler Gabe von 0,9 mg Nitroglyzerin*.

Die *systolischen Blutdruckwerte* (Abb. 123a) liegen definitionsgemäß bei Hypertonikern höher als bei Normotonikern, der belastungsinduzierte Anstieg hingegen ist bei Normotonikern prozentual größer (23 %) als bei Hypertonikern (14 %). Nach Nitroglyzeringabe fällt er bei Hypertonikern um 13 % gegenüber 4,5 % bei Normotonikern ab. Der Anstieg unter Belastung wird durch die akute Nitroglyzeringabe nicht beeinflußt. Der *diastolische Blutdruck* (Abb. 123b) steigt in beiden Gruppen

* Die Untersuchungen wurden gemeinsam mit Dr. med. J. FRILLE durchgeführt.

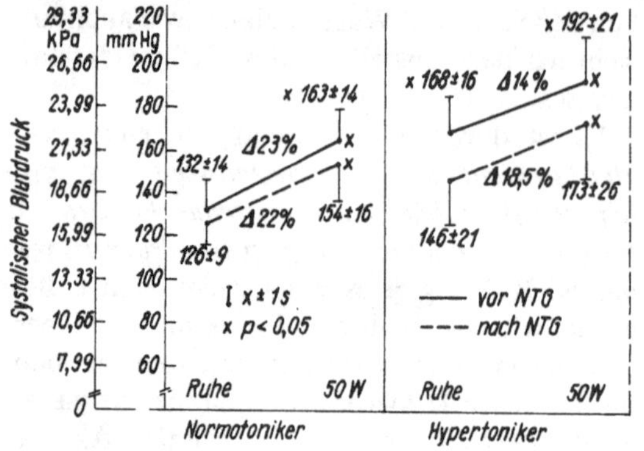

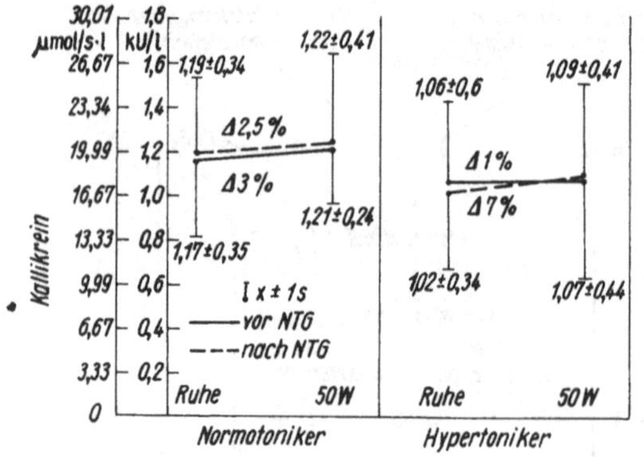

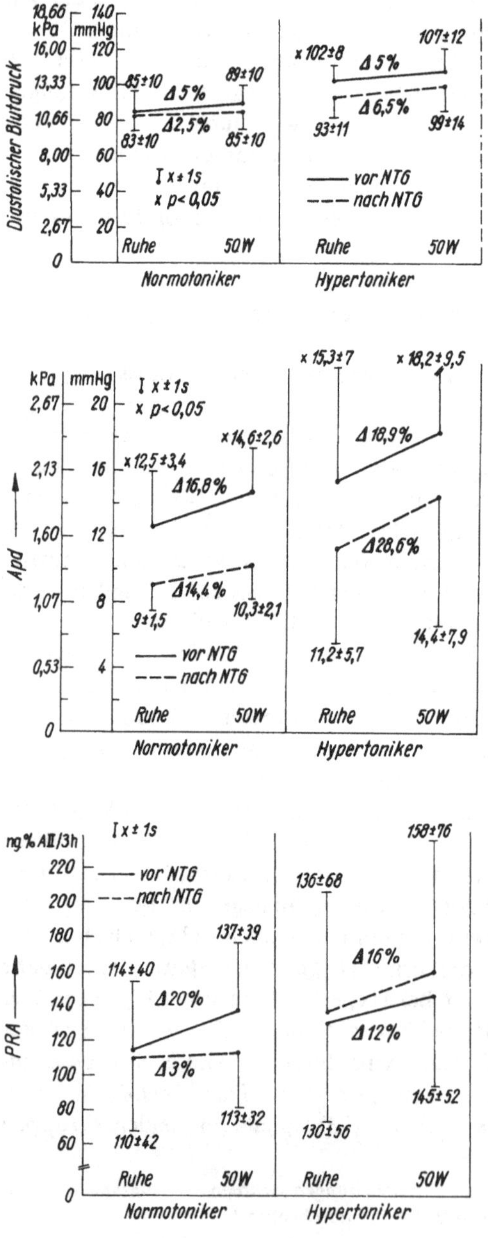

Abb. 123 a—e. Druckwerte und hormonelle Parameter bei Normotonikern und Hypertonikern in Ruhe und unter 50 Watt Belastung vor und nach akuter Nitroglyzeringabe
a) systolischer Blutdruck ($\bar{x} \pm s$)
b) diastolischer Blutdruck ($\bar{x} \pm s$)
c) diastolischer Pulmonalarteriendruck ($\bar{x} \pm s$)
d) Plasma-Renin-Aktivität ($\bar{x} \pm s$)
e) Plasma-Kallikrein-Aktivität ($\bar{x} \pm s$)

unter Belastung um 5% an. Nach Nitroglyzeringabe wird er bei Hypertonikern um 9% gegenüber 2,5% bei Normotonikern gesenkt. Unter Belastung steigt jedoch der Druck bei Hypertonikern nach Nitroglyzeringabe mit 6,5% stärker als bei Normotonikern mit 2,5% an. Somit kann für das Belastungsverhalten des Blutdruckes festgestellt werden, daß, wie wir bereits in anderen Untersuchungen (vgl. Kap. 5.1.3. S. 46) fanden, keine wesentlichen Unterschiede zwischen Normotonikern und Hypertonikern bestehen. Die Senkung des systolischen und diastolischen Blutdruckes durch Nitroglyzerin ist Ausdruck der Verminderung des Tonus der venösen und arteriellen Gefäße und somit des totalen peripheren Widerstandes, wobei höhere Ausgangswerte (Hypertoniker) prozentual mehr gesenkt werden als niedrigere (Normotoniker).

Der *diastolische Pulmonalarteriendruck* (Abb. 123c) liegt in Ruhe bei Hypertonikern im Mittel höher als bei Normotonikern, der Unterschied ist aber nicht signifikant. Der belastungsinduzierte Anstieg ist in beiden Gruppen annähernd gleich, wobei die Streuung der Einzelwerte unter Belastung deutlich zunimmt. Durch Nitroglyzerin wird er in beiden Patientengruppen mit ca. 28% gleichartig gesenkt. Unter Belastung steigt der Pulmonalarteriendruck nach Nitroglyzeringabe aber bei Hypertonikern mit 28,6% gegenüber 14,4% bei

Normotonikern vergleichsweise stärker an. Der beobachtete belastungsinduzierte Anstieg des diastolischen Pulmonalarteriendruckes, der als indirektes Maß des linksventrikulären Füllungsdruckes gelten kann, muß als ein physiologischer Mechanismus für die Gewährleistung eines bedarfsgerechten Anstiegs des Herzminutenvolumens angesehen werden. Auch hier sind keine signifikanten Unterschiede zwischen Hypertonikern der WHO-Stadien I und II und Normotonikern feststellbar. Die Senkung des diastolischen Pulmonalarteriendruckes durch Nitroglyzerin ist sowohl Ausdruck der akuten Abnahme der ventrikulären Vorlast (Verminderung des linksventrikulären Füllungsdruckes) als auch Folge der direkten Wirkung von Nitroglyzerin auf das Niederdrucksystem (WESTERMANN et al. 1980). Zu ähnlichen Ergebnissen und Interpretationen gelangten auch PURFÜRST 1984) und andere Autoren (Übersicht bei RUDOLPH und SCHREY, 1980). Der steilere belastungsinduzierte Anstieg bei Hypertonikern im Vergleich zu Normotonikern nach vorheriger akuter Nitroglyzeringabe ist möglicherweise darauf zurückzuführen, daß der Füllungsdruck unter Belastung bei Hypertonikern höher ist und zwar als Ausdruck einer beginnenden eingeschränkten Herzfunktion oder verminderten Ventrikeldehnbarkeit.

Die *Plasma-Renin-Aktivität* (Abb. 123d) unterscheidet sich weder in Ruhe noch unter Belastung signifikant zwischen Hypertonikern und Normotonikern, wobei der belastungsinduzierte Anstieg bei Hypertonikern 16%, bei Normotonikern ca. 20% beträgt. Nach akuter Nitroglyzeringabe zeigt die Plasma-Renin-Aktivität in beiden Gruppen weder in Ruhe noch unter Belastung eine gerichtete Veränderung. Die geringen Anstiege unter körperlicher Belastung in liegender Position dürften durch die Interaktionen des sympathikoadrenalen Systems und der Reninfreisetzung zu erklären sein. Viel stärkere Anstiege werden zum Beispiel durch Orthostase bzw. körperliche Belastung in sitzender Position (BRUNNER und GAVRAS, 1982; FAGARD et al., 1978) oder auch durch Kochsalzentzug gesehen. Die akute, allerdings nur mittelgradige Blutdrucksenkung durch Nitroglyzerin führt bei Normotonikern zu keinen meßbaren Veränderungen, bei Hypertonikern eher zu einem gegenregulatorischen Anstieg der Plasma-Renin-Aktivität, wobei diese Unterschiede nicht signifikant sind.

Die *Kallikrein-Aktivität* im Plasma (Abb. 123e) unterscheidet sich weder in Ruhe noch unter Belastung zwischen Normotonikern und Hypertonikern. Ebenso bleibt sie in beiden Gruppen nach akuter Nitroglyzeringabe sowohl in Ruhe als auch unter Belastung im wesentlichen unverändert. Somit kann konstatiert werden, daß sich sowohl unter Stimulation von Determinanten der Kurzzeit-Blutdruckerhöhung (Belastung) als auch -Blutdrucksenkung (Verminderung des peripheren Widerstandes durch Nitroglyzerin) eine Hemmung oder Aktivierung des Kallikrein-Kinin-Systems nicht erkennen läßt.

Die Konzentration des pressorisch wirkenden $PGF_{2\alpha}$ unterscheidet sich nichtsignifikant zwischen Normotonikern und Hypertonikern und zeigt weder unter Belastung noch nach akuter Nitroglyzeringabe ein gerichtetes Verhalten. Die Plasmakonzentration an 6-Keto-$F_{1\alpha}$ als dem stabilen Abbauprodukt des depressorisch wirkenden Prostazyklin unterscheidet sich im Mittel ebenfalls nichtsignifikant zwischen Normotonikern und Hypertonikern. Unter Belastung steigt sie bei Normotonikern um 23% an und fällt bei Hypertonikern um 25% ab. Nach Nitroglyzeringabe steigt sie in Ruhe in beiden Patientengruppen leicht an, nimmt aber unter Belastung nach Nitroglyzerin bei Hypertonikern um 18% zu und gleicht sich somit dem Verhalten der Normotoniker an (LINSS et al., 1982). Hinsichtlich der methodischen Probleme der Prostaglandinbestimmung wird auf die obigen Ausführungen verwiesen. Anhand unserer Ergebnisse kann festgestellt werden, daß von den untersuchten Prostaglandinen lediglich PGI an der akuten Blutdruckregulation beteiligt zu sein scheint. FÖRSTER et al. (1980) fanden allerdings im Tierexperiment keinen nennenswerten Einfluß des Nitroglyzerins auf die Prostaglandinsynthese.

9.5. Praktische Bedeutung der Ergebnisse

Aus der Literaturanalyse und den eigenen Untersuchungen können folgende Schlußfolgerungen gezogen werden:

1. Für einen adäquaten Blutdruckanstieg während körperlicher Belastung sind der Anstieg des Herzminutenvolumens und die sympathikoadrenale Aktivierung verantwortlich, wobei eine geringe Mitbeteiligung des Renin-Angiotensin-Aldosteron-Systems durch die Interaktionen mit dem sympathikoadrenalen System wahrscheinlich ist.
2. Die akute Drucksenkung durch Nitroglyzerin ist durch eine direkte vasodilatatorische Gefäßwirkung zu erklären, an der die untersuchten humoralen pressorischen und depressorischen Systeme (mit Ausnahme des Prostazyklins) nicht meßbar beteiligt sind.
3. Die untersuchten humoralen Regulationssysteme scheinen in erster Linie für die Pathogenese der Hypertonie sowie die mittel- und langfristige Blutdruckregulation eine Rolle zu spielen.
4. Bei essentieller Hypertonie können differentialtherapeutische Schlußfolgerungen von den untersuchten humoralen Regulationssystemen lediglich — und dies mit Zurückhaltung — aus dem Reninverhalten gezogen werden. Da nach eigenen Erfahrungen eine, wenn auch lockere Kongruenz zwischen hämodynamischer Regulation und Reninverhalten besteht, wird eine hämodynamisch orientierte Therapie in der Regel auch dem Reninverhalten gerecht. Für klinische Zwecke dürfte sich deshalb unter Berücksichtigung der gegenwärtig verfügbaren analytischen Methoden eine Untersuchung der humoralen Regulationssysteme auf eine Bestimmung der Komponenten des Renin-Angiotensin-Aldosteron-Systems bei Verdacht auf Conn-Syndrom, renovaskuläre Hypertonie, Therapieresistenz und maligne Hypertonie beschränken.

Literatur

Boucher, R., R. Veyrat, J. de Champlain, and J. Genest: New procedures for measurement of human plasma angiotensin and renin activity levels. Canad. Med. Assoc. J. **25** (1964), 194

Brunner, H. R., J. D. Kirshman, J. E. Sealey, and J. H. Laragh: Hypertension of renal origin: Evidence for two different mechanisms. Science **174** (1971), 1344—1346

Brunner, H. R., J. H. Laragh, L. Baer, M. A. Newton, F. T. Goodwin, L. R. Krakoff, R. D. Bard, and F. R. Bühler: Essential hypertension: Renin and aldosterone, heart attack and stroke. N. Engl. J. Med. **286** (1972), 441—449

Brunner, H. R., J. E. Sealey, and J. H. Laragh: Renin subgroups in essential hypertension. Circulat. Res. **32/33** (Suppl. 1) (1973), 99—115

Brunner, H. R., and H. Gavras: Clinical hypertension and hypotension. Marcel Dekker Inc., New York — Basel 1982

Bühler, F. R., J. H. Laragh, L. Baer, E. D. Vaughan, and H. R. Brunner: Propranolol inhibition of renin secretion. A specific approach to diagnosis and treatment of renin-dependent hypertensive diseases. N. Engl. J. Med. **287** (1972), 1209—1214

Carretero, O. A., and A. G. Scicli: The renal kallikrein-kininsystem in human and in experimental hypertension. Klin. Wochenschr. **56** (Suppl. 1) (1978), 113—125

Coleman, Th: Blood pressure control. Vol. 1. Eden Press. Medical and Scientific Publishers. MTP Press. Laucaster, England, 1980

Coleman, R. W., G. J. D. Girey, R. Zacest, and R. C. Talamo: The human plasma kallikrein-kinin-system. Prog. Hematol. **7** (1971), 255—298

Comberg, H. U., S. Heyden, C. G. Hames, A. J. Vergroesen, and A. I. Fleischman: Hypotensive effect od dietary prostaglandin precursor in hypertensive man. Prostaglandins **15** (1978), 193—198

Düsing, R., J. R. Gill, F. C. Bartter, and H. G. Güllner: The effect of potassium depletion on urinary prostaglandins in normal man. In: Samuelsson, B., P. W. Ramwell, and R. Paoletti: Advances in prostaglandin and Thromboxane Research. Raven-Press New York 1980, p. 1189

Fagard, R., A. Amery, T. Reybrouck, P. Lijnen, L. Billiet, and J. V. Joossens: Plasma renin levels and systemic hemodynamics in essential hypertension. Clin. Sci. Molec. Med. **52** (1977), 591—597

Fagard, R., A. Amery, T. Reybrouck, P. Lijnen, L. Billiet, M. Bogaert, E. Moerman, and A. de Schaepdryver: Effects of angiotensin antagonism at rest and during exercise in sodium deplete man. J. Appl. Physiol. **45** (1978), 403—407

Förster, W., W. Rettkowski, H. U. Block, J. Heinroth, P. Mentz, K. Pönicke, U. Zehl, C. Giessler, and A. Dunnemann: The antiaggregatory effect of nitroglycerine (NG) in combination with prostacyclin and PGE_1 and its effect on prostaglandins and TXA_2 biosynthesis. Proc. of the 3. Internat. Symp. on Prostaglandins and Thromboxanes in the Cardiovasc. System, Halle 1980, pp. 275—285

Förster, W.: Prostaglandine und Hypertonie. In: Baumann, R., H. Dutz und St. Nitschkoff (Hrsg.): Arterielle Hypertonie — Pathophysiologie, Klinik und Modellexperiment, Bd. I. Akademie-Verlag Berlin 1981, S. 226—261

Gavras, H., H. R. Brunner, E. D. Vaughan, and J. H. Laragh: Angiotensin-sodium interaction in blood pressure maintenance of renal hypertensive and normotensive rats. Science **180** (1973), 1369—1372

GAVRAS, H., H. R. BRUNNER, G. A. TURINI, G. R. KERSHAW, C. P. TIFFT, S. CUTTELOD, I. GAVRAS, R. A. VUKOVICH, and D. N. MCKINSTRY: Antihypertensive effect of the oral angiotensin converting enzyme inhibitor (SQ 14225) in man. N. Engl. J. Med. **298** (1978), 991—995

GIMBRONE, M. A., and R. W. ALEXANDER: Angiotensin II stimulation of prostaglandin production in cultured human vascular endothelium. Science **189** (1975), 219—224

GOLDBLATT, H., J. LYNCH, R. F. HANZAL, and W. W. SUMMERVILLE: Studies on experimental hypertension: I. The production of persistent elevation of systolic blood pressure by means of renal ischemia. J. Exp. Med. **59** (1934), 347—379

GOODFRIED, T. L., and M. J. PEACH: Angiotensin III: (des-aspartic acid) — angiotensin II. Evidence and speculation for its role as an important agonist in the renin-angiotensin-system. Circulat. Res. **36/37** (Suppl. I) (1975), 38

GUYTON, A. C., T. G. COLEMAN, and H. I. GRANGER: Circulation: Overall control. Ann. Rev. Physiol. **34** (1972), 13—46

GUYTON, A. C., D. B. YOUNG, J. W. DE CLUE, N. TRIPPODO, and J. E. HALL: Fluid balance, renal function, and blood pressure. Clinical nephrology **4** (1975), 122—124

HAMBERG, M., I. SVENSSON, and B. SAMUELSSON: Prostaglandin endoperoxides. A new concept concerning the mode of action and release of prostaglandins. Proc. nat. Acad. Sci. (Wash.) **71** (1974), 3824 bis 3828

HEDQUIST, P.: Effect of prostaglandins and prostaglandin synthesis inhibitors on norepinephrine release from vascular tissue. In: ROBINSON, H., and I. R. VANE: Prostaglandin synthetase inhibitors. Raven Press, New York 1974, p. 303

KAPLAN, N. M.: The prognostic implications of plasma renin in essential hypertension. J. Amer. Med. Assoc. **231** (1975), 167—172

KAPLAN, N. M.: Renin profiles: The unfulfilled promises. J. Amer. Med. Assoc. **238** (1977), 611—615

KAPLAN, N. M.: Systemic hypertension: Mechanisms and diagnosis. In: BRAUNWALD, E.: Heart disease. W. B. Saunders Company, Philadelphia — London — Toronto 1979, pp. 852—921

KEM, D. C., M. H. WEINBERGER, I. R. HIGGINS, N. I. KRAMER, C. GOMEZ-SANCHEZ, and O. B. HOLLAND: Plasma aldosterone response to ACTH in primary aldosteronism and in patients with low renin hypertension. J. Clin. Endocrinol. Metab. **46** (1978), 552 bis 558

KISCH, E. S., R. G. DLUHY, and G. H. WILLIAMS: Enhanced aldosterone response to angiotensin II in human hypertension. Circ. Res. **38** (1976), 502—506

LARAGH, J. H., J. E. SEALEY, J. G. G. LEDINGHAM, and M. A. NEWTON: Oral contraceptives: Renin, aldosterone and high blood pressure. J. Amer. Med. Assoc. **201** (1967), 918—922

LARAGH, J. H., L. BAER, H. R. BRUNNER, F. R. BÜHLER, I. E. SEALEY, and E. D. VAUGHAN: Renin, angiotensin and aldosterone system in pathogenesis and management of hypertensive vascular disease. Amer. J. Med. **52** (1972), 633—652

LARAGH, J. H.: Vasoconstriction-volume analysis for understanding and treating hypertension: The use of renin and aldosterone profiles. Amer. J. Med. **55** (1973), 261—274

LARAGH, J. H., J. E. SEALEY, E. D. VAUGHAN, L. BAER, F. R. BÜHLER, H. R. BRUNNER, and H. GAVRAS: The renin axis and vasoconstriction volume analysis for understanding and treating renovascular and renal hypertension. In: LARAGH, J. H.: Topics in hypertension. Yorke Medical Books, 1980, pp. 258 bis 259

LARSSON, C., P. WEBER, and E. ÄNGGARD: Arachidonic acid increases and indomethacin decreases plasma renin activity in the rabbit. Europ. J. Pharmacol. **28** (1974), 391—395

LINSS, G., B. M. EISENBERG, J. FRILLE, K. H. GÜNTHER, V. STIGGE, D. STRANGFELD, CH. TAUBE, and W. FÖRSTER: Humoral regulation at rest and during exercise in arterial hypertension. Medical Week Belgium — GDR: Hypertension. Ministry of Public Health and Family, Brussels 1982, pp. 125—132

LONDON, G. M., M. E. SAFAR, Y. A. WEISS, P. L. CORVOL, J. E. MENARD, A. C. SIMON, and P. L. MILLIEZ: Relationship of plasma renin activity and aldosterone levels with hemodynamic functions in essential hypertension. Arch. Intern. Med. **137** (1977), 1042 bis 1047

LUCAS, C. P., R. W. OCOBOCK, M. P. STERN, W. L. HASKELL, G. J. HOLZWARTH, T. SOZEN, P. D. S. WOOD, and J. W. FARQUHAR: Disturbed relationship of plasma-renin to blood-pressure in hypertension. Lancet 2 (1974), 1337

MARGOLIUS, H. S., R. G. GELLER, W. DE JONG, J. J. PISANO, and A. SJOERDSMA: Urinary kallikrein excretion in hypertension. Circ. Res. **30/31** (Suppl. II) (1972), II-125-II-131

MARGOLIUS, H. S., D. HORWITZ, R. G. GELLER, R. W. ALEXANDER, J. R. GILL, J. J. PISANO, and H. R. KEISER: Urinary kallikrein excretion in normal man. Relationships to sodium intake and sodiumretaining steroids. Circ. Res. **35** (1974), 812—813

MARGOLIUS, H. S., J. CHAO, and T. KAIZU: The effects of aldosterone and spironolactone on renal kallikrein. Clin. Sci. Mol. Med. (Suppl. 3) **50** (1976), 279s—282s

MCGIFF, J. C., H. D. ITSIKOVITZ, and N. A. TERRAGNO: The actions of bradykinin and eledoisin in the canine isolated kidney: Relationships to prostaglandins. Clin. Sci. Mol. Med. **49** (1975), 125—131

MCGIFF, J. C., H. D. ITSKOVITZ, A. TERRAGNO, and P. Y. K. WONG: Modulation and mediation of the action of the renal kallikrein-kinin-system by prostaglandins. Fed. Proc. **35** (1976), 175—180

MCGIFF, J. C., and A. NASJLETTI: Kinins, renal function and blood pressure regulation. Fed. Proc. **35** (1976), 172—174

MERSEY, J. H., G. H. WILLIAMS, R. EMANUEL, R. G. DLUHY, P. Y. K. WONG, and T. J. MOORE: Plasma bradykinin levels and urinary kallikrein excretion in normal renin essential hypertension. J. Clin. Endocrinol. Metab. **48** (1979), 642—647

MILLS, J. H., N. A. A. MACFARLANE, P. E. WARD, and L. F. OBIKA: The renal kallikrein-kinin system and the regulation of salt and water excretion. Fed. Proc. **35** (1976), 181—188

NASJLETTI, A., J. COLINA-CHOURIO, and J. C. MCGIFF: Disappearance of bradykinin in the renal circulation of dogs. Effects of kininase inhibition. Circ. Res. **37** (1975), 59—65

PACE-ASCIAK, C. R., and K. C. CARRARA: Evidence suggesting a systemic antihypertensive role for PGI_2. Prostaglandins **15** (1978), 704—709

PATAK, R. V., B. K. MOOKERJEE, and C. J. BENTZEL: Antagonism of the effects of furosemid by indomethacin in normal and hypertensive man. Prostaglandins **20** (1975), 649—655

PURFÜRST, W. D.: Das Herz bei essentieller Hypertonie unter Anwendung gegensätzlicher Wirkstoffe zur Identifikation klinisch verdeckter myokardialer Funktionsstörungen als Grundlage differentialtherapeutischer Erwägungen. Promotion B, Humboldt-Universität, Berlin 1985

RE, R. N., J. SANCHO, B. KLIMAN, and E. HABER: The characterisation of low renin hypertension by plasma renin activity and plasma aldosterone concentration. J. Clin. Endocrinol. Metab. **46** (1978), 189—194

ROMERO, J. C., and C. G. STRONG: The effect of indomethacin blockade of prostaglandin synthesis on blood pressure of normal rabbits and rabbits with renovascular hypertension. Circ. Res. **40** (1977), 35—40

RUDOLPH, W. und A. SCHREY: Nitrate. II: Wirkung auf Herz und Kreislauf. Verlag Urban und Schwarzenberg, München — Wien — Baltomore 1980

SCHALEKAMP, M. A. D. H., W. H. BIRKENHÄGER, G. A. ZAAL, and G. KLOSTERS: Hemodynamic characteristics of low renin hypertension. Clin. Sci. Molec. Med. **52** (1977), 405—410

SEALEY, I. E., S. A. ATLAS, and J. H. LARAGH: Linking the kallikrein and renin systems via activation of inactive renin: New data and a hypothesis. In: LARAGH, J. H.: Topics in hypertension. Yorke Medical Books, New York 1980, pp. 111—121

SELKURT, E. E.: Effect of pulse pressure and mean arterial pressure modification on renal hemodynamics and electrolyte and water excretion. Circulation **4** (1951), 541—551

STEIN, J. H., R. C. CONGBALAY, D. L. KARSH, R. W. OSGOOD, and T. F. FERRIS: The effect of bradykinin on proximal tubular sodium reabsorption in the dog: Evidence for functional nephron heterogenity. J. Clin. Invest. **51** (1972), 1709-1721

STREETEN, D. H. P., C. B. KERR, J. C. PRIOR, and T. H. DALAKOS: Hyperbradykininism. A. new orthostatic syndrome. Lancet **18** (1972), 1048—1053

STUMPE, K. O., A. OVERLACK, C. RESSEL, and F. KRÜCK: Impaired renal kallikrein activity and elevated blood pressure normalized by orally applied kallikrein in essential hypertension. Agents Actions **10** (1980), 349 bis 353

TARAZI, R. C.: Hemodynamic role of extracellular fluid in hypertension. Circ. Res. **38** (Suppl. II) (1976), II-73

THURSTON, H., and J. D. SWALES: Low renin hypertension: A distinct entity. Lancet 2 (1976), 930—932

VAUGHAN, E. D., and J. H. LARAGH: New concepts of the renin system and of vasoconstriction-volume mechanisms: Diagnosis and treatment of renovascular and renal hypertension. Urol. Clin. North Amer. **2** (1975), 237—257

WALLRABE, D.: Experimenteller Beitrag zur Bedeutung der anomalen Gefäßfunktion in der zerebro-viszeralen Theorie der arteriellen Hypertonie. Promotion B, Akademie der Wissenschaften der DDR, Berlin 1984

WEBER, P. C., C. LARSSON, E. ÄNGGARD, M. HAMBERG, E. J. COREY, K. C. NICOLAOU, and B. SAMUELSSON: Stimulation of renin release from rabbit renal cortex by arachidonic acid and prostaglandin endoperoxides. Circ. Res. **39** (1976), 868—874

WEBER. P. C. und K. MANN: Gewebshormone der Niere. Internist **18** (1977), 529—537

WENNMALM, A.: Influence of indomethacin on the systemic and pulmonary vascular resistance in man. Clin. Sci. Mol. Med. **54** (1978), 141—145

WERNING, C., W. VETTER, P. WEIDMANN, H. V. SCHWEIKER, D. STIEL, and W. SIEGENTHALER: Effect of prostaglandin E_1 on renin in the dog. Amer. J. Physiol. **220** (1977), 852—858

WESTERMANN, K. W., U. FROHN, S. KRAMERSMEYER und H. POKAR: Vergleichende Untersuchungen zur zentralen und peripheren Kreislaufwirkung von Nitroprussid-Natrium, Nitroglyzerin und Isosorbiddinitrat bei systemischer und lokal-arterieller Applikation. In: RUDOLPH, W. und A. SCHREY: Nitrate. II: Wirkung auf Herz und Kreislauf. Verlag Urban und Schwarzenberg, München — Wien — Baltomore 1980, S. 70—73

WILLIAMS, G. H., N. M. HOLLENBERG, T. J. MOORE, R. G. DLUHY, S. Z. BAVLI, H. S. SOLOMON, and J. H. MERSEY: Failure of renin suppression by angiotensin II in hypertension. Circ. Res. **42** (1978), 46—50

WILSON, T. A., and R. M. CAREY: Low-renin essential hypertension: Diminution of aldosterone suppression? In: LARAGH, J. H., F. R. BÜHLER, and D. W. SELDIN: Frontiers in hypertension research. Springer-Verlag, New York — Heidelberg — Berlin 1981, pp. 199—203

WONG, P. Y., R. C. TALAMO, G. H. WILLIAMS, and R. W. COLEMAN: Response of the kallikrein-kinin and renin-angiotensin systems to saline infusion and upright posture. J. Clin. Invest. **55** (1975), 691—698

WOODS, J. W., A. W. PITTMAN, and C. C. PULLIAM: Renin profiling in hypertension and its use in treatment with propranolol and chlorthalidone. N. Engl. J. Med. **294** (1976), 1137—1143

10. Hämodynamische Differentialtherapie der arteriellen Hypertonie

G. Linss

Im Mittelpunkt der Bekämpfung der Bluthochdruckkrankheit steht heute noch die Langzeittherapie mit Antihypertensiva. Sie stellt zugleich einen integrierten Bestandteil der therapeutischen Grundkonzeption dar und trägt entscheidend zur Verhütung oder Verminderung druckabhängiger und nicht-(nur)-druckabhängiger Komplikationen bei (Veterans Administration Cooperative Study Group on Antihypertensive Agents, 1967, 1970; Hypertension Detection and Follow-up Program, 1979) — (Abb. 124).

Als *erster Schritt* im therapeutischen Stufenplan gilt jedoch die konsequente Ausschöpfung der *nichtmedikamentösen Behandlungsmöglichkeiten.* Dazu gehören:

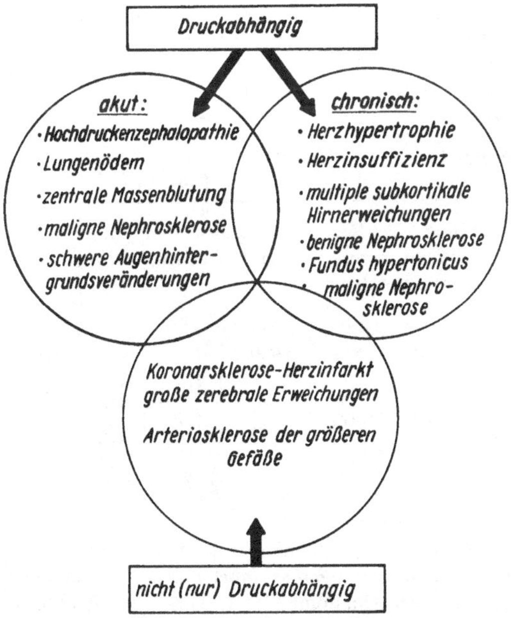

Abbildung 124. Komplikationen der arteriellen Hypertonie

- Kochsalzrestriktion
- Kalorienrestriktion
- physische Konditionierung
- psychische Konditionierung
- Verringerung der Alkoholzufuhr

und Bekämpfung des Nikotinabusus als Risikofaktor für alle Herz-Kreislaufkrankheiten.

Sowohl die diagnostischen und differentialdiagnostischen (Anhang Tab. 1, 2, 9—15) als auch die nichtmedikamentösen Maßnahmen (Anhang Tab. 18) und die antihypertensive Langzeittherapie sowie die Bekämpfung möglicher Grundkrankheiten und koinzidierender Erkrankungen leiten ihre wissenschaftliche Begründung von der Pathogenese und den pathophysiologischen Veränderungen bei Hypertonie ab (Abb. 125). Dabei muß festgestellt werden, daß für eine Reihe von hochdruckauslösenden und perpetuierenden Faktoren noch manches unklar bleibt.

Die Zugrundelegung hämodynamischer Gesichtspunkte erweist sich als nützlich sowohl für die physikalische (Priebe, 1983) als auch für die medikamentöse Behandlung (Linss, 1983) — (Abb. 126, 127).

10.1. Ergebnisse zur physikalischen Therapie

H. J. Winterfeld

Bei der *nichtmedikamentösen Therapie* der essentiellen Hypertonie haben sich uns im Stadium I und II folgende physikalische Therapiemaßnahmen bewährt: Sauna, Lauf, Schwimmen (je zweimal wöchentlich), Kombinationstherapieform zwischen Sauna und Bewegungstherapie (je einmal wöchentlich), Kohlensäure-Bad-Therapie und die Kurorttherapie. Bei den bisherigen Untersuchungen handelt es sich um

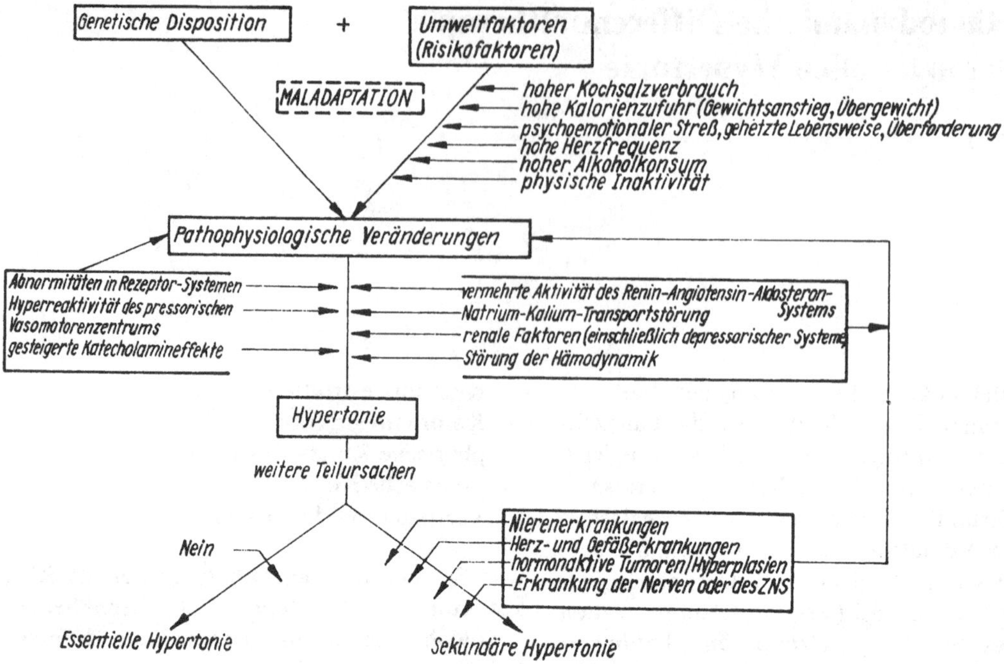

Abbildung 125. Pathogenetische Mechanismen und pathophysiologische Veränderungen bei arterieller Hypertonie

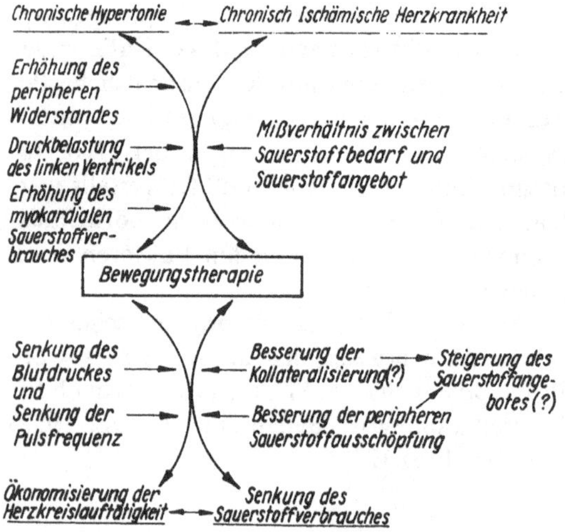

Abbildung 126. Effekte der Bewegungstherapie bei chronischer arterieller Hypertonie und ischämischer Herzkrankheit

Medikament	Sympathikus-Aktivität	Kreislauf-Regulation	Plasma-Renin-Aktivität
Propranolol	↓	↓	↓
Clonidin	↓	↓	↓
Reserpin	↓	↓	↓
Methyldopa	↓	(↓)	↓
Guanethidin	↓	(↓)	↓
Dihydralazin	↑	↑	↑
Diazoxid	↑	↑	↑
Prazosin	↓	↑	↓ →
Natriumnitroprussid	→	↑	↑
Saluretika	→	→	↑
Diisopropylamin	→ ↓	→	→
Verapamil	→ (↑)	→	→
Nifedipine	↑	↑ →	↑ →

Abbildung 127. Beeinflussung der Sympathikusaktivität, Kreislaufregulation und Plasma-Renin-Aktivität durch Antihypertensiva

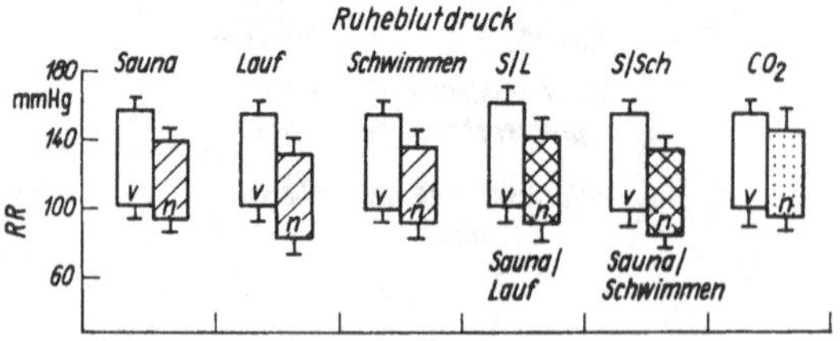

Abbildung 128. Systolische und diastolische Blutdruckwerte bei medikamentös unbehandelten essentiellen Hypertonikern (Stadium I und II) bei dreimonatigen (zweimal wöchentlichen) physikalischen Therapieserien. Vor Therapie (v) — offene Säulen, nach Therapie (n) — schraffierte bzw. gepunktete Säule.

vergleichbare Gruppen ohne antihypertensive Therapie oder um medikamentös mit einer Monotherapie vorbehandelte Hypertonikerkollektive (Abb. 128).

Die *Sauna-Therapie* kann sowohl als Unterstützung der medikamentösen Behandlung als auch als alleinige physiotherapeutische Maßnahme zur Blutdrucksenkung Anwendung finden. Sie kommt bei der essentiellen Hypertonie besonders dort in Frage, wo Störungen am Bewegungsapparat vorliegen und damit der Bewegungstherapie Einschränkungen auferlegt sind. Weitere Indikationen sind: fehlende Motivation für die Bewegungstherapie und stärkere Einschränkungen der körperlichen Leistungsfähigkeit (< 75 Watt).

Als *Kontraindikationen* gelten (HALHUBER, 1972):

- Manifeste Ruheherzinsuffizienz
- Myokardinfarkt vor weniger als 4 Monaten
- entzündliche und degenerative Koronarerkrankungen mit pektanginösen Beschwerden
- aktive entzündliche Herzerkrankungen
- organische Hirnleiden
- floride Nieren- und Lebererkrankungen
- Hyperthyreose, ansteckende Hauterkrankungen

Das Sauna-Therapieprogramm bei essentieller Hypertonie hat folgenden Aufbau:

1. Reinigungsdusche
2. Zwei Saunagänge
   Dauer: 8—10 Minuten, Temperatur: 90 bis 95 °C (in 1,3 m), relative Luftfeuchtigkeit: 10—14 rel. %, Aufenthalt: unterste Stufe.
3. Abkühlung
   Nach 1. und 2. Saunagang unter der Regendusche (Wassertemperatur: 14—16 °C).
4. Nachtruhe
   Dauer: 30 Minuten
   Kontrollparameter: Allgemeinbefinden; Herzfrequenz unter 140 Schläge (min^{-1})
   Kontraindiziert: Kaltes Tauchbad.

Die bisherigen Ergebnisse zeigen, daß mit diesen Maßnahmen ein deutlicher Effekt auf den Blutdruck und die periphere Hämodynamik resultiert (WINTERFELD et al., 1982; S. 71). Durch zweimal wöchentliche regelmäßige Saunabesuche kommt es bei unbehandelten sowie bei medikamentös vorbehandelten essentiellen Hypertonikern im Stadium I und II zu systolischen und diastolischen Blutdrucksenkungen in Ruhe und unter Belastung (50 Watt). Bei Reduzierung des Saunaintervalls auf einen Saunabesuch pro Woche erfolgt ein erneuter Anstieg des zuvor gesenkten Blutdruckes, ohne jedoch die Ausgangswerte vor der Therapie zu erreichen (WINTERFELD et al., 1981). Der wesentliche hämodynamische Mechanismus der Blutdrucksenkung bei dieser Therapieform liegt in der peripheren Gefäßweitstellung (s. S. 70). Der in der Literatur beschriebene gefäßverengende Nebeneffekt einiger Antihypertensiva (Clonidin, Propranolol) — (MOHNIKE et al., 1979) kann durch die regelmäßige Saunabehandlung durchbrochen werden.

Die *Lauftherapie* ist einfach durchführbar und bedarf wenig technischer Voraussetzungen. Um Komplikationen bei dieser physischen Konditionierung zu vermeiden, sollte grundsätzlich vor Aufnahme einer Bewegungstherapie eine Prüfung des Blutdruckverhaltens unter standardisierter ergometrischer Leistung erfolgen. Patienten, die weniger als 75 Watt im Ergometertest erreichen, sind für das Lauftherapieprogramm nicht geeignet. Weitere *Kontraindikationen* sind (WEISEL, 1973): Hypertoniker im Stadium III und IV, manifeste Organ- bzw. kardiovaskuläre Dekompensation, Angina pectoris unter Belastung, Rhythmusstörungen, Zustand nach Endokarditis, Myokardinfarkt und internistische Erkrankungen wie Ulzera, chronische Hepatitis, chronische Glomerulonephritis und Pyelonephritis, hämatologische Erkrankungen, Thrombophlebitiden, Atemwegserkrankungen, Glaukom, Arthritiden, entzündliche Adnexprozesse.

Die Lauftherapie in der Hypertoniebehandlung kann nach dem Intervall- oder Ausdauerprinzip durchgeführt werden. Uns hat sich folgendes Übungsschema bewährt:

1. Einleitung: 15 Minuten Intensivgymnastik.
2. Hauptteil: 30—35 Minuten Lauf mit einer Geschwindigkeit von 2,0—2,5 m/s.
   - Intervallauf: 10 Runden á 300 m
     Rundenaufbau:

Gehen	30 m/20 s	v = 1,5 m/s
Laufen	120 m/60 s	v = 2,0 m/s
Gehen	30 m/20 s	v = 1,5 m/s
Laufen	120 m/60 s	v = 2,0 m/s
Pause	2 Minuten Pulskontrolle	

   - Ausdauerlauf: 4 Runden á 1000 m, nach je 1000 m 2 Minuten
     Pause mit Pulskontrolle.

3. Ausklang: 15 Minuten ruhige Gymnastik und Spiele.

Durch die in jedem Fall vor der Lauftherapie durchgeführte fahrradergometrische Belastungsuntersuchung ist der Herzfrequenz-Leistungsbezug für jeden Patienten gegeben. Durch statistische Berechnung der mittleren Leistung aus der telemetrisch erfaßten Herzfrequenz empfiehlt sich eine Laufgeschwindigkeit von 2,0 bis 2,5 m/s. Dieser Wert entspricht etwa den von GOTTHEINER (1966) angegebenen Leistungen von etwa 100—125 Watt beim Laufen im Freien auf ebenem Gelände (Abb. 129).

Die *Schwimmtherapie* sollte zweimal wöchentlich erfolgen und stellt eine Unterstützung der medikamentösen antihypertensiven Behandlung dar, ist aber auch als alleinige Therapiemaßnahme möglich. Ebenso sind Kombinationstherapieverfahren mit der Sauna- bzw. der Lauftherapie (je einmal wöchentlich) hypotensiv wirksam. Die Schwimmtherapie wird nach folgendem Schema durchgeführt:

1. Einleitung: Allgemeine Entspannung, 10 Minuten Beckenrandgymnastik.
2. Hauptteil: Verbesserung der Ausdauerleistung: 30 Minuten Brust- und Rückenschwimmen.
3. Ausklang: Beruhigung: 10 Minuten kleine Spiele.
   Kontrollparameter: Allgemeinbefinden, Herzfrequenz < 120 Schläge · min^{-1}, Schwimmgeschwindigkeit: 30 — 40 m/min, Wassertemperatur: 22 bis 26 °C.

Die Intensität der Schwimmübungen richtet sich nach dem Belastungstest und beträgt etwa 70% der Leistung, die bei maximaler Ergostase erreicht wird. Mit dieser 70%-Leistung wird in die Kurve der Abbildung 130 eingegangen und die Schwimmintensität (Geschwindigkeit in m/min) festgelegt. Sowohl bei der zweimal wöchentlichen Schwimmtherapie als auch bei der Schwimm/Lauf-Therapie bzw. Schwimm/Sauna-Therapie (je einmal wöchentlich) kommt es zu signifikanten systolischen und diastolischen Blutdrucksenkungen während eines dreimonatigen Behandlungszeitraums, Die systolische Blutdrucksenkung liegt dabei zwischen 18 und 22 mm Hg (2,4 und 2,9 kPa) und die diastolische Blutdrucksenkung zwischen 10 und 14 mm Hg (1,33 und 1,87 kPa). Diese Blutdrucksenkung ist in Ruhe und bis zu einer Leistung von 75 Watt nachweisbar. Bei höheren Leistungen bleibt die hypertone Reaktionslage meistens erhalten. Die Ruhefrequenz zeigt bei allen Schwimmverfahren generelle Tendenzen zur Erniedrigung. Der wesentliche Mechanismus der Blutdrucksenkung besteht in der Weitstellung der Peripherie, wie mit der Xenon-133-Muskelclearance gezeigt werden kann (WINTERFELD et al., 1983).

Nach HALHUBER (1980) sind Patienten mit multiplen ventrikulären Extrasystolen oder Extrasystolen in der vulnerablen Phase (*R*- auf *T*-Phänomen) als Risikopatienten für die Schwimmtherapie anzusehen. Ältere Hypertoniker mit höheren Blutdruckausgangswerten (> 180 mm Hg systolisch — > 24,0 kPa - und > 115 mm Hg diastolisch — > 15,3 kPa —) und längerer Hochdruckdauer (über 8 Jahre sprechen nicht gut auf die Schwimmtherapie an. Bei ihnen ist eine medikamentöse

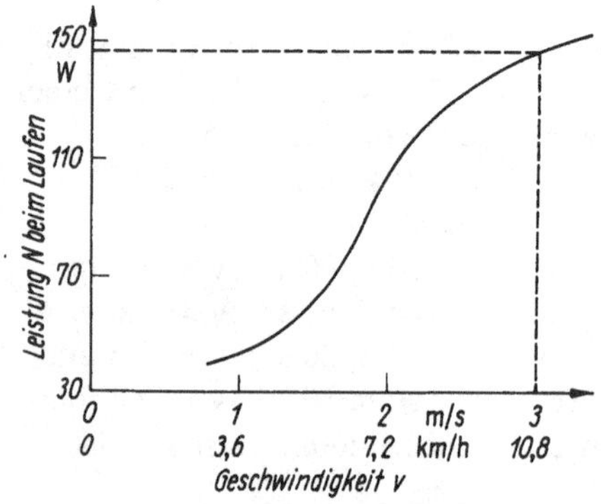

Abbildung 129. Leistung (Watt) beim Lauf im Freien auf ebenem Weg mit verschiedenen Geschwindigkeiten (modifiziert nach GOTTHEINER, 1966)

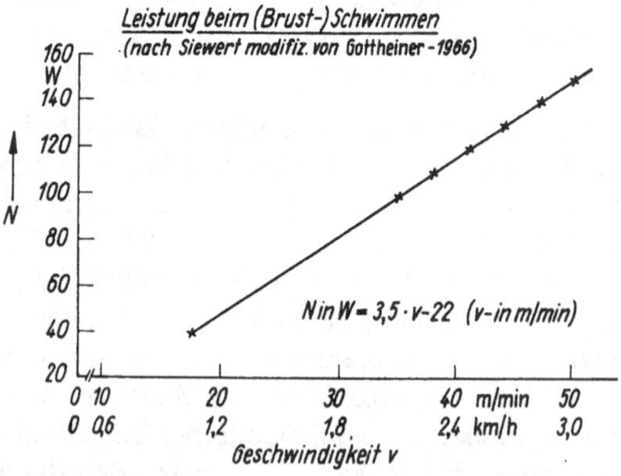

Abbildung 130. Leistung (Watt) beim Brustschwimmen mit verschiedenen Geschwindigkeiten

antihypertensive Kombiantionsbehandlung der physischen Konditionierung überlegen (WINTERFELD et al., 1983). Die physikalische Therapie muß bei gesenktem Blutdruck über Jahre fortgeführt werden.

Zur Optimierung von Trainings- und Therapieprozessen bei der Bewegungstherapie der essentiellen Hypertonie Stadium I und II sind *metabolische Kenngrößen* von Interesse. Hierher gehört vor allem die Lactatbestimmung, die zur Charakterisierung des gemischt aerob-anaeroben sowie des anaeroben Stoffwechsels dient (HOLLMANN und LIESEN, 1973). Die Bestimmung der Ruhe- und Belastungs-Lactatkonzentration unter Ergometerbelastung vor und nach dreimonatigen (zweimal wöchentlichen) Lauf- bzw. Schwimmserien zeigt, daß sich beide Parameter im Gruppenmittel bei medikamentös unbehandelten Hypertonikern und unter Beta-Blockade mit Propranolol verringern. (Tab. 32). Die ergometrische Leistungszunahme der untersuchten Gruppen von im Mittel einer Belastungsstufe (25 Watt) bei gleichbleibender Belastungsfrequenz und gleichem Belastungsblutdruck und die Erhöhung der anaeroben Lactatschwelle in beiden Gruppen nach der Behandlungsserie spricht für eine Ökonomisierung metabolischer Stoffwechselvorgänge. Die Lactatbestimmung ermöglicht eine zusätzliche Kontrolle der Effektivität und des Trainingsmaßes bei der Bewegungstherapie der Hypertonie.

Tabelle 32. Verhalten der Laktatkonzentration (mmol/1) in Ruhe und nach Abbruch der Belastung auf vergleichbaren Ergometerstufen bei essentieller Hypertonie (Stadium I und II) vor und nach 3 monatiger Schwimmtherapie (*n* = 36) bzw. Lauftherapie (*n* = 35) — zweimal wöchentlich — bei Patienten unter nichtmedikamentöser Therapie und unter Therapie mit Propranolol (Dosis: 80—120 mg/die)

	Ruhe		**Abbruch**	
	vor	**nach**	**vor**	**nach**
Schwimmen				
ohne Medikamente	1,59	1,33	4,82	2,13**
mit Propranolol	1,93	1,87	5,13	4,28*
Lauf				
ohne Medikamente	2,10	1,44**	5,68	3,48**
mit Propranolol	2,04	1,50*	4,53	3,60

x — $p < 0{,}05$; *xx* — $p < 0{,}01$

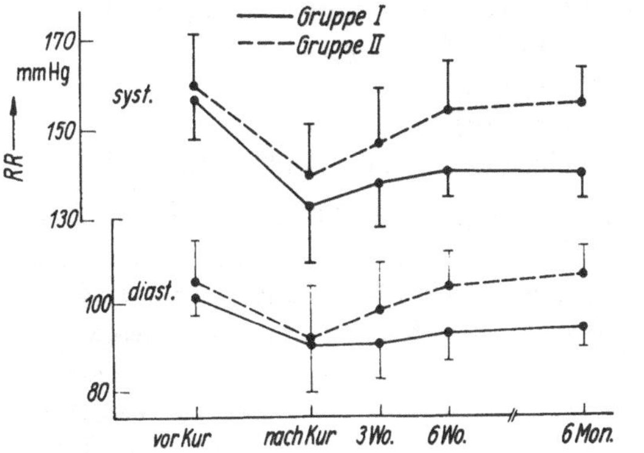

Abbildung 131. Systolische und diastolische Blutdruckwerte. ($\bar{x} \pm s$) bei Patienten mit essentieller Hypertonie (Stadium I und II) unter Propranolol-Therapie vor, während und nach einer 5wöchigen Bewegungstherapiekur (Staatsbäder Bad Elster)
Die durchgezogene Gerade stellt das Blutdruckverhalten für Patienten dar, die nach der Kur die Bewegungstherapie (zweimal wöchentlich) fortführten. Die gestrichelte Gerade beschreibt die inaktiven Patienten.

Die *Kurort-Therapie* ist integrierter Bestandteil der antihypertensiven Langzeitbehandlung. Im Mittelpunkt stehen dabei die physikalische Therapie und die Gesundheitserziehung. Die Patienten müssen im Kurort und durch die einweisende Einrichtung zu einer Fortführung der regelmäßigen physischen Konditionierung im Heimatort motiviert werden, da eine bleibende Blutdrucksenkung nur bei Fortführung der genannten Therapie zu verzeichnen ist (WINTERFELD et al., 1983) — (Abb. 131).

Ein Absetzen oder Wechseln der Medikation im Kurort ist abzulehnen und nur in den seltensten Fällen indiziert. Relativ häufig ist jedoch eine vorübergehende Reduktion der antihypertensiven medikamentösen Therapie erforderlich.

10.2. Stufenplan der medikamentösen Hochdrucktherapie

G. LINSS

Für eine *differenzierte Indikationsstellung zur medikamentösen Therapie* werden folgende Kriterien herangezogen:

— Systolischer Blutdruck ≧ 160 mm Hg bzw. 21,3 kPa bei Patienten bis 59. Lebensjahr, ab 60. Lebensjahr individuelle Entscheidung.

— Diastolischer Blutdruck ≧ 100 mm Hg bzw. 13,3 kPa
— Risikofaktoren
— Lebensalter
— Fehlende Operationsindikation

Die medikamentöse Therapie sollte bei entsprechender Indikation zusätzlich zu nichtmedikamentösen Maßnahmen erfolgen.

Bei der *Auswahl* der Antihypertensiva werden Wirkungsprinzipien und Nebenwirkungen beachtet. Nach den *Wirkungsmechanismen* lassen sich die gebräuchlichsten Antihypertensiva in vier Gruppen einteilen:

— Medikamente, die eine chemische Hemmung der adrenergen Erregungsübertragung in ihren zentralen und/oder peripheren Anteilen bewirken = Inhibitoren des sympathoadrenalen Systems,
— Medikamente mit direkter Wirkung auf die glatte Gefäßmuskulatur = myotrope Vasodilatatoren einschließlich Kalziumantagonisten,
— Medikamente mit Beeinflussung des Mineral- und Wasserhaushaltes = Saluretika,
— Medikamente mit Beeinflussung des Renin-Angiotensin-Systems und Kallikrein-Kinin Systems = converting-enzyme-Hemmer.

Die Wirkungsorte der Medikamente sind in Abbildung 132 angegeben.

Um bei den Patienten eine hohe Einnahmetreue für die verordneten Medikamente zu erreichen (Compliance), ist eine sinnvolle *Stufentherapie* (Abb. 133) durchzuführen und vor allem den *Nebenwirkungen und Kontraindikationen* (Anhang Tab. 25 — 28) besondere Aufmerksamkeit zu schenken.

In die Stufentherapie gehen bereits wichtige Erkenntnisse der in den vorhergehenden Kapiteln abgehandelten Hämodynamik und Herzfunktion ein. Ziel ist es, eine eukinetische Regulation und eine normale Herzfunktion zu erreichen. Für die Auswahl der Medikamente ist deshalb eine Beachtung der Kreislaufregulation des Patienten (vgl. Abb. 4, S. 18) von praktischer Bedeutung (Linss, 1984) — (Tab. 33).

Bei *koinzidierender ischämischer Herzkrankheit* ergeben sich folgende Empfehlungen: Gut geeignet sind chemische Inhibitoren, die über eine Hemmung der Sympathikusaktivität sowohl den antihypertensiven Effekt als auch eine Verminderung des kardialen Sauerstoffverbrauchs bewirken. An erster Stelle stehen hierbei Beta-Rezeptorenblocker. Von besonderer Bedeutung sind in der Behandlung beider chronischer Erkrankungen auch die Kalziumantagonisten. Eine Kombination von Nifedipin (Corinfar) und Propranolol (Obsidan) ist dabei günstig. Verapamil (Falicard) sollte nicht mit Beta-Blockern kombliniert werden.

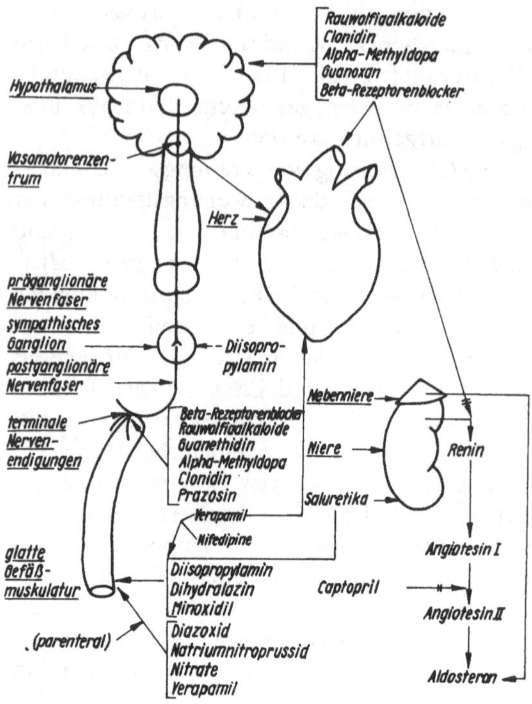

Abbildung 132. Wirkungsorte der wichtigsten Antihypertensiva

Die zur Behandlung der chronisch-ischämischen Herzkrankheit verwandten Nitrate besitzen bei oraler Applikation ebenfalls einen milden antihypertensiven Effekt.

Bei schweren Hypertonien und gleichzeitig bestehender ischämischer Herzkrankheit ist auch auf postganglionäre Neuronenblocker oft nicht zu verzichten. Die Kombination sollte jedoch so zusammengestellt werden, daß stärkere orthostatische Regulationsstörungen vermieden werden (vgl. Anhang Tab. 24).

10.3. Indikation zur Glykosidtherapie bei arterieller Hypertonie

Die in den Kapiteln 2 — 6 dargestellten Ergebnisse und Literaturzitate lassen sich bezüglich

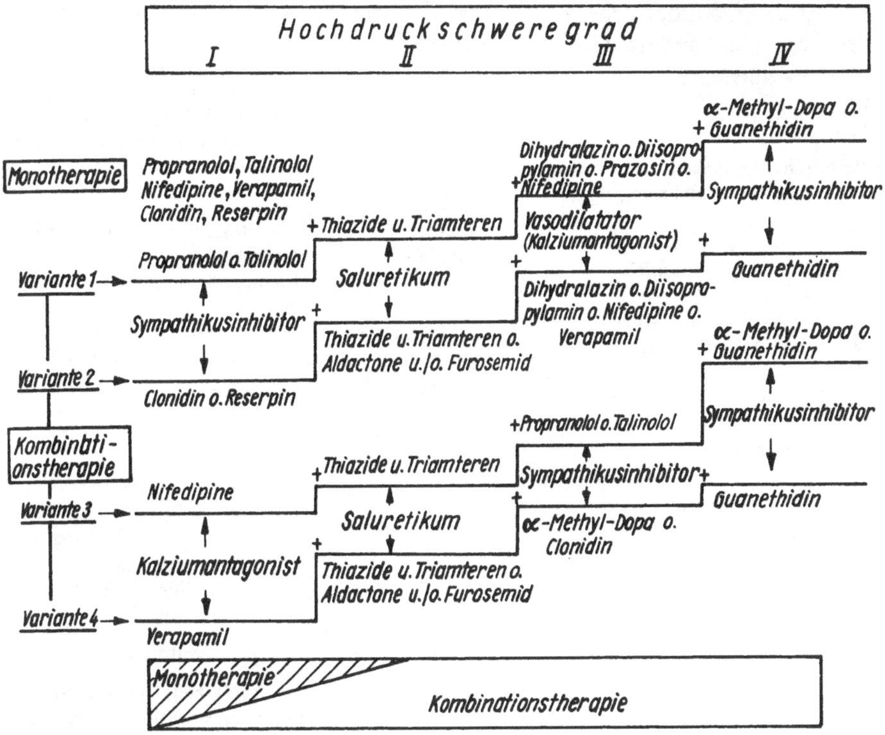

Abbildung 133.

Tabelle 33. Verordnung von Antihypertensiva in Beziehung zur Kreislaufregulation

Medikament		Kreislaufregulation		
Chemische Kurzbezeichnung	**Handelsname**	**hyperkinetisch**	**eukinetisch**	**hypokinetisch**
Propranolol	Obsidan	++	+	—
Talinolol	Cordanum	++	+	—
Reserpin	Rausedan	++	+	—
Clonidin	Haemiton	++	+	—
Alpha-Methyldopa	Dopegyt	++	++	+
Guanethidin	Sanotensin	+	+	—
Guanoxan	Guanutil	+	+	—
Dihydralazin	Depressan	—	+	++
Diisopropylamin	Disotat	++	++	++
Prazosin	Adversuten	+	++	++
Nifedipin	Corinfar	+	++	++
Verapamil	Falicard	++	++	+

++ günstig, + möglich, — ungünstig

der Indikation einer zusätzlichen Glykosidtherapie wie folgt zusammenfassen:

— Die chronische Herzinsuffizienz ist zwar die häufigste, aber keine Frühkomplikation der Hypertonie.
— Bei unkomplizierter Hypertonie ist die Herzfunktion auch bei bestehender Linksherzhypertrophie normal, wenn es gelingt, den Blutdruck optimal zu senken, wenn keine ischämische Herzkrankheit oder Stoffwechselstörungen (Diabetes mellitus) bestehen.
— Der myokardiale Sauerstoffverbrauch ist ist zwar bei dieser Erkrankung erhöht, durch Glykosidgabe wird jedoch am suffizienten

Herzen dieser nicht gesenkt, sondern sogar erhöht. Weiterhin sind auch andere Glykosidwirkungen in die Betrachtung einzubeziehen (Tab. 34).

Tabelle 34. Kardiozirkulatorische Digitaliseffekte bei normalem und insuffizientem Herzen (in Anlehnung an L. Storstein, 1981)

Wirkung auf	normales Herz	insuffizientes Herz
Arteriolen	Konstriktion (direkt)	Dilation (indirekt)
Venen	Konstriktion (direkt)	Dilation (indirekt)
Vagus	Stimulation	—
Sympathikus	—	Inhibition
Inotropie	↑	↑
Herzminutenvolumen	→ ↑	↑
Arterieller Druck	↑	→ ↑
Venöses pooling	↑	↓
Venöser Rückfluß	↓	↑
Herzfrequenz	↓ →	↓
Myokardialer Sauerstoffverbrauch	↑	↓

↑ Steigerung; ↓ Verminderung

Für die *zusätzlcihe Glykosidtherapie bestehen bei Hypertonie folgende Indikationen:*

- Nachgewiesene Störungen der Herzfunktion nach befriedigender Blutdrucksenkung.
- Nachweis einer Linksherzhypertrophie und/oder Herzvergrößerung bei fortdauernder, nicht optimaler Blutdrucksenkung und koinzidierender ischämischer Herzkrankheit.
- Länger bestehende, schwere Hypertonien mit systolischen Werten > 200 mm Hg (> 26,7 kPa), die auf Medikamente nur unzureichend ansprechen.
- Langzeitverordnung von Beta-Rezeptorenblockern in höheren Dosen (etwa über 150 mg Propranolol/die (mit Ausnahme hyperkinetischer Formen).

Eine zusätzliche Digitalisierung bei Gabe von Rauwolfiaalkaloiden oder Guanethidin ist individuell zu entscheiden, da die Beeinflussung der Herzfunktion durch die Antihypertensiva nicht nur von deren Pharmakodynamik, sondern auch von Ausgangsblutdruck und Herzfunktion, vom Alter des Patienten und von der Hochdruckdauer bestimmt wird.
Als Glykoside bevorzugen wir Digitoxin.

Tabelle 35. Maßnahmen bei akuter Linksherzinsuffizienz und Hypertonie

Sofortmaßnahmen:	Nitroglyzerin (Nitrangin liquidum) 6—8 Tropfen sublingual, in 5 Minuten Abstand wiederholbar
Weitere Therapie:	
— Allgemeinmaßnahmen:	Sauerstoffzufuhr (Maske, später Nasensonde) Hochlagerung des Oberkörpers Blasenkatheter
— Medikamentöse Maßnahmen:	Nitroglyzerin, s. o. Saluretika: Furosemid 40 bis 120 mg i. v. Sedierung: Diazepam 5—20 mg i. v. Glykoside: — Frequenz >60/min: Digoxin 0,5—0,75 mg i. v. oder Digitoxin 0,25—0,50 mg i. v. — Frequenz <60/min: Strophanthin 0,125 bis 0,250 mg i. v.
Bei Therapieresistenz:	Überdruckbeatmung
Kontrollparameter:	Blutdruck, Herzfrequenz, Atemfrequenz, Bewußtseinslage, Diurese

Eine *akute Linksherzinsuffizienz* ist bei chronischer Hypertonie selten. Sie kann allerdings im Rahmen einer Hochdruckkrise, eines Herzinfarktes bei Hypertonie oder eines begleitenden Herzfehlers auftreten. Hier kommen die in Tabelle 35 genannten Maßnahmen in Betracht. Zur *kontrollierten Blutdrucksenkung* werden parenteral Natriumnitroprussid oder auch Nitroglyzerin empfohlen. Auch Phentolamin findet bei akuter Linksherzinsuffizienz Anwendung. Mit Diisopropylamin liegen ebenfalls eigene positive Erfahrungen vor.

10.4. Behandlung schwer einstellbarer Hypertonien

J. Scholze

Von einer schwer einstellbaren — sogenannten „therapieresistenten“ Hypertonie — wird dann gesprochen, wenn es nicht gelingt, medikamentös durch eine Dreier- (oder Mehrfach-) kombination nach Ausschöpfung der individuell zu tolerierenden Höchstdosen eine Blutdrucksenkung in den nichthypertonen Bereich zu erzielen.

10.4.1. Therapeutisches Vorgehen

Entwickelt sich bei einem bisher ambulant geführten Hypertoniker eine schwer einstellbare Hypertonie, so ist dieser Patient stationär einzuweisen. Hier wird eine spezialisierte Diagnostik zur Hypertonieätiologie durchgeführt (vgl. Anhang Tab. 9), um eventuell einen sekundären Hochdruck kausal behandeln zu können. In der überwiegenden Mehrzahl der Fälle ist jedoch eine kausale Therapie nicht möglich, so daß sich folgendes Vorgehen empfiehlt:

1. Überprüfung der Patientencompliance
   - Unter Einschaltung einer mehrtägigen parenteralen antihypertensiven Therapie,
   - Wenn niedriges Blutdruckniveau erreicht, neuer oraler Therapieaufbau.
2. Veränderung der bisherigen Kombination durch Einsatz von zwei stark wirksamen adrenergen Inhibitoren (Clonidin und Guanethidin, Alpha-Methyldopa und Guanethidin).
3. Intensivsaluretische Therapie
   - Wenn nötig — parenteral,
   - Auch orale hohe Dosen von Furosemid plus Spironolakton unter Beachtung der Nebenwirkungen und Kontraindikationen. Die Furosemid-Dosen schwanken dabei zwischen 120 und 750 mg/die, die von Spironolakton zwischen 100 und 200 mg/die.

   Als günstig erwies sich uns auch oft ein Wechsel der Antihypertensiva nach der ersten hochdosierten Saluretikatherapiephase.
4. Gelingt auch damit keine befriedigende Blutdruckeinstellung, kommen der converting-enzyme-Inhibitor Captopril oder der stark wirksame Vasodilatator Minoxidil zur Anwendung.

10.4.2. Ergebnisse mit Captopril

Captopril ist ein spezifischer converting-enzyme-Hemmer (Abb. 134). Daraus resultieren eine verringerte Angiotensin II- und Aldosteronbildung wie auch ein verlangsamter Abbau des vasodilatatorisch wirksamen Bradykinins (MURTHY et al., 1978). Außerdem sollen noch die Prostaglandinsynthese sowie

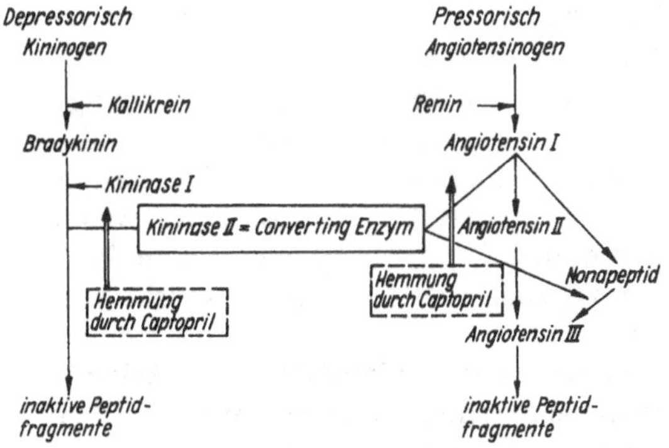

Abbildung 134. Wirkungsmechanismen von Captopril

der Enkephalin- bzw. Substanz „P"-Spiegel beeinflußt werden (LEE et al., 1979).

Wir wenden Captopril bei schwer einstellbaren Hypertonikern in Dosen von 150 bis 350 mg/die an und erreichten damit eine ausreichende Blutdrucksenkung (Abb. 135). Ähnliche Dosen wurden auch in anderen Studien als notwendig erachtet (BOERLIN et al., 1983;

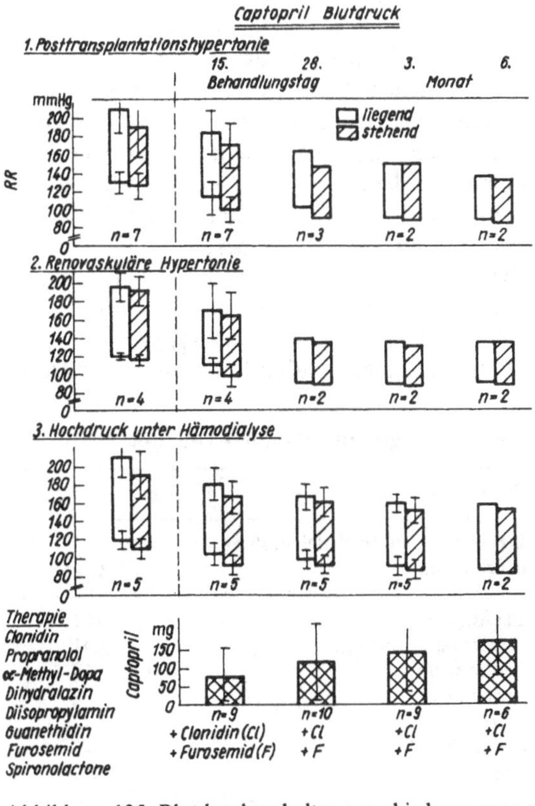

Abbildung 135. Blutdruckverhalten verschiedener renaler Hypertonieformen unter converting-enzyme-Hemmung

HOLLENBERG, 1983; RÖCKEL und HEIDLAND, 1981; GROEL et al., 1983).

International besteht bei der Anwendung von Captopril eine Tendenz zur Dosisverminderung, besonders im Laufe der Langzeitapplikation. Unterstützt wird diese Entwicklung durch die Kombination mit Saluretika, die die Wirkung von Captopril deutlich verstärken.

Ist mit dieser Zweierkombination keine Normotonie erreichbar, kann ein drittes Antihypertensivum hinzugesetzt werden, wobei meist Beta-Rezeptorenblocker, Clonidin oder Alpha-Methyldopa zur Anwendung kommen.

Aufgrund der *Wirkmechanismen* (arterioläre und venöse Dilatation ohne reflektorische Stimulation des Sympathikus) wird Captopril auch bei der kongestiven Herzinsuffizienz eingesetzt, wobei jedoch anhaltende Therapieerfolge nur dann auftraten, wenn keine irreversiblen Myokardschäden als Ursache der Herzinsuffizienz vorlagen — zum Beispiel dilatative Kardiomyopathien, schwere ischämische Herzkrankheit — (LIEBAU et al., 1983).

Die *wichtigsten Nebenwirkungen* von Captopril sind in Tabelle 36 dargestellt.

An seltenen Nebenwirkungen wurden noch abdominelle Krämpfe, Obstipation, Duodenalulzera und Gynäkomastien beschrieben, die allerdings dem Captopril nicht eindeutig zuzuordnen sind. Beachtenswert ist die Tatsache, daß renale Hypertonien, besonders im Stadium der Niereninsuffizienz, unter Captoprileinnahme oftmals eine Nierenfunktionsverschlechterung (Kreatininanstiege) zeigten. Während die Nierendurchblutung in der Regel konstant blieb, kam es bei einigen renalen Hypertonieformen zur Verringerung der glomerulären Filtrationsleistung und damit zur Senkung der Filtrationsfraktion (BJORK et al., 1983).

Wir konnten zeigen (Abb. 136a und b), daß bei Patienten mit renovaskulärer Hypertonie die Nierenfunktionsverschlechterungen, die zum Therapieabbruch zwangen, sowohl bei effektiver als auch bei ineffektiver Blutdrucksenkung auftraten.

Aus der Literatur und unseren eigenen Erfahrungen können für die Praxis folgende Empfehlungen bezüglich der Captopril-Anwendung gegeben werden:

1. Die Indikationen für dieses Medikament sind fast alle Hypertonieformen jeglichen Stadiums, wobei wir dieses Medikament vorwiegend bei schwer einstellbaren Hypertonien und therapierefraktärer Herzinsuffizienz zur Anwendung bringen.
2. Aufgrund der überwiegenden Ausscheidung über die Nieren ist mit einer Kumulation bei Niereninsuffizienz zu rechnen. Dies erfordert eine Dosisreduktion und Verlängerung der Einnahmeintervalle.
3. Nach den bisherigen Publikationen halten wir eine Captopril-Medikation bei Nierenarterienstenose einer Solitärniere für kontraindiziert. Die Nierenfunktion und Proteinurie sind bei bilateralen Nierenarterienstenosen sowie Patienten mit Niereninsuffizienz gründlich zu überwachen. Sorgfältige Blutbildkontrollen sind besonders bei Patienten mit immunologischen Erkrankun-

Tabelle 36. Captopril-Nebenwirkungen (nach GROEL et al., 1983)

Patientenzahl	7103	4397	3614	1704	511	163
Dauer der Captopril-Behandlung in Monaten	0—3	4—6	7—12	13—24	25—48	37—48
Exantheme	101	14	15	5	0	0
Geschmacksstörungen	41	5	5	0	0	0
Leukopenie	14	0	0	0	0	0
Proteinurie	2	5	22	7	1	0
Hypotonie	28	8	2	1	1	0
Gemischt	247	19	32	6	4	0
Total	433	51	76	19	6	0
Therapieabbrüche*	267	46	62	17	5	0
wegen NW in %	4,6	1,2	2,9	1,9	1,5	0

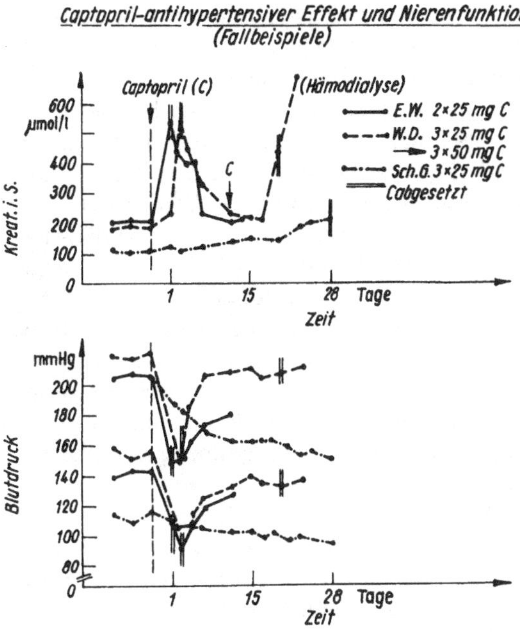

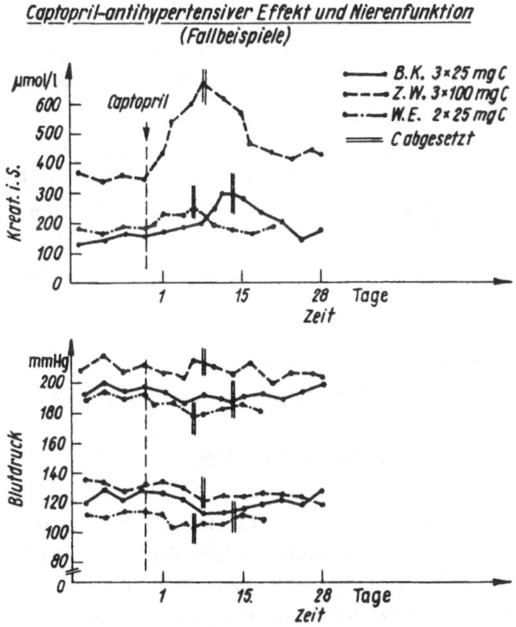

Abbildung 136a. Blutdruckverhalten und Verlauf der Serumkreatininkonzentrationen unter Captopril-Medikation (3 Einzelbeispiele — responder)
b. Blutdruckverhalten und Verlauf der Serumkreatininkonzentrationen unter Captopril-Medikation (3 Fallbeispiele — non responder)

gen sowie bei gleichzeitiger immunosuppressiver Therapie erforderlich.

4. Die Captopril-Einnahme soll entweder eine Stunde vor oder zwei Stunden nach den jeweiligen Mahlzeiten erfolgen. Vor der ersten Einnahme ist darauf zu achten, daß die Patienten nicht zu flüssigkeits- bzw. natriumverarmt (Diuretika) sind, um extremen Blutdruckabfällen vorzubeugen.
5. Ist nach einer Monotherapie mit Captopril in einer Dosierung von 75 mg/die keine Normotonie erreicht worden, empfiehlt sich die Kombination mit einem Saluretikum und gegebenenfalls mit einem Beta-Rezeptorenblocker oder Clonidin. Insgesamt sollte versucht werden, die Tagesdosis nicht über 150 mg zu erhöhen, da dann die sonst geradezu zu vernachlässigende Häufigkeit von Nebenwirkungen spürbar ansteigt.
6. Schwerwiegendste Nebenwirkungen stellen Nierenfunktionsverschlechterungen, Neutropenien und Proteinurien dar, die besonders bei dafür definierten Risikopatienten auftreten (Niereninsuffizienz, Solitärnieren, immunologische Begleiterkrankungen) und einer sorgfältigen Überwachung bedürfen.

10.4.3. Ergebnisse mit Minoxidil

Minoxidil relaxiert direkt die peripheren Arteriolen (FREYBURGER et al., 1981; LOWENTHAL und AFFRIME, 1980), wobei eine Verminderung der freien Kalziumkonzentration an den kontraktilen Proteinen der glatten Gefäßmuskelzelle diskutiert wird (PLUSS et al., 1972; FREYBURGER et al., 1981). Gleichzeitig wird eine prostaglandinvermittelte Wirkkomponente für möglich gehalten, da Indomethazin im Tierversuch zu einer partiellen Aufhebung der hypotensiven Wirkung geführt hat (PLUSS, 1972).

Ausgehend von der ausgeprägten Arteriolendilatation kommt es zu einer reflektorischen Erhöhung des Sympathikotonus und Hemmung des Vagotonus mit entsprechender Stimulation des Renin-Angiotensin-Systems und Beeinflussung der renalen und kardialen Hämodynamik. Daraus resultiert eine hauptsächlich frequenzbedingte Herzminutenvolumenzunahme mit Erhöhung des myokardialen Sauerstoffverbrauchs sowie einer Erhöhung des Plasma- und Extrazellulärvolumens. Aufgrund dieser stark *ausgeprägten kompensatorischen Mechanismen* ist die *Kombination von Minoxidil mit Beta-Rezeptorenblockern und Diuretika eine conditio sine qua non.*

Diese Dreierkombination entfaltet eine außerordentlich starke antihypertensive Effektivität, wobei die non-responder Rate bei den meisten Untersuchern unter 10% liegt. Diese hervorragende antihypertensive Wirkung ist unabhängig von Grundkrankheit, Nierenfunktion oder der Höhe des Ausgangsblutdruckes (MITSCHEL und PETTINGER, 1978; KEUSCH et al., 1978). Wir können mit eigenen Ergebnissen (Abb. 137) diese Resultate bestätigen, da Minoxidil selbst bei schwersten Posttransplantationshypertonien, wo die Saluretika- oder Captopril-Therapie versagte, noch meist eine Blutdrucksenkung in den nichthypertonen Bereich bewirkte. In Übereinstimmung mit anderen klinischen Berichten resultierte auch keinerlei orthostatische Dysregulation, es fiel sogar auf, daß die Patienten relativ schnell massive Blutdrucksenkungen hervorragend tolerierten.

Im Gegensatz zum Captopril blieben auch

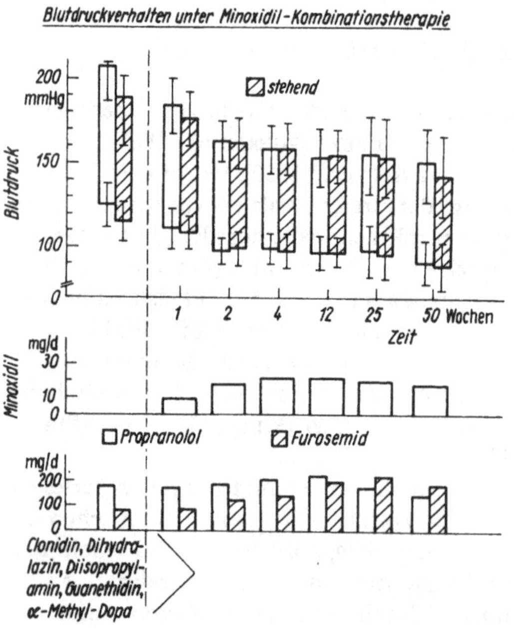

Abbildung 137. Blutdruckverhalten unter der Minoxidil-Propranolol-Furosemid-Kombinationstherapie n = 22 renale „therapieresistente" Hochdruckpatienten; Behandlungszeitraum: ein Jahr

bei Nierenarterienstenosen einer Solitärniere die Kreatininwerte trotz effektiver Blutdrucksenkung im Ausgangsbereich.

Die Minoxidil-Therapie wird gewöhnlich mit zweimal 2,5 oder zweimal 5 mg/die begonnen. Gleichzeitig wird mit einem Saluretikum und Beta-Rezeptorenblocker kombiniert.

Die *Nebenwirkungsrate* von Minoxidil — insbesondere die Tendenz zur Flüssigkeitseinlagerung — ist bis zu Tagesdosen von 20—30 mg relativ gering. Bei höheren Dosen nehmen die Nebenwirkungen sehr stark zu, ein zusätzlicher antihypertensiver Effekt resultiert jedoch kaum. Aus diesem Grunde sind, ähnlich wie beim Captopril, niedrige Tagesmengen anzustreben.

Hämodynamisch ist dieses Medikament durch einen hochsignifikanten Abfall des peripheren Widerstandes gekennzeichnet, Herzfrequenz und Herzminutenvolumen sind am suffizienten und auch am insuffizienten Herzen erhöht (Drug Reference, 1979; HALL et al., 1978; SANNERSTEDT et al., 1975).

Trotz der hervorragenden antihypertensiven Effektivität wird Minoxidil in seiner Anwendung sehr kritisch bewertet, da die Nebenwirkungen nicht unerheblich sind. Am häufigsten wird eine Natrium- und Volumenretention beobachtet, die sich klinisch an generalisierten Ödemen zeigt.

Im Zusammenhang mit der Flüssigkeitsretention werden von vielen Autoren gehäuft Perikardergüsse während der Minoxidilbehandlung beschrieben (BRODERSEN und SACK, 1981; JAVIER et al., 1980; MARTIN et al., 1980; MCCHESNEY und AMEND, 1980; NAWAR et al., 1977). Als weitere Nebenwirkungen registrierten die meisten Untersucher EKG-Veränderungen in unterschiedlicher Häufigkeit und Ausprägung, aber stets ohne klinisches Korrelat. Es wurden vorwiegend am Beginn der Behandlung auftretende Repolarisationsstörungen beschrieben. Sie bilden sich unter chronischer Minoxidil-Applikation zurück und sind auch nicht primär durch eine Myokardmangeldurchblutung unter dem Blutdruckabfall erklärbar, da sie bereits auftreten, wenn noch keine bedeutenden Blutdruckabfälle nachzuweisen sind (HALL et al., 1978; HALL et al., 1980; KIRKENDALL et al., 1980; PALATINI et al., 1981).

Das Auftreten einer Angina-pectoris-Symptomatik wird nur selten beobachtet.

Zahlenmäßig selten, aber von klinischer Bedeutung erwiesen sich depressive Reaktionslagen, welche bei zwei Patienten von uns nach Absetzen des Medikaments wieder verschwanden.

Eine Hypertrichose tritt nach 3—10 Wochen, dosisabhängig modifiziert, fast obligatorisch auf. In dermatologisch angelegten Studien wurden hormonelle Ursachen bei unveränderten männlichen Sexualhormonspiegeln weitgehend ausgeschlossen (BURTON und MARSHALL, 1979; FELDMAN und PUSCHETT, 1980). Für das verstärkte Wachstum der Lanugobehaarung wird eine vermehrte Durchblutung der Haarpapillen mit Anregung eines neuen Haarzyklus verantwortlich gemacht.

Diesen zum Teil gravierenden Nebenwirkungen steht jedoch gegenüber, daß unter Minoxidil-Therapie ein Großteil vorher bestehender Beschwerden, wie Schwindel, Übelkeit, Zephalgien, Palpitation, Schlaf- und Sehstörungen, Mundtrockenheit und andere verschwinden können und etwa ein Viertel unserer Patienten eine gravierende Verbesserung des Allgemeinbefindens sowie des Leistungsvermögens angaben (Tab. 37).

Für die Praxis können folgende Empfehlungen gegeben werden:

1. Beim gegenwärtigen Erkenntnisstand empfiehlt sich als Indikation zur Minoxidil-Therapie nur die schwerste, therapie-resistente Hypertonie, da zum Teil nicht unerhebliche Nebenwirkungen auftreten.
2. Aufgrund der Anreicherung dieses Medikamentes in den Gefäßwänden resultiert eine lange biologische Halbwertszeit, was eine ein- bis zweimalige Tagesdosis ermöglicht. Diese sollte 40 mg nicht übersteigen.
3. Der blutdrucksenkende Effekt der Kombination Minoxidil — Beta-Blocker — Saluretikum ist in über 90 % der so behandelten Patienten als hervorragend einzuschätzen. Dabei wird keinerlei orthostatische Dysregulation beobachtet. In Einzelfällen stellt diese Therapieform eine echte Alternative zur bilateralen Nephrektomie bzw. Transplantatektomie dar.
4. Die häufigsten Nebenwirkungen sind: Auftreten von Ödemen, Perikardergüssen, Hypertrichose und mögliche kardiale Wirkungen. Die Anwendung dieses Medikamentes nach Myokardinfarkt oder instabiler Angina pectoris halten wir für kontraindiziert.
5. Aufgrund der aufgezeigten potentiellen Gefahren erfordert der Einsatz von Minoxidil detaillierte Kenntnisse über Wirkungs- und Nebenwirkungsspektrum und einen engen Kontakt zwischen Arzt und Patienten.

Tabelle 37. Auswirkungen der Minoxidil-Therapie bei 21 Patienten

	Häufigkeiten (*n*)
Nebenwirkungen:	
Ödeme	15
Hypertrichose	13
Herz (Größenzunahme, Erregungsrückbildungsstörungen oder Angina pectoris-Symptomatik)	8
Gynäkomastie, Zephalgien	je 4
Pruritus, Muskel- (Knochen-) Schmerzen, Hautrötung, Depression, Belastungsdyspnoe, Leistungsinsuffizienz	je 2
Verbesserungen:	
Abnahme der pathologischen Fundusphaenomene	13
Zephalgien, Allgemeinzustand, subjektives Leistungsvermögen	je 5
Schwindel, Übelkeit, Dyspnoe, Herzhypertrophie (EKG)	je 4
Schlafstörungen, Palpitation	je 3
Sehstörungen, Potenzstörungen, Paraesthesien und Mundtrockenheit	je 2
Therapieabbrüche wegen Nebenwirkungen:	
Generalisierte Ödeme	2
Hypertrichose	1
Todesfälle während Behandlung	
Plötzlicher Herztod (autoptisch disseminierte Myokardschwielen)	1
Pneumonie → Lungenödem Divertikulitis → Peritonitis	je 1

Da die Langzeitwirkung von Minoxidil auf das Herz noch nicht umfassend geklärt ist, empfehlen wir bei schwer einstellbaren Hypertonien unter Anwendung der Medikamente *Captopril* und *Minoxidil* folgendes Vorgehen:

1. Captopril-Monotherapie bis 150 mg/die.
2. Addition eines Diuretikums.
3. Hinzugabe eines Beta-Blockers und Steigerung der Captopril-Dosis auf 300—400 mg/die.

4. Wird damit kein Erfolg erreicht, erfolgt die Umsetzung auf Minoxidil an Stelle von Captopril bis 40 mg/die bei gleichzeitiger Erhöhung der Dosis des Saluretikums und Zugabe eines Beta-Rezeptorenblockers.
5. Ist auch diese Kombination nicht erfolgreich, kann eine Kombinationstherapie von Minoxidil mit Captopril und einem Diuretikum sowie einem Beta-Rezeptorenblocker versucht werden. Diese Therapieführung bedarf jedoch spezieller Kenntnisse und ist an Hochdruckspezialeinrichtungen gebunden.

10.5. Behandlung der hypertensiven Krise

G. LINSS und J. SCHOLZE

Die hypertensive Krise ist eine Notfallsituation, hervorgerufen durch anfallsweisen, plötzlich auftretenden erheblichen Anstieg des systolischen und diastolischen Blutdruckes, der Minuten, Stunden oder selten Tage anhalten kann, mit klinischen Symptomen seitens des Herzens, des Gehirns und/oder des Sehorgans einhergeht und einer Soforttherapie bedarf. Betroffen sind meist Hypertoniker, selten Normotoniker. Krisenhafte Blutdrucksteigerungen können im Verlauf jeder Hypertonieform auftreten. Eine vermeidbare Ursache ist das plötzliche Absetzen stark wirkender Antihypertensiva.

Diagnosestellung: Ausgehend vom klinischen Bild besteht bei geringstem Verdacht auf das Vorliegen einer hypertensiven Krise die absolute dringliche Indikation zur Blutdruckmessung. Die gemessenen Werte sind im Zusammenhang mit der Symptomatologie zu beurteilen.

Für die Festlegung therapeutischer Grundprinzipien ist die Kenntnis der möglichen pathogenetischen Prinzipien von Bedeutung, wobei hier nur für die Phäochromozytomkrisen Klarheit besteht (Literatur siehe LINSS, 1983).

Voraussetzung für eine wirksame Therapie sind nach ambulanter Erstversorgung die sofortige stationäre Einweisung und kontinuierliche Überwachung des Patienten, am besten auf einer Intensivstation. Gleichzeitig mit den Kontroll- und Diagnostikmaßnahmen (Tab. 38) muß die Therapie einsetzen. Für die parenterale Behandlung stehen die im Anhang — Tab. 23 dargestellten Medikamente zur Verfügung. Der Einsatz des einen oder anderen Pharmakons wird weitgehend von persönlichen Erfahrungen in einzelnen Kliniken bestimmt. Für den *ambulanten Therapiebeginn* scheint sich in neuerer Zeit *Nifedipin* (Corinfar) 10 bis 20 mg sublingual immer mehr durchzusetzen (STRAUER, 1983; BRAND und ERBEL, 1983). Überschießende Blutdruckabfälle sind mit diesem Medikament nicht zu befürchten (BERTEL et al., 1983; MAGOMETSCHNIGG, 1982).

Tabelle 38. Maßnahmen zur Überwachung und Diagnostik von Patienten mit hypertonen Krisen

Fortlaufende Kontrollen von arteriellem Blutdruck
Puls, Atmung; Elektrokardiogramm,
Flüssigkeitsbilanzierung (bei zunehmenden Bewußtseinsstörungen Dauerharnblasenkatheter)

Bereitstellung eines Antidots (Dopamin)

Sofortdiagnostik:
Neurologischer Status, Spiegelung des Augenhintergrundes,
Blutuntersuchungen:
Hämoglobin, Kalium, Kreatinin, Glukose, Säuren-Basen-Status;
Urinstatus.

Spezielle Diagnostik:
Sammelurin (24 Stunden) — Vanillinmandelsäure, wenn möglich Aldosteron und Cortisol.
Blutvolumina.

Unter *stationären Bedingungen* werden *hämodynamische Gesichtspunkte* für die Differentialtherapie herangezogen (Abb. 138). Nach eigenen (LINSS und SCHMIDT, 1980) und Erfahrungen anderer Autoren in der DDR (KIESEWETTER, 1978) ist *Diisopropylamin* (Disotat)

Medikament	HMV	HF	W	Gefäßtonus arteriell	Gefäßtonus venös
Diisopropylamin	→	→	↓	↓	↓
Dihydralazin	↑	↑	↓	↓	→
Nitroprussid-Na	→ ↓	↑	↓	↓	↓
Diazoxid	↑	↑	↓	↓	→
Nitroglycerin	→ ↓	→ ↑	↓	↓	↓
Verapamil	→ ↓	→ ↓	↓	↓	↓
Dehydrobenzperidol	→	→	↓	↓	→
Clonidin	↓	↓	↓	→	→
Saluretika	↓	→	→	→ ↓	→

Abbildung 138. Beeinflussung der Hämodynamik durch parenteral applizierte Antihypertensiva

ein Mittel der ersten Wahl in der Behandlung der hypertensiven Krise.

Ist damit keine effektive Blutdrucksenkung erreichbar, empfehlen wir die Anwendung von *Diazoxid* (Hypertonalum), welches rasch intravenös oder auch in verzettelten Dosen injiziert (McNair et al., 1983), eine schnelle und effektive Blutdrucksenkung bewirkt (Linss und Scholze, 1984) — (Abb. 139). Als beachtenswerte Nebenwirkungen gelten: Vereinzelt ungewöhnlich starker Abfall des systolischen Blutdrucks, Erbrechen, Schwindel, antidiuretische Wirkung. Kontraindiziert ist dieses Medikament bei Herzinfarkt und akuter zerebrovaskulärer Insuffizienz.

Ebenfalls arteriell gefäßerweiternd wirksam ist *Dihydralazin* (Depressan). Dieses Medikament hat sich zur Behandlung der Schwangerschaftsgestose und zur Krisenbehandlung bei jüngeren Frauen bewährt. Nach initialer i.v.-Gabe (6—12,5 mg) Zufuhr als Infusion — 16—66 mg in 500 ml Infusionslösung. Die wichtigsten Nebenwirkungen sind: Kopfschmerzen, Tachykardien, Auslösung von Angina-pectoris-Anfällen. Bei Männern deshalb zurückhaltende Anwendung. Kontraindikationen: ischämische Herzkrankheit.

Vorwiegend bei renal ausgelösten oder bei Krisen mit tachykarden Herzrhythmusstörungen hat sich der Kalziumantagonist *Verapamil* (Falicard) bewährt (Heinz, 1975; Assmann et al., 1976). Wegen der Gefahr atrioventrikulärer Überleitungsstörungen ist unter der Infusionsbehandlung (0,05—0,25 mg/min) eine kontinuierliche EKG-Überwachung erforderlich.

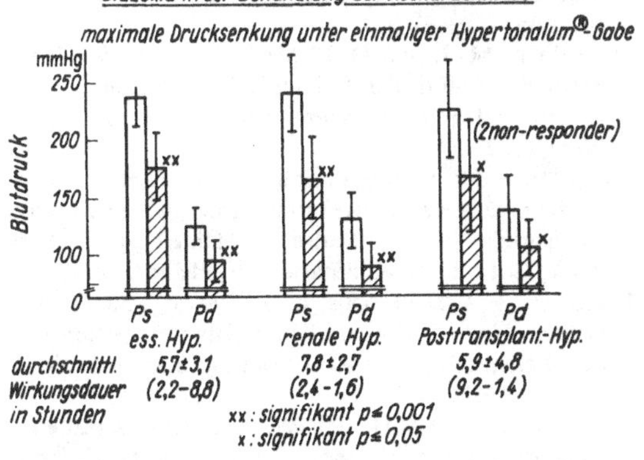

Abbildung 139. Systolische und diastolische Blutdruckwerte ($\bar{x} \pm s$) unter der Behandlung mit Diazoxid

Die *Nitrate* besitzen eine direkt tonusvermindernde Wirkung im Bereich der venösen und arteriolären Gefäße und sind besonders bei Blutdruckkrisen mit Linksherzinsuffizienz günstig. Trinitrosan ist ausgezeichnet steuerbar und findet bei uns vorwiegend in der Krisenbehandlung akut oder chronisch dekompensierter Niereninsuffizienz unter gleichzeitiger Hämodialyse (Ultrafiltration) Anwendung.

Natriumnitroprussid (Nipruton), welches eine prä- und postkapilläre Vasodilatation bewirkt, ist das effektivste Medikament in der Krisenbehandlung (Wood, 1974; Brass, 1976). Seine Anwendung ist an eine Applikation mit Infusionspumpe über einen liegenden Zentralvenenkatheter gebunden. Dieses Medikament wird nur bei schweren, mit anderen Pharmaka nicht zu beherrschenden Krisen eingesetzt. Anfangsdosierung: 0,025—0,050 mg/min, Steigerung auf 0,3—0,9 mg/min möglich.

Von den *Sympathikusinhibitoren* hat sich hauptsächlich *Clonidin* (Haemiton) durchgesetzt und seit Jahren bewährt. Initiale Blutdruckanstiege sind unbedeutend. Einzelgaben von 0,150 bis 0,300 mg i.m. oder i.v. sind die Regel. Eine erneute Injektion ist nach 2—3 Stunden möglich. Kontraindiziert ist Clonidin bei Verwirrtheitszuständen und schweren Bradykardien.

Dehydrobenzperidol (Droperidol) wirkt über eine selektive Blockierung der Alpha-Rezeptoren. Dosierung: 5—10 mg i.v. Nach „Durchbrechen" der Krise ist eine antihypertensive Kombinationstherapie anzuschließen. Beachtenswerte Nebenwirkungen: Schläfrigkeit und Niedergeschlagenheit.

Phentolamin (Regitin), ebenfalls ein Alpha-Rezeptorenblocker, ist das Mittel der Wahl bei der Phäochromozytomkrise. Nicht selten erweist sich hierbei die Kombination mit einem Beta-Rezeptorenblocker (Propranolol) als günstig, wie überhaupt die Indikation von Beta-Rezeptorenblockern (Obsidan) hauptsächlich in der Kombinationsanwendung zur Kompensation sekundär ausgelöster Herzfrequenz- und Herzminutenvolumenanstiege unter Vasodilatatorentherapie zu sehen ist.

Bestehen Hinweise auf eine Hypervolämie, Herzinsuffizienz oder beginnende Oligurie, ist gleichzeitig eine parenterale diuretische Therapie mit *Furosemid* (Furesis) angezeigt, welches

Tabelle 39. Therapeutische Maßnahmen bei Blutdruckkrisen

1. Sofortige stationäre Einweisung
2. Strenge Bettruhe, Oberkörper hoch, Beine tief
3. Kontinuierliche Überwachung
4. Orale (sublinguale) Therapie mit Nifedipin, Nitroglyzerin
5. Parenterale antihypertensive Therapie
5.1. Ambulant (vor dem Transport in die Klinik) intramuskulär Diisopropylamin oder Clonidin
5.2. Stationär Diisopropylamin, Clonidin, Nitroglyzerin
Phentolamin, Propranolol (bei Phäochromozytom)
Diazoxid
Verapamil
Nitroprussidnatrium
Dihydralazin
Furosemid (auch in Kombination)
5.3. Bei terminaler Niereninsuffizienz Hämodialyse und Ultrafiltration
6. Herztherapie
Nitroglyzerin
Strophanthin oder Digoxin — intravenös
7. Therapie bei Hirnödem
Mannitol 20%ig als Infusion
Glukose 40%ig als Infusion
8. Therapie bei Lungenödem
Sauerstoffzufuhr, Nitroglyzerin, Furosemid intravenös
Digoxin intravenös
9. Therapie bei zu starkem Blutdruckabfall
Kopf tief, Beine hoch
Dopamin-Infusion: 1 Amp. (5 ml) á 50 mg in 250 ml 0,9%ige NaCl-Lösung; Dosis: 175—250 µg/min = 1 ml/min

auch über eine Veränderung der vaskulären Reaktivität selbst antihypertensiv wirkt. Kontraindikationen für Furosemid bestehen bei Krisen im Rahmen der hypertensiven Spätgestose.

Der therapeutische Stufenplan bei Hochdruckkrisen beinhaltet komplexe Maßnahmen (Tab. 39).

Grundvoraussetzung für eine parenterale antihypertensive Therapie ist die sofortige Bereitstellung eines Antidots. Bei hypotonen Zuständen ist die Infusion mit Antihypertensiva sofort zu unterbrechen, die Beine hoch und der Kopf tief zu lagern sowie das Blutvolumen mittels Infusionslösung wieder aufzufüllen. Ist dies nicht erfolgreich, muß entweder ein spezielles Antidot verabreicht werden (zum Beispiel Tolazolin bei Clonidin), oder es wird Dopamin infundiert in einer Dosierung von 175—250 µg/min.

Literatur

Assmann, I., U. Meinung und H. Fiering: Falicard (Verapamilhydrochlorid) zur Behandlung der Hypertonie. Medicamentum **18** (1977), 69—71

Bertel, O., D. Conen, E. W. Radü, J. Müller, C. Lang, and V. C. Dubach: Nifedipine in hypertensive emergencies. Br. Med. J. **19** (1983), 6358—6361

Bjork, St., H. Herlitz, G. Nyberg, and G. Granerus: Effect of Captopril on renal hemodynamics in the treatment of resistent renal hypertension. Hypertension, Suppl. 3, **5** (1983), 152—153

Boerlin, H. J., H. Vetter, J. Havelka, A. Studer, M. Wehling, P. Greminger, W. Tenschert, F. W. Reutter, T. Luscher, P. Walger, W. Siegenthaler und W. Vetter: Captopril in der Langzeitbehandlung der schweren arteriellen Hypertonie. In: Gross, F. (Hrsg.): Hemmung des Angiotensin-Konversionsenzyms (ACE). Ein neues Prinzip in der Behandlung der Hypertonie und der Herzinsuffizienz. MMV-Verlag, München 1983, S. 159—166

Brand, G. und R. Erbel: Nifedipin sublingual zur Therapie der hypertonen Krise. Med. Welt **34** (1983), 529—530

Brass, H.: Fortschritte in der Behandlung hypertensiver Krisen. Therapiewoche **26** (1976), 3581—3585

Brodersen, H. P. und K. Sack: Behandlung der schweren arteriellen Hypertonie mit Minoxidil. Internistische Praxis **21** (1981), 543—550

Burton, J. L., and A. Marshall: Hypertrichosis due to minoxidil. Br. J. Derm. **101** (1979), 593—595

Drug Reference: Loniten®-Tablets. Minoxidil, Upjohn 1979

Feldman, H. A., and J. B. Puschett: Minoxidil-induced hypertrichosis. Curr. Ther. Res. **27** (1980), 205—207

Freyburger, W. A., D. W. Du Charme, and G. R. Zins: Vascular effects of minoxidil. In: Vanhoutte, P. M., and I. Leusen (Eds.): Vasodilatation. Raven Press, New York 1981, pp. 491—497

Gottheiner, zit. bei Geissler, W.: Mitteilungen über Praxis und Probleme der Rehabilitation. Herzinfarkte V (1975)

Groel, J. T., S. S. Tadros, G. R. Dreslinsky, and A. C. Jenkins: Long-term antihypertensive therapy with Captopril. Hypertension Part II, **5** (1983), III-145—151

Halhuber, M. J. und H. P. Milz: Höhenrieder Seminarbuch: Praktische Präventiv-Kardiologie. Verlag Urban und Schwarzenberg, München — Berlin — Wien 1972

Halhuber, C.: Rehabilitation in ambulanten Koronargruppen. Reihe: Rehabilitation und Prävention 13. Springer-Verlag, Berlin — Heidelberg — New York, Stiftung Rehabilitation, Heidelberg 1980

Hall, D., F. Charocopos, K. L. Froer, and W. Rudolph: Use of Minoxidil in resistant hypertension. Beneficient effects, adverse reactions and indications. Herz **3** (1978), 313—324

Hall, D., K. L. Froer, and W. Rudolph: Serial electrocardiographic changes during long-term treatment of severe hypertension with minoxidil. J. Cardiovasc. Pharmacol. (Suppl. 2) **2** (1980), 200—205

HEINTZ, R.: Klinik und Therapie der hypertensiven Krisen bei essentieller und renaler Hypertonie. Med. Welt **26** (1975), 421—426

HOLLENBERG, N. K.: Medical therapy of renovascular hypertension: Efficacy and safety of Captopril in 269 patients. Cardiov. Rev. Rep. **4** (1983), 852—875

HOLLMANN, W. und H. LIESEN: Über die Bewertbarkeit des Lactats in der Leistungsdiagnostik. Sportarzt und Sportmedizin **24** (1973), 175—182

Hypertension Detection and Follow-up Program: J. Amer. med. Assoc. **242** (1979), 2562—2577

JAVIER, R., F. DUMLER, J. H. PARK, D. V. BOK, R. W. RILEY, and N. W. LEVIN: Long-term treatment with Minoxidil in patients with severe renal failure. J. Cardiovasc. Pharmacol. (Suppl. 2), **2** (1980), 149 bis 155

KEUSCH, G. W., P. WEIDMANN, V. CAMPESE, D. B. N. LEE, A. T. UPHAM, and S. G. MASSRY: Minoxidil therapy in refractory hypertension. Analysis of 155 patients. Nephron **21** (1978), 1—15

KIESEWETTER, R.: Die Behandlung der hypertonen Krise. Z. ärztl. Fortbild. **72** (1978), 58—60

KIRKENDALL, W. M., J. J. HAMMOND, V. L. JACKS, B. DONGERTY, and P. OSTRAW: Long-term Minoxidil therapy effects on the heart. Amer. J. Cardiol. **45** (1980), 490—493

LEE, C. M., A. ARREGNI, and L. L. IVERSEN: Substance P degradation by rat brain peptidasis: Inhibition by SQ 20881. Biochem. Pharmacol. **28** (1979), 553—556

LIEBAU, G. und K. HAYDUK: Behandlung der therapieresistenten arteriellen Hypertonie mit Minoxidil, einem peripheren Vasodilatator. Med. Welt **28** (1977), 1899—1901

LINSS, G. und P. K. H. SCHMIDT: Arterielle Hypertonie — Diagnostik und Therapie. Schriftenreihe der Akademie für Ärztliche Fortbildung der DDR, Bd. 55, VEB Verlag Volk und Gesundheit, Berlin 1980

LINSS, G.: Verhalten der Hämodynamik unter Antihypertensiva. In: FAULHABER, H. D.: Therapie der arteriellen Hypertonie. VEB Gustav-Fischer-Verlag 1983, S. 111—121

LINSS, G.: Dringliche Therapie hypertensiver Notfälle. In: FAULHABER, H. D.: Therapie der arteriellen Hypertonie. VEB Gustav-Fischer-Verlag 1983, S. 140—153

LINSS, G., H. SCHMIDT und H. J. FLEISCHMANN: Wann präoperative Digitalisierung? Med. act. **10** (1984), 245—247

LINSS, G. und J. SCHOLZE: Die hypertensive Krise. Med. act. **10** (1984), 341—343

LOWENTHAL, D. T., and B. M. AFFRIME: Pharmacology and pharmacokinetics of Minoxidil. J. Cardiovasc. Pharmacol. (Suppl. 2), **2** (1980), 93—106

MAGOMETSCHNIGG, D.: Zur Therapie der hypertonen Krisen. Dt. med. Wochenschr. **38** (1982), 1423—1428

MARTIN, W. B., D. H. SPODICK, and G. R. ZINS: Pericardial disorders occuring during open-label study of 1.869 severely hypertensive patients treated with Minoxidil. J. Cardiovasc. Pharmacol. (Suppl. 2) **2** (1980), 217—227

MCCHESNEY, J. A., and W. J. C. AMEND jr: Minoxidil in the treatment of refractory hypertension due to a spectrum of causes. J. Cardiovasc. Pharmacol. (Suppl. 2) **2** (1980), 131—141

MCNAIR, A., F. ANDREASEN, and P. E. NIELSEN: Antihypertensive effect of diazoxide given intravenously in small repeated dosis. Eur. J. Clin. Pharmacol. **24** (1983), 151—156

MITSCHELL, H. C., and W. A. PETTINGER: Long-term treatment of refractory hypertensive patients with Minoxidil. J. Amer. med. Assoc. **239** (1978), 2131 bis 2138

MOHNIKE, W.: Untersuchungen zur Leistungsfähigkeit der Xenon-133-Muskelclearancemethode bei Hypertonie, im therapiefreien Intervall und unter blutdrucksenkender Behandlung. Promotion B, Humboldt-Universität, Berlin 1979

MURTHY, V. S., T. L. WALDRON, and M. E. GOLDBERG: The mechanism of bradykinin potentiation after inhibition of angiotensin converting enzyme by SQ 14225 in concius rabbits. Circ. Res. (Suppl. 1) **43** (1978), 40—45

NAWAR, T., L. NOLIN, G. E. PLANTE, C. CARON, and P. MONTAMBAULT: Long-term treatment of severe hypertension with minoxidil. Canad. Med. Assoc. J. **117** (1977), 1178—1182

PALATINI, P., A. C. PESSINA, E. VENTURA, E. CASIGLA, V. AGNOLETTO, A. SEMPLICINI, and C. DAL PALU: Incidence and possible mechanisms of ECG changes during minoxidil therapy. Drugs — Exptl. Clin. Res. **7** (1981), 121—127

PLUSS, R. G., J. ORCUTT, and C. A. CHIDSEY: Tissue distribution and hypotensive effects of minoxidil in normotensive rats. J. Lab. Clin. Med. **79** (1972), 639—647

PRIEBE, U.: Körperliches Training. In: FAULHABER, H. D.: Therapie der arteriellen Hypertonie. VEB Gustav-Fischer-Verlag 1983, S. 163—173

RÖCKEL, A. und A. HEIDLAND: Behandlung „therapieresistenter" Hypertonieformen mit Captopril. Med. Klin. **76** (1981), 427—433

SANNERSTEDT, R., L. BRORSON, G. BERGLUND, and L. WERKÖ: Minoxidil — hemodynamic and clinical experiences with a new peripheral vasodilator. Acta med. scand. **197** (1975), 409—414

SIEWERT, H., H. J. WINTERFELD, D. STRANGFELD, H. HOFF-EMDEN und B. HOFFMANN: Abschätzung der Leistung durch Telemetrie bei ausdauerbetonten Laufübungen in der Hypertoniebehandlung. Dt. Gesundh.-Wesen **38** (1983), 1956—1959

STORSTEIN, L.: Clinical and circulatory aspects of digitalis in heart failure. In: STORSTEIN, L., and S. H. TAYLOR: New and old inotropic drugs. Europ. Heart J. 1981, pp. 59—64

STRAUER, B. E.: Der hypertensive Notfall. Therapiewoche **33** (1983), 1700—1712

Veterans Administration Cooperative Study Group on Antihypertensive Agents: Effects of treatment on morbidity in hypertension. I. Results in patients with diastolic blood pressure averaging 115 through 129 mm Hg. J. Amer. med. Assoc. **202** (1967), 1028 bis 1034

Veterans Administration Cooperative Study Group on Antihypertensive Agents: Effects of treatment on morbidity in hypertension. II. Results in patients with diastolic blood pressure averaging 90 through 114 mm Hg. J. Amer. med. Assoc. **213** (1970), 1143—1157

VLAHO, M., W. HÜBNER, R. MÖDDER-REESE, D. MITRENGA, W. HIRSCHMANN und H. G. SIEBERTH: Anwendung von Diazoxid (Hypertonalum®) zur Beherrschung der hypertonen Krisen unter besonderer Berücksichtigung der Dialysepatienten. Therapiewoche **25** (1975), 2918—2922

WEISEL, M.: Hypertonie-Dispensaire. 4. Mitteilung: Das therapeutische Konditionstraining für Hypertoniker. Dt. Gesundh.-Wesen **28** (1973), 1503—1510

WINTERFELD, H. J., D. STRANGFELD und H. SIEWERT: Erfahrungen mit der Schwimmtherapie in Kombination mit der Sauna-Hyperthermie bei der arteriellen essentiellen Hypertonie. Dt. Gesundh.-Wesen **36** (1981), 2145—2148

WINTERFELD, H. J., D. STRANGFELD und H. SIEWERT: Auswirkungen der Saunabehandlung auf den Verlauf der essentiellen Hypertonie (Stadium I und II). Z. Physiother. **34** (1982), 35—40

WINTERFELD, H. J., H. SIEWERT und D. STRANGFELD: Möglichkeiten der Objektivierung des blutdrucksenkenden Effekts der Intensivsaunatherapie bei der essentiellen Hypertonie (Stadium I und II) bei laufender medikamentöser antihypertensiver Therapie. Sauna-Archiv **4** (1982), 7—11

WINTERFELD, H. J., H. SIEWERT, D. STRANGFELD und I. I. CELIWANOW: Schwimmtherapie bei älteren Patienten mit essentieller Hypertonie unter Behandlung mit Beta-Rezeptorenblockern. Z. ges. inn. Med. **38** (1983), 441—444

WOOD, D. E. (AMA Committee on hypertension): The treatment of malignant hypertension and hypertensive emergencies. J. Amer. med. Assoc. **228** (1974), 1673—1679

Anhang

Tabellen zur praktischen Hypertoniediagnostik und -therapie

G. LINSS

Tabelle 1. Hinweise zur standardisierten Blutdruckmessung in der Praxis

1. **Manschettenbreite** (für Erwachsene)
   - bis 40 cm Armumfang → Breite der Manschette 12—14 cm
   - über 40 cm Armumfang → Breite der Manschette 16—20 cm (18 cm)
   - Messung an den Beinen → Breite der Manschette 16—20 cm (18 cm)
2. **Bei Erstuntersuchung an beiden Armen im Sitzen messen.**
3. **Bedingungen für die richtige Blutdruckmessung**
   - Geeichtes Gerät; luftleere Manschette
   - Körperliche und psychische Ruhe des Patienten
   - Arm in Herzhöhe
   - Anlegen der Manschette etwa 3 cm oberhalb der Ellenbeuge
   - Palpatorische Bestimmung des systolischen Blutdruckes
   - Aufsetzen des Stethoskops über der Ellenbeuge nach vorheriger Palpation der A. brachialis. — Bei Messungen an den Beinen Aufsetzen des Stethoskops in der Kniekehle nach vorheriger Palpation der A. poplitea.
   - Schnelles Aufblasen der Manschette und Erzeugung eines Manschettendruckes, der etwa 4,0 kPa (30 mm Hg) oberhalb des palpatorisch ermittelten systolischen Blutdruckes liegt
   - Langsames Ablassen des Manschettendruckes 0,3—0,4 kPa/s (2—3 mm Hg/s) und Ablesen des systolischen Blutdruckes beim ersten wahrnehmbaren pulsierenden Geräusch (Phase I). Ablesen des diastolischen Druckes beim Leiserwerden (Phase IV) und Verschwinden (Phase V) des pulsierenden Geräusches.
   - Meßgenauigkeit auf der Ableseskala 1/3 kPa bzw. 2 Torr
   - Wiederholungsmessung frühestens nach 1 Minute

Tabelle 2. Kriterien der linksventrikulären Hypertrophie (EKG)

R I plus S III gleich oder größer 2,5 mV (25 mm)
(R I plus S III) minus (R III plus S I) gleich oder größer 2,0 mV
T flach oder doppelgipfelig mit R größer als 0,6 mV in *aVL* oder *aVF*
T positiv in *aVR*
*S V*1 oder *S V*2 über 3,0 mV
*V*5 über 3,3 mV oder *R V*6 über 2,6 mV
Oberer Umschlagspunkt in *V*5 über 0,05 *s*
*R V*5 plus *S V*1 größer als 3,5 mV

$\frac{R\,V6}{R\,V5}$ gleich oder größer 1,0

P in *V*1 mindestens 0,1 mV terminal gesenkt, Senkung hält mindestens 0,04 s an

Tabelle 2a. Klassifikation der Röntgen-Thorax-Befunde (nach RICHTER et al., 1969)

0	Normalbefund
I	Linksventrikuläre Belastung des Herzens
II	Links atrioventrikuläre Belastung des Herzens
III	Links prävalierend beidseitige Belastung des Herzens
IV	Rechts oder rechts prävalierend beidseitige Belastung des Herzens

Tabelle 3. Einteilung der chronischen Hypertonie (Hochdruckkrankheit)

I. Primäre (essentielle) Hypertonie

II. Sekundäre Hypertonien
1. Renal
   renal-parenchymatös
   renovaskulär
2. Endokrin
   adrenokortikal (Conn-Syndrom, Cushing-Syndrom)
   adrenomedullär (Phäochromozytom)
3. Kardiovaskulär
   Aortenisthmusstenose

Vorübergehende symptomatische Hypertonien
1. Renal
   akute diffuse Glomerulonephritis
2. Echte Gestosen
3. Durch Ovulationshemmer
4. Neurogen
   Erkrankungen des Nervensystems (Hirndruck, Tumoren, Entzündungen)
   akute intermittierende Porphyrie
   Vergiftungen (Blei, Thallium, Kohlenmonoxid)
5. Kardiovaskulär[1]
   Elastizitätsverlust des Windkessels („Altershochdruck")
   Vergrößerung des Schlagvolumens (hochgradige Bradykardie, Aorteninsuffizienz, hyperkinetisches Herzsyndrom)
6. Endokrin
   Hyperthyreose
   Akromegalie

Meist länger bestehende Blutdrucksteigerungen.
Legende: Nicht zu dieser Definition gehören Blutdrucksteigerungen, die situationsbedingt sind, z. B. durch Emotionen oder im Rahmen von Infekten.

Tabelle 4. Stadieneinteilung der Hypertonie nach Empfehlungen der WHO

Stadium I	Bluthochdruck ohne Zeichen organischer Veränderungen im Herz-Kreislauf-System
Stadium II	Bluthochdruck mit kardiovaskulärer Hypertrophie ohne andere Zeichen von Organveränderungen
Stadium III	Bluthochdruck mit Zeichen organischer Veränderungen, die auf die Hypertonie zu beziehen sind: Herzinsuffizienz, Angina pectoris, zerebrovaskuläre Komplikationen, schwere Augenhintergrundsveränderungen, Nierenfunktionseinschränkungen

Tabelle 5. Einteilung der Hypertonie nach dem klinischen Schweregrad (nach Nitschkoff, Baumann und Graff, 1964)

Klinischer Schweregrad I
Systolischer Blutdruck 150—180 mm Hg (20,0 bis 24,0 kPa) und/oder diastolischer Blutdruck 95 bis 100 mm Hg (12,7—13,3 kPa), labiles Verhalten der Blutdruckwerte, geringe subjektive Beschwerden, keine sekundären Organveränderungen.

Klinischer Schweregrad II
Systolischer Blutdruck 150—200 mm Hg (20,0 bis 26,7 kPa) und/oder diastolisch 105—120 mm Hg (14,0 bis 16,0 kPa), bei gleichbleibender Umweltsituation und ohne Therapie relativ stabiles Blutdruckniveau, geringe Zeichen kardialer Beteiligung, geringe Augenhintergrundsveränderungen.

Klinischer Schweregrad III
Blutdruck systolisch über 200 mm Hg (26,7 kPa) und/oder diastolisch 125 130 mm Hg (16,7 -17,3 kPa), stabiles Blutdruckniveau, meist stärkere subjektive Beschwerden, schwere Augenhintergrundsveränderungen, Herzinsuffizienz, beginnende zerebrale Störungen, geringe renale Komplikationen.

Klinischer Schweregrad IV
Blutdruck systolisch über 200 mm Hg (26,7 kPa) und/oder diastolisch 135—140 mm Hg (18,0—18,7 kPa) und darüber. Zunahme der Veränderungen des klinischen Schweregrades III.

Tabelle 6. Vorschlag zur Einteilung der Hypertonie nach dem Schweregrad (Linss)

Schweregrad I
Blutdruckwerte: systolisch 160—180 mm Hg (21,3 bis 24,0 kPa) und/oder diastolisch 95—105 mm Hg (12,7 bis 14,0 kPa)
hypertoniebedingte Organveränderungen: keine, therapeutische Ansprechbarkeit: gut

Schweregrad II
Blutdruckwerte: systolisch 160—200 mm Hg (21,3 bis 26,7 kPa) und/oder diastolisch 95—125 mm Hg (12,7 bis 16,7 kPa)
hypertoniebedingte Organveränderungen: Linkshypertrophie (EKG) und/oder linksventrikuläre Belastung (Rö) in > 50 %, Augenhintergrund: hypertoniebedingte Gefäßänderungen in > 70 %
therapeutische Ansprechbarkeit: gut (bis Dreierkombination)

Schweregrad III
Blutdruckwerte: systolisch > 200 mm Hg (> 26,7 kPa) und/oder diastolisch > 125 mm Hg (> 16,7 kPa)
Linkshypertrophie und/oder linksventrikuläre Belastung in > 70 %
Augenhintergrund: Gefäßänderungen und Netzhautparenchymveränderungen in > 80 %
klinisch manifeste Herzinsuffizienz und/oder IHK als Hypertoniefolgen in > 25 %

Tabelle 6. (Fortsetzung)

Nierenfunktion gering eingeschränkt (Kreatinin bis 2,5 mg/100ml [221,0 μmol/l] in >20%
zerebrale Hypertoniefolgen in >20%
therapeutische Ansprechbarkeit: ungenügend in >10%

Schweregrad IV
Akzelerierte Hypertonie:
therapeutische schwer beeinflußbare Blutdruckerhöhung (diastolich meist >130 mm Hg [>17,3 kPa])
schwere Augenhintergrundsveränderungen (Papillenödem, unscharfe Papillengrenzen, Blutungen, Exsudate), schwere Veränderungen an Nieren, Herz und Gehirn, rasche Progredienz der Erkrankung

Tabelle 7. Kardiologische Methodik zur Herzmechanik (nach K. H. Günther, 1975, persönliche Mitteilung)

Methoden	**Kriterien**
Druckmessung:	
Manschettendruckmessung	periphere arterielle Drücke (unblutig)
Direktpunktion von Vene, Arterie	venöse und arterielle Drücke (blutig)
Herzkathetertechnik	intrakardiale Drücke, dp/dt (Indices)
Schwimmkathetertechnik	rechtskardiale und pulmonale Drücke
Durchflußmessung:	
Fick'sches Prinzip	HMV, SV
Farbstoffdilution	HMV, SV, Kreislaufzeiten (KLZ)
Thermodilution	HMV, SV, Ventrikelvolumen
Radiokardiographie	HMV, SV, Ventrikelvolumen, TBV, KLZ
regionale Dilution	Organdurchfluß
Szinitigraphie	Herz, Lunge, Niere, Leber, Hirn
Volumenmessung	
Röntgen-Thorax	Herzvolumen, Herzgeomentrie
Radiokardiographie	Ventrikelvolumen, TBV
Thermodilution	Ventrikelvolumen
Angiokardiographie	Ventrikelvolumen, Ventrikelmassen, intrakardiale Geometrie
Mechanokardiographie:	
Phonokardiographie	Herzfrequenz, Zeitwerte, Extratöne
Apexkardiographie	Zeit- und Geschwindigkeitswerte
Sphygmographie (Carotis)	Zeit- und Geschwindigkeitswerte
Ultraschallkardiographie	Ventrikelwanddicke, Raum- und Geschwindigkeitswerte
Belastungsuntersuchungen	Kombinationswerte (Indices)
Provokationstests (Angiotensin)	t-max. dP/dt (Druck, Puls), Mean ejection rate
Therapieversuch (Digitalis)	Ejection fraction
Verlaufsuntersuchungen	Arbeit, Leistung, Schlagarbeit
Meßwertverarbeitung mit EDVA	systolische und diastolische Compliance
statistische Verarbeitung mit EDVA	Wandspannung (Wollheim, Lüthy, Weissler, Mason, Sonnenblick, Veragut etc.)

Tabelle 8. Beurteilungsschema für Augenhintergrundsveränderungen (nach G. Goder. In: G. Linss und P. K. H. Schmidt: Arterielle Hypertonie — Diagnostik und Therapie, VEB Verlag Volk und Gesundheit, 1980, S. 42)

	+ **(gering)**	++ **(mäßig)**	+++ **(betont)**	++++ **(sehr stark)**
Arteriolenengstellung				
Lichtreflexverbreitungen				
Lichtreflexunregelmäßigkeiten				
Kaliberschwankungen der Arteriolen				
Kreuzungsphänomene				
Ödem der Netzhaut				
Blutungen				
Cotton-wool-spots				
harte Exsudate				
Papillenödem				
Sonstige Veränderungen				
Gesamtbeurteilung der RVL				

Tabelle 9. Indikationen zu Spezialuntersuchungen im Rahmen der Hochdruckdiagnostik

Methode	Indikation
	Verdacht auf:
Renovasographie	Nierenarterienstenose, Nierenparenchymerkrankung, Nieren- und Nebennierentumoren, Nebennierenhyperplasie
Nebennierenphlebographie und/oder Nebennierenarteriographie	Nebennierentumoren und/oder -hyperplasie
Aortographie	
— thorakal	Aortenisthmusstenose, Paragangliom
— abdominal	distale Coarctatio aortae, Paragangliom
— brachiozephal	Paragangliom, Aortenbogensyndrom
Computertomographie	
— Nieren und Nebennieren	Nierenzysten, Nierentumor, Nebennierentumor und/oder Hyperplasie
— Bauchraum	Paragangliom
— Gehirn	Hirntumor
Szintigraphie	
— Nieren	einseitig kleine Niere
— Nebenniere	Nebennierentumoren, Hyperplasie
Plasmareninaktivität	Nierenarterienstenose, einseitig kleine Niere, reninbildender Tumor der Niere, primärer Hyperaldosteronismus, unkontrollierbare Hypertonie im Stadium der terminalen Niereninsuffizienz
Katecholamine im Serum	Phäochromozytom, Pseudophäochromozytom
Aldosteron im Serum und/oder Harn	Hyperaldosteronismus
Nierenbiopsie	glomeruläre Nierenparenchymerkrankungen, Nierenbeteiligung bei Kollagenosen, interstitielle Nephritis, renovaskuläre Hypertonie

Tabelle 10. Indikationen und Kontraindikationen zur Nierenbiopsie (nach NATUSCH, 1973: Methodik und klinische Anwendung der perkutanen Nierenbiopsie, Promotion B, Humboldt-Universität, Berlin 1973)

Indikationen	Kontraindikationen
Verdacht auf:	Anatomische und funktionelle Einzelniere
Glomerulonephritis	Gerinnungsstörungen
Chronische interstitielle Nephritis	Terminale Niereninsuffizienz
Diabetische Glomerulosklerose	Hydro- und Pyonephrose
Nierenamyloidose	Schwere kardiale Insuffizienz
Nierenbeteiligung bei Kollagenosen	Erhöhung des Venendrucks
Lupus erythematodes	Aneurysma der Nierenarterie
Periarteriitis nodosa	Ausgeprägte Nephrokalzinose
Sklerodermie	Schwere Anämie
Dermatomyositis	Inoperabilität des Kranken
Renovaskuläre Hypertonie	Unkooperative Patienten

Tabelle 11a. Diagnostisches Stufenprogramm zur Abklärung renaler Hypertonien

Ambulant durchführbare Maßnahmen	Stationär durchführbare Maßnahmen
1. Grundprogramm: Anamnese Klinischer Befund BSG Serumuntersuchungen: Kreatinin, Kalium Harnuntersuchungen: Eiweiß, Sediment, Bakterien (qualitativ, ggf. quantitativ) 2. Sonographie Ausscheidungsurogramm Isotopennephrogramm	3. Differentialdiagnostisches Spezialprogramm: Renovasographie Computertomographie Phlebographie Bestimmung der Reninaktivität im Nierenvenenblut und in der V. cava caudalis oberhalb und unterhalb der Einmündung der Nierenvenen Nierenbiopsie

Tabelle 11b. Ursachen renalparenchymatöser Hypertonien (In Klammern durchschnittliche Hypertoniehäufigkeit)

Chronische Pyelonephritis (50—60 %)
Akute und chronische Glomerulonephritis (60—70 %)
Chronische interstitielle Nephritis (bei Gicht oder Phenazetinabusus) — (20—40 %)
Nierenbeteiligung bei Diabetes mellitus (KIMMELSTIEL-WILSON) — (50—80 %)
Nierentumoren (30 %)
Nierentuberkulose (20—40 %)
Zystennieren (40—70 %)
Hydronephrose (30—50 %)
Nierenbeteiligung bei Kollagenosen (30—40 %)
- Lupus erythematodes
- Periarteriitis nodosa
- Sklerodermie
- Dermatomyositis

Strahlenfibrose der Nieren (nahezu 100 %)

Tabelle 12a. Hinweise für eine renovaskuläre Hypertonieform

1. Anamnese
   - kurze Hypertoniedauer
   - akute Verschlechterung einer bisher leicht verlaufenden Hypertonie
   - akutes Auftreten einer sich schnell verschlechternden Hypertonie, besonders bei jüngeren Menschen und besonders nach Trauma im Nierenbereich
2. Klinische Untersuchungen
   - permanent hohe diastolische Blutdruckwerte
   - Stenosegeräusche über den Nieren
   - Hinweise auf stenosierende Prozesse in anderen Gefäßprovinzen
3. Keine Fundusveränderungen bei kurzer Hypertoniedauer, aber hohen diastolischen Werten
4. Längendifferenzen der Nieren von 2 cm und mehr
5. Seitendifferenzen bei der Kontrastmittelausscheidung der Nieren auf den Aufnahmen 3 und 5 Minuten nach Injektion
6. Hypokaliämische Hypertonie
7. Fehlen eines pathologischen Befundes, der auf Nierenparenchymerkrankungen hindeutet

Tabelle 12b. Ursachen der Nierenarterienstenosen (nach Zusammenstellung aus der Literatur)

Atheromatose 50—70 %
Fibromuskuläre Hyperplasie 30—40 %
Thrombose etwa 1 %
Embolie etwa 0,5 %
Aneurysmen
a. v. Fisteln
Raumfordernde Prozesse 0,5 %
Tumoren, Zysten, Hämatome (Traumen), Muskelstränge

Tabelle 13. Diagnostisches Stufenprogramm zum Nachweis eines Phäochromozytoms

Grundprogramm	Spezielles diagnostisches Programm
Anamnese Befund Nüchternblutzucker Vanillinmandelsäure-Siebtest i.v. Pyelogramm (1. Stufe des differentialdiagnostischen Programms). Sonographie	— Quantitative Bestimmung der Vanillinmandelsäure im 24-Stunden-Harn — Computertomographie der Nebennieren — Renovasographie — Nebennierenarteriographie und evtl. Nebennierenphlebographie — In seltenen Fällen brachiozephale Angiographie, thorakale und abdominale Aortographie — Bestimmung der Katecholamine im Serum — Bestimmung der Katecholamine aus dem etagenweise entnommenen Blut der Vena cava cranialis und caudalis — In Zukunft möglicherweise Szintigraphie

Tabelle 14. Diagnostisches Stufenprogramm zur Abklärung des Conn-Syndroms

Grundprogramm	Spezielles diagnostisches Programm
Anamnese Befund Serumkalium	Bestimmung der Natrium- und Kaliumausscheidung im 24-Stunden-Harn Säure-Basen-Status Bestimmung der peripheren Reninaktivität in Ruhe und unter Belastung Bestimmung des Aldosterons im 24-Stunden-Harn Computertomographie der Nebennieren Renovasographie Selektive Nebennierenenarterio- und/oder -phlebographie Bestimmung des Aldosterons im Nierenvenenblut Szinitigraphie mit Cholesterol-Jod 131

Tabelle 15. Diagnostische Maßnahmen und Befunde bei Aortenisthmusstenose

Methode	Befund
Grundprogramm:	
Auskulation	Spindelförmiges systolisches Geräusch mit spätsystolischem Maximum über 2 *L* 2 bis 4 *L* 2
Pulspalpation	Abgeschwächte oder aufgehobene Pulse in der unteren Körperhälfte, gelegentlich tastbare Pulse am Rücken
Blutdruckmessung	Blutdruckerhöhung in der oberen Körperhälfte
Röntgen-Thorax	Rippenusuren Herzvergrößerung möglich „Doppelter Aortenknopf"
Elektrokardiogramm	Linksherzhypertrophie
Spezialprogramm:	
Aortographie	Lokalisation der Stenose Grad und Ausdehnung der Einengung Kollateralkreislauf

Tabelle 16. Medikamentös bedingte Hypertonien

Medikament	Pathogenese
Sympathikomimetika Appetitzügler und Psychoanaleptika (Pervitin, Preludin, Amphetaminil) Bronchospasmolytika (Terbutalinsulfat, Alupent)	Stimulierung des Katecholaminsystems
Monoaminooxidasehemmer (Adrenalin, Noradrenalin)	Thyramininduzierte Noradrenalinfreisetzung
Mineralokortikoide Biogastrone Lakritze Fludrocortison Ovulationshemmer	Stimulierung des Renin-Angiotensin-Systems
Laxantienabusus	Hypokaliämie + Stimulierung des Renin-Angiotensin-Systems
Glukokortikoide	Vermehrte Ansprechbarkeit der Gefäße auf vasokonstriktorische Reize
Hypophysenhinterlappenextrakte bzw. Hormone (Vasopressin, Oxytozin)	Periphere Konstriktion
Allergien auf Medikamente (Sulfonamide, Antibiotika, Gold, Seruminjektion)	Allergische Gefäßreaktionen

Tabelle 17. Akzelerierte Hypertonieformen

Maligne essentielle Hypertonie

Maligne renale Hypertonie bei
- chronischer Glomerulonephritis
- chronischer Pyelonephritis
- Nierenarterienstenose
- diabetischer Glomerulosklerose
- Amyloidnieren
- Gichtnieren
- Zystennieren
- Thrombangitis obliterans der Nieren
- Periarteriitis nodosa
- Lupus erythematodes
- Sklerodermie
- Hydronephrose
- Schwangerschaftsnephropathie
- maligne Hypertonie nach Nierentransplantation

Maligne endokrine Hypertonie
- Phäochromozytom
- Cushing-Syndrom
- Conn-Syndrom

Maligne neurogene Hypertonie
- Hirntumor (sehr selten)

Maligne kardiovaskuläre Hypertonie
- distale Aortenisthmusstenose

Primäre maligne Nephrosklerose

Tabelle 18. Nichtmedikamentöse Maßnahmen bei Hypertonie

Regelung des Tagesablaufes:	Ausreichender Schlaf sinnvolles Verhältnis von Arbeit und Freizeit richtige Freizeitgestaltung als Gegengewicht zur beruflichen Tätigkeit
Physische Konditionierung:	Regelmäßiges Training – täglich 10–20 Minuten oder 3x wöchentlich 20–30 Minuten oder 1–2x wöchentlich 60 Minuten Geeignete Sportarten: Radfahren, Schwimmen, Laufen, Ballspielen, Rudern, Bergwandern
Psychische Konditionierung:	Erkennung und Behandlung psychischer Konfliktsituationen spezielle psychotherapeutische Verfahren
Diätische Führung:	Kochsalzrestriktion (3–5 g/die) Kalorienrestriktion Nahrungszusammensetzung: fettarm und arm an rasch aufschließbaren Kohlehydraten Reduktion alkoholischer Getränke
Bekämpfung des Nikotinabusus	
Kurortbehandlung:	Milieuwechsel, psychische Entspannung, physische Konditionierung, richtige Ernährung, Erlernen gesunder Lebensgewohnheiten

Tabelle 19. Wirkungsmechanismen einiger in der Hochdrucktherapie gebräuchlicher sympathoadrenaler Hemmstoffe

Medikament	Wirkungsort	Wirkungsmechanismus
Propranolol } Talinolol	peripher } zentral	Blockierung der Beta-1- und/oder Beta-2-Rezeptoren Verminderung der Aktivität von Katecholamin-synthetisierenden Enzymen
Clonidin	zentral	Stimulation postsynaptischer Alpha-Rezeptoren in depressorischen Synapsen (Hirnstamm)
Alpha-Methyldopa		Stimulation präsynaptischer Alpha-Rezeptoren in pressorischen noradrenergen Synapsen (auch peripher?)
Guanethidin	peripher	Verarmung der peripheren sympathischen Nervenendigungen an Noradrenalin Blockierung der nerval induzierten Freisetzung von Noradrenalin
Reserpin	peripher zentral	Entleerung der Katecholaminspeicher mit Verarmung der sympathischen Nervenendigungen an Noradrenalin Verminderung des neuronalen Rücktransportes von Noradrenalin Verminderung der Noradrenalinsynthese
Prazosin	peripher	Blockierung der postsynaptischen Alpha-Rezeptoren (Alpha-1-Rezeptoren)

Tabelle 20. Übersicht über die gebräuchlichsten Inhibitoren des sympathoadrenalen Systems

Chemische Kurzbezeichnung	Handelsname + Wirkstoffgehalt pro Tabl.	Einzeldosis (mg)	Tagesdosis oral (mg)	Wirkungsdauer
Propranolol	Obsidan 25 mg, 100 mg	25—50	50—400	4—6 h
Talinolol	Cordanum 50 mg, 100 mg	50—100	100—500	6—8 h
Clonidin	Haemiton 0,075; 0,300 mg	0,075—0,450	0,3—1,5	8 h
Alpha-Methyldopa	Dopegyt 250 mg	250—500	500—2000	10—15 h
Reserpin	Rausedan 0,25 mg	0,25—0,50	0,5—0,75	24 h
Prazosinhydrochlorid	Adversuten 1 mg; 5 mg	1—5	3—20	6—7 h
Guanoxan	Guanutil 20 mg	20	10—150	8 Tage
Guanethidin	Sanotensin 10 mg, 25 mg	10—25	10—150	8 Tage

Tabelle 21. Übersicht über die peripheren Vasodilatatoren
(einschl. Kalziumantagonisten)

Chemische Kurzbezeichnung	Handelsname + Wirkstoffgehalt pro Tabl.	Einzeldosis (mg) oral	Tagesdosis (mg)	Wirkungsdauer
Dihydralazin	Depressan 25 mg	25—50	50—200	8 h
Diisopropylamin.dichlor acetic.	Disotat 200 mg	200	200—1000	8 h
Nifedipin	Corinfar 10 mg	10—20	20—60	4—6 h
Verapamil	Falicard 40 mg	40—120	120—360	4—6 h

Tabelle 22. Übersicht über die in der Hochdrucktherapie am meisten gebräuchlichen Saluretika

Chemische Kurzbezeichnung	Handelsname + Wirkstoffgehalt pro Tabl.	Einzeldosis (mg) oral	Tagesdosis (mg)	Wirkungsdauer
Hydrochlorothiazid	Disalunil 25 mg	25	25—75	6—8 h
Cyclopenthiazid	Benesal 0,5 mg	0,5	0,5—1,0	8—10 h
Furosemid	Furanthril 40 mg	40	40—320	2—4 h
Ethacrynsäure	Uregyt 50 mg	50	50—200	4—6 h
Spironolacton	Verospirone 25 mg	25—50	100—300	1—2 Tage

Tabelle 23. Antihypertensiva beim hypertensiven Notfall in parenteraler Applikation

Chemische Kurzbezeichnung	Handelsname und Wirkstoffgehalt pro Ampulle	Dosierung	Wirkungseintritt	Wirkungsdauer
Diisopropylamin	Disotat 50 mg	i.m.: 100 mg, i.v.: 50—100 mg; als Infusion: 300 mg in 500 ml Infusionslösung	10—20 min 1— 5 min	4—6 h
Dihydralazin	Depressan 33 mg	i.v.: 6—12,5 mg, als Infusion: 16—66 mg in 500 ml Lösung	5—10 min	1—3—6 h
Diazoxid	Hypertonalum 300 mg	i.v.: 150—300 mg	1— 5 min	1—10 h
Nitroprussidnatrium	Nipruton 50 mg (Injektionsflasche)	i.v. Infusion: 0,025—0,200 mg/min	Infusionsbeginn	Infusionsende
Verapamil	Falicard 5 mg	i.v.: 5 mg Infusion: 0,05—0,25 mg/min	1 min	1 h
Nitroglyzerin	Trinitrosan 5 mg	1—5 mg/h	sofort	10 min nach Infusionsende
Clonidin	Haemiton 0,1 mg	i.v.: 0,1—0,3 mg in 10 ml isoton. Natriumchloridlösung, i.m.: 0,1 mg	5—10 min 10—20 min	1—3—(6) h
Reserpin	Rausedan 2,5 mg	i.v. oder i.m. 1,0—2,5 mg	(20)—60—120 min	6—12—(24) h
Phentolamin	Regitin 10 mg	i.v.: 2,5—10 mg Infusion: 50 mg in 250 ml Lösung	1— 5 min	wenige Minuten
Propranolol	Obsidan 5 mg	i.v.: 5—10 mg	1— 5 min	1 h
Dehydrobenzperidol	Droperidol 25 mg	i.v.: 5 mg (2 ml auf 20 ml verdünnen), i.m.: 5—10 mg	2— 3 min	2—4 h

Tabelle 24. Orthostatische Dysregulation durch Antihypertensiva

Chemische Kurzbezeichnung	Handelsname	Häufigkeit d. Orthostase	Mechanismus
Hydrochlorothiazid	Disalunil	1—5%	Blutvolumenverminderung
Furosemid	Furanthril	1%	Herabsetzung der Gefäßansprechbarkeit auf Noradrenalin
Propranolol/Talinolol	Obsidan/Cordanum	1—(5)%	Sympathikusinhibition (mögl. zentral)
Reserpin	Rausedan	1—5%	Verminderung der peripheren Noradrenalinfreisetzung und -wirkung
Prazosin	Adversuten	10%	Postsynaptische Alpha-Rezeptorenblockade
Phentolamin	Regitin	10%	Prä- und postsynaptische Alpha-Blokkade, Hemmung kardiovaskulärer Reflexe
Phenoxybenzamin	Dibenzyran	10%	
Alpha-Methyldopa	Dopegyt	5%	Hemmung der Sympathikusaktivität (präsynaptische Verminderung der Proimpuls-Noradrenalinfreisetzung
Clonidin	Haemiton	5%	
Guanethidin	Sanotensin	30% (Guanethidin, Guanoxan)	Sympathikusblockade (Hemmung der postganglionären Neurotransmission)
Guanoxan	Guanutil		
Dihydralazin	Depressan	5%	Periphere Vasodilatation
Diisopropylamin	Disotat	5—15%	Periphere Vasodilatation Ganglienblockierende Wirkung
Diazoxid (nur parenteral)	Hypertonalum	0,1—5%	Periphere Vasodilatation

Anmerkung:
Auch Nitrate führen in etwa 5% zu orthostatischer Dysregulation durch venöses poling.

Tabelle 25. Häufigkeit von Nebenwirkungen und Kontraindikationen der Beta-Rezeptorenblocker (in Anlehnung an F. G. Mc Mahon, 1978 und R. Gugler, 1978)

	Unspezifisch (Typ I)	**Spezifisch wenig bedrohlich** (Typ II A)	**Spezifisch potentiell bedrohlich** (Typ II B)
Nebenwirkungen:			
über 5%:	Müdigkeit, Übelkeit, Schwindelgefühl, asymptomatische Bradykardie		
0,5—5%:	Erbrechen, krampfartige Schmerzen, trockener Mund, Durchfall, Erythem, Exanthem, Urticaria	Hypoglykämie, Depressionen, Schlaflosigkeit, Alpträume, Halluzinationen, Psychosen, Muskelschwäche, Claudicatio intermittens, Raynaud-Phänomen	Bradykardie, Hypotention, Herzinsuffizienz, AV-Überleitungsstörungen, Bronchialobstruktionen
unter 0,1%:	Thrombopenie		
Kontraindikationen:			
Absolute:	Sick-Sinus-Syndrom, AV-Blockierung II. und III. Grades, Asthma bronchiale, manifeste Herzinsuffizienz		
Relative Kontraindikationen: Obstruktive Atemwegserkrankungen, Herzinsuffizienz, AV-Block I. Grades, Bradykardie, Raynaud-Syndrom, Claudicatio intermittens, Depression, Diabetes mellitus			

Anmerkung:
Bei obstruktiven Atemwegserkrankungen werden kardioselektive Beta-Blocker in kleinen Dosen empfohlen, bei AV-Block I. Grades haben Beta-Blocker mit Intrinsic Activity, bei Bradykardie Beta-Blocker mit Intrinsic Activity oder kardioselektive Betablocker den Vorzug.

Mc Mahon, F. G.: Management of essential hypertension. Futura Publishing Company, Mount Kisco, New York 1978

Gugler, R.: Therapie mit Beta-Rezeptorenblockern. Nebenwirkungen und Kontraindikationen. Internist **19** (1978), 547—551

Tabelle 26. Nebenwirkungen und Kontraindikationen wichtiger Hemmstoffe des sympathoadrenalen Systems (in Anlehnung an McMahon, 1978: Management of essential hypertension. Futura Publishing Company, Mount Kisco, New York 1978)

Chemische Kurzbezeichnung		**Nebenwirkungen**	**Kontraindikationen**
Clonidin	über 5%	Müdigkeit, Schläfrigkeit, Mundtrockenheit, Obstipationen, Schwindel	ausgeprägte Bradykardien, atrioventrikuläre Blockierungen II. und III. Grades, schwere periphere arterielle Durchblutungsstörungen
	0,1–5%	Potenzstörungen, Raynaud-Phänomen, Kopfschmerzen, Parästhesien, Übelkeit, Erbrechen, Orthostasereaktionen, Nervosität, Parotisschwellungen	
	unter 0,1%	Herzinsuffizienz, Gynäkomastie, trockene Nasenschleimhäute, Angina pectoris, Haarausfall, positiver Coombs-Test, Anstieg der alkalischen Phosphotase und Serumtransaminasen	
Alpha-Methyldopa	über 5%	Müdigkeit, Flüssigkeitsretention, positiver Coombs-Test (ohne hämolytische Anämie), Schwindel, Mundtrockenheit, Kopfschmerzen	hämolytische Anämien, chronisch-aggressive Hepatitiden, Leberzirrhosen, Überempfindlichkeit
	0,5–5%	Durchfälle, Schlafstörungen, Schleimhautschwellungen der Nase, Depressionen, Verstopfungen, Impotenz, Leberfunktionsstörungen, Fieber	
	unter 0,5%	Dermatitiden, Libidoverminderungen, Sialadenitiden, Parkinsonismus, Psychosen	
Reserpin	über 5%	verstopfte Nase, Depressionen, Müdigkeit, Schwäche, Appetitssteigerungen, Gewichtsanstiege	Depressionen, Psychosen, Magen-Darm-Ulcera, Colitis ulcerosa
	0,1–5%	Schwindel, Libidoverminderungen, Impotenz, Kopfschmerzen, Übelkeit, Btustschmerzen, Diarrhoen, Nervosität, Hautrötungen, Pruritus	
	unter 0,1%	Nasenbluten, Stupor, Purpura, Thrombozytopenien, Menorrhagien, Gynäkomastien, Taubheit, Glaukom	
Guanethidin, Guanoxan	über 5%	Orthostasereaktionen, Ejakulationsstörungen, Impotenz, Durchfälle, Muskelschwäche, Bradykardien, Gewichtszunahme, Ödeme, Anstieg des Serumkreatinins	Medikamentenüberempfindlichkeit, Schwangerschaft, Phäochromozytom, kongestive Herzinsuffizienz
	0,5–5%	Kurzatmigkeit, trockener Mund, Pruritus, Herzinsuffizienz, Harninkontinenz	
	unter 0,5%	totaler AV-Block, Angina pectoris, Anämie, Muskeltremor	

Tabelle 26. Fortsetzung

Chemische Kurzbezeichnung		Nebenwirkungen	Kontraindikationen
Prazosinhydrochlorid	über 5%	orthostatische Regulationsstörungen (einschl. first dosis effect), Herzklopfen, Kopfschmerzen, Übelkeit, Schläfrigkeit, Schwäche	Positionshypotonie
	0,5—5%	Depressionen, Schwindel, Nasenschleimhautschwellung, Nervosität, Synkopen, Ödeme, Dyspnoe, Mundtrockenheit, Verstopfung, Durchfall, Impotenz, Hautrötung	
	unter 0,5%	Schlaflosigkeit, Nasenbluten, Ohrensausen, Parästhesien, Exazerbation eines Raynaud-Syndroms, Exazerbation einer psychiatrischen Erkrankung	

Tabelle 27. Nebenwirkungen und Kontraindikationen von peripheren Vasodilatatoren und Kalziumantagonisten (in Anlehnung an McMahon, 1978)

Chemische Kurzbezeichnung		Nebenwirkungen	Kontraindikationen
Dihydralazin	über 5%	Kopfschmerzen, Übelkeit, Tachykardien, Herzklopfen, Schwindelgefühl, posturale Hypotonie	Überempfindlichkeit auf das Medikament, chronisch-ischämische Herzkrankheit (relative Kontraindikation), Herzinfarkt, Lupus erythematodes
	0,5—5%	Angina pectoris, hyperergische Spätsyndrome (rheumatoide Arthritis, Lupus erythematodes), Schleimhautschwellungen der Nase, Hepatitis mit konfluierenden Nekrosen	
	unter 0,5%	Dyspnoe, Depressionen, Arthralgien, Arthritiden, Myalgien, Fieber, Parästhesien, Konjunktiv	
Diisopropylamin		Orthostase	orthostatische Dysregulation
Nifedipin		Hitzegefühl, Flush, Tachykardie, Kopfschmerzen, gastrointestinale Symptome	Gravidität
Verapamil		Kopfschmerzen, Schwindel, Obstipation, Störung der AV-Überleitung	Gravidität, AV-Blockierung II. und III. Grades

Tabelle 28. Nebenwirkungen und Kontraindikationen einiger Saluretika (in Anlehnung an McMahon, 1978)

Chemische Kurzbezeichnung		Nebenwirkungen	Kontraindikationen
Thiazide: Hydrochlorothia- Cyclopenthiazid	über 5%	Hypokaliämie, Hyperurikämie	Niereninsuffizienz, Diabetes mellitus (relative Kontraindikationen)
	0,1–5%	Übelkeit, Flatulenz, trockener Mund, Kopfschmerzen, Hyponatriämie, Hyperglykämie	
	unter 0,1%	Pankreatitis, Koma, akutes Lungenödem, aplastische Anämie, nichtokklusiver Mesenterialinfarkt	
Furosemid	0,5–5%	Hypokaliämie, Hyponatriämie, Hyperurikämie, metabolische Alkalose, Hypotension, Hyperglykämie	
Triamteren	über 5%	Übelkeit, Hyperkaliämie, Hyperurikämie, Beinkrämpfe	Niereninsuffizienz, schwere Lebererkrankungen
Spironolacton	über 5%	Hyperkaliämie, Gynäkomastie, Müdigkeit, gastrointestinale Störungen	Niereninsuffizienz
	unter 5%	Übelkeit, Durchfälle, Hautrötung, Impotenz, Menstruationsstörungen	

Tabelle 29. Kriterien zur Festlegung der Therapieform bei Nierenarterienstenosen

Kriterien	für chirurgische Therapie	für medikamentöse Therapie
Plasma-Renin-Aktivität	Reninquotient $\geqq 1{,}8$ und Erhöhung der Reninaktivität im peripheren venösen Blut	Reninquotient $< 1{,}8$
Alter des Patienten	< 40 Jahre	> 40 Jahre
Hypertoniedauer	kurz	lang
medikamentöser Therapieversuch	schlechte oder keine Ansprechbarkeit auf Medikamente	gute Ansprechbarkeit auf Medikamente
Ätiologie der Stenose	Hyperplasie	Arteriosklerose
Lokalisation der Stenose	einseitig	doppelseitig
Stenose	extrarenal	intrarenal
Zustand der kontralateralen Niere	keine Funktionseinschränkung, keine Arteriolosklerose	Funktionseinschränkung, Arteriolosklerose

Tabelle 30. Kontrollprogramm unter antihypertensiver Langzeittherapie

	Untersuchung	zeitlicher Abstand
	EKG, Röntgen-Thorax	jährlich
	Augenhintergrund	2—3 Jahre
	Blutsenkung, Blutbild	jährlich
	Kreatinin, Cholesterol, Harnstatus, Nüchtern-Blutzucker	
Medikamente:		
Saluretika	Kalium im Serum	halbjährlich
	Nüchtern-Blutzucker, Harnsäure im Serum, Glukosetoleranztest	2—3 Jahre
Guanethidin	Serumtransaminasen	jährlich
Guanoxan		
Propranolol	Elektrokardiogramm	halbjährlich
Talinolol		
Dihydralazin	LE-Zellentest	2 Jahre
Alpha-Methyldopa	Coombs-Test	2 Jahre
	Serumtransaminasen	jährlich

Autorenverzeichnis

MR Prof. Dr. sc. med. Günter LINSS, Chefarzt am Regierungskrankenhaus Berlin-Buch

Dr. sc. med. Bernd-Michael EISENBERG, Oberarzt am Regierungskrankenhaus Berlin-Buch

Dr. sc. med. Lothar PAHL, Leiter der Abteilung Echokardiographie am Zentralinstitut für Herz-Kreislaufforschung der Akademie der Wissenschaften Berlin-Buch

Dr. sc. med. Wolf-Dieter PURFÜRST, Oberarzt der I. Medizinischen Klinik des Städtischen Krankenhauses im Friedrichshain, Berlin

Dr. med. Jürgen SCHOLZE, Wissenschaftlicher Assistent an der Universitätsklinik für Innere Medizin „Theodor Brugsch" des Bereichs Medizin der Humboldt-Universität zu Berlin

Dr. sc. med. Dieter WALLRABE, Oberarzt am Zentralinstitut für Herz-Kreislaufforschung der Akademie der Wissenschaften Berlin-Buch

Dr. med. Hans-Joachim WINTERFELD, Oberarzt der Abteilung für Physiotherapie des Bereichs Medizin der Humboldt-Universität zu Berlin

Dr. rer. pol. Horst SIEWERT, Oberassistent an der Klinik für Nuklearmedizin des Bereichs Medizin der Humboldt-Universität zu Berlin

Sachregister

FSC
www.fsc.org
MIX
Papier | Fördert
gute Waldnutzung
FSC® C083411

Kolibri 360 GmbH
Ferdinand-Jühlke-Straße 7
99095 Erfurt, Deutschland
produktsicherheit@kolibri360.de